临床检验技术与应用

丛玉隆 总主编

即时即地检验技术与应用

李文美 吕传柱 梁国威 主编

科学出版社
北京

内 容 简 介

本书系"临床检验技术与应用"丛书之分册,共三篇二十章,包括概论、临床疾病与POCT、应用场景与POCT。本书内容涵盖了POCT的概念、医疗模式的改变与POCT的发展机遇、POCT的检测技术与仪器、POCT的智能化与信息化,以及POCT的管理与质量控制,详细介绍了POCT检测指标在临床疾病诊疗中的应用,还阐述了POCT在急诊、ICU、院前急救、基层医疗、军事医学等不同应用场景下的适用性,体现了POCT在智慧医疗时代下的新理念与新技术。

本书内容全面、特色突出、实用性强,可供POCT领域相关从业者阅读和使用。

图书在版编目(CIP)数据

即时即地检验技术与应用 / 李文美,吕传柱,梁国威主编. —北京:科学出版社,2021.8

(临床检验技术与应用 / 丛玉隆总主编)

ISBN 978-7-03-069576-5

Ⅰ. ①即… Ⅱ. ①李… ②吕… ③梁… Ⅲ. ①医学检验 Ⅳ. ①R446

中国版本图书馆 CIP 数据核字(2021)第 164364 号

责任编辑:丁慧颖 沈红芬 / 责任校对:张小霞
责任印制:肖 兴 / 封面设计:黄华斌

科学出版社 出版
北京东黄城根北街 16 号
邮政编码:100717
http://www.sciencep.com

天津市新科印刷有限公司 印刷
科学出版社发行 各地新华书店经销

*

2021 年 8 月第 一 版 开本:787×1092 1/16
2021 年 8 月第一次印刷 印张:25
字数:575 000
定价:118.00 元
(如有印装质量问题,我社负责调换)

《即时即地检验技术与应用》

编 写 人 员

主　编　李文美　吕传柱　梁国威

副主编　康可人　邬　强　韩小彤　陈婷梅　何美琳

　　　　　苏恩本　陈莉莉　徐建新　周旭一

编　者　（按姓氏汉语拼音排序）

陈　飞　陈晓东　陈兆军　杜　岗　樊麦英

范　剑　郭海荣　郭诗静　胡　霏　康　怡

李福刚　李嘉辉　刘丽蕾　聂羚兢　裴艳芳

彭运平　尚　勇　谭　正　田晶晶　王　鼎

王东旭　王惠芳　王路海　王娜娜　王贤军

王媛媛　辛苗苗　徐一笑　晏小冰　应　乐

张　钧　张建兵　赵有文　周　威　周　舟

周铁丽

前　言

检验医学作为医学的重要组成部分，在疾病诊疗及转归中的重要性不言而喻。然而，随着医疗模式的改变以及人们对健康管理需求的增加，传统的检验方式不能很好地满足"在最短的时间内得到准确的检验结果"这一临床要求，且在时间上和空间上难以对临床提供全方位的服务和支撑。

即时即地检验（point of care testing，POCT）作为检验医学发展的新领域，改变了中心实验室以标本为中心的检验模式，真正实现了以患者为中心，其快速、便捷的检测能力，有助于患者"即时""即地"了解到自己的身体状态。同时，POCT 也是对传统检验医学的补充，它能够突破传统检验方法对人员和场所的限制，推动诊断前移、下移，有助于基层医疗、公共卫生防控等领域快速提升医疗服务能力。

2018 年年底，在我国检验医学专家丛玉隆教授的带领下，我们启动了"临床检验技术与应用"丛书之《即时即地检验技术与应用》一书的筹备工作，邀请到来自海南医学院的吕传柱教授和航天中心医院的梁国威教授与我一起共同担任主编，并与来自医院、高校、企业的 40 多位专家一起，从产学研用的不同视角来构筑本书的内容。本书旨在使医学相关从业者系统、深入地了解 POCT 的技术发展及其在新型医疗模式下和不同场景中的应用。

本书分为三篇，第一篇为概论，系统阐述了 POCT 的概念、医疗模式的改变与 POCT 的发展机遇、POCT 的检测技术与仪器、POCT 的智能化与信息化，以及 POCT 的管理与质量控制，帮助读者建立对 POCT 的全景认识。第二篇为临床疾病与 POCT，从疾病角度出发对 POCT 的检测指标进行了详细介绍，方便医务工作者随时查询相关指标的临床意义及相应的检测方法。第三篇为应用场景与 POCT，考虑到 POCT 的一大特色是应用场景丰富，因此我们将 POCT 的检测项目及项目组合置于不同的应用场景中进行展示，包括 POCT 在急诊、ICU、院前急救、基层医疗等各种场景下的应用，使读者对 POCT 产生更具象化的认识。

本书的编写顺应时代趋势。在技术层面，从传统的胶体金技术到前沿的分子诊断，再到可穿戴技术，甚至与人工智能技术跨界融合，无不展现了科技与医学领域的巨大进步。在应用层面，除了在医疗机构使用外，POCT 在救援医学、老年医学、家庭自检等各方面也极具应用价值。尤其是处于医联体、医共体、互联网+医疗健康等新型医疗模式下，POCT 在疾病诊疗和健康管理中扮演了越来越重要的角色，未来在智慧医疗方面定会有更广泛的应用，相关产品甚至可能如智能手机一样，成为人们生活中不可或缺的一部分。

本书从编写到出版历时 3 年，其间突逢新型冠状病毒肺炎疫情。面对新型冠状病毒肺炎疫情的不确定性，POCT 在患者的初筛、诊断与鉴别诊断、治疗监测、预后评估等方面提供了有力的支持，帮助医务工作者在不确定性中寻找线索。无论是抗体检测、抗原检测还是核酸检测，POCT 均能提供快速解决方案，在突发公共卫生事件的应对中展现出巨大优势，其中，基于胶体金法的抗体检测应用最为广泛。胶体金法是 POCT 技术平台中最为传统、简单的检测方法，却能在疫情防控中表现出无可替代的价值，可见技术本身并没有优劣之分，适宜的技术应用于适宜的场景，才能发挥出最大的价值。

　　本书的顺利完成，始于丛书总主编丛玉隆教授洞察行业趋势，高屋建瓴；再是以吕传柱教授和梁国威教授为代表的全体编者团结协作、不辞辛劳；同时也得到了全体编者单位的大力支持，在此一并表示感谢。

李文美

2021 年 6 月

目　　录

第一篇　概　　论

第二篇　临床疾病与 POCT

第三篇　应用场景与 POCT

第一篇

概　论

第一章

POCT 的概念

即时即地检验（point of care testing，POCT）是体外诊断（in vitro diagnostics，IVD）行业中发展最快、最具潜力的领域之一。它的发展顺应了"大健康"理念，促进了"以患者为中心"体系的建立。在分级诊疗、远程医疗、移动医疗、共享医疗等新的医疗模式之下，POCT 迎来了前所未有的机遇。POCT 在急诊急救、基层医疗、健康管理、疫情防控、军事救援等各类场景中均有用武之地。随着技术的发展和进步，POCT 对技术集成和创新的要求也在不断提高。从简单的胶体金试纸条到高端的核酸检测 POCT 设备、智能的可穿戴产品，POCT 正以全新的面目刷新着人们对它的认知。

第一节　POCT 的定义和特点

POCT 指在采样现场进行的、利用便携式分析仪器及配套试剂快速得到结果的检测方式。POCT 包括三个要素：一是时间，"即时"检测，即快速出具结果；二是空间，"即地"检测，将试剂盒和一些便携设备运送到患者身边，在采样现场就可进行检测；三是操作者，POCT 的操作者可以是非专业检验师，甚至是被检测对象本人。

POCT 在发展初期曾有过许多名称，如床旁检验（bedside testing）、家庭检验（home use testing）、实验室外检验（extra-laboratory testing）、医学诊所检验（physicians office testing）等。1995 年 3 月，美国临床实验室标准化委员会（National Committee for Clinical Laboratory Standards，NCCLS）发布 AST2-P 文件，即《床边体外诊断检验导则》（*Point-of-Care in vitro Diagnostic Testing：Proposed Guideline*），首次明确了 POCT 的概念，并对 POCT 进行了规范。如今，POCT 已成为医学检验和公共健康等领域普遍使用的术语。

与传统的实验室检测相比（表 1-1），POCT 优势在于：①省去标本复杂的预处理程序和时间，显著缩短周转时间（turn-around time，TAT）；②仪器小型便捷，适用于家庭、医院、救护车、海关、灾害救援现场等多种应用场景；③标本微量，甚至不需要标本；④操作简单，普通人员经过简单培训或阅读说明书亦可操作；⑤较低的资源占用（包括患者的住院时间、医护人员的占用时间等），综合使用成本低。

表 1-1　传统实验室检测与 POCT 的比较

项目	传统实验室检测	POCT
主要职责	准确定值	疾病筛查、辅助诊断
检验人员	专业检验人员	非专业检验人员亦可

续表

项目	传统实验室检测	POCT
周转时间	长	短
标本鉴定	复杂	简单
标本处理	通常需要	一般不需要
校正	频繁且复杂	不频繁且简单
试剂	需要配制	随时可用
检测仪器	复杂	简单
检测灵敏度	相对高	相对低
单个检验成本	相对低	相对高
综合使用成本	相对高	相对低
实验结果质量	高	接近实验室结果

第二节　POCT 的技术平台

（一）POCT 技术发展历程

传说在公元前 1500 年左右，有人用含糖尿液可吸引蚂蚁来发现糖尿病，此类方法被认为是 POCT 的早期雏形。1957 年，Edmonds 以干化学纸片检测血糖及尿糖，由于操作简便快速，这一方法很快被扩展到许多项目，并得以商品化。1995 年 7 月，美国临床化学学会（American Association for Clinical Chemistry，AACC）年会上首次开辟了 POCT 展区，这些移动便捷、操作简单、结果可靠的 POCT 设备令参观者耳目一新，人们由此开始逐渐了解 POCT 技术。

从历史发展和检测技术方面来看，POCT 产品发展至今大致经历了五代变革。第一代是以试纸条为主的定性检测，基本不依赖仪器，仅通过肉眼直接观察试纸条上颜色的变化来判读阴性或阳性结果。第二代是手工半定量检测，在第一代技术的基础上，通过比色卡或便携式设备对检测结果进行判读。第三代是手工定量检测，此时期 POCT 仪器自动化程度不高，依然保留了部分手工操作步骤，检测结果以具体数值报告。第四代半自动定量技术则是在第三代的基础上把手工操作的部分用仪器代替，但仍保留了手工加样。第五代技术是互联网+医学检验，随着第四次工业革命的到来，POCT 实现了自动化、信息化、智能化与云端化。

（二）POCT 主要技术平台

1. 免疫层析技术　免疫层析技术根据标记物的不同，主要分为胶体金免疫层析技术和荧光免疫层析技术。其中，胶体金免疫层析技术以胶体金为标记物，通过条带显色或颜色强弱变化定性、半定量或定量分析，检测标本类型多样化，可单人份测定，是妊娠和传染性疾病快速检测的主要方法，特别适用于急诊检测、现场检测、家庭自测以及大面积初筛。荧光免疫层析技术以荧光物质为标记物，如荧光素、量子点、上转换纳米颗粒等，既保留了免疫层析现场快速检测的优点，又兼具荧光检测的高灵敏度，在心脏标志物和感染性指标的检测方面应用广泛。

2. 干式化学技术 其与传统的"湿化学"（即溶液化学）最大的区别在于参与化学反应的媒介不同。干式化学技术是以被检测样品中的液体作为溶剂，待测物直接与固化于载体上的干粉试剂反应的一种方式。干式化学技术具有无须试剂准备和定标、试剂稳定时间长、可以进行全血检测等优点，广泛应用于心肌酶谱、肝功能、肾功能、血常规等的测定。目前临床检验中普遍应用的多项尿液分析试条和血液干化学测定仪就采用了干式化学技术。

3. 电化学与生物传感器技术 生物传感器是由生物识别元件、信号转换器和信号放大装置构成的分析工具。新一代 POCT 仪器使用生物传感器，利用离子选择电极、底物特异性电极、电导传感器等特定的生物检测器，组合了酶化学、免疫化学、电化学与计算机技术，可对生物体液中的分析物进行超微量分析，如检测基础血气（pH、PCO_2、PO_2），电解质（K^+、Na^+、Cl^-、Ca^{2+}、Mg^{2+}），代谢物（葡萄糖、血乳酸）等。

4. 生物芯片技术 生物芯片可以实现对 DNA、RNA、多肽、蛋白质、细胞、组织以及其他生物组分的准确、快速、高通量检测，在疾病筛查和早期诊断上具有极大优势，已成为检验医学发展的热点之一。其特点是在小面积的芯片上同时测定多个项目，极大限度提高了分析效率。目前常见的生物芯片可分为基因芯片、蛋白质芯片、细胞芯片、组织芯片等。

5. 化学发光免疫分析技术 化学发光免疫分析技术既有免疫反应的特异性，同时又结合化学发光的高灵敏度，具有灵敏度高、特异性强、精密度好、线性范围宽等优点，现已成为一种重要的非同位素标记免疫分析方法。配合 POCT 小型化、轻便化的设计理念，化学发光免疫分析 POCT 产品非常适用于病情变化较快的重症炎症感染和心脑血管疾病的首诊筛查及病程监控。

6. 免疫比浊技术 当可溶性抗原与相应抗体特异性结合且比例合适时，会在特殊的缓冲液中快速形成一定大小的抗原抗体复合物，使反应液出现浊度，利用光学测量仪器对浊度进行测定即可检测抗原的含量。根据检测信号的不同，免疫比浊法可分为免疫散射比浊法和免疫透射比浊法。免疫散射比浊法检测的是散射光的信号强弱，免疫透射比浊法检测的是入射光的信号减弱。由于受免疫复合物的大小和数量限制，免疫比浊法检测敏感性有限。为了提高敏感性，乳胶增强免疫比浊法应运而生。乳胶增强免疫比浊法是一种较为稳定、准确的体液蛋白均相免疫比浊技术。该方法是将抗体连接在大小适中、均匀一致的乳胶颗粒上，增加了免疫复合物的直径，提高了检测敏感性。乳胶增强是免疫比浊法的发展方向之一，如基于乳胶增强透射免疫比浊法测定 C 反应蛋白。

7. 微流控技术 基于微流控技术的 POCT 仪器进一步实现了小型化和精细化，可以对待测物进行快速、准确、高通量的检测。目前微流控技术在血气、生化、免疫、分子诊断等领域均有应用，经典产品如 i-STAT 血气分析仪，一机可检测血气/生化、电解质、凝血，2～3 分钟即可出结果；Triage 快速心肌梗死/心力衰竭诊断仪，可在 15 分钟内得到脑利尿钠肽（BNP）、心肌肌钙蛋白 I（cTnI）等多项心脏标志物的结果。

8. 红外和近红外分光光度技术 红外和近红外分光光度技术具有方便、快速、无创、不污染环境、成本较低等优点，在医学检验方面展现出巨大的应用潜力。目前该技术在

POCT 上的应用常见于无创血糖检测。基于近红外光谱技术的血糖检测可以避免抽血引起的交叉感染和血液标本的污染，降低每次检验的成本并缩短报告时间，但其稳定性、准确性和灵敏度还有待提高。

9. 分子诊断 POCT 技术 分子诊断是从基因层面进行检测，以核酸为检测对象，灵敏度和准确性高。传统的核酸检测操作复杂、耗时较长，且在临床实验室中还需要独立分区，建立标准的分子诊断实验室，成本较高。随着技术的发展以及临床需求的推动，"样本进–结果出"的全自动一体化分子检测 POCT 平台开始出现。在新型冠状病毒肺炎（corona virus disease 2019，COVID-19）疫情期间，分子诊断 POCT 技术获得了大量关注，相关产品主要基于聚合酶链式反应（PCR）或等温扩增技术，将复杂的核酸检测步骤整合到一个系统中，极大地简化了流程，实现了核酸检测的快速化、集成化和便捷化。

10. POCT 质谱技术 质谱分析是先将物质离子化，按离子的质荷比（m/z）分离，然后测量各种离子峰的强度从而实现分析目的的一种方法。质谱具有很强的物质定性和定量分析能力，是纯物质鉴定最有力的工具之一。目前国内使用的质谱仪多为大型设备，尺寸较大、价格昂贵、升级维护困难，且从样品的前处理到质谱测定的全过程都在实验室内完成，无法用于临床上的床旁检测。出于移动检测、现场快速检测与降低成本的需求，开发具备现场分析和应急检测能力的便携式小型化质谱仪已成为质谱领域的研究热点之一。近年来，小型化质谱仪在食品安全、药品检测、环境监测、公共安全、法医研究等领域发挥着越来越重要的作用，实现了复杂样品的简单分析和快速报告。

第三节　POCT 的应用场景

随着检验医学的发展，各类大型、自动、高效、精确的检验装备相继问世，开展项目日益增多。但以医院实验室为中心的集中检测模式，在时间上和空间上还无法对临床提供全方位的服务和支撑。在临床检验需求的推动下，POCT 凭借其仪器便携、操作简便、结果即时准确等一系列优势得到了快速发展。一方面 POCT 是对大型检测手段的补充，另一方面它也扩大了检验医学的外延。

POCT 的应用场景可分为院内和院外两个部分。院内场景（表 1-2）主要在医院的检验科、临床科室、急诊、ICU、手术室等。院外场景（表 1-3）则以院前急救（救护车）、基层医疗（卫生院、社区门诊和医师诊所等）和个体健康管理（家庭）为主，除此之外也应用于食品安全监控、现场监督执法、军事及灾难救援等场景，其形式相比大型检验装备更加灵活多样。

表 1-2　院内 POCT 产品的应用情况

医院科室	POCT 应用项目举例
检验科	理论上中心实验室的所有检测项目均可在 POCT 的场景上落地为产品
心血管内科	心脏标志物的检测（如肌酸激酶同工酶、心肌肌钙蛋白、肌红蛋白、脑利尿钠肽）
呼吸内科	动脉血气分析；血液电解质检测；流感病毒的检测（如甲型流感病毒、乙型流感病毒）等

续表

医院科室	POCT 应用项目举例
消化内科	肝功能检查；胰腺外分泌功能检测；粪便隐血检测等
血液内科	血常规；血沉检测；血凝检测；传染性单核细胞增多症测定；抗人球蛋白测定等
内分泌科	甲状腺功能的检测（如促甲状腺激素、尿碘）；生殖激素的检测（如黄体生成素、卵泡刺激素）；糖代谢的检测（如血糖、糖化血红蛋白）；血脂代谢的检测（如总胆固醇、三酰甘油）；代谢物检测（如尿酸、骨源性碱性磷酸酶）
感染内科	感染相关指标的检测（如 C 反应蛋白、降钙素原）；感染相关病原体的检测（如细菌、病毒、寄生虫）
免疫内科	变态反应性疾病检测（如血清总 IgE、特异性 IgE）；自身免疫性疾病检测（如抗核抗体、类风湿因子、乳糜泻相关基因）
肿瘤科	肿瘤标志物的检测（如癌胚抗原、甲胎蛋白、前列腺特异抗原）
泌尿科	尿常规；肾早期损伤检测（如尿微量白蛋白）；肾功能检测（如肌酐、尿素和尿酸）
妇产科	优生优育的检测（如抗绒毛膜促性腺激素抗体、黄体生成素、卵泡刺激素、TORCH-IgM 五项）
儿科	感染性疾病的检测（如超敏 C 反应蛋白、降钙素原、血清淀粉样蛋白 A）；儿童肾病的检测（如尿液分析）；新生儿危重症救治（如血气、电解质、凝血）等
急诊、ICU	急性胸痛、创伤、中毒、重症监护等，动态监测血气、电解质、凝血、肾功能、肝功能、血液感染等项目

表 1-3　院外 POCT 产品的应用情况

应用场景	POCT 应用项目举例
院前急救（救护车）	心脏标志物及电解质等项目的检测
基层医疗（医师诊所、村卫生室等）	尿液分析；常规生化项目检测，包括肾功能、肝功能、血糖、血脂、糖化血红蛋白等
个体健康管理（家庭）	血糖、血脂监测；排卵、早孕检测；艾滋病、梅毒等传染病自测
食品安全监控	瘦肉精、三聚氰胺、农兽药残留等检测
现场监督执法	毒驾、酒驾筛检
军事及灾难救援	生物战剂分析；病毒性肝炎、疟疾等传染病检测；血气和电解质分析；凝血检测等

　　在新冠肺炎疫情的应对中，POCT 突破了场所和人员的限制，展现出明显优势。疫情期间，某医院检验科于一周内紧急成立了 POCT 隔离实验室，快速建立了实验室检测所需项目，为发热门诊及病房的检测需求提供全力支持。实验室配备了血凝分析仪、血气分析仪、干式化学分析仪等 POCT 设备，开展心肌肌钙蛋白 I、肌酸激酶同工酶、肌红蛋白、D-二聚体、降钙素原、C 反应蛋白、凝血四项、血气分析、肝功能、肾功能、心肌酶谱、血清葡萄糖、肺炎支原体抗体 IgM、肺炎衣原体抗体 IgM 的检测。经过简单培训，检验科所有人员均具备操作能力。

第四节　POCT 存在的问题和对策

（一）组织管理

　　对于 POCT 的管理，我国尚未制定健全的法律法规和相关规章制度。目前各省市临检中心对传统检验的临检、生化、免疫都进行了全方位的质量管理，包括室内质控和室间质评，以及各种质控考核制度，有力地保证了传统检验的质量。而 POCT 的组织管理尚未建立，该领域也缺乏明确、有效的考核与管理制度。在美国，POCT 是由认证/授权机构、POCT委员会和 POCT 协调员（POC coordinator，POCC）共同组织管理的，同时受美国食品药品监督管理局（FDA）监管。随着认识的深入，目前我国也正在推进建立适合自身发展的 POCT管理制度。

（二）人员

POCT 产品分为自测产品和专业检测产品，这一特点决定了 POCT 的操作人员水平不一。针对专业和自测的用户，其培训要求也不相同。目前，专业检测 POCT 项目的操作人员主要是医生或护士，但操作人员资质界定以及培训、考核的标准和规范尚不完善，难以保证其能够按照操作规程和注意事项进行标准化操作，可能导致 POCT 结果的准确性出现偏差。因此，针对不同的用户和操作者，一方面需要加强技术培训，并逐步完善专业人员的资质界定和考核机制；另一方面也需要进一步规范产品的使用说明，以便非专业人员进行操作。

（三）质量控制

由于 POCT 产品质量控制系统与临床实验室模式不同，而且目前尚未有 POCT 产品严格的质量保证体系和管理规范，部分 POCT 产品的质量难以保证，试剂耗材供应、仪器维护保养、数字化管理等方面也有欠缺。为了快速、准确地给临床提供有效诊疗依据，生产企业应在研发时注意质量控制，使其符合质量要求；对于第三方质控品企业，则应研发适合 POCT 的质控物质；对于使用机构，应建立完善的室内质控程序和标准，通过建立系统的 POCT 质量管理体系，进一步完善质量控制，提高其准确性。

（四）成本

与传统检验科（或中心实验室）集中处理或组合处理患者样本相比，大部分 POCT 产品受制于检测通量，单个试验的成本相对较高。但随着POCT 行业的快速发展，大量的 POCT仪器和试剂被投入市场，在技术进步和 POCT 产品质量提高的基础上，有望使仪器和试剂的成本大幅下降。

第五节　POCT 行业发展与展望

近年来，全球 POCT 市场保持稳定增长态势，据市场调研公司发布的报告显示，2019年全球 POCT 市场规模约 240 亿美元，预计保持 6.6%的增速，到 2024 年市场规模将达到340 亿美元。

POCT 在我国的发展方兴未艾。根据全国卫生产业企业管理协会医学检验产业分会联合中国医疗器械行业协会体外诊断分会共同发布的《中国体外诊断行业年度报告》（2019

版），2018 年我国体外诊断（IVD）市场规模超过 800 亿元人民币（折合超过 110 亿美元），POCT 整体市场规模约占 IVD 总体市场的 10% 以上，增速超过 15%。

分级诊疗、"五大中心"建设、基层医疗卫生服务能力建设等政策支持与引导大力推动了我国 POCT 行业发展。2015 年，国务院办公厅印发《国务院办公厅关于推进分级诊疗制度建设的指导意见》（国办发〔2015〕70 号），提出建立"基层首诊、双向转诊、急慢分治、上下联动"的分级诊疗模式，促使门诊量从三级医院向二级以下医院分流的结构性变化。POCT 在分级诊疗体系的建设中发挥了重要的作用，广泛应用于各级别医院和科室。在高等级医院，POCT 可作为检验科的延伸和补充，对检验科覆盖不到的临床科室的个性化、定制化检测需求实现覆盖；在基层医疗机构，POCT 可以满足检验科或化验室对常规检测项目的检验需求。2017 年，国家卫生和计划生育委员会与国家中医药管理局发布《关于印发进一步改善医疗服务行动计划（2018—2020 年）的通知》，明确开展胸痛中心、卒中中心、创伤中心、危重孕产妇救治中心、危重儿童和新生儿救治中心等"五大中心"建设。POCT 快速，可以有效缩短周转时间，已成为新型急救医疗体系下不可或缺的产品，如胸痛中心就已明确将 POCT 设备纳入建设指南。2018 年，国家卫生健康委员会和国家中医药管理局印发《关于开展"优质服务基层行"活动的通知》，将血气分析、凝血功能、糖化血红蛋白、乙型肝炎血清标志物、人类免疫缺陷病毒抗体、梅毒抗体检测（初筛）、心肌损伤标志物等项目纳入乡镇卫生院和社区卫生服务中心检验检查服务，为 POCT 在国内基层医疗中的应用带来了巨大的市场机会。

展望未来，我国 POCT 行业将朝着国产化、基层化、家庭化方向发展。在欧美等医疗发达地区，POCT 设备多面向医师诊所，患者量少，因此 POCT 设备通量低、检测成本高；而我国人口基数大，患者量多，因此通量高、速度快、成本低的"中国特色"POCT 设备更适合国内的医疗现状。目前 POCT 市场上国产产品约占半壁江山，"国产替代"有望加速。由于我国基层医疗机构的设备配置水平整体偏低，门诊人次也有局限，因此小型便捷、操作简单又不要求通量的 POCT 设备可以作为基层医疗机构的较好选择，有助于改善基层医疗设备数量少、质量低的现状，提高患者在基层医疗机构的诊治效果。此外，POCT 在家庭自测方面也拥有广阔的市场前景。目前家用 POCT 产品以血糖仪和妊娠检测试纸为主。随着医疗技术的进步和互联网技术的发展，未来将会出现更多微创或无创化、智能互联化的 POCT 产品以及智慧医疗终端，以满足更多家庭自测和护理需求。

随着生物、医学、材料、电子等技术与互联网技术相互融合，必将引导建立高端智能化的 POCT 平台，使 POCT 在分级诊疗、远程医疗、移动医疗中发挥更大的作用。可以预见，POCT 将向着集成化、精准化、智能化、可穿戴化发展，同时借助医疗新基建，有望实现"智慧医疗+POCT"。

（李文美　康可人　应　乐）

参 考 文 献

国家食品药品监督管理局，2013. 即时检测　质量和能力的要求（GB/T 29790—2013）. 北京：中国标准出版社.
李文美，梁国威，陈婷梅，等，2016. 即时即地检验. 北京：科学出版社.

宋海波，姚见儿，李文美，等，2018. 中国体外诊断产业发展蓝皮书（2016年·第二卷）. 上海：上海科学技术出版社.

王宝亭，耿鸿武，2017. 中国医疗器械行业发展报告（2017）. 北京：社会科学文献出版社.

中国医学装备协会，2018. 中国医学装备发展状况与趋势（2018）. 北京：人民卫生出版社.

Huckle D, 2015. The impact of new trends in POCTs for companion diagnostics, non-invasive testing and molecular diagnostics. Expert review of molecular diagnostics, 15（6）：815-827.

Kalorama Information，2020. The worldwide market for point-of-care（POC）testing. https://kaloramainformation. com/product/the-worldwide-market-for-point-of-care-poc-diagnostics-7th-edition/[2020-3-17].

第二章

医疗模式的改变与 POCT 的发展机遇

党的十八大以来,党中央始终坚持以人民为中心,把人民健康放在优先发展的战略地位,树立"大健康、大卫生"理念,提出了新时期卫生健康工作方针,发布了《"健康中国 2030"规划纲要》,大力推进"以治病为中心"向"以人民健康为中心"转变,从注重"治已病"向注重"治未病"转变。分级诊疗、共享医疗、"互联网+医疗健康"等新型医疗模式不断涌现。随着医学模式的改变,POCT 凭借其操作简单、小型便捷、使用方便、报告及时等一系列优势,不但在医院手术、急诊抢救、重症监护方面具有巨大提升潜力,而且基层医疗机构及个人健康管理的应用也为 POCT 提供了更为广阔的空间。除此之外 POCT 也应用于军事及灾难救援、食品安全监控等场景。

第一节　医疗模式的改变

一、医疗模式发展概述

医疗模式是对人类健康与疾病的特点和本质的哲学概括,是人类医学科学的发展和医学实践活动过程中逐渐形成的认识和解决医学与健康问题的思考。具体来说,是患者从就诊治疗到康复痊愈过程中,医护人员对患者采取的治疗方式、应用的医疗设备及药物,以及患者与医护人员逐渐建立起来的特定关系。医学模式随着医学技术手段不断发展,随着人类健康需求的变化而不断变化。纵观医学发展过程,医疗模式的发展主要经历以下几个阶段。

（一）神灵主义医疗模式

在原始社会,人类尚未开化,对人体结构和疾病的认识处于蒙昧无知的状态,认为神灵和妖魔鬼怪是世间的主宰,认为生病的人都是被神所遗弃的,不能违背神的旨意。即使病情出现好转,也会被认为是神的怜悯。医者与患者之间的关系完全被神与人的关系所代替。医护患之间是一种松散、无序的关系。在这个时期,医者处于权力的顶端同时享有崇高的社会地位。

（二）自然哲学医疗模式

约公元前 5 世纪自然哲学医学模式逐渐形成,随着生产力的发展和人类对自然界的不断了解,人们开始认识到疾病并非鬼神所为,而是可以治愈并有规律可循的。"医学之父"

古希腊医生希波克拉底提出"四体液病理学说",他主动抛开当时流行的所谓神学理论,指出疾病是人类身体受到外在因素干扰而出现异常,主张要根据患者个人的特征以及周围的各种环境因素为患者治病。我国古代名医扁鹊提出的"信巫不信医,六不治也"也否定了神学与巫医。

(三)机械论医疗模式

在文艺复兴开始的 15 世纪,西方很多学者将人体的生命运动看作是机械的活动过程,认为人是自动运行的"机器",疾病出现代表人体的某个"零件"出现了问题,需要进行维修。机械论的产生对人类认识自我生命的价值有极大的推动作用,人类不再认为疾病是一种惩罚或不可治愈,而是开始关注人类的生物属性,并开始运用更多有效的医学药物干预手段来维护自身的健康、支持生命的延续。

(四)近代工业革命以来的实验医疗和生物医疗模式

17 世纪的欧洲,病理学、微生物学、免疫学以及生理学等医学相关学科飞速发展。赛尔维特通过实验研究发现肺循环的相关原理;维廉·哈维通过实验发现机体血液循环的原理;显微镜的发明及影像技术的进步为现代生物医学模式的发展提供了有力支持。人们开始运用生物和医学联系的观点认识生命、健康、疾病的关系,认为健康是宿主(人体)、环境与病因三者之间的动态平衡,一旦平衡被破坏便会发生疾病。这种以维持动态平衡的医学观所形成的医学模式就是生物医学模式。生物医学模式促进了人类对人体生理活动及疾病的定量研究,为解决临床医学和预防医学的一些重大难题奠定了科学基础。但生物医学模式仅从生物学的角度研究健康和疾病,忽视了人的心理机能及心理社会因素对疾病发生、发展和转归的作用。

(五)现代生物–心理–社会医疗模式

生物–心理–社会医疗模式的产生是以 1977 年美国罗切斯特大学医学院精神病学和内科学教授恩格尔(Engel G. L.)在《科学》上发表《需要新的医学模式——对生物医学的挑战》为题的文章为标志的。文章中他提出了一个新的医学模式,即生物–心理–社会医学模式。恩格尔指出,"医学模式必须考虑到患者、患者生活在其中的环境以及由社会设计来对付疾病的破坏作用的补充系统,即医生的作用和卫生保健制度"。这种模式最基本的思想是人们对健康和疾病的认识不仅包括对疾病的生理认知,还应该包括对患者(心理因素)、患者所处的环境和帮助治疗疾病的医疗保健体系的认知。生物–心理–社会医学模式的出现也改变了对医院功能的设置,医院功能逐渐开始向"预防、保健、医疗、康复"的方向转化,出现了家庭化、艺术化、庭园化、数字化的发展趋势,医院的设施以及环境也更加符合人类健康的需求。

二、国外医疗模式的发展

(一)英国全民福利型医疗体制模式

从 1940 年以后,英国开始实行多级医疗管理体制。通过构建社区医疗服务体系为社区内民众提供医疗服务。依照行政区域划分设立地方诊所，为所辖区域内居民提供医疗保健。政府着力构建较大规模的全科综合医疗保健医院，面向全民提供专业且高水平的医疗保健服务。在英国，所有的医疗保健医院都归属于政府管辖，由政府卫生部对所有的医院进行统一管理。英国的医疗体制使得全民均可享受政府出资构建的福利型医疗机构提供的医疗服务。但由于现有的投入远远无法满足社会日益增长的医疗需求，21 世纪初期，英国政府开始致力于对既有医疗模式的改革。改革后，公民身患疾病时首先要通过社区诊所或私人医生诊治，在无法对其病情处理的情况下才可以送往区级医院进行治疗。政府引入市场化管理模式，实现医疗机构管理经营独立化。政府通过招标，将不同医疗机构的经营权下放给专门的机构，然后政府出资提供福利性医疗服务。新型医疗体系优势逐渐体现出来，政府财政压力不但得到有效缓解，医疗保健服务水平也逐步提升。

（二）美国完全市场化医疗体制模式

美国作为一个相对开放的市场经济国家，医疗机构的构建与管理经营有明显的市场经济特点，呈现出服务形式的多元化。在美国，医疗机构设立较为自由。政府只审核机构是否达到建设医疗机构的条件，而对于其行医是否营利并不加以干涉，患者可根据自身的经济条件与病情情况选择合适的医院就诊。所以美国绝大多数医疗机构为营利性医院。不以营利为目的的医疗机构约占 20%，主要由政府和某些慈善机构承办，政府对其实施免税政策，主要为军人、老年人、无业者、在押犯人提供医疗保健服务。政府所有的医疗机构由专门的管理者负责经营。管理者通过从医疗服务获益中得到约 3%管理费作为报酬。管理者采用先进的科学的管理方法与技术手段降低经营成本，提高服务质量。美国政府通过制定相关的医疗保险法规来约束医疗机构管理者。尽管美国政府在医疗机构设立上主要采用自由开放的市场经济模式，但在医疗法规的建设与行业监督上却有十分严格的法律规定。国际上第一部《医院法》就诞生于美国，该法对医疗行业规范做了详细规定。

（三）新加坡共同承担型医疗体制模式

在新加坡，社会资本参与构建的社会综合性医院和诊所，特别是社区诊所，都是非营利性的，由政府部门及社会上一些慈善机构出资兴办。医疗领域准入门槛低，政府部门大力鼓励私人及社会各种资本进入医疗领域，进而推动新加坡医疗的快速发展。新加坡政府将充分保证各类型医院的竞争性，从而使得社会居民能够充分享有医疗的自主选择权。专业管理公司对医疗机构以及各种社区医院进行全方位、综合的管理和经营。新加坡实行"共同承担"的保障制度，每个公民都需要承担部分医疗费用，"共同承担"医疗保证制度资金来源于个人缴纳、企业缴纳及政府补贴三个部分。医疗保障金将存入公民个人账户中，公民可以使用它直接进行就医，也可以购买商业医疗保险，这对于保障各种医院之间的公平竞争以及公民的自主就医权起到了积极作用。医疗费用超出医疗保障金的部分，则需要由公民自行承担。新加坡政府十分重视社区医院的建设和管理，已经逐步形成较为完善的社区医疗卫生体系，极大促进了新加坡医疗事业的发展。

三、我国医疗模式的发展

医疗制度的改革已经成为我国社会发展的重中之重。早在 1895 年，康有为就曾提出"为了富国强兵，政府应支持健康计划"的观点。但当时封建王朝并没有对整个社会医疗事业的发展给予足够的重视。直至 1910 年满洲里暴发鼠疫之后，在西方列强的干预下清政府才建立了满洲里疾病防治站。这是我国第一个大面积的疾病预防工程，也标志着我国公共卫生发展的开端。但早期我国整个社会公共卫生制度的发展十分缓慢，中华人民共和国成立后，我国公共卫生医疗制度出现了新的发展机遇。我国医疗模式的变迁可划分为四个阶段。

（一）计划经济时期形成政府导向的医疗模式

1949 年后，我国计划经济体制逐渐建立，形成了由政府筹资，公立医院提供医疗服务，同时受政府监管的政府导向的医疗模式。

政府对医疗服务价格进行直接定价，公立医院提供低廉甚至免费的医疗服务。这个时期，政府禁止私人资本进入医疗服务领域。随着经济发展，这种医疗模式逐步显现出来一些弊端，如公费医疗费用由"第三方"承担，患者往往过度利用医疗资源，而医疗服务机构又因为受增加收入的诱导，也往往会提供过多的医疗服务从而造成医疗资源的过度消耗。农民缺医少药，而城镇居民"大锅饭"思想严重。卫生系统长期不重质量只重数量，因此必须重新思考新的改革路径。

（二）市场化医改初期形成政府导向的混合医疗模式

在市场化医改初期，我国形成了通过一般性税收、政府或公共非营利性医疗保险筹资，受政府和市场监管的混合医疗模式。在该模式下，除了公立医院提供医疗服务，部分医疗服务开始由非营利性私立医院提供。在医疗服务监管中也开始引入市场监管。医疗管理机构对直属医疗事业单位的管理由直接管理变为间接管理，医院可以从事有偿业务服务。政府取消了直接定价，医疗服务市场进一步放开。公立医院内部开始尝试进行企业化管理，一些地方开始设立医院产权变化试点和医药分离试点。各项质量监管和价格监管措施也纷纷出台。

（三）市场化医改中后期形成市场导向的混合医疗模式

市场化医改中后期，我国的混合医疗模式逐渐变成由一般性税收、政府和公共非营利性医疗保险，以及营利性商业医疗保险筹资，受政府和市场监管的以市场为导向的医疗模式。在此阶段，以公立医院、非营利性私立医院为主，营利性私立医院为辅提供医疗服务。公共卫生和基本医疗服务成为政府投入的重点关注项目，社会保险逐步走向全面覆盖，形成四位一体的基本医疗卫生制度，包括建设覆盖城乡居民的公共卫生服务体系、医疗服务体系、医疗保障体系、药品供应保障体系。通过加大政府卫生投入、推进基本医疗保障广覆盖、逐步实现公共服务均等化等举措来改善医疗资源分配不公的现状，体现了对医疗服务公平的价值追求。政府开始注重对医疗机构的执法检查和对医疗服务市场价格秩序的管理，对医疗服务项目收费和药品价格进行管控。这一阶段的医疗体制改革中仍然没有解决对医疗服务供给者进行医疗约束的问题，医疗费用的控制成为难题。

（四）党的十八大以来的医改形成多方监管的混合医疗模式

党的十八大以来的医改形成了一般性税收、政府或公共非营利性医疗保险、营利性商业医疗保险筹资，公立医院和非营利性私立医院为主、营利性私立医院为辅提供医疗服务，同时受政府、市场和社会监管的混合医疗模式。

党的十八大以来，国家对新时期卫生健康工作提出了新的要求，《"健康中国 2030"规划纲要》中明确提出要提供优质高效的医疗服务，包括完善医疗卫生服务体系、创新医疗卫生服务供给模式、提升医疗服务水平和质量，将健康中国上升为国家战略。经过不懈努力，我国卫生健康事业获得了长足发展，人民健康水平持续提高。新一轮医改坚持保基本、强基层、建机制的基本原则，顶层设计不断完善，地方不断增强主动性和创造性，涌现出一批勇于探索创新、敢啃硬骨头的典型地区，逐步突破重点、难点问题，形成了一批可复制、可推广、符合实际的经验和做法。

党的十九大以来，国家组建了国家医疗保障局，首先促进全民医保制度与体系的进一步优化，将原来分散在人力资源和社会保障部的城镇职工和城镇居民基本医疗保险、生育保险职责，国家卫生健康委员会的新型农村合作医疗职责，国家发展和改革委员会的药品和医疗服务价格管理职责，民政部的医疗救助职责和功能加以整合，形成了在制度上覆盖国民的多层次医疗保障体系。通过三医联动等方式，促进医疗服务效率和整体水平提升，使医疗卫生体制改革得到进一步深化。此阶段，深化医改在国民经济和社会发展中的重要作用日益显现，用较少的投入取得了较高的健康绩效，群众看病难、看病贵问题得到明显缓解，获得感不断增强。

随着医改步伐持续前进，在解决好群众看病难、看病贵问题的同时，还需要大力推进"以治病为中心"向"以人民健康为中心"转变，从注重"治已病"向注重"治未病"转变。2019 年，国务院办公厅印发《深化医药卫生体制改革 2019 年重点工作任务》，紧紧围绕以治病为中心转变为以人民健康为中心，落实预防为主，加强疾病预防和健康促进，解决看病难、看病贵问题，深化医疗、医保、医药联动改革，坚定不移推动医改落地见效、惠及人民群众。

四、新型医疗模式不断涌现

（一）分级诊疗

"分级诊疗"概念于 2009 年首次被提出，国务院下发的《中共中央、国务院关于深化医药卫生体制改革的意见》，首次明确指出要逐步建立分级诊疗和双向转诊制度。2016 年，国务院发布《国务院关于印发"十三五"深化医药卫生体制改革规划的通知》，指出要加快推进分级诊疗制度的建设，推进大医院与基层医院卫生机构、全科医生与专科医生的资源共享和业务协同，健全基于互联网、大数据的分级诊疗系统。2017 年年底，国家卫生和计划生育委员会（卫计委）和国家中医药局印发了《进一步改善医疗服务行动计划（2018—

2020 年)》，进一步指出将以医联体为载体，提供连续医疗服务，形成患者有序流动、医疗资源按需调配、医疗服务一体化的分级诊疗格局。习近平总书记在全国卫生与健康大会上对深化改革提出了明确要求，将"分级诊疗制度"列为基本医疗卫生制度建设的首位。分级诊疗制度建设既是新时代医疗卫生供给侧结构性改革的基础，也是全面深化医药卫生体制改革的核心；既是完善基本医疗卫生制度的必然要求，也是优化资源配置、提高卫生系统绩效、促进合理有序就医的治本之策。

分级诊疗的关键在于制度的建设，其核心包含"一个目标"和"一个体系"。"一个目标"指形成"基层首诊、双向转诊、急慢分治、上下联动"的分级诊疗秩序。医疗机构根据患者病情的需要提供适宜的、连续性的和高质量的诊疗服务，并能有效控制医疗费用的不合理增长，促进基本医疗卫生服务的公平。"一个体系"是指建立布局合理、分工明确，以基层为重点，相互协作的分级诊疗服务体系。在该体系中，必须明确不同层级医疗卫生机构的职责定位，加强医联体建设，并重点提升县级医疗机构综合能力，强化全科医生队伍和基层服务能力建设，整合推进区域资源共享，推进检查结果的互认。

（二）共享医疗新模式

目前医疗共享模式大体上可以分为线上和线下两种。线上医疗共享是以互联网在线问诊为主，据统计，国内有近 500 个包含在线问诊功能的手机 APP。线下医疗共享方式较多，如医联体、医疗商场、多点执业平台、诊所共享等模式，线下模式是将来医疗共享探索的主要方向，目前国内已在该领域进行了尝试。

1. 医联体 从 2012 年开始我国全面推广实施分级诊疗政策，为了达到这一目的，我国开始逐步实施"医联体"。2017 年 4 月，国务院办公厅印发《国务院办公厅关于推进医疗联合体建设和发展的指导意见》，明确提出城市医疗集团、县域医疗共同体、跨区域专科联盟和远程医疗协作网 4 种医联体组织模式和各自功能定位，形成了比较清晰的医联体顶层设计方案。2018 年，国家卫生健康委员会（简称"卫健委"）出台系列文件，进一步规范医联体建设与发展。截至 2018 年年底，全国所有省份均出台了医联体建设发展规划，所有三级公立医院都参与了医联体建设，共组建城市医疗集团 1860 个，县域医疗共同体 3129 个，跨区域专科联盟 2428 个，面向边远贫困地区的远程医疗协作网 5682 个。2019 年 5 月，国家卫生健康委员会会同国家中医药管理局联合印发了《关于开展城市医疗联合体建设试点工作的通知》，文件指出将重点抓好 100 个城市的医联体建设，推动医联体向紧密型方向发展。按照"规划发展、分区包段、防治结合、行业监管"的原则，实行网格化布局来管理医联体。并拟在全国遴选 500 个工作基础好、改革创新意识强的县开展紧密型县域医疗共同体试点。通过试点，基层服务能力可得到进一步提升，县域医疗卫生服务整体绩效将明显提高，有力推动我国分级诊疗制度的下沉和健康中国的建设。

2. 医疗商场 2017 年 9 月，浙江省卫生和计划生育委员会批复同意：杭州全程健康医疗门诊部为入驻杭州全程国际健康医疗中心的其他医疗机构提供检验、病理、超声、医学影像等医技科室及药房、手术室等共享服务的试点。杭州全程国际健康医疗中心是国内首家"医疗商场"，是一家由多家医疗机构"拼"起来的医院，是专科门诊服务与商业服务相结合的混合体。患者就近便能得到一站式的医疗服务，这将是另一种有效缓解就医难、看病难问题的途径。

3. 多点执业平台 2017 年 12 月 23 日，国内最大的医师多点执业共享平台在广州正式投入使用。该平台医疗用房占地近 2 万平方米，共设置 11 大类临床专业科室，23 个临床科室，1 个体检中心，146 间诊室，5 间日间手术室，除了可提供包括日间手术在内的日间门诊，还特别提供夜诊服务，以便同公立医院错峰服务。目前与该平台签约的高级职称医生已达 500 余人，其中签长期合约的达 300 多人。该平台还可以共享医疗设备，包括影像、麻醉、检验设备以及消毒室等。

4. 诊所共享 诊所共享的设计理念是让诊所里的自助化检验项目去医疗化，让它们能以自动售货机的方式随取随用，用户无须再花费时间和精力去医疗机构就能做相关检测。目前已有公司推出了首个共享体液检测机，其能提供 3 种尿液检测，包括尿常规、早孕检测、排卵检测。用户检测完之后，可通过 APP 和微信服务号向在线医生进行咨询。未来这种自助化的检验、检测仪器将通过共享方式，把它放在用户可以快速接触到的地方，如商场、写字楼、社区，使有需求的人不用再去医院排队就医。

共享医疗将大幅降低医疗机构的投入和运营成本，使医疗资源合理配置并充分利用，也意味着将会有更多优秀的医疗机构、医生团队聚在一起，产生一定的聚集效应，有效缓解国内就医压力，为患者创造更加优质的医疗服务。

（三）基于"互联网+"的医疗模式

2018 年 4 月，《国务院办公厅关于促进"互联网+医疗健康"发展的意见》正式发布。意见指出，要健全"互联网+医疗健康"服务体系，大力发展"互联网+"医疗服务。鼓励医疗机构应用互联网等信息技术拓展医疗服务空间和内容，构建覆盖诊前、诊中、诊后的线上线下一体化医疗服务模式。允许依托医疗机构发展互联网医院。在实体医院基础上，运用互联网技术提供安全适宜的医疗服务，允许在线开展部分常见病、慢性病复诊。医师掌握患者病历资料后，允许在线开具部分常见病、慢性病处方。支持医疗卫生机构、符合条件的第三方机构搭建互联网信息平台，开展远程医疗、健康咨询、健康管理服务，促进医院、医务人员、患者之间的有效沟通。优化"互联网+"家庭医生签约服务，加快家庭医生签约服务智能化信息平台建设与应用，鼓励开展网上签约服务，为签约居民在线提供健康咨询、预约转诊、慢性病随访、健康管理、延伸处方等服务。推进"互联网+"人工智能应用服务。开展基于人工智能技术、医疗健康智能设备的移动医疗示范，实现个人健康实时监测与评估、疾病预警、慢病筛查、主动干预。支持研发医用机器人、大型医疗设备、应急救援医疗设备及可穿戴医疗设备等。支持医学检验机构、医疗卫生机构联合互联网企业，发展疾病预防、检验检测等医疗健康服务。

在政策的推动下，技术、人力、资本等所有医疗改革的核心要素都爆发出前所未有的能量和活力，尤其是医疗政策的支持和互联网技术、大数据技术的发展进步，为医疗创新带来了活力，各省份都在"互联网+医疗健康"方面进行积极探索。2019 年 4 月 9 日，新疆全面推进以"互联网+"为依托的智慧门诊、区域智慧医疗、新型医疗健康等应用，以网站、手机 APP、微信等多种方式为载体，向群众提供预约挂号、报告查询、网络医疗、健康管理等集疾病预防、医疗、康复为一体的全程医疗健康服务；借助移动互联网、物联网、云计算、大数据、人工智能等先进技术，改造优化就诊流程，改善群众就医体验，让群众享受到医疗健康信息化改革带来的红利和实惠，形成"互联网+医疗健康"服务新模式。

第二节　新模式下 POCT 的发展机遇

一、POCT 市场规模与行业前景

随着医学模式的转变，单纯的治疗已经转向预防保健、治疗和康复、社区医疗服务。美国国家临床生化科学院（National Academy of Clinical Biochemistry，NACB）发布的 *Evidence-based Practice for Point-of-Care Testing* 中将 POCT 的定义为"在接近患者治疗处，由未接受临床实验室学科训练的临床人员或者患者自己进行的临床检验，POCT 是在传统、核心或中心实验室以外进行的一切检验"。POCT 是体外诊断（IVD）行业的子行业。通过简化设计和技术创新，POCT 可便捷、快速地在患者身边进行现场检查，并可快速取得诊断结果。

POCT 在时间和空间方面都比传统检验医学有明显的优势。随着自动化程度的提高，虽然检验医学在质量和速度上大大提升，但由于分析前、分析后仍需进行许多复杂的步骤，耗费大量的时间，因此仍然难以满足临床"在最短的时间内得到准确检验结果"的要求。对于急诊科，尤其是在抢救患者的时候，由于病情危急且病因不明，复杂的检测流程将导致耗费大量时间从而错过最佳的救治时间。而 POCT 由于操作便捷，可以省去诸多操作步骤如标本预处理，样本送检，烦琐的设备检测、数据处理以及传输流程等，可直接快速地得到可靠的结果，缩短检测周期，为医生的进一步施救赢得宝贵时间。对临床医师而言，由于 POCT 能很快提供检测结果，缩短报告的周转时间，有助于医生及时对患者病情做出诊断，以采取有效治疗和处理措施。对医院管理层而言，POCT 设备的合理使用，可使危重患者在重症病房和急诊室的停留时间大大缩减，从而提高病床周转率和治愈率，有效提高医院管理效率。由于 POCT 提供的即时检验，减少了许多分析前的环节，这将大大降低标本出错的风险。对于操作者来说，操作者直接面对患者，可及时了解病情，有利于对检验结果做出正确的判断和解释。对于患者来说，他们将是最大的受益者，正确地进行 POCT 必将促进"以患者为中心"体系的建立。POCT 采用少创伤的末梢（手指、耳垂）采血，规避了患者对静脉采血的恐惧；高效的检测效率有可能缩短患者住院时间，减少患者的住院费用。POCT 适应了当今高效、快节奏的工作模式，可以满足人们在时间上的要求，实现患者尽早得到个性化诊断、治疗的需求。

POCT 是近些年来体外诊断行业重要的发展方向和增长最快的领域。根据国家统计局数据，近些年，POCT 市场仍然保持稳定增长。2019 年全球 POCT 市场规模超过 240 亿美元，预计未来全球 POCT 市场规模将保持 6.6%的复合增长，到 2024 年将达到 340 亿美元。

中国人口众多、医疗资源地区差异较大，随着中国经济的快速发展，人民生活水平日益提高，健康意识也在不断增强，但糖尿病、高血脂、肥胖等代谢性疾病及其他慢性病的发病率也在持续升高。党的十九大报告指出，要将实施健康中国战略纳入国家发展的基本方略，把人民健康置于"民族昌盛和国家富强的重要标志"地位，并要求"为人民群众提供全方位全周期健康服务"，这表明健康中国建设已经进入了全面实施阶段。2018 年 8 月 20 日，国务院办公厅下发《国务院办公厅关于印发深化医药卫生体制改革 2018 年下半年重点工作任务的通知》（国办发〔2018〕83 号），文中明确指出要有序推进分级诊疗制度建设。

我国幅员辽阔，全国共有 4 万多个乡镇及上百万个社区。小型化、便于携带和操作、快速提供结果的 POCT 设备尤其适合基层医疗服务点使用，以开展快捷有效的临床检验工作，为基层医疗服务提供有力的技术支持。POCT 仪器的优势和特点，在医院手术、急诊抢救、重症监护、慢性病防治、突发公共卫生事件等方面也具有巨大的应用和提升空间。党和国家对人民健康的重视和规划，为国内的 POCT 诊断市场提供了广阔的发展空间，将带动 POCT 产业进入发展的"快车道"。

POCT 产品按照检测者的身份可以分为自测（self-testing/home testing）产品和专业检测产品。自测产品主要用于血糖、血压、妊娠等检测；专业产品主要应用于医院的检验科、临床科室、急诊科、ICU、手术室。根据疾病类型，POCT 产品又可分为感染类、重症类、心脏类、妊娠类、血糖类、毒检类、肿瘤类等。从检测项目来看，主要集中在血糖检测、血气和电解质分析、快速血凝检测、心脏标志物快速诊断、药物滥用筛检、尿液分析、干式生化检测、妊娠检测、粪便潜血检测、食品病原体筛查、血红蛋白检测、传染病检测、甘油三酯和胆固醇等血脂项目的检测等 13 大类。

（一）血糖类 POCT 产品的发展

糖尿病是慢性病中最普遍存在的疾病之一。根据 2017 年国际糖尿病联盟公布的第八版全球糖尿病概览显示，全球糖尿病成人患者（20～79 岁）在 2000 年时有 1.51 亿，到 2017 年已达到 4.25 亿，增加了近 2 倍。预计到 2045 年，糖尿病患者可能达到 6.29 亿。在对各个国家成人糖尿病患者数量的调查中，中国、印度、美国占前三甲，分别为 1.144 亿、7290 万和 3020 万。处于 20～79 岁年龄段的中国人，每 11 个人中就有 1 个糖尿病患者。中国 20 岁以下 1 型糖尿病患者总数约为 4.7 万，每年新增病例约为 6000 例。糖尿病已经成为导致死亡的最主要的疾病之一，全球每年用于糖尿病的医疗花费已高达 4650 亿美元。使用 POCT 产品进行血糖实时监测是目前预防和控制糖尿病的主要手段。血糖检测类 POCT 产品包括血糖检测系统（仪器及试剂）、糖化血红蛋白定量检测试剂。血糖检测类 POCT 能够让患者迅速、便利、准确地监测自身的血糖水平，为治疗提供基础依据。

在发达国家，血糖类 POCT 产品比较普及，渗透率约为 90%；在我国，城市地区血糖类 POCT 产品渗透率为 20%～25%，农村地区为 5%～10%，平均市场渗透率约为 20%。相比发达国家，我国 POCT 产品的市场渗透率还很低。国内目前存量血糖仪试纸的单位仪器消耗量约为 100 条/年，俄罗斯约为 200 条/年，美国则为 400 条/年，中国人口体量庞大，由此也看出，血糖类 POCT 产品市场还有很大的扩展空间。2012 年卫生部等 15 部门联合制定了《中国慢性病防治工作规划（2012—2015 年）》，在糖尿病预防方面，提出在 80% 以上的乡镇卫生院开展血糖测定。随着人们健康意识的逐步提升，血糖类 POCT 产品也开始走进患者家庭。为患者提供更加准确、快速、便捷的检测是 POCT 产品的目标，血糖类 POCT

产品正朝着免调码、动态血糖监测、无创的方向发展。免调码技术使血糖仪可自动读取试纸信息，不再需要手动输入条码信息，提高了血糖仪的自动化程度，更加方便于老年患者使用。不间断的动态血糖监测有利于个性化数据的采集，有助于医生制定更切合患者的治疗方案。未来，血糖仪更有望做到无创检测。

糖化血红蛋白（HbA1c）的定量检测也是极具潜力的一个检测项目。糖化血红蛋白是血液中的葡萄糖和红细胞中的血红蛋白结合生成的产物，主要有三种形式：HbA1a（果糖糖化血红蛋白）、HbA1b（乳糖糖化血红蛋白）、HbA1c（葡萄糖糖化血红蛋白）。美国糖尿病协会在 2010 年发布的《糖尿病诊疗指南》中，将 HbA1c 检测正式推荐为糖尿病诊断优先方法。糖化血红蛋白是人体血液中葡萄糖与血红蛋白 β 链 N 端缬氨酸残基通过共价键相结合形成的化合物，其形成过程不可逆。糖化血红蛋白浓度与血糖浓度呈正相关，并且能在血液中稳定维持约 120 天，即可以有效反映患者在一段较长时期内的平均血糖水平。国内外已有不少公司具有成熟的生产糖化血红蛋白分析仪的能力。

（二）危重因子 POCT 产品的发展

生命的基本特征是不断地从环境中摄入营养物和氧气，同时又不断地排出废物、呼出二氧化碳。血气分析是评价患者呼吸、氧化及酸碱平衡状态的必要指标。血气及电解质等危重因子 POCT 项目，主要是针对人体血气、电解质和危重生化指标的检测，在重症监护病房、急诊室、手术室、呼吸科、康复室或透析病房有广泛应用，是临床抢救和监护患者的重要监测指标。

血气分析包括血液 pH、PO_2、PCO_2 的测定，经过计算还可求得如总二氧化碳（TCO_2）、实际碳酸氢盐（AB）、碱剩余（BE）、血氧饱和度（SO_2）等参数。电解质分析仪主要监测患者体内急性和潜在的酸碱平衡及气体交换的内环境变化，血清 K^+、Na^+、Cl^- 测定是临床上常用的检测项目和急诊项目。

传统血气分析仪于 20 世纪 50 年代问世，当时整机重量约 100kg，取血量需 2ml，检测指标十分有限，以 AME-1 为代表。到了 70 年代，广泛应用计算机、集成电路，血气分析仪整机重量减为 30kg，测量参数也逐渐增多。90 年代末随着基于微流控技术的高性能生物传感器在仪器中的推广应用，以 i-STAT 为典型代表，血气分析仪真正实现了便携、易操作。血气分析技术一直在急性呼吸衰竭诊疗、外科手术、抢救与监护过程中发挥着至关重要的作用。2008 年，血气分析仪的国际市场规模为 17.44 亿美元，而到 2012 年，血气分析仪的国际市场规模则跃升为 34.31 亿美元，2013 年达到 47.31 亿美元。

随着社会的发展进步，当今医院对血气分析仪提出了更高要求，以实现更全面的健康监测，降低投入成本。由于其检测参数的特殊性，血气分析仪要求在采集后的最短时间内得以测定，从而保证所获取的数据的准确性，帮助医生对患者开展快速诊断并及时治疗。先进的血气分析仪能够大大提高诊断和治疗的效率，成为 ICU 和 CCU 以及手术室、急诊等部门必不可少的设备。同时，先进的血气分析仪已经从传统的单一判断酸碱平衡发展到符合现代临床医学要求的全面危重症参数监测，系统可以对患者进行心肺功能、肝肾功能、酸碱平衡、氧合状态、代谢功能等方面的综合诊断。未来，血气分析仪将以临床医学特别是危重医学的发展需求为核心，以科学技术特别是计算机、生物传感器技术的发展水平为基础，实现患者在最短时间内得到最全面的诊断和最佳的监护治疗。

（三）妊娠类 POCT 产品的发展

妊娠类 POCT 产品主要是用于妊娠检测和人口优生优育的早期检测，包括人绒毛膜促性腺激素（HCG）检测，促黄体激素（LH）检测和促卵泡激素（FSH）检测。此外，已经有 TORCH 检测和免疫性不孕不育检测产品投入使用。据统计，全球妊娠类产品市场规模约为 3.5 亿美元，整体增速比较缓慢。妊娠类 POCT 产品市场与育龄女性数量密不可分。根据统计数据显示，2013～2019 年，我国 15～49 岁育龄女性人数逐年下降，从 2013 年的3.71 亿人，降至 2019 年的 3.37 亿人左右。不过随着我国在 2016 年开始实行全面二孩的政策，2016 年全国出生人口 1786 万人，比上一年度增加 131 万人，国内生育需求还有一定扩展空间。

（四）感染、传染病类 POCT 产品的发展

传染病是世界范围内造成人类死亡的首要原因之一，随着一些重大传染病（如严重急性呼吸综合征、甲型 H1N1 流感、新型冠状病毒肺炎等）相继暴发，严重危害着人类的健康，大多数国家都加大了对重大传染病的预防和监控力度。我国人口众多，人口流动数量大，且随着我国对外贸易往来的日趋频繁，我国正处于公共卫生事件的高发期，面临新发传染病的严重挑战，这对我国的卫生检验检疫工作提出了更高的要求。传染病病原体的检测对于防控与有效诊治至关重要，早检测、早隔离、早治疗是降低传染病发病率与死亡率的有效手段。传染病类 POCT 产品主要用于对各类常见传染病及重大传染病等基层现场筛查和快速检测，主要包括对艾滋病、梅毒、病毒性肝炎（甲肝、乙肝、丙肝、戊肝）、疟疾、流感等传染病的快速检测，已经成为开展相关工作的有力工具，在疫情检测防控方面发挥了重要作用。

近年来国内滥用抗生素导致患者产生耐药性的现象造成了非常严重的医疗后果。据统计，在上海、北京和重庆，门诊就诊患儿已使用抗生素者比例为 80%～85%。患者 C 反应蛋白（CRP）的定量快速检测可以在短时间内判断患者的症状是由病毒还是由细菌引起的，可有效避免抗生素的滥用。2011 年主管部门开始大力限制抗生素的使用，感染因子检测市场从而急剧放量，行业连续保持超高速增长。得益于医药分家的政策，医院对自身利益的追求也为感染因子检测市场长期发展带来了巨大的机遇。感染因子检测 POCT产品主要用于炎症的分析检测，主要检测项目有 CRP、降钙素原（PCT）、白细胞介素-6（IL-6）等。

（五）肿瘤类 POCT 产品的发展

肿瘤标志物是在 1978 年召开的人类免疫及肿瘤免疫诊断会上被提出的，1979 年在英国第七届肿瘤发生生物学和医学会议上作为专用术语被大家公认。肿瘤标志物来源广泛，至今确定的已有 100 余种。一般可分为胚胎抗原、肿瘤相关抗原、酶和同工酶、激素、遗传标记等。肿瘤标志物检测是目前临床上肿瘤早期诊断、鉴别诊断和分期、判断预后、观察疗效、判定是否复发的重要手段。肿瘤类 POCT 产品主要为肿瘤标志物的检测，常见有

甲胎蛋白（AFP）、癌胚抗原（CEA）、前列腺特异性抗原（PSA）等检测项目。目前美国FDA已批准将 PSA 检测作为 50 岁以上男性的普查指标。但是在中国，只有少数的人能做到定期检测血清 PSA 浓度。PSA 的 POCT 方法具有操作简便、成本低、单份检测、检测结果即时反馈等优势，可以节省患者就诊时间，减轻患者经济负担，非常适用于基层医疗单位和社区。PSA 的 POCT 方法对于中老年男性体检或前列腺疾病监测都具有很好的前景。

（六）心脏类 POCT 产品的发展

心脏病分为缺血性和非缺血性，缺血性心脏病一般会引起心肌损伤，因此可以通过检测心肌标志物来检测和确诊，从而选择合适的治疗方案。根据国家卫计委数据，2016 年缺血性心脏病出院人数约为 350 万人。我国是心肌梗死（心梗）高发大国，近年来，心血管病居城乡居民总死亡原因的首位，远高于肿瘤及其他疾病的致死率。在 2018 年 11 月 20 日第五个中国"心梗救治日"，中国胸痛中心急救地图正式发布，地图包括了 669 家胸痛中心，真正形成了覆盖全国的胸痛快速救治网络，搭建起了心血管疾病规范化的"精准高效救治体系"。随着胸痛中心建设步伐的不断加快，截至 2019 年 7 月，全国共有 31 个省份 4100多家医院开设胸痛中心，并已有 1063 家建设单位通过了中国胸痛中心总部认证。

由于心肌类项目的临床需求特征通常都是紧急、危重，因此心脏类 POCT 产品成为胸痛中心必不可少的仪器之一。心脏类 POCT 产品主要是进行常见心血管疾病（心肌梗死、心力衰竭等）的快速定量或定性检测筛查，包括心肌损伤标志物（心肌肌钙蛋白、肌红蛋白、肌酸激酶同工酶）、心脏衰竭标志物[BNP、氨基末端脑利尿钠肽（NT-proBNP）]、血小板功能与凝血机制（D-二聚体）等快速检测试剂及定量分析仪器。

从全球市场规模来看，心脏类 POCT 产品近几年增速在 20% 以上，高于其他 POCT 产品的增速，市场规模有望继续攀升，市场潜能持续释放。未来心脏类 POCT 产品将结合互联网、AI、云计算等技术，走入家庭，实现患者在家中实时检测，通过云平台将数据传送给医生，实现心脏病的动态监测管理和个性化诊疗。

二、新模式下 POCT 的主要应用

（一）基层医疗与 POCT

2016 年 8 月，习近平总书记在全国卫生与健康大会上将"分级诊疗制度"列为需要重点突破的基本医疗卫生制度建设的首位。近年来从中央到地方都高度重视分级诊疗，相关配套措施陆续出台。《国务院办公厅关于印发深化医药卫生体制改革 2018 年下半年重点工作任务的通知》（国办发〔2018〕83 号）中明确指出要有序推进分级诊疗制度建设，进一步规范医疗联合体建设和发展，完善医疗联合体建设和分级诊疗考核，落实牵头医院责任，调动牵头医院积极性，加强行业监管。鼓励社会办医疗机构及康复、护理等机构参与医疗联合体建设。

随着分级诊疗的不断推进，医疗资源不断下沉，基层医疗机构将在分级诊疗中发挥关

键作用。根据国家统计局发布的《2019 年国民经济和社会发展统计公报》，截至 2019 年年底，全国共有基层医疗卫生机构达 96 万个，其中社区卫生服务中心（站）3.5 万个，乡镇卫生院 3.6 万个，村卫生室 62.1 万个，诊所（医务室）26.7 万个。为了切实提升基层医疗机构的医治水平，除了要规范常见病、慢性病等的治疗流程、治疗标准及药用要求，使常见病可以在基层医疗机构得到及时有效的治疗之外，还要提升基层医疗机构的检验检测能力，提高各类检验项目的便捷性与准确率，加大对基层医疗机构硬件设施投入，解决基层医疗机构设备短缺带来的能力不足问题，为分级转诊制度的实施奠定坚实的资源保障。

POCT 除在大型医院的急诊科、麻醉科、重症监护病房、心脏介入导管室、神经介入导管室、内科病房、外科病房等普遍应用外，在二级以下医院、社区卫生服务站或中心也在应用，由于患者及病种的增加，利用 POCT 的数量也会明显增加。POCT 具有的操作简单、小型便捷、使用方便、报告及时的特点，能较好地适应在基层医疗服务点开展快捷有效的临床检验工作，为基层医疗服务提供必要的技术保障。

目前在基层医疗机构使用的 POCT 产品主要用于早期慢性疾病的检测和干预，常用在消化系统炎症、水和电解质紊乱、糖尿病并发症的预防、疏松结缔组织炎、下肢深静脉血栓、耳鼻喉炎症、缺血性贫血、肾盂肾炎、泌尿系统感染、慢性阻塞性肺疾病、哮喘、社区获得性肺炎等。常用的检测项目：血常规，包括白细胞计数、红细胞计数、血小板计数；血气、尿素氮和电解质分析；心肌标志物，包括肌钙蛋白、D-二聚体、脑利尿钠肽、肌酸激酶同工酶等；凝血状态，包括国际标准化比值（INR）、活化部分凝血酶时间（APTT）；糖尿病指标，包括血糖、糖化血红蛋白等；尿液分析，包括尿妊娠试验、尿酮体测试、尿微量蛋白测试、尿酸测试等；血脂分析，包括胆固醇、甘油三酯等测试；病原微生物筛选，包括人类免疫缺陷病毒（HIV）、支原体、梅毒螺旋体、结核菌等检测。

2019 年 4 月 3 日，国家卫健委发布了《乡镇卫生院服务能力评价指南（2019 年版）》和《社区卫生服务中心服务能力评价指南（2019 年版）》，文件指明了全国乡镇卫生院和社区卫生服务中心医疗设备配置的标准和所需设备统计表，其中血凝仪、心电监测仪、一定数量基于信息化的便携式出诊设备、血压监测仪、血气分析仪等 POCT 设备作为评价基层医疗机构服务能力的所需设备。

（二）多元化社会办医疗机构与 POCT

社会办医疗机构（以下简称社会办医）是我国医疗卫生服务体系的重要组成部分，是满足不同人群医疗卫生服务需求并为全社会提供更多医疗服务供给的重要力量。根据《关于促进社会办医持续健康规范发展的意见》文件，国家将进一步规范和引导社会力量举办康复医疗中心、护理中心、健康体检中心、眼科医院、妇儿医院等医疗机构和连锁化、集团化经营的医学检验实验室、病理诊断中心、医学影像中心、血液透析中心等独立设置医疗机构，并支持三级公立医院与社会办医共享医学影像、医学检验、病理诊断等服务，形成全社会医疗合作管理体系。有国家政策的支持，越来越多元化的社会办医将逐渐建立。截至 2018 年年底，我国社会办医数量达到 45.9 万，占比 46%；社会办医院数量达到 2.1 万，占比 63.5%。社会办医的人员、床位、诊疗量占比均保持稳定增长。

康复医疗中心是独立设置的为慢性病、老年疾病以及疾病治疗后恢复期、慢性期康复患者提供医学康复服务，促进功能恢复或改善，或为身体功能（包括精神功能）障碍患者提供以功能锻炼为主，辅以基础医疗措施的基本康复诊断评定、康复医疗和残疾预防等康复服务，协助患者尽早恢复自理能力、回归家庭和社会的医疗机构。护理中心是独立设置的为失能、失智或长期卧床患者提供以日常护理照顾为主，辅以简单医疗措施，提高患者生存质量为基本功能的专业医疗机构。2017 年 11 月 8 日，国家卫计委印发《康复医疗中心、护理中心基本标准和管理规范（试行）》，就康复医疗中心、护理中心设置工作提出具体要求。文件指出，康复医疗中心应能够开展脑损伤（如脑卒中、脑外伤、小儿脑瘫等）、脊柱脊髓损伤、周围神经损伤等神经系统疾病的康复医疗；骨折-脱位、截肢、髋-膝关节置换术后、运动损伤等骨-关节系统疾病或损伤的康复医疗；慢性疼痛的康复医疗；儿童康复医疗；老年康复医疗；肿瘤康复医疗；中医康复治疗（包括针灸、推拿、拔罐、中药熏洗治疗等）；一些明显功能障碍（如下肢深静脉血栓形成、压疮、肌挛缩、关节挛缩、异位骨化、神经源性膀胱和肠道功能障碍等）稳定期或后遗症期的康复处理等中的一种或多种康复医疗服务，并能够开展与所提供康复服务相关的急救医疗措施。护理中心应至少能够为年老体弱、失能、失智和长期卧床人员提供普通内科诊疗、日常医疗照护、基础康复医疗等服务，具备条件的中心可提供安宁疗护服务；至少能够提供满足所开展医疗护理服务需要的医学影像、医学检验、药事、营养膳食和消毒供应等保障服务。

随着我国社会向老龄化发展，糖尿病、心脑血管疾病、肝肾病等慢性病老年患者急剧增多，这类患病群体不仅需要医院的系统诊治，更需要长期的跟踪检查。POCT 产品操作简单、检测周期短、具有对患者实施连续监测和管理的特点，在慢性病、老年病的预防与治疗中发挥着越来越重要的作用，市场需求也将伴随着康复中心、护理中心等多元化的社会办医的设立而不断增长。

（三）个体健康管理与 POCT

我国自 2000 年进入"老龄化社会"，近些年老龄化一直在加速。全国 65 岁及以上老年人口占总人口比从 1982 年的 4.9%，上升到 2001 年的 7.1%，2016 年达 10.8%。2018 年，我国人均预期寿命提高到 77 岁，居民主要健康指标总体已优于中高收入国家的平均水平。然而，随着工业化、城镇化、人口老龄化进程加快，我国人民的健康开始面临新的问题和挑战。心脑血管疾病、癌症、慢性呼吸系统疾病、糖尿病等慢性病导致的死亡人数已经占到了总死亡人数的 88%，由此导致的疾病负担占总疾病负担的 70% 以上，严重危害人民健康。2017年国务院办公厅下发《国务院办公厅关于印发中国防治慢性病中长期规划（2017—2025 年）的通知》（国办发〔2017〕12 号），指出优先将慢性病患者纳入家庭医生签约的服务范围，积极推进高血压、糖尿病、心脑血管疾病、肿瘤、慢性呼吸系统疾病患者的分级诊疗。

随着健康中国战略的不断深入，人们的健康意识不断提升，对健康的追求也不断提高，这将极大推动利用 POCT 进行个体健康管理的普及和发展。POCT 设备小巧、操作简便、检测速度快，非常适合居家自我健康管理使用，主要用于早期慢性病的监测和干预。目前个人健康监测的 POCT 产品包括疾病自我诊断（传染病、胃肠道标志物、女性激素改变等）和疗效监测（肿瘤标志物、放化疗监测、抗凝检测等），居家健康自测（血压、血脂、血糖、女性生殖健康、骨健康等）产品。

血糖仪正朝着无创、免调码、动态血糖监测的方向发展。据报道，2019 年 8 月底，我国首款无创血糖仪获批。该款无创血糖监测设备运用多传感器集成技术采集人体的生理指征数据，通过核心算法计算得出人体血糖值。随着血糖检测技术的日趋成熟，血糖仪将成为中老年家庭常备仪器之一。

国家优生优育政策和生育政策不断推进的同时，人们对妊娠类 POCT 产品的需求率也在上升。除了传统验孕棒之外，女性激素监测 POCT 产品同样备受欢迎，逐渐成为备孕女性不可或缺的产品之一。随着设备智能化步伐的加快，融合 AI 技术、可利用 APP 进行大数据分析的智能家用女性激素监测 POCT 设备已问世，该设备能检测包括促黄体生成素（LH）、雌三醇（E3）、孕酮（progesterone）、卵泡刺激素（FSH）、人绒毛膜促性腺激素（HCG）5 项指标，并通过配套 APP，显示 AI 检测结果，包括预测排卵时间、追踪生理周期、提供医学健康建议等。另外，还可发挥远程医疗和社群功能，方便用户咨询医生、与其他用户交流。

以往凝血酶原时间（PT）/INR 的检测主要在医院中心实验室进行，如今家用血凝仪也进入大众的视野。POCT 血凝仪只需要采集一滴毛细血管全血及静脉全血，即可快速检测、出结果，可帮助冠心病、心肌梗死、房颤患者进行长期抗凝治疗的自我检测。

家用便携式尿检仪已经投放市场，可进行 14 项尿液指标的检测，为很多肾病患者、肾病高危人群、糖尿病患者、孕妇等需要进行长期尿检的人群带来了福音。另据报道，中国首台 FI-POCT 系统（即家庭智能即时检验系统）的家庭智能医疗设备已问世，FI-POCT 系统已经集成尿蛋白、胆红素、白细胞、FSH、HCG 等超过 20 个女性生殖和内分泌医疗诊断数据的监测，可以辅助 3 大类（生殖、内分泌、代谢疾病在内）200 多种疾病的诊断和辅助诊断，还可以辅助 5 大类 500 多种疾病的随诊、跟踪和远程复查。

随着科技的进步，可穿戴 POCT 设备因其无创、可移动、实时监测等特点成为家用 POCT 设备的热点。可穿戴设备的特点是将高度集成化的无线终端设备无感化穿戴在身体某个部位上并实现其相关功能，满足人们对终端设备便携化、智能化、无创化的要求，可通过 24 小时的实时监测，收集体征数据，并可通过互联网将数据传输给中心平台，为医生诊断疾病提供可靠的数据。

"民以食为天，食以安为先"，食品安全直接关系到国民的身体健康，是健康中国战略中的重要保障，食品安全问题不容小觑。《"健康中国 2030"规划纲要》中明确指出要加强对食品的安全监管。食品安全监控主要包括对食源性疾病、食品污染及食品中有害因素进行检测和监查。由于食品安全监控具有分散、数量大、环节多的特点，食品安全领域迫切需要大量 POCT 产品。目前 POCT 产品可对微生物污染、食品掺伪、食品毒素和重金属、农兽药残留、转基因产品等进行检测。有不少公司将目光放在了更加贴近民生的家用食品安全检测领域，推出了智能农药残留检测仪，可实现广大家庭自行完成水果、蔬菜等食品的农药残留检测。家用食品安全快速检测箱是由多种食品安全现场检测产品优化组合而成，能快速检测食品中的农兽药残留（甲胺磷、莱克多巴胺、盐酸克伦特罗等）、亚硝酸盐、甲醛、吊白块；乳制品中的二氧化硫、铅、汞、碘、黄曲霉毒素、毒鼠强、氰化物、苏丹红；食用油中的矿物油、巴豆油以及餐具、食品、水中的大肠杆菌。家用食品安全快速检测箱功能齐全，结果稳定。

（四）急诊急救与 POCT

1. 院内急救与 POCT 2017 年，国家卫计委和国家中医药管理局制定的《关于印发进一步改善医疗服务行动计划（2018—2020 年）的通知》文件中明确指出："在地级市和县的区域内，符合条件的医疗机构建立胸痛中心、卒中中心、创伤中心、危重孕产妇救治中心、危重儿童和新生儿救治中心。医疗机构内部实现各中心相关专业统筹协调，为患者提供医疗救治绿色通道和一体化综合救治服务，提升重大急性病医疗救治质量和效率。院前医疗急救机构与各中心形成网络，实现患者信息院前院内共享，构建快速、高效、全覆盖的急危重症医疗救治体系"。急危重症患者的抢救是一场与死神赛跑的比赛，延迟 1 分钟获得的临床信息都将会影响急诊医师对急危重症患者病情的评估，尤其可能使"时间窗"疾病患者错过最佳的诊治时机。

根据《中国心血管病报告 2017》，我国心血管疾病患者大约有 2.9 亿，从 2015 年开始心血管疾病死亡率高居首位，高于肿瘤及其他疾病。心力衰竭患者发病年龄逐年降低，每年约 52 万人死于心肌梗死且死亡率逐年增长，农村地区心肌梗死死亡率更是高达 70.09%。心血管疾病现已成为国民健康的最大威胁。

胸痛中心作为欧美发达国家普遍应用的急性心血管病急救诊疗体系机构，凭借全新的管理理念和多学科协作医疗模式及规范化的胸痛诊治流程，能实现早期快速准确诊断、危险评估分层、正确分流、科学救治和改善预后，有效地缩短救治时间，降低患者的病死率和并发症发生率。我国自 2013 年起启动中国胸痛中心自主认证体系，2016 年 7 月 16 日，在政府支持和专家推动下，中国胸痛中心总部正式揭牌成立。

根据美国心脏协会、欧洲心脏病协会等的要求，心肌梗死标志物（肌红蛋白、肌酸激酶同工酶、肌钙蛋白）等的检测，从抽取患者血液到收到检测结果，时间应控制在 60 分钟之内。大量数据表明，采用 POCT 仪器可以在 15 分钟之内获得结果，这将大大减少检测周转时间，帮助临床医师迅速做出诊断，评估危险程度，为采取有效治疗措施赢得宝贵的时间。2017 年 11 月 1 日，国家卫计委办公厅印发《胸痛中心建设与管理指导原则（试行）的通知》，要求三级医院和二级医院的急诊科能够开展 24 小时床旁心电图和超声心动图检查及肌钙蛋白、D-二聚体等快速检测，并提出胸痛中心医疗质量控制指标，其中分为基础指标和分类指标。基础指标适用于所有胸痛中心，包括肌钙蛋白、D-二聚体、脑利尿钠肽、血气分析等即时检测项目从抽血到获取报告的时间，D-二聚体和肌钙蛋白等联合检测的比例。随着各省市胸痛中心的逐步建立和完善，POCT 即时性和便捷性优势在急危重症疾病的治疗中将愈发突显，越来越多的 POCT 项目将应用其中。POCT 已由最初的定性发展到目前的准确全定量测试，许多实验的精确性甚至可和大型仪器媲美。此外，大型医院急诊科排队看病的患者众多，尤其在非正常工作时间段和节假日更是患者密集。POCT 设备因检测速度快，可在短时间内提供检测结果，除了可以尽早为"时间窗"要求严格的患者提供服务，还可大大减少急诊患者在就诊期间检查、检验等候的时间，最大限度降低急诊科的拥堵，提高患者流转速度，不但优化了急诊服务流程，又避免了有限急诊资源的不合理使用和浪费。

2. 院外急救与 POCT POCT 仪器除用于医院内急诊科、急危重症患者外，由于其携带和使用方便，不受空间的限制，POCT 设备也被广泛用于医院外的急救医学领域。欧美发达国家已经在救护车上广泛配置心肌标志物检测设备、血糖仪、电解质与血气分析仪等多种 POCT 设备，在到达医院进行急救之前就能获得各种 POCT 检验结果，从而使患者得到更加及时的救治。

目前国内各大医院根据相关要求，已在急救车上装配 POCT 设备，随着移动、"互联网+"技术的深入融合，POCT 设备将实现检测数据的实时传输与共享，为急救患者赢得更多的抢救时间。据悉，宁波市急救中心与宁波市第一医院胸痛中心合作，在救护车上试安装多参数监护仪，探索建立急性心肌梗死患者的"一键式"救治新模式。一旦有心肌梗死疑似患者，患者在救护车上就能进行 12 导联同步心电图检查，并传输到第一医院的胸痛中心，经专家确定为心肌梗死后，控制台一键启动呼叫手术室、心内科开始手术前的准备，患者一到医院即直接送到手术室进行治疗。这样从急救医生接触患者至手术完成，所有的时间将控制在 120 分钟以内，医院接诊至患者血管开通时间也将控制在国际标准黄金救治的 90 分钟内。

航空医学救援目前也已成为我国院外救援的一个重要组成部分，航空医学救援又称航空医疗救援、空中医学救援、空中医疗救援，是指利用航空飞行器提供紧急医疗服务和突发公共事件医疗救援，包括伤病员的生命支持、监护、救治和转运，特殊血液和移植器官的运输，以及急救人员、医疗装备和药品的快速运达，以排除交通、距离、地形等影响，缩短抢救转运时间，使病伤员尽快脱离灾害或危险，达到降低致残率和死亡率的目的，是一项对医务人员身心素质、操作技能和医疗装备等要求严格、专业性强的特殊医疗急救。其中，航空医学救援中医疗装备的配置对争取伤员救治时间显得尤为重要。航空医疗装备要求体积小、重量轻、装卸方便、便于携行；抗震动、抗信号干扰，且不对飞行器产生电磁干扰；装备齐全，通用性强，适用于多种伤病的现场救治和转运；装备驱动源符合适航要求；装备设计上具有模块化、集成化和整体化的特点。目前航空医学救援中使用的直升机上都需配置血压计、监护仪、呼吸机、除颤仪、供氧系统等设备。

3. 灾难救援与 POCT　POCT 设备在灾难救援和应急医学中也发挥着举足轻重的作用。当大规模地震、洪水等灾难暴发时，灾难现场往往与外界隔绝，电力、水源中断，通信系统、运输系统瘫痪。依靠水、电及大量试剂的中心实验室仪器是无法在灾难现场使用的，而临时的、可移动、便携式的独立实验设备将成为紧急条件下医疗救助中的首选，特别是体积小巧、方便携带、无液体试剂的 POCT 仪器成为最有使用价值的检验工具，最常使用的检测设备包括血糖分析仪、尿液分析仪、血细胞计数仪、小型的干式生化分析仪等。在恶劣的自然环境下，对于灾难中伤员的救治，通常是应急处理优先，其他对症处理在二级医疗机构完成。从伤员受伤到护送到医院过程中，只有 2~3 小时的窗口期，在这一宝贵的时间段中，医护人员只能对伤员实施基本的紧急救治措施。如果能够使用基于互联网技术的 POCT 设备，在伤员护送过程中医护人员就可对伤员进行全面体检，并将检测数据通过互联网传送到中心平台以提供给临床医生，这将大大提高伤员救治的成功率。

4. 野外救援与 POCT　对于军事战场、科学探测、航天航空等野外医疗的需求，检验项目的快速、便捷是伤员能够得到及时治疗的重要保证。由于军事等突发野外医疗现场的疾病类型、性质及环境特点不同于医院的常规医疗工作，且野战行动中伤员的主要伤情多以爆炸伤、挤压伤、枪弹伤、化学伤、烧灼伤为主；在湖海和寒冷地区还可发生淹溺、冻伤，因此其救治内容主要集中在各类创伤后出血和感染的控制。所需检测项目主要包括临检（血常规、凝血机制、血型、尿常规、粪便隐血、尿微量蛋白等），生化（肝肾功能、血气、电解质、血脂、心肌标志物等），免疫（肝炎标志物、HIV 抗体、梅毒螺旋体、过敏原、肿瘤标志物等），微生物（微生物的抗原检测、各种病毒的筛检、血清抗体检测等）。据了解，美国空军医疗队已常规配备多种 POCT 设备，可以快速检测血钠、血钾、血糖、血细胞比容及 pH 等多项检验指标，其军队开发的远程 POCT 系统甚至可以随时监控士兵的心率、体温、红细胞计数等基础医疗指标。

三、POCT 面临的挑战

随着国家新医改政策的不断深入，医联体、医共体、"互联网+医疗健康"等新的医疗模式如雨后春笋般在全国各地迅猛发展，促进了"双下沉、双提升"，大大提高了基层医疗机构的服务能力和服务水平，优质医疗资源得到合理的挖掘和分配，极大地缓解了老百姓"看病难、看病贵"问题，群众就医的满意度和获得感得到了有效提升。伴随着医疗模式的改变，POCT 市场迎来了新的发展机遇，但也面临着巨大的挑战，主要体现在以下几个方面。

（一）信息共享和结果互认的挑战

2019 年 5 月，国家卫生健康委员会会同国家中医药管理局联合印发了《关于开展城市医疗联合体建设试点工作的通知》（国卫医函〔2019〕125 号），文中指出将重点抓好 100 个城市的医联体建设，并拟在全国遴选 500 个县开展紧密型县域医疗卫生共同体试点。医联体内的成员医院可共用医疗设备、科研仪器；成员医院间可相互预约挂号、检查结果互认，可共享病人医疗信息和健康信息等。医联体对结果互认，信息共享方面提出了明确要求，这也成为 POCT 面临的一项重要挑战。

目前许多 POCT 仪器还没有实现互联网的融合，一般不连接计算机处理和打印系统，其结果报告往往通过热敏打印纸或者人工抄录的形式传递给临床医生，因此检测数据是孤立的，并不能实现信息共享。此外，由于 POCT 为了满足小型化和快速化的要求，所采用的检测方法往往与医学实验室所采用的方法不同，不同厂家的设备所采用的检测方法也各不相同，即使是同一项目相同数值的检验结果，其所代表的临床意义也不尽相同。如果临床医师在解读和使用 POCT 检验报告时不清楚这些信息，极易对结果进行误读，而不能做出正确的临床判断，这也为结果互认带来了困难。

（二）检测系统稳定性的挑战

由于大部分 POCT 设备分布在医院各个临床科室、基层医疗机构，正式投入使用之前，往往缺乏规范、完整性的性能评价和验证。使用过程中，往往也缺乏定期的校准和符合规范的维护保养。目前已经有公司提出检测项目自助化的理念，并计划向市场推出自助化的检测终端设备，将设备投放在商场、写字楼、社区等群众能快速获得的场所。对于这种自助化终端设备，检测系统的稳定性对保障检测结果的准确性尤为重要。另外，在野外或灾害等恶劣自然条件下开展救援时，环境的温度、湿度、pH 的变化及运输过程中的搬运和抖动都会影响 POCT 设备检测系统的稳定性，造成结果的偏差。所以院外急救、灾难应急救援、军事救援、航空救援等特殊应用环境对 POCT 系统的稳定性提出了更高要求。

（三）操作规范性的挑战

POCT 仪器是在不确定的检测需求下（病床旁、手术室、救护车、野外救治、患者家中等），由非专业的操作人员使用，包括不具备检验资质的医生或者护士，甚至是患者本人。他们大部分没有经过专门的和有针对性的培训，以及质量控制与管理方面的考核，往往缺乏对正在操作的 POCT 产品的全面了解，尤其是对 POCT 仪器的检测性能知之甚少。即使是同一检测项目的 POCT 仪器，由于其所应用的检测原理、试剂等不一定相同，不同厂商的 POCT 产品间缺乏可比性，非专业人员对特定 POCT 仪器的敏感性、抗干扰能力和参考区间等重要指标并非完全清楚。因此，对特定 POCT 仪器的操作会出现不规范的情况。为了提升用户对 POCT 设备的使用体验，对非专业的操作人员在使用仪器前进行规范化操作培训是非常有必要的，这不但需要设备厂商提高售前和售后服务，更需要政府、医疗机构、设备使用者等社会各界多层面的支持和配合，通过多种渠道和方法对普通使用者进行普及教育，因此实现起来并非易事。

（四）检测过程中对质量控制的挑战

POCT 设备在使用的过程中，很难做到像在规范医学实验室分析中的质量控制，主要原因：没有分析批内检测质控品即开始进行样本检测；对质控品检测结果所反映出来的问题认识不足；对质控品检测结果所反映出来的失控信息处理不当。加上基层的标本量较少，如果按照要求去做质控可能会产生做质控的时间比做标本的耗时还多的矛盾。因此 POCT 尚未形成严格的质量保证体系，检测结果质量不易保障。

（五）技术创新的挑战

POCT 是多种技术融合的产物，常用的检测技术包括免疫层析技术、免疫荧光技术、电化学技术、干式化学技术、生物传感技术、生物芯片技术、微流控技术及红外分光光度技术等。POCT 设备的进步依赖于各种检测技术的创新，而技术的创新并非一朝一夕，需要很长时间的技术积累和验证。例如，人们期待了很久的国内首款无创血糖仪，在 2019 年 8 月正式获批。该款血糖仪从研发到注册获批经过了 10 年的技术攻关，积累上万次测量数据才得以实现。随着我国新时代局面的不断开创，科技创新的步伐也不断加快，国务院办公厅《关于促进"互联网+医疗健康"发展的意见》中指出，开展基于人工智能技术、医疗健康智能设备的移动医疗示范，实现个人健康实时监测与评估、疾病预警、慢病筛查、主动干预。在政策导向下，POCT 设备的智能化技术创新也需要不断提高以适应新时代智慧医疗的需求。

（六）信息安全的挑战

POCT 与计算机、互联网、移动通信技术等信息化技术的融合为 POCT 带来了新的活力，但也带来了信息化安全的挑战。医院一般都设有医院信息管理系统（HIS）、临床信息系统（CIS）、检验信息管理系统（LIS）、医学影像存储与管理系统（PACS）等重要的子系统。信息系统覆盖全院各个部门，涵盖患者就诊的各个环节。在信息共享、远程诊疗的要求和背景下，POCT 设备必然将与医院的检验信息管理系统对接。患者的检测数据都是个人敏感数据，属于隐私，所以信息平台中的数据安全性对患者个人来说非常重要。一旦泄露，或将对患者个人造成不良影响。在数据处理、传输和存储的各个环节中，如何保障检测数据的安全性、保密性，防止个人敏感信息泄露成为行业发展同时需要重点关注的内容，信息化建设中的相关行业标准和规范不可忽视。

四、新模式下 POCT 的发展趋势

（一）智能化

随着免疫层析技术、免疫荧光技术、电化学技术、干式化学技术、生物传感技术、生物芯片技术、微流控技术等不断发展，POCT 设备的准确度、灵敏度、自动化程度也在不断提高。纵观 POCT 产品在中国的发展，如果从技术的层面，大致可划为五代。

在 2015 年第四届 POCT 产业发展论坛上，中国医学装备协会现场快速检测（POCT）装备技术分会主任委员康熙雄教授说："随着更加适宜的定量化、互联互通互用体系、可保障的质量体系、规范化程序化管理的逐步完善，iPOCT 将为精准医学发展提供重要依据。" 2017 年 6 月，在希腊举办的 IFCC EuromedLab 展会上，"人工智能"方向的智慧软件和 POCT 类的检测设备已日趋紧密结合，通过对用户需求的挖掘，将使数据分享云端化和纵深化。

中国 iPOCT 是顺应时代发展的必然产物。iPOCT 产品中的"i"代表智能化（intelligent）。iPOCT 就是在第四代半自动定量基础上融合了互联网技术，以解决传统 POCT 自动化程度低、精准度差、成本高、信息化程度低等缺陷，其具有精准化、自动化、云端化、共享化等特点。iPOCT 产品在准确性达到更高标准的前提下，要求检测结果的变异系数（CV）可以控制在 10% 以内，部分项目甚至控制在 5% 以下。

iPOCT 产品可实现全自动化，在无人或较少人参与的前提下，完成自动检测、信息处理、分析判断、操纵控制等过程，实现预期的检测目标。iPOCT 结合互联网和大数据功能实现了产品的价值创新，通过 4G/5G 无线网络、无线定位、近场无线通信识别，可使仪器与云服务器无线互联，并应用大数据分析和云计算，为仪器信息的大数据分析提供基础，实现"连云端、接终端"功能，通过 APP 实现产品的"管家式服务"，从智能下单到冷链物流系统全程跟踪、试剂质量实时监控，提供管家式主动技术售后服务，实现患者、实验室、生产厂家智能信息交互。

新医改政策的陆续出台成为 iPOCT 新趋势的保障。如医联体、分级诊疗、加强医疗救助与城乡居民大保险有效衔接等，形成了我国医疗保障体系重要组成部分。大多数患者常见病和多发病的"筛查"都将在一级和二级医疗机构得以实现，并通过检验结果互认，与上级医疗机构和患者实现信息共享。这一过程中便捷快速的 iPOCT 产品将得以有巨大用武之地。国外目前已经开发出可应用的系统，它是数据与产品结合的个性化系统。它收集患者的测试结果和来自节点设备的相关数据，根据用户可配置的标准对数据进行评估，并将数据传输到一个中央实验室（医生）进行分析以获取相应结果信息，现在美国已有 2000 多家医院都使用了这种设备。

基于计算机和数据分析技术，POCT 产品将更加智能化，实现智能化质量管理。通过一种基于全自动统计的数据质量控制过程，不间断地检测仪器自身配备的内部质控液来监测和确认仪器的功能状态，从而实现全自动实时监控，并及时发现运行过程中的潜在问题，自动执行、记录、纠正失控行为，从而保证质量在控。目前，临床使用的部分血气分析仪已经包含对校准验证品的质量控制模块、试剂包使用过程中的适时监控与自动适应模块、错误模式自动识别和自动纠错模块，通过功能的整合，将以往由实验室工作人员必须操作的外部质量控制任务交给了生产厂家和计算机软件，实现了真正的智能化。越来越多的国内 POCT 厂家根据不同的产品定位正逐步利用互联网和大数据功能为产品提升服务价值。

（二）定量化

定量化检测也是 POCT 技术发展的必然趋势。伴随着纳米新材料不断应用于生物医学领域，自动控制和制造工艺技术的不断提高，今后 POCT 仪器也将与大型检测设备的精确定量能力媲美。POCT 仪器也逐步从定性、半定量向精确定量转变。以胶体金作为示踪物的免疫层析产品是 POCT 定性技术的标志，包括排卵检测、早孕检测等典型应用。在定量领域，包括普通荧光、时间分辨荧光、电化学发光等多种发光技术为基础的 POCT 仪器已经实现了精确定量。例如，广泛应用于临床急性心肌梗死和心力衰竭标志物的 POCT，已经基本实现了定量化。

（三）高通量

随着芯片技术的引入，POCT 在微型化和高通量方面也将得以实现。未来它几乎可以涵盖临床常规检测、生化检测、免疫检测、肿瘤标志物检测、血气分析等所有项目，有望建立覆盖传统小型实验室所有检测项目的 POCT 实验室。此外"全自动 POCT 工作站"的理念也被提出，工作站可利用快速循环进样的方式实现高通量、连续自动上样功能。检测样本覆盖全血、血清、血浆、毛细血管血等全类型，可利用血细胞分析检测后的同一管血标本上机，完成多个感染初筛指标检测，减少了患者抽血量，也确保临床医生能在一张报告单上同时获得多项指标。

（四）微创化

微创化和无创化也是 POCT 仪器发展的另一方向。微创 POCT 所需样本量少，可以极大减轻患者采样的恐惧，尤其对于婴幼儿患者，即使是在大规模人群中使用也非常方便。目前市面上已有的微创血红蛋白 POCT 仪器，仅仅需要一滴末梢血即可完成对血红蛋白的定量检测，可广泛应用于幼儿园、中小学、康复中心等场所。另外，经皮下红外光谱分析技术的逐步成熟和相应检测技术的不断进步，使得非创伤性POCT仪器成为可能。由于此类仪器省去了标本采集的步骤，更容易让患者接受，尤其适用于新生儿的检测项目。

随着人们对健康管理需求的逐渐增加，以及新技术、新型材料和新型生物传感器的出现，可穿戴健康设备已成为21世纪医疗健康领域一个重要的研究内容及发展方向。可穿戴设备的特点是将高度集成化的无线终端设备无感化穿戴在身体某个部位上并实现其相关功能，满足人们对终端设备便携化、智能化、无创化的要求。从监测数据来看，主要集中于心率、体温、呼吸、血氧等体征信号方面，因为监测这些体征信号的数据变化能够很好地反映出人体当前的生理状态。设备的主要监测对象为老年人群、都市白领以及慢性病患者等。此类研究的设备功能大致相同，包含日常健康管理、疾病监测、远程医疗、行为预测等。近几年中国国内智能穿戴设备市场发展趋势良好，各大高校、科研单位、厂家都加大了研发力度。

（五）多样化

随着医学模式的改变，POCT凭借其仪器便携、操作简便、结果即时准确等一系列优势扩大了检验医学的外延，大大拓宽了应用场景。除了医院内，医院外的应用为POCT设备提供了更为广阔的空间，如救护车和救援直升机上，卫生院、社区门诊和医师诊所等，除此之外POCT设备也应用于食品安全监控、现场监督执法、军事及灾难救援等场景，其形式相比大型检验装备更加灵活多样。不同应用场景对POCT设备的技术要求也大大不同，如对于家用POCT，用户更倾向于选择操作简单、采用微创或无创技术的设备；对于用于急救或救援的POCT设备，检测时间的长短、系统的抗震、抗干扰程度及便携性都是重要的参考技术指标；而对于基层医疗机构，或更加重视POCT设备的自动化、智能化程度及数据是否可以共享。POCT设备也在根据不同应用场景的具体需求而不断变革和更新，向多样化方向发展。未来随着技术的创新，更加丰富、种类繁多的POCT设备将为人们提供更加快速、准确、便捷、智能的检测服务。

五、POCT的发展对医学模式的改变

POCT设备的发展也将促进医学模式的发展与改变。随着POCT技术和质量体系的不断完善，POCT凭借小巧、简便、快速的优势在个体健康监测中将发挥越来越重要的作用。未来也许80%的中心实验室检测项目可通过POCT设备完成，检测数据将通过互联网传输到上级医疗机构或家庭医生的设备上，患者通过对应的APP与医生远程视频交流，从而实现远程诊疗。如果人们足不出户就能完成检测并享受到优质的医疗服务，就医模式也许会慢慢转变，对于常见病，未来人们求助的第一对象也许就是POCT设备。这将大大缓解大型医院的就诊压力，对分级诊疗起到积极推动作用。

POCT的发展也将为家庭医生随诊带来便利。云南村医的健康随访包就配备了可接入县域智慧医疗医共体平台的POCT可穿戴设备，能检测血压、脉搏、血氧饱和度、血糖、心电图、尿常规等项目。POCT设备将成为家庭医生的得力"助手"，帮助家庭医生更加快

速地掌握患者的病情，从而开展有效的医疗救助，提高家庭医生的医疗服务质量，提升患者对家庭医生的信任度，也将助力推进我国家庭医生签约制度的落实和完善。

随着 POCT 设备的普及，自我检测服务或将变得无处不在，触手可及，个人可实时掌握自我的健康信息，这将大大提升个人对疾病的预防能力，有效预防慢性病、传染病等疾病的发生，提高我国国民的健康指数。

（王媛媛　吕传柱）

参 考 文 献

包杰，杨永俊，陈予梅，等. 2016. 探讨 POCT 技术的应用现状与发展前景. 中国医学创新，13（30）：138-141.

蔡媛青，张红文，王文娟，2018. 我国医疗卫生服务模式的变迁及优化路径. 行政管理改革，12：100-107.

陈云翀，王忠山，2018. "共享医疗"的商业模式探讨及前景分析. 中国市场，3：64-65.

邓均，宋世平，郑峻松，2015. 我国 POCT 发展现状与展望. 临床检验杂志，33（11）：844-845.

高和荣，2017. 健康治理与中国分级诊疗制度. 公共管理学报，14（2）：139-144.

何雪松，罗力，2018. 互联网医疗的应用现状和发展趋势. 中国卫生政策研究，11（9）：71-75.

靳丽颖，田平，岳丽娜，等，2017. 我国分级诊疗的发展进程分析. 中国全科医学，20（31）：37-40.

李新军，2015. POCT 技术的现状与发展前景. 临床检验杂志（电子版），4（2）：844-849.

刘存午，贾建勋，2015. POCT 在社区卫生机构中的应用，中国医疗器械杂志，39（2）：149-152.

刘利群，2018. 推进家庭医生签约服务 加强分级诊疗制度建设. 中国全科医学，21（1）：1-4.

秦钦，李潍，朱松盛，等，2017. 可穿戴设备的现状及未来发展方向. 南京医科大学学报（自然科学版），37（2）：149-153.

饶克勤，2018. 健康中国战略与分级诊疗制度建设. 卫生经济研究，1：6-8.

宋博林，2014. 可穿戴设备的现状和未来发展方向概述. 硅谷，7（8）：9-10.

徐建新，顾敏晔，龚倩，等，2017. 浅谈国内外 POCT 智能技术的发展. 中华检验医学杂志，40（12）：983-984.

钟小燕，白晶，罗荣，2019. 我国"互联网+医疗"服务模式. 中国卫生事业管理，36（1）：30-32+38.

周伟，刘曙平，2016. POCT 对传统检验模式的挑战及应对策略. 国际检验医学杂志，37（22）：3233-3234.

第三章

POCT 的检测技术与仪器

POCT 是一类高效率、低成本、样本用量少、操作简便且快速的检测技术，可以在患者床旁、护理点或检验科以外的其他地方实施检测，被越来越广泛地应用于临床，为疾病的诊断、治疗提供参考或决策支持。此外，POCT 技术在司法、卫生检疫、自身保健等方面也有广泛应用。

第一节　POCT 的检测技术

常用的 POCT 检测技术主要包括以下方面：免疫层析技术、干式化学技术、电化学与生物传感器技术、生物芯片技术、化学发光免疫分析技术、免疫比浊技术、微流控技术、红外和近红外分光光度技术、分子诊断 POCT 技术、POCT 质谱技术等。本节将对各种 POCT 技术进行详细阐述，并介绍其在 POCT 应用中的发展前景。

一、免疫层析技术

免疫层析（immunochromatography）是近几年国内外兴起的一种快速诊断技术，是根据抗原-抗体相互作用原理设计出的一种用于制备、收集或检测分析的色谱技术。如图 3-1 所示，免疫层析技术的原理是将已知抗原（或抗体）固定在硝酸纤维素膜或其他介质的某

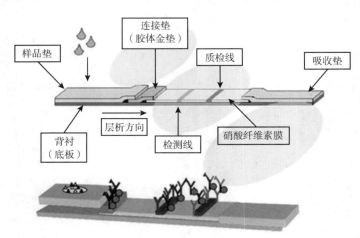

图 3-1　免疫层析技术基本原理示意

一区带，当干燥的硝酸纤维素膜一端浸入样品（尿液或血清）后，由于毛细管作用，样品将沿着膜向前移动，移动至固定有已知抗原（或抗体）区域时，若样品中存在相应的抗体（或抗原），即与介质上固定的抗原（或抗体）发生特异性结合，若用免疫胶体金或免疫酶染色可使发生特异性结合的区域显现一定颜色，或用免疫荧光使特异性区域出现荧光信号，从而实现检测目的。

免疫层析技术根据标记物的种类不同，可以分为胶体金免疫层析技术（GICA）、荧光免疫层析技术（FICA）。其原理大致相同，一般分为夹心法和竞争法。

（1）夹心法：即待测物中的抗原（或抗体）与检测条带处的抗体（或抗原），以及胶体金标记的抗体（或抗原）发生特异性的结合，形成"三明治"型的复合物。检测信号与待测物质的浓度成正比。夹心法常用于检测含有两个或以上抗原决定簇的大分子物质。

（2）竞争法：即待测物中的抗原和检测条带处的相同抗原竞争结合胶体金标记的抗体，检测信号与待测物质浓度成反比。一般用于检测小分子的抗原决定簇和半抗原重组物质。

（一）胶体金免疫层析技术

胶体金免疫层析技术（colloidal gold immunochromatography assay，GICA）是继 20 世纪八九十年代在酶联免疫吸附试验（enzyme-linked immunosorbent assay，ELISA）、乳胶凝集试验、单克隆抗体技术、胶体金免疫技术和新材料技术基础上发展起来的新型体外诊断技术，其具有简单快速、结果清晰，可通过肉眼判定结果，无须复杂操作技巧和特殊设备，具有灵敏度高、无污染、携带方便等优点，在疾病的快速诊断及药物残留分析方面，发挥着越来越重要的作用。随着胶体金免疫技术的不断发展与完善，胶体金免疫层析技术因其独特的优势在临床诊断方面备受推崇，特别在 POCT 方面有着广泛的应用。

（二）荧光免疫层析技术

荧光免疫层析技术（fluorescent immunochromatography assay，FICA）是用荧光素对抗体或抗原进行标记，通过测定免疫反应生成的抗原抗体复合物中的荧光素，实现对靶抗原或靶抗体的定性或定量分析。根据荧光素标记的是一抗还是二抗，可将免疫荧光技术分为直接荧光法与间接荧光法。

（1）直接荧光法：荧光素直接标记抗体，对标本进行检测。该法的优点是特异性强，缺点是检查任何一种抗原均需要制备相应荧光素标记的抗体。

（2）间接荧光法：用第一抗体与标本中抗原结合，再用荧光素标记的抗体进行检测。该法的优点是敏感性比直接荧光法高，制备一种荧光素标记的二抗可用于多种抗原的检测，但非特异性的荧光增多，比直接荧光法耗时多。

常用的荧光素主要有有机分子染料、稀土离子配合物、半导体量子点等。有机分子染料多为含有多芳环烃的有机分子，如异硫氰酸荧光素（FITC）、罗丹明等，这类荧光素荧光量子产率高且容易获得。但存在不足的地方：①荧光素具有光漂白现象，在紫外光激发下荧光强度下降快，分析结果的可靠性和重复性差；②吸收谱带较窄，而发射谱带较宽，多数情况下在红光方向会产生长的拖尾，易发生光谱交叠现象，从而导致多参数同时分析难度增加；③Stokes 位移小，激发光谱和发射光谱之间的相互干扰现象严重；④荧光素与生物分子之间的连接缺少共性，合成难度增大。

1. 异硫氰酸荧光素（FITC） 最大吸收光波长 490～495nm，最大发射光波长为520～530nm，荧光呈明亮的黄绿色，是目前最为广泛应用的荧光素。

2. 四乙基罗丹明（RB200） 最大吸收光波长为 570nm，最大发射光波长为 595～600nm，荧光呈橘红色。

3. 四甲基异硫氰酸罗丹明（TRITC） 最大吸收光波长为 550nm，最大发射光波长为620nm，荧光呈橙红色，与 FITC 的黄绿色荧光对比明显，两者结合可用于双重标记或对比染色。由于 TRITC 荧光猝灭较慢，因此可用于单独标记染色，而异硫氰基可与蛋白质结合，使荧光效率降低。

4. 藻红蛋白 一种可进行光合作用的天然荧光色素，最大吸收峰 564nm，荧光呈红色。在实际应用中，对于单激光器的流式细胞仪，一般推荐使用 585nm±21nm 的带通滤光片，而双激光器的流式细胞仪则推荐使用 575nm±13nm 的带通滤光片。

5. 稀土离子配合物 镧系螯合物中某些三价稀土镧系元素，如铕（Eu^{3+}）、铈（Ce^{3+}）、铽（Tb^{3+}）等的螯合物在经过激发后可以发射特征性的荧光，且激发光的波长范围宽，发射光的波长范围窄，荧光衰变时间长，在分辨荧光免疫测定中最适用，其中以 Eu^{3+} 应用最广。

6. 量子点（quantum dot，QD） 与传统的有机荧光染料相比，QD 拥有独特的光电性质，荧光量子产率高，荧光寿命长，抗光漂白性强，激发光谱宽，可用于多组分分子的同时检测等，在生物医学标记和光学成像方面起着越来越重要的作用。近年来，功能化的量子点亦作为荧光探针用于生物识别过程及生物检测，经量子点标记的蛋白质、抗体可以实现对蛋白的荧光免疫分析。

7. 其他 酶作用后产生一定的荧光物质，如 4-甲基伞酮-β-*D*-半乳糖苷受 β-半乳糖苷酶的作用分解成 4-甲基伞酮，后者可发出荧光，激发光波长为 360nm，发射光波长为 450nm。其他如碱性磷酸酶的底物（4-甲基伞酮磷酸盐）和辣根过氧化物酶的底物（对羟基苯乙酸）等，都具有荧光底物的性质。

基于某些荧光物质独特的荧光特性，一些特殊的免疫荧光分析技术被开发出来，其中时间分辨荧光免疫分析技术、解离增强镧系元素荧光免疫分析技术应用相对较多。

（1）时间分辨荧光免疫分析（time-resolved fluoroimmunoassay，TRFIA），是一种非同位素免疫分析技术，根据镧系元素螯合物的发光特点，用镧系元素标记抗原或抗体，然后用时间分辨技术测量荧光，同时检测波长和时间两个参数对信号进行分辨，可以有效排除非特异性荧光信号的干扰，提高分析灵敏度和特异度。AQTY90 免疫荧光检测平台采用的就是此种技术，具有更好的灵敏度和特异度。

（2）解离增强镧系元素荧光免疫分析（dissociation enhanced lanthanide fluoroimmunoassay，DELFIA）是 TRFIA 中的一种，采用具有双功能基团结构的螯合剂，使螯合剂的一端与抗体/抗原分子上的自由氨基连接，另一端则与 Eu^{3+} 相连接，免疫反应发生后形成 Eu^{3+} 标记的抗体/抗原免疫复合物。由于该复合物在水中的荧光强度极微弱，因此需要加入一定的增强剂使 Eu^{3+} 从复合物上解离下来，与增强剂中的另一种螯合剂螯合成一种胶态分子团，在紫外光的激发下发出强荧光。

免疫层析技术的快速发展使其在临床中的应用也越来越广泛。例如，德国某公司生产的氨基转移酶检测试纸条 GPT；国内某公司自主研发的 QMT8000 免疫定量分析仪与配套试剂针对多种类型样本实现了降钙素原、C 反应蛋白、肌钙蛋白 I、D-二聚体、S100-β 蛋白、胱抑素 C、尿微量白蛋白等几十种标志物的检测，覆盖感染性疾病、心脑血管病、优生优育、糖尿病、肾脏疾病、健康体检等领域。同时，免疫层析技术现已广泛应用于缉毒的第一现场，如毒检金胶试纸条因其具有携带方便、检测迅速等优点，可实现快速检验毒品的目的，这为毒品的快速检验提供了保障。

二、干式化学技术

干式化学技术（dry chemistry）指将测定反应中所需的多种反应试剂固定在具有一定结构的反应装置——试剂载体中，当被测样品加到载体上，样品中存在的液体成分将载体上的试剂溶解，使被测成分直接与溶解的试剂进行反应，完成测定的全过程，最后检测反应后的颜色变化，用肉眼定性或用仪器检测。

相对于"湿化学"技术，干式化学技术具有很多优点，如无须试剂准备和定标，试剂能够稳定存在很长时间，并且可以进行全血检测，同时对于检测仪器要求相对简单，整个实验运转费用相对较少等。

在当代临床检验的干式化学技术中，最具代表性的是多层膜法，即干化学的多层膜试剂载体。它是在不断发展的新技术基础上出现的，集现代化学技术、光学技术、酶学技术、化学计量学及计算机技术于一体，作为定量方法已达到常规化学测定的水平，某些项目的测定甚至可以与参考方法相提并论。利用多涂层薄膜干片技术，将所需要试剂预固定在多层薄膜和透明支持基垫上，当血浆、血清、尿液或脑脊液与这些已含有化学物质的干式薄膜接触时发生反应，对反应信号进行测量。根据测定方法的不同可将多层膜分为三种类型：比色/速率法干片、离子法干片和免疫速率法干片。

（一）比色/速率法干片

比色/速率法干片主要用于常规生化项目的检测，所有检测项目的试剂都做成干片，成为干片试剂。干片试剂的结构从上到下一般分为扩散层、试剂层和支持层，其与三层膜结构的区别在于试剂层，层数视所检测的物质和所采用的方法而定，通过测定干片的颜色变化来确定化合物的浓度。

（二）离子法干片

钠、钾、氯等离子的检测，是干式化学检测项目中的传统项目，此类项目多采用离子法干片。其主要利用离子选择性电极技术对不同离子进行检测，样本无须稀释。离子法干片是由盐桥将两个离子选择性电极相连，通过电位计来测量患者样品和已知参比液之间的电势差，从而计算出钠、钾、氯等离子的浓度。

（三）免疫速率法干片

药物浓度和蛋白质等检测主要采用免疫速率法干片，一般分为竞争性和非竞争性两类干片，通常在检测中需要液体反应底物。

（1）竞争性干片：可用于地高辛、苯妥英和苯巴比妥等的检测，采用多点速率法检测分析物浓度。靶标分析物和酶标抗原竞争有限量的抗体结合位点，然后加入含底物的免疫洗液，一方面洗去未结合物质，另一方面抗原抗体复合物与底物反应显色。加入免疫洗液后孵育 2.5 分钟，并在 670nm 波长处进行读数，通过速率的变化来计算靶标分析物浓度。

（2）非竞争性干片：读数时采用定点速率法。靶标分析物与固相抗体、酶标抗体形成"三明治"夹心结构，加入含底物的免疫洗液，洗去未结合物质，同时与抗原抗体复合物反应显色，孵育 2.5 分钟后在 670nm 波长处读数，发射光密度与靶标分析物浓度成正比。

三、电化学与生物传感器技术

生物传感器（biosensor）是以生物化学和传感技术为基础，对生物物质有响应并将其浓度转换为电信号进行检测的仪器，它以生物活性单元作为敏感基元，与适当的物理或化学换能器及信号放大装置有机结合起来从而实现对生命、化学物质检测及其监控的分析工具或系统。生物传感器主要由两部分组成：生物分子识别元件（感受器）和信号转换器（换能器）。

生物传感器工作原理可用图 3-2 表示：待测物质通过扩散作用进入分子识别元件（生物活性材料），经分子特异性识别，与识别元件发生结合进而产生生物化学反应，产生的生物学信息经过相应的信号转换器可转化成可以定量处理的光信号或电信号，再经过相应仪器的放大、处理和输出，达到分析检测的目的。

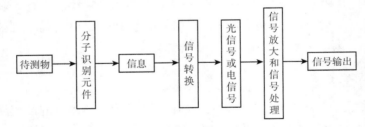

图 3-2　生物传感器传感原理

按信号转换器的不同，生物传感器可分为电化学生物传感器、悬臂梁生物传感器、声波生物传感器、半导体生物传感器、光学生物传感器、热生物传感器等；按生物分子识别元件上的敏感物质的不同，可分为酶传感器、免疫传感器、微生物传感器、核酸传感器、分子印迹传感器、组织传感器、细胞及细胞器传感器等。

相比传统的分析方法，生物传感器检测装置具有以下优势：①采用选择性好的生物材料作为分子识别元件，因此一般不需要对样品进行预处理，能同时完成样品中的被测组分的分离及检测，使整个测定过程简便、迅速，易于实现自动分析；②体积小，响应快，能实现连续的在线监测；③样品用量少，敏感材料固定，可重复使用；④传感器与测定仪的成本远远小于大型分析仪器，有利于推广普及。

商业化的生物传感领域的 POCT 仪器主要使用电化学和光学生物传感器定量测定葡萄

糖、电解质和进行动脉血气分析。以下主要以电化学生物传感器为例进行介绍。

（一）电化学生物传感器的主要类别

电化学生物传感器是一种将电化学传感器的灵敏度与生物识别的高特异性结合起来的检测装置，识别元件（酶、蛋白质、抗体、核酸、细胞、组织或受体）选择性地与目标分析物反应，产生与被研究分析物浓度有关的电信号。电化学生物传感器主要分类如下。

1. 离子选择性电极　这是一类指示电极，它的电化学活性元件是个"膜"，称敏感膜或活性膜。敏感膜是离子选择性电极最重要的组成部分，它决定着电极的性质。不同的离子选择性电极具有不同的敏感膜。其作用是将溶液中离子活度转变成电位信号，即膜电位。离子选择性电极应用于电位分析中，主要包括两种方法：直接电位法与电位滴定法。

2. 酶促反应电化学生物传感器　它是目前研究最广泛并且应用最广的电化学生物传感器。最早提出的酶电极是 Clark 氧电极，它利用葡萄糖氧化酶催化葡萄糖氧化反应来检测氧含量的变化。根据酶与电极之间的电子传递机制大致将酶电极生物传感器分为三代（图 3-3）：第一代生物传感器采用天然介体氧的催化机制设计；第二代生物传感器是将二茂铁、铁氰化钾等物质作为介体掺入酶层中，以减少溶解氧的干扰；第三代为直接电化学生物传感器或无试剂生物传感器。三代酶电极的区别见图 3-3。

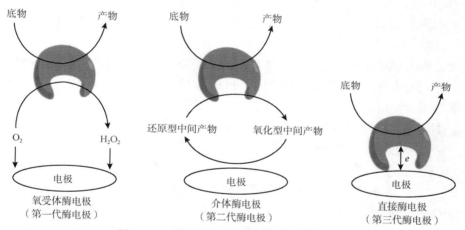

图 3-3　三代电化学生物传感器的响应机制

3. 电化学免疫传感器　电化学免疫传感器是将免疫技术与电化学传感相结合的一类生物传感器。按测量信号的不同，电化学免疫传感器可分为电位型、电容型、电导型、阻抗型和电流型等。其中电流型（安培型）免疫传感器最为成熟。

近年来，电化学生物传感器技术发展迅速，微电极和化学修饰电极也在电化学生物传感中得到了很好的应用。微电极具有很高的传质速率，它的响应速度很快，体积特别小，是动态监测活体组织物质变化的优异的电化学生物传感器。化学修饰电极在电极表面连接有特殊性能的一系列功能团，进一步提高了测定的灵敏度和选择性。将化学修饰电极和纳米材料相结合，制备出的纳米化学修饰电极具有灵敏度高、特异性好、小型化等优势。

（二）电化学生物传感器在 POCT 中的应用

1. 血气分析 通过测定血液中的 pH、PO_2、PCO_2 等可以监测呼吸器官的功能。O_2 电极、CO_2 电极及玻璃电极都是比较成熟的电极，许多相关分析仪器已用于临床检验甚至 POCT。例如，国外某公司的 i-STAT 分析仪以及国内某公司的 PT1000、ST2000 分析仪等均用于血气分析。

2. 血液生物化学分析 现在有许多 POCT 仪器用电化学传感器来检测 Na^+、K^+、Cl^-、Ca^{2+}、NH_3、葡萄糖、尿素、肌酸、尿酸、氨基酸甚至蛋白质等。

生物传感器领域最成熟的 POCT 设备是便携式血糖仪，其出现包括两大原因，一个原因是基于糖尿病患者家庭护理的需求，另外一个重要的原因为生物传感技术和丝网印刷技术的发展，从而导致这种检测仪应运而生。随着微电子工业的迅猛发展，血糖仪进入多功能化、便携、操作简单和低成本的黄金时代。当前，市面上出售的便携式血糖仪仅需 $1\mu l$ 标本，非常迎合临床快速、微量检测的需求。

在关于尿素检测的报道中，Hamilton 等研究者采用电聚合技术，将脲酶和聚吡咯膜结合用于尿素的高灵敏检测，检测限为 1.0×10^{-10} mol/L，远低于以前的尿素检测方法的最低检测限。在分子氧存在下，尿酸经尿酸氧化酶氧化成尿素、过氧化氢和二氧化碳。第一支尿酸氧化酶电极是用 BSA-戊二醛交联尿酸氧化酶，然后与氧电极组成的。有研究者用多层碳纳米管修饰的丝网印刷电极实现了对去甲肾上腺素、尿酸和维生素 C 的同时检测，这种方法符合 POCT 操作简单、多重检测的特点，可推广使用。

3. 体液中电解质分析 活体测定微电极可以直接植入体内进行测量，微型的选择性电极可直接测定血浆、脑脊液及细胞间液体中的 Li^+、Na^+、K^+、Cl^-、Ca^{2+} 和 H^+ 等。

4. 病原微生物检测 电化学生物传感器因其制作成本低、灵敏度高、准确性好、易于自动化而被广泛应用于病原微生物的检测。Wang 等应用 DNA 四面体探针构建电化学生物传感器，实现了埃博拉病毒的核酸序列特异性识别和定量检测，检测限为 5.2×10^{-10} mol/L。Hou 等基于双标记纳米磁珠放大技术构建了一种电化学免疫传感器，通过比色可以直接肉眼读取结果，实现了肠道病毒 71 型的 POCT，检测限为 0.01ng/ml。

5. 肿瘤标志物检测 Wang 等开发了一种无标记、低污染的生物传感器用于检测乳腺癌标志物 BRCA1，其在玻碳电极表面修饰上高度交叉链接的氨基功能化的聚乙二醇，随后通过金纳米颗粒在电极表面自组装固定 BRCA1 的互补链作为捕获探针，采用交流阻抗的方法检测 BRCA1，线性检测范围为 50fmol/L～1nmol/L，检测限为 1.72fmol/L。Krishnan 等将 ZnO 纳米棒修饰于玻碳电极上，将胆碱氧化酶固定于纳米界面，采用循环伏安法和计时安培法检测胆碱，该生物传感器的线性检测范围为 0.3～5.1mmol/L，检测限为 0.58mmol/L，具有应用于乳腺癌临床检测的潜力。由于电化学检测装置可以向小型化、便携式发展，因此极具 POCT 应用潜力。随着科学技术的发展，将有更多的新材料和新方法应用于肿瘤标志物的检测，推动肿瘤 POCT 的实施。

生物传感器是极具发展潜力的学科领域，它与生物信息学、生物芯片、生物控制论、仿生学和生物计算机等学科一同处在生命科学和信息科学的交叉区域。在即时检测的应用中，除了最基本的分析性能外，快速无标记、便携和自动化将成为生物传感器的发展趋势。

未来的生物传感器将联用流动注射、色谱等技术，并和计算机及互联网紧密结合，构建具有多功能化、小型化、智能化、集成化、低成本、高灵敏、高稳定性和高寿命等优点的自动化 POCT 分析系统。

四、生物芯片技术

生物芯片又称微阵列（microarray），主要指通过微电子技术和微加工技术在固相载体表面构建的微型化生物化学分析系统，以实现对核酸、蛋白质、细胞、组织及其他生物组分的准确、快速、高通量的检测。其基本原理是在很小面积的固相材料表面有序固定一定数量的已知生物识别分子，在一定条件下，被测物质与之结合或反应，以酶显色、化学发光或荧光等指示结果，再用扫描仪或 CCD 相机等技术记录，经计算机软件分析，最终得到所需要的信息。目前，常见的生物芯片分为基因芯片、蛋白质芯片、细胞芯片、组织芯片。

（一）基因芯片

基因芯片是指采用寡核苷酸原位合成或显微打印手段，有序地将数以万计的 DNA 探针片段固定于支持物表面上，形成二维 DNA 探针阵列，然后与标记的样本进行杂交，通过检测杂交信号来实现对生物样品的快速、同时、高效的检测或诊断。基因芯片是最基础、最成熟、最早实现应用和商品化的生物芯片。

（二）蛋白质芯片

蛋白质芯片（protein chip）是将已知的蛋白质点印在不同的支持介质表面，从而形成由蛋白质或多肽分子组成的高密度蛋白质微阵列，其中每个分子的位置及序列均为已知，因而将待测蛋白质与该芯片进行孵育反应，然后再将荧光标记的蛋白质与芯片蛋白复合物进行孵育反应，当荧光标记的靶分子与芯片上的分子结合后，可通过 CCD 成像或扫描仪对荧光信号的强度进行检测，对杂交结果进行定量分析，从而实现对蛋白质的检测。蛋白质芯片技术具有快速、并行、自动化和高通量的特点，目前已广泛应用于蛋白质功能及蛋白质-蛋白质之间相互作用的研究、蛋白质表达谱的分析、药物新靶点的筛选和新药的研制、临床疾病的诊断和疗效评价等各个领域。

（三）细胞芯片

近年来，细胞芯片是逐步发展起来的一种检测细胞的新技术，该技术能很好地对基因芯片、蛋白质芯片技术进行补充。利用生物芯片技术研究细胞，在细胞的代谢机制、细胞内环境的稳定、细胞内生物电化学信号识别、转导机制及细胞内各种复合组件控制等方面具有其他传统方法无法比拟的优势。目前国内外已有报道，细胞芯片一般是应用显微或纳米技术，结合力学、几何学、电磁学等原理，在芯片上完成对细胞的固定、捕获、移动、刺激和培养等精确控制，通过微型化的分析方法，实现对细胞样品的多参数、高通量、原位检测和细胞组分的理化分析等研究。

流式细胞仪分析技术作为传统的细胞分析技术很难进入 POCT 市场。在 POCT 细胞检测方面，细胞芯片技术具有很大的优势。美国麻省总医院和哈佛医学院的 Cheng 等，在芯片内直接利用生物素-亲和素系统的强大亲和力来固定抗 CD4 的抗体，将患者的指尖血液样本注入芯片中，CD4$^+$T 淋巴细胞被捕获，而血液中其他的细胞则流走而不被捕获。因 CD4$^+$T 淋巴细胞数量可以反映获得性免疫缺陷综合征患者免疫系统的功能水平，可通过显微镜对捕获的细胞进行计数来判断患者获得性免疫缺陷综合征的病情。这种方法符合 POCT 价格低廉、操作简单的特点，有可能在发展中国家得到推广。

（四）组织芯片

组织芯片技术指数十个至上千个不同的小圆形样本，在一张组织切片上依照一定的规律排列形成微阵列。该技术的发展，使得一次切片和染色就可同时对多个样本进行 DNA、mRNA 或蛋白质水平的原位组织学研究，不仅大幅度地节约了实验试剂，而且最大限度地保证了实验条件的一致性，消除了多次实验之间的批间误差。应用组织芯片技术，可对数十个至上千个样本同时进行免疫组织化学、荧光原位杂交、原位杂交、原位 PCR 及原位 RT-PCR 等检测，还可与蛋白质芯片和基因芯片技术相结合，构成更为完整的基因表达分析体系。随着组织芯片技术的不断发展，将来自动化的组织芯片技术会逐步应用到组织学方面的 POCT 分析领域中。

五、化学发光免疫分析技术

化学发光免疫分析（chemiluminescence immunoassay，CLIA）是近十年来在世界范围内发展非常迅速的非放射性免疫分析，是一种超高灵敏度的微量测定技术。化学发光免疫分析是将化学发光系统与免疫反应相结合，用化学发光相关的物质标记抗体或抗原，与待测的抗原或抗体反应后，经过分离游离态的化学发光标记物，加入化学发光系统的其他相关物产生化学发光，进行抗原或抗体的定量或定性检测。它具有灵敏度高、检测范围宽、操作简便快速、标记物稳定性好、无污染、仪器简单经济等优点，是放射性免疫分析与普通酶免疫分析的取代者，是目前免疫定量分析最理想的方法。化学发光反应参与的免疫测定分为以下几种类型。

（一）化学发光酶免疫分析

化学发光酶免疫分析（chemiluminescence enzyme immunoassay，CLEIA）是用参与催化某一化学发光反应的酶如辣根过氧化物酶（HRP）或碱性磷酸酶（ALP）来标记抗原或抗体，在与待测标本中相应的抗原（或抗体）发生免疫反应后，形成固相包被抗体-待测抗原-酶标记抗体复合物，经洗涤后，加入底物（发光剂），酶催化和分解底物发光，由光量子阅读系统接收，光电倍增管将光信号转变为电信号并加以放大，再把它们传送至计算机数据处理系统，计算出测定物的浓度。

（二）直接化学发光免疫分析

直接化学发光免疫分析是用化学发光剂直接标记抗原或抗体的一类免疫测定方法。吖啶酯是较为理想的发光底物，用吖啶酯直接标记抗体（或抗原），与待测标本中相应的抗原（或抗体）发生免疫反应后，形成固相包被抗体–待测抗原–吖啶酯标记抗体复合物，这时只需加入氧化剂（H_2O_2）和 NaOH 使成碱性环境，吖啶酯则在不需要催化剂的情况下分解、发光。由集光器和光电倍增管接收、记录单位时间内所产生的光子能，这部分光的积分与待测抗原的量成正比，可从标准曲线上计算出待测抗原的含量。

用作标记的化学发光剂应符合以下几个条件：能参与化学发光反应；与抗原或抗体偶联后能形成稳定的结合物试剂；偶联后仍保留高的量子效应和反应动力；应不改变或极少改变被标记物的理化特性，特别是免疫活性。鲁米诺类和吖啶酯类发光剂等均是常用的标记发光剂。

该免疫分析技术有两种方法。①小分子抗原物质的测定采用竞争法：用过量包被磁颗粒的抗体，与待测的抗原和定量的标记吖啶酯抗原同时加入反应杯温育，其免疫反应的结合形式有两种，一是标记抗原与抗体结合成复合物；二是测定抗原与抗体的结合形式。②大分子抗原物质的测定采用双抗体夹心法：标记抗体与被测抗原同时与包被抗体结合成一种反应物，即包被抗体–测定抗原–发光抗体的复合物。

（三）电化学发光免疫分析

电化学发光免疫分析（electrochemiluminescence immunoassay，ECLIA）是一种在电极表面由电化学引发的特异性发光反应，包括电化学和化学发光两个部分。分析中应用的标记物为电化学发光的底物三联吡啶钌或其衍生 N-羟基琥珀酰胺酯，可通过化学反应与抗体或不同化学结构抗原分子结合，制成标记的抗体或抗原。其基本原理是发光底物三联吡啶钌（二价）及反应参与物三丙胺在电极表面失去电子而被氧化。氧化的三丙胺失去一个 H^+ 而成为强还原剂，将氧化型的三价钌还原为激发态的二价钌，随即释放光子而恢复为基态的发光底物，光的强度与待测抗原的浓度成正比。这一过程在电极表面周而复始地进行，不断发出光子而保持底物浓度的恒定。

（四）化学发光免疫分析在临床检验中的应用

化学发光免疫分析是目前世界公认的先进的免疫诊断技术，广泛应用于肿瘤标志物、传染病、内分泌功能、激素等方面的检测。化学发光 POCT 可以在患者身边实现即时检测，精确快速，可用于多种场景，如医院 ICU、急诊、诊所等，已经成为 POCT 市场不可忽视的力量。例如，国内某厂家研制的小型化、集成化、无废液系统，适用于检验科、急诊科、床旁等多种场合的 CF10 全自动化学发光免疫分析仪，具有更宽的线性检测范围、更高的检测灵敏度以及更低的 CV 值，检测项目涵盖感染/炎症疾病、心血管疾病等多种疾病的标志物。

六、免疫比浊技术

免疫比浊技术（turbidimetric inhibition immunoassay）是抗原抗体结合动态测定技术。其基本原理：当抗原与抗体在特殊稀释系统中反应而且比例合适（一般规定抗体过量）时，形成的可溶性免疫复合物在稀释系统中的促聚剂（聚乙二醇等）的作用下，自液相析出，形成微粒，使反应液出现浊度。当抗体浓度固定时，形成的免疫复合物的量随着检样中抗原量的增加而增加，反应液的浊度也随之增加。通过测定反应液的浊度与一系列标准品对照，即可计算出检样中抗原的含量。

免疫比浊法又可分为免疫透射比浊法、免疫散射比浊法。

1. 免疫透射比浊法　抗原抗体结合后，形成免疫复合物，在一定时间内免疫复合物聚合后出现浊度。当光线通过溶液时，可被免疫复合物吸收。免疫复合物量越多，光线吸收越多。光线被吸收的量在一定范围内与免疫复合物的量成正比。利用比浊计测定光密度值，免疫复合物的含量与光密度值成正比，同样当抗体量一定时，光密度值也与抗原含量成正比。本法较单向琼脂扩散试验和火箭电泳等一般免疫化学定量方法敏感、快速、简便，但对免疫复合物的数量和分子量有要求，否则就难以测出。

2. 免疫散射比浊法　一定波长的光沿水平轴照射，通过溶液时遇到抗原抗体复合物粒子，光线被粒子折射，发生偏转，光线偏转的角度与发射光的波长和抗原抗体复合物粒子大小及数量密切相关。散射光的强度与复合物的含量成正比，即待测抗原越多，形成的复合物也越多，散射光也越强。散射光的强度还与各种物理因素，如加入抗原或抗体的时间、光源的强弱和波长、测量角度等密切相关。散射比浊法又分为速率散射比浊法和定时散射比浊法。

如果将待测物质相对应的抗体包被在直径为 15～60nm 的乳胶颗粒上，可使抗原抗体复合物的体积增大，无论是透射光还是散射光的强度变化都更为显著，从而提高试验的敏感性。这就是乳胶比浊法或者乳胶增强比浊法的原理。

近年来，免疫透射比浊法因其可以适用于常规的临床生化分析仪，变得更受欢迎。在常规特定蛋白检测标准化项目中，免疫透射比浊测定是最常用的检测方法。国内也有大量文献报道免疫透射比浊法测定技术被广泛应用的实例。有研究 IgG、IgA、IgM、C3、C4、CRP、hs-CRP 七种血清蛋白进行免疫透射比浊法与免疫散射比浊法的方法学评价，结果显示：免疫透射比浊法与免疫散射比浊法比较，免疫透射比浊法具有优良的精密度，相似的分析灵敏度和检测范围，良好的相关性，系统误差小，且更加实用和便利。

七、微流控技术

微流控技术是指以生物化学和分析化学为基础，以微全分析系统（μTAS）中的微机电加工技术（MEMS）为依托，以微管道网络为结构特征，将整个实验室的分析功能，包括采样、样品前处理、分析、分离、监测等集成在一块几平方厘米的芯片上进行分析的技术。

微流控技术最早的芯片是由硅和玻璃制备而成的，材料价格和制造成本太高。随着材料科学的发展，新型低耗的、能大规模制造的高聚合材料逐渐替代了硅和玻璃，如聚二甲基硅氧烷（PDMS）、聚对二甲苯、聚碳酸酯、聚酰亚胺、聚甲基丙烯酸甲酯（PMMA）、环烯烃共聚物（COC）、环烯烃聚合物（COP）和聚氨酯（PU）等。这类聚合物在 POCT 装置中，使用率高达 70%。

在构建微流控芯片的过程中，光蚀刻技术和拓印技术为主要用到的精密加工技术，此外还有软光刻方法、热压花方法、注射模塑法等。随着医学领域开始应用微流控技术和设备来定性、定量测定生物分子，市场要求微流控技术必须可以防止生物分子的非特异性吸附，从而在检测过程中提供一个稳定和不可变环境。由此可见，芯片表面特定的生物分子的固定即表面涂层技术在微流控技术应用中起着至关重要的作用。

随着微流控芯片的材料变化，表面涂层采用的技术也会发生相应的变化，目前应用最多的两种方式是共价固定和吸附涂层。其中，共价固定需要特定的活化表面，然后连接上双官能团的分子链接器，采用夹心的方法结合上生物分子中的特定功能化基团。相较于共价结合而言，吸附涂层方法简单，在科研工作中应用最广。

微流控芯片的通道极其细微，大大增加了液体在中间流动时的阻力，并极容易产生涡流。在这种情况下，选择有效的驱动方式是非常重要的，现在应用最多的是注射泵、气泵、微流泵等压力驱动方式，或者可以使用如电渗流、电泳、介电流体等电驱动方式。对于涡流的处理，多采用在局部关键点安装搅拌部件，再采用外部的电场、磁场等控制这些涡流的产生。

微流控技术在 POCT 中的主要应用：①基于纸芯片的微流控技术在 POCT 中的应用（如 pH 试纸、早孕试纸条、血糖试纸条等）；②微流控技术在核酸诊断方面的应用。芯片实验室就是微流控技术的一个具体应用。

芯片实验室（lab-on-a-chip）是指把生物和化学等领域中所涉及的样品制备、生物与化学反应、分离检测等基本操作单元集成在一块几平方厘米的芯片上，完成不同的生物或化学反应过程，并对产物进行分析的一种技术。其主要特点：①集成性，主要的发展趋势是集成的单元部件越来越多，集成的规模越来越大；②分析速度极快；③高通量；④物耗少、污染小；⑤快速、成本低。芯片实验室主要有 4 种检测模式：激光诱导荧光检测、质谱检测、电化学检测及较为简单的光学检测等。

芯片实验室可涉及基因、核酸、蛋白质、糖类和各种小分子等不同检测对象，并已经应用于人体代谢产物、药物筛选、功能基因分析、细胞计数等领域，是生物芯片技术发展的前沿和最终目标，将引领分析化学的一个新时代，并很有可能在未来对人类的生活产生巨大的影响。

八、红外和近红外分光光度技术

红外分光光度法（infrared spectrophotometry）指化合物受红外光照射后，分子的振动和转动运动由较低能级向较高能级跃迁，从而导致对特定频率红外光的选择性吸收，形成特征性很强的红外吸收光谱，红外光谱又称振-转光谱。

目前随着计算机与传感技术的发展，近红外分光光度技术的非侵入检测成为可能，这种直接对活体组织进行的无创伤检测，将使其应用领域极其广泛，而且极大地提高分析检测效率，这也使得近红外分光光度技术在 POCT 中具有潜在而广泛的应用前景。

近年来近红外分光光度仪器在临床领域上已经应用到多个领域，其中最热门的是在脑部神经上的应用，由于大脑的特殊性及重要性，近红外分光光度技术有着更优越的特性。随着近红外分光光度技术的发展，其在 POCT 上的应用也被陆续开发出来，目前单纯的近红外分光光度技术主要是对血红蛋白、胆红素、葡萄糖、尿素等多种成分的检测。这类检测仪器可连续监测患者血液中的目标检测物，无须抽血，这可以避免抽血可能引起的交叉感染和血液标本的污染，降低每次检验的成本和缩短报告时间，但是近红外检测仪器的准确性及灵敏性还有待提高。

九、分子诊断 POCT 技术

近年来，核酸分析是检测领域最具有商业价值的应用之一。人类许多疾病与遗传基因密切相关，导致疾病发生的特定突变基因可能会有数个至数百个，因此核酸检测技术也已成为继血液学、病理学、免疫学和微生物学检验之后的一项新的疾病诊断技术，目前正越来越广泛地应用于临床，为感染性疾病、遗传性疾病、肿瘤等疾病的诊疗、预防提供信息和决策支持。

然而核酸检测具有较高的技术门槛，需要经过专业培训的工作人员才能完成操作。以核酸提取步骤为例，离心柱法和磁珠法是两种常用的检测方法。前者操作步骤繁杂，需要用到各种设备和试剂，而磁珠法可以在自动化的核酸提取仪上使用，但需要购置专门的设备。不仅如此，核酸检测往往需要 1~2 小时才能完成，如果加上核酸提取的时间，这个时间会更久。

POCT 的特点是简单、快速。对于分子诊断而言，分子诊断 POCT 是将核酸检测复杂的步骤简单化，同时加快核酸检测的速率。

等温扩增技术是一类分子生物学技术的总称，它们能在某一特定的温度下（30~37℃）扩增特定的 DNA 或 RNA，从而实现对痕量核酸进行高灵敏检测。由于等温核酸扩增不需要变换温度，因而对仪器的要求大大简化，反应时间相应缩短，更能满足现代分子检测技术对快速、简便的需求。

基于生物传感的等温扩增技术和基因芯片具有操作简便、无须精确的温度循环、灵敏度高、特异性强等优点，可对样本中含量甚微的核酸进行检测，有利于实现向 POCT 的转化。等温核酸扩增技术与可视化生物传感器结合在 POCT 中具有广阔的应用前景，受到国内外广大学者及研发商的关注。

2019 年年底暴发新型冠状病毒肺炎疫情，新型冠状病毒核酸检测需求激增。临时隔离点、疫情高危区等均需快速进行新型冠状病毒核酸筛查。RNA 特异靶标捕获和转录介导的恒温扩增实时检测技术结合，在一个反应管中自动完成病毒核酸提取与扩增，90 分钟可出结果，大大简化了检测操作，提高了检测效率，可让医护人员在隔离点或疫情高危区附近迅速完成新型冠状病毒核酸筛查，从而有效遏制疫情的传播。

十、POCT 质谱技术

质谱技术的基本原理是将被测的化合物分子电离成不同质荷比（m/z）的带电离子，按其质荷比的不同进行分离，从而对化合物的成分和结构进行分析的一种方法，并通过测定离子峰的强度计算出待测化合物的浓度。

串联质谱（MS/MS）是由 2 个质谱仪串联而成，一级质谱将化合物按不同质荷比进行分离并对化合物进行能量修饰，二级质谱检测被测物质与惰性气体碰撞后的碎片离子的子离子，由被测物质的质荷比及其碎片离子的质荷比共同对一个物质进行定性、定量分析，串联质谱是一种特异性更高、更准确的物质定性、定量分析技术。

1990 年美国杜克大学的 Dr. Millington 提出利用质谱技术进行新生儿筛查，通过检测血液样品中各种氨基酸、酰基肉碱的浓度来诊断多种氨基酸、有机酸、脂肪酸代谢异常疾病。20 世纪 90 年代，美国就引入了快速、可靠的串联质谱技术，使得新生儿可筛查的疾病扩大到了 30 多种。

目前欧洲、美洲、亚洲的一些国家和地区都已经普及串联质谱疾病筛选，此方案可以更有效、更早地找出一些遗传性代谢病，为针对性治疗提供有效依据，为遗传性代谢病的预防开辟了新的领域。鉴于此，有人将串联质谱技术称为新生儿遗传性代谢病筛查中最具发展潜力的"朝阳"技术。

在中国，串联质谱技术的推广和普及虽然较欧美国家稍慢，但是近几年也得到了很快的推广。据悉国内已有 10 多个省份陆续开展了串联质谱进行新生儿疾病筛查的工作。

据发布的《中国出生缺陷防治报告（2012）》显示，中国出生缺陷发生率约为 5.6%，每年出生缺陷新增数约为 90 万例，占世界的 20%，中国出生缺陷防治工作仍面临严峻挑战。如此庞大的数据必然推动新生儿疾病筛查市场的快速增长，而串联质谱技术在此领域具有独特优势，正迅速成为新生儿群体疾病筛查的有力工具，特别是在妇幼保健院、儿童医院等单位将发挥越来越重要的作用。

质谱仪器体积庞大、样品前处理烦琐、操作复杂等原因，质谱分析一直停留于实验室，无法走入门诊或手术室实现临床快检；而新型原位电离方式与可用于现场检测的小型质谱系统相配合，则为质谱进入 POCT 打开了突破口。

欧阳证教授团队长期致力于质谱仪的小型化和 POCT 化。第一代小质谱仪仅用于挥发性和半挥发性有机物的分析，已经实现了仪器质量的不断减轻，降至 4kg。第二代小质谱仪可以分析单一的非挥发性化合物甚至生物样品，包括结合原位采样电离技术，如纸喷雾技术和与小型质谱平台联用。第三代仪器可实现多组分物质分析。例如，从手指取血后，用 POC PS-MS 系统配备其简化的操作，再进入小型质谱仪中分析。需要用到电场-流场离子仿真技术、新型抽真空技术、DAPI-LIT-LIT（直接大气压离子化-线性离子阱-线性离子阱串联）。未来还将实现组织分析，即针取活检样品，直接分析，帮助外科手术进行决策。

第二节　POCT 的检测仪器

一、POCT 仪器的特点

POCT 仪器是可以在采样现场对标本进行检测，操作简单方便并且能够快速得到检测结果的一类设备。近年来，随着高新技术在医学检验中不断应用，小型、操作简单、报告结果及时的 POCT 仪器越来越普及，受到医务工作者、患者的青睐。POCT 仪器具有如下特点。

1. 仪器小型化 小型的仪器便于搬运和携带，尽管仪器小型，却是"五脏俱全"。它是独立的一个实验系统，但对实验场所和水电供应的需求相对大型仪器较低。

2. 样本处理简单化 POCT 平台可直接检测全血样本甚至是末梢血样本，无须离心分离操作，大大简化了样本处理步骤，减少了工作量，同时也增加了其应用范围。

3. 操作简单化 因为 POCT 仪器是一个独立系统，所以它不需要复杂的预处理辅助设备，样本可以直接用 POCT 仪器进行检测，整个检测过程仅需 3 或 4 步就可以完成；仪器的使用不受时间、地点、人员等因素的限制；非检验人员如医生、护士、患者及其家属在经过相关的培训后，也可以方便地使用 POCT 仪器。

4. 报告结果及时化 开展 POCT 的主要目的，就是希望在更短时间内得到实验结果。POCT 仪器的报告时间大都控制在 3～20 分钟，这可以为医生及时对患者的病情作出诊断和治疗赢得宝贵的时间。这一点正是 POCT 仪器的最大优势。

传统实验室仪器与 POCT 仪器的对照见表 3-1。

表 3-1 传统实验室仪器与 POCT 仪器对照

要点	传统实验室仪器	POCT 仪器
大小	大	小
操作	复杂	简单
移动性	弱	强
检测时间	长	短
标本处理	常需要	不需要
灵敏度	相对高	相对低
准确度	相对高	相对低
校准	频繁、复杂	不频繁、简单
操作者要求	专业检验人员	非专业检验人员亦可
使用地点	实验室	无要求
单个实验花费	低	高

二、POCT 仪器的选择原则

临床上选用检测分析仪器，必须对该仪器的性能、诊断效果、临床效应等进行综合评估，确定其对诊断、治疗和预防策略的贡献，然后进行卫生经济学效益分析，再在分析基础上做出取舍。

（1）POCT 仪器需符合国家或者使用地区有关的法律、法规、政策和标准。

（2）POCT 仪器及其相应的产品需要经过权威机构的质量认证。一般国外的仪器需要经过美国 FDA、欧洲 CE 等机构的认证和专门授权机构的质量测试。国产仪器需要经过国家药品监督管理局（NMPA）的认证与测试。

（3）POCT 仪器在选择时要遵循生命价值原则，一切要以患者的利益为重，坚持人性化服务。在保证 POCT 结果可靠的前提下，尽力减少或者避免给患者带去不必要的身心痛苦。

（4）POCT 仪器的灵敏度、精密度、重复性、稳定性、偏差、可测定范围、测定所需时间、测定所需样本量等都是在选择仪器时应该具体考虑的原则。

（5）POCT 仪器的配套试剂应同时配有相应的质控品，可以监测仪器的工作状态，并且及时发现检测过程中的问题，有效防止不准确检测结果的发出。

（6）POCT 仪器的检测费用应符合相关部门的规定。开展 POCT 项目的主要目的是实现医学的有效性和较好的经济效果，应避免给患者及其家属带来不必要的经济负担。

（7）POCT 仪器及其相应试剂在应用过程中不会对患者和工作人员的健康带来损害，也不会对环境造成污染。

（8）POCT 仪器的操作、携带和样本采集应符合使用人员的能力水平。日常维护和异常检查处理应简便，紧急应对操作不应太复杂。

三、POCT 常用仪器概况与工作原理

POCT 仪器一般外形小巧，仪器结构不像中心实验室的大型仪器那么复杂。仪器的基本结构包括电源开关、电池、状态灯、（热敏）打印机、（液晶触摸）显示器、输入键盘、条形码阅读器、样本测量室、内置的数据处理及储存器和一次性分析装置等。

POCT 仪器种类繁多，现在没有统一的分类法，可根据检测结果分为定性分析仪和定量分析仪；根据仪器的自动化程度可分为手动、半自动和全自动分析仪；根据用途可以分为快速血糖检测仪、电解质分析仪、血气分析仪、尿液分析仪、血液分析仪、分子诊断 POCT 设备等；根据其大小和重量可分为桌面型、便携型、手提式、手握式及手提式一次性使用型。

（一）免疫层析技术相关的常用仪器

免疫层析技术在临床上应用广泛，常配套免疫层析分析仪一起使用，可实现定量分析（图 3-4）。根据标记不同，可分为基于胶体金的金标分析仪，以及基于荧光标记的免疫荧光分析仪。

金标分析仪的核心为信号接收部分，测量方法主要有光敏电阻测量法、反射式光纤传感器测量反射光法及图像传感器采集图像法。其工作原理：光源发出的光照射在试纸条上，试纸条表面的散射光由信号接收部分接收。由于纳米金颗粒对光具有吸收作用，接收到的试纸条检测带和质控带上的散射光信号将小于试纸条上其他区域的信号。因此，当光度计完成对试纸条的扫描检测后，试纸条的散射光信号分布曲线上存在两个与检测带和质控带对应的信号较弱的区域，根据这两个信号

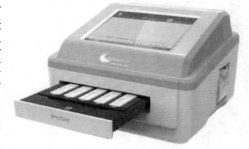

图 3-4 免疫定量分析仪

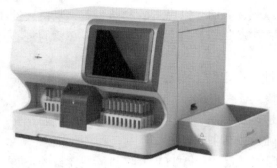

图 3-5　全自动免疫荧光分析仪

分别计算检测带吸收光密度和质控带吸收光密度，通过内置的标准工作曲线，计算出被检测样品中目标被检物浓度。

免疫荧光分析仪具有自动化程度高、检测灵敏度较高的优点，内置质控，整体检测系统的变异系数小，一台仪器上可检测多个项目（图 3-5）。仪器的测量系统对标志物和待测物结合区进行扫描，获得荧光信号；然后对荧光信号进行测量和分析处理，从而得出被测物质的浓度。

（二）干式化学技术相关的常用仪器

干式化学技术是相对湿化学技术而言的，指将液体检测样品直接加到特制的干燥试剂条上，以被检测样品中的液体作为反应媒介，待测物与干燥试剂条上的试剂发生特定的化学反应，从而进行相应分析的方法。随着仪器学的发展，该技术不仅可以用于定性检测，也可用于半定量和定量分析，常采用反射光度法或差示电极法进行测量。现在采用干式化学技术的常用仪器有尿液分析仪（图 3-6）、干式生化分析仪。尿液干式生化分析仪，已成为检验科常规检查项目。干式生化分析仪操作简单、无须定标、检测快速，而且还可用于全血检测，能够对血红蛋白、胆红素、总胆固醇、肌酐、高密度脂蛋白、血糖、三酰甘油、尿素、尿酸、谷丙转氨酶、碱性磷酸酶、胰淀粉酶、肌酸激酶、谷氨酰转肽酶、谷草转氨酶、钾离子等项目进行检查，适用于血站、流动采血车、医院检验科等场所。

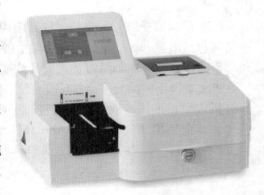

图 3-6　尿液分析仪

（三）电化学与生物传感器技术相关的常用仪器

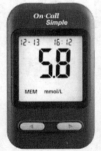

图 3-7　血糖仪

生物传感器（biosensor）对生物物质敏感并能将其浓度转换为其他便于检测的信号。生物传感器是由固定化的生物敏感材料（包括酶、抗体、抗原、微生物、细胞、组织、核酸等生物活性物质）做识别元件，即感受器与适当的理化换能器（如氧电极、光敏管、场效应管、压电晶体等）及信号放大装置构成的分析工具或系统，具有操作简单、选择性高、成本低、分析速度快、准确度高等优点，在医学上得到了广泛应用。酶电极传感器是应用的最早也是应用的最为广泛的一种传感器，目前已成功地应用于血糖、乳酸、维生素 C、尿酸、尿素、谷氨酸转氨酶等物质的检测（图 3-7）。

电解质分析仪可检测 K^+、Na^+、Cl^- 等，样本可以是全血、血清、血浆、尿液、脑脊液和透析液等，可分为湿式电解质分析仪和干式电解质分析仪。湿式电解质分析仪采用的是离子选择电极法，一般都使用配套的试剂包，可以将所有的试剂和废液集成在其中，方便上机检测和废弃物处理。干式电解质分析仪相较于湿式电解质分析仪主要区别在于每个测试都使用独立电极，采用一次性吸头，无泵，无阀，无管道，定标周期长而且环保，更重要的是没有电解质排斥效应。

血气分析仪利用电极对患者全血中氧气、二氧化碳等气体的含量和血液酸碱度及相关指标进行检测，具有操作方便、检测速度快、样本消耗少等优点（图 3-8）。仪器中还可加入离子选择性电极，反映血液中钾、钠、钙的含量，为危重患者抢救中快速、准确的检测提供了有力的保障。

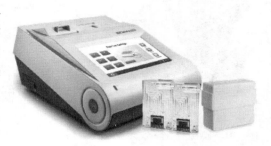

图 3-8 干式血气分析仪

现在有一种床旁快速血液监护系统，是目前研发的可以在患者身边、快速完成血液状态全面监测的 POCT 设备。其采用生物传感技术，将复杂的检测原理整合在一个小小的卡片上，然后再利用相应的分析仪对血液中血气、电解质、血凝、生化及心肌标志物等进行监测，在急诊室、急诊 ICU、外科 ICU、儿科 ICU、手术室、心外 ICU、救护车、游轮医务室、军事急救等场景广泛应用。这种临床血液分析仪体积小，方便携带，整个过程只需 3~4 步简单操作。检测卡片中一般都含有定标液，每个标本在检测时均执行一次单点定标，提高了结果的准确度。

（四）生物芯片技术相关的常用仪器

生物芯片（biochip）是将半导体工业的微型制造技术与分子生物学技术相结合，通过把 DNA、寡核苷酸或肽核酸等大量探针分子固定在一块面积极小的硅片、玻片或有机材料薄膜等基片上，然后与标记的样品分子进行杂交，通过检测杂交信号的强弱，对靶分子的序列和数量进行分析检测的微型器件。正因为它的结构微小、操作精细，故有芯片点样仪、芯片洗脱仪、芯片干燥仪和生物芯片检测仪等辅助仪器。芯片点样仪用于芯片的制备过程。有效的洗脱和清洗液的彻底清除对最后的结果呈现非常重要，芯片洗脱仪可将多余序列从芯片上洗脱下来，芯片干燥仪在干燥过程中能有效降低空气及光线对染料的降解，保证信号的强度。其中，生物芯片检测仪是生物芯片运用过程中的关键仪器。生物芯片检测仪通过检测杂交信号将芯片上的测定结果转变成可供分析处理的图像数据，进而正确、有效地从芯片上获取检测信息。图 3-9 为全自动生物芯片检测仪。

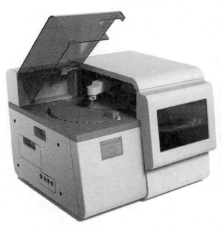

图 3-9 全自动生物芯片检测仪

（五）微流控技术相关的常用仪器

微流控芯片技术是把分析过程的样品制备、反应、分离、检测等基本操作单元集成到

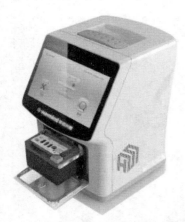

图3-10 微流控化学发光免疫分析仪

一块微米大小的芯片上，自动完成分析全过程，整个过程用到的主要仪器是微流控芯片的检测器。微流控检测器是集光、机、电及软件设计等多种学科于一体的综合检测仪器。微流控检测器主要检测模式有吸收光谱检测、化学发光检测、电化学检测和荧光检测。图3-10为微流控化学发光免疫分析仪。

（六）化学发光免疫分析技术相关的常用仪器

化学发光免疫分析技术是目前免疫分析技术中准确度最高、稳定性最好的技术，可用于血液样本中炎症指标、心脏标志物、甲状腺功能、性激素、传染病类、肿瘤标志物等项目的测定。图3-11为全自动化学发光免疫分析仪。传统的发光平台需要专业人员操作，只能检测血清/血浆样本，尚不能在基层医院或临床科室使用。日本某公司率先研发出了单人份化学发光试剂条，可检测全血样本，并且操作简单，可在临床和基层医院中使用。国内诸多厂家也纷纷推出了单人份POCT化学发光平台，致力于将化学发光分析技术从检验科推向临床。

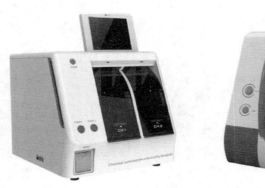

图3-11 全自动化学发光免疫分析仪

（七）红外和近红外分光光度技术相关的常用仪器

红外和近红外分光光度技术常用于经皮无创检测仪器，可用于血液血红蛋白、血氧饱和度、胆红素、葡萄糖等多种成分的检测。图3-12为血氧饱和度测定仪。红外分光光度技术用于人体分析的最大优点是不需要做任何样品处理准备，无须抽血，对人体无任何损伤，也可避免抽血可能引起的交叉感染和血液标本的污染。特别是近红外区域，体液和软组织相对透明，穿透力强，是较为理想的检测光谱段。但是，这类经皮检测的仪器由于没有直接和标本反应，受干扰因素多，其结果的准确性和重复性有待提高。

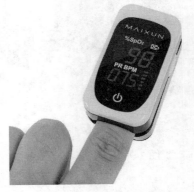

图3-12 血氧饱和度测定仪

（八）分子诊断 POCT 设备

传统的分子诊断，往往需要核酸提取、片段扩增、实时监测或扩增后检测等步骤。此种方式耗时较长，操作步骤烦琐，对人员的专业技能要求极高，同时需要多个样本批量检测，且需要在标准的 PCR 实验室内完成。如果临床需要对个别样本进行快速检测或者复查，传统的分子诊断方式就无法满足。

随着检测技术的升级、反应体系的优化，分子诊断也已实现 POCT 化，不仅能对单个样本进行检测，同时加样后上机一键即可完成核酸提取、扩增和检测，极大地简化了操作过程，缩短了检测时间，为临床迅速诊治提供依据。

2019 年新型冠状病毒肺炎疫情后新型冠状病毒核酸检测成为各级医院及疾控中心必须具备的能力。对于临床科室以及检验水平相对不发达的医院，短期内购置大型基因检测设备、培养核酸检测人员非常困难。与传统分子诊断相比，分子诊断 POCT 设备具有：①人员配置要求更低；②分子诊断所需要的操作空间更小；③报告结果更快；④常见检测领域的精确度完全满足临床要求等优势，是临床科室和检验水平相对不发达医院的最佳选择。

目前市面上 POCT 分子诊断平台（图 3-13）有 AutoSAT 全自动核酸检测分析系统、八模块核酸快速检测系统（GNM-C7-8）、BoxArray 病毒微生物全自动核酸检测系统等。

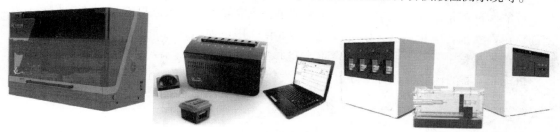

图 3-13　POCT 分子诊断平台

（九）质谱技术相关的常用仪器

质谱仪（mass spectrometer）的离子源能使中性原子或分子电离，并从中引出离子束流。质荷比不同的离子在磁场的作用下到达检测器的时间不同，从而得到质谱图结果。质谱分析仪主要由离子源、质量分析器和离子检测器三部分组成。便携式质谱分析仪是从普通质谱分析仪发展而来的小型化、便于携带的质谱仪器。现在市面上的便携式质谱分析仪只有几千克到十几千克重，非常便于携带（图 3-14）。可用于运动及医疗呼吸气体监测、环境监测、突发事故应急监测、工业过程监测、军事气体过滤净化系统检测、军用气体检测、半导体工业气体监测、高纯气体检测、高纯气体中的痕量杂质气体检测、食品安全级别的气体分析、发酵酿造工业气体检测等。

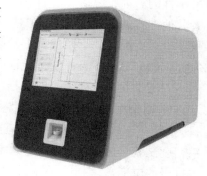

图 3-14　质谱分析仪

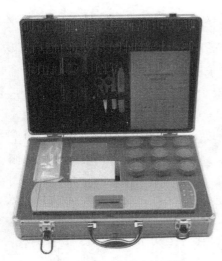

图 3-15　便携式农残检测仪

（十）其他

随着有毒化学品等有害化学物质引发的不良事件增加，环境污染、食品安全等问题逐渐引起人们重视，能够快速进行毒理学检测和卫生学检测的仪器得到迅速发展。现在市面上有很多便携式毒品检测仪、便携式气体检测仪、便携式农残检测仪（图 3-15）和便携式水质检测仪等快速检测仪器。这类仪器都具有小型化、操作简单化、结果及时化的特点，能够在刑事侦查、环境安全、食品安全等领域发挥重要作用。

四、POCT 仪器的性能验证

POCT 仪器与临床检验实验室使用的大型仪器相比，主要的优势是仪器小型便携、使用方便、检测时间短。而 POCT 单人份检测决定了它的整体质量控制要难于大型自动高效率检测仪器。因此，对 POCT 仪器的性能验证显得尤为重要，这是 POCT 仪器在临床及其他领域里大量使用的重要前提和保障。

性能验证就是医学实验室为保证检测结果的可靠有效、最大限度地得到质量和能力方面的认可，所推行的检测系统的规范化和标准化，用审视的态度评价日常的操作行为。在性能验证的过程中，对检测系统的验证评价尤为重要。

POCT 仪器的性能验证可以分为方法学性能验证和简易对比法性能验证。

（一）方法学性能验证

方法学性能验证是对测定方法的评价。具体的讲就是将 POCT 仪器使用的检测方法，同检测该项目的参考方法或"金标准"进行对比，从而验证 POCT 仪器使用的检测方法的可靠性。参考方法是用于评价由同类的其他测定程序获得的被测量值的正确度。在方法学验证时对参考方法的要求具体有以下两点：①参考方法必须是世界贸易组织（WTO）、国际临床化学和检验医学联合会（IFCC）或其他权威机构认可的方法；②参考方法必须提供准确性的验证，包括合格的室间质评、完善的 IQC（来料质量控制）、可靠的溯源性依据或者其他方式的准确性证明。在对 POCT 的检测仪器进行方法学性能验证时，所提供的 POCT 仪器也需要满足以下条件：①验证的 POCT 仪器需要有配套的检测试剂卡、板或条；②厂家提供的配套质控品；③待验证的 POCT 仪器必须保证验证过程中能正常使用。

方法学验证的内容一般包括精密度验证、准确度验证和线性验证。

1. 精密度验证　精密度就是在相同的条件下，用同样的方法，对同一样本进行多次平行测定，所得结果之间相互接近的程度。精密度一般用偏差（deviation）的大小来衡量。精密度试验一般要求同时做批内精密度试验和批间精密度试验。批内精密度试验就是取同一批号的试剂盒，对同一份高低浓度的患者样本或者质控品重复检测一定的次数，如 20 次，再计算出其变异系数（CV）。批间精密度就是取三个批号的试剂盒，对同一份高低浓度的患者样本或者质控品各重复检测一定的次数，如 20 次，分别计算出变异系数。

在对 POCT 仪器进行方法学验证时，可以依照上述的过程，分别用参考方法测定样本或质控品并算出变异系数，然后用 POCT 仪器测定同一样本或质控品计算出变异系数，最后比较两种方法所得的变异系数，并且参考该测定项目规定的变异系数波动范围，从而对该 POCT 仪器的性能做出评价。

2. 准确度验证 准确度就是测定值与真实值的接近程度。准确度用误差的大小来衡量。在实际工作中很少知道测定目标的真实值，一般用多次测量结果的算术平均值来作为测定目标的真实值。同精密度验证试验一样，可以用参考方法测定某一样本，计算出测定结果的误差，再用 POCT 仪器在同样的环境中测定同一样本，计算出相应的误差，最后比较两个误差的大小，依据相关规定对该 POCT 仪器的性能做出评价。

3. 线性验证 用待验证的 POCT 仪器对某一测定项目选取 5～7 个浓度组分别进行测量，每组测量 3 次，并算出平均值。这 5～7 个浓度值的产生过程为分别取样本浓度的高值和低值，再按照相应的比例对样本的高值进行稀释，从而获得一系列浓度水平，这些浓度水平应覆盖该检测项目的高、中、低不同浓度。最后用每组测定值的均值作为 Y 轴，所得的一系列浓度水平（由所得的高浓度值经过稀释比例计算得出）作为 X 轴，计算线性相关系数 r 和相对偏倚。用参考方法进行同样的试验，计算线性相关系数 r 和相对偏倚。将两种方法所得的 r 及相对偏倚进行比较，同时参考有关规定，这样就可以对该 POCT 仪器的检测结果做出性能验证了。

在做定量试验的方法学验证时，还应该注意一些比较常见的问题：①在实验方案中应该建立比较可靠的数据剔除标准，如离群值的判断标准；②由于不同的统计学方法对同一组数据进行处理时，可能会得到不同的结果，所以应该对两种方法所测得的数值结果，运用同一种统计学方法进行适当的处理，这样才能保证做出的验证是可靠的；③人们所做的试验大多是针对医疗行业的，所以应该制定医学决定水平处允许偏移的评价和限定；④针对具体的检测项目，应该明确其临床意义，从而评价对该 POCT 仪器进行性能验证的价值。

以上所介绍的都是对定量试验进行的验证。在临床工作中，有时候并不要求对测定项目进行定量测定，只需要对其进行定性测定。定性试验的性能验证内容如下。

首先，定性试验的报告结果一般为两种，阴性、阳性；有反应、无反应；检出、未检出等。下面就通过方法学比较来验证定性试验检测结果的准确性（表 3-2）。

表 3-2 两种方法对同一标本的测定结果统计

待验证的方法	参考方法		合计
	阳性	阴性	
阳性	A	B	$A+B$
阴性	C	D	$C+D$
合计	$A+C$	$B+D$	$A+B+C+D$

待验证方法的敏感性、特异性和符合率分别为

$$敏感性 = A/(A+C) \times 100\%$$

$$特异性=D/(D+B)\times100\%$$
$$阳性结果预测率=A/(A+B)\times100\%$$
$$阴性结果预测率=D/(D+C)\times100\%$$
$$符合率=(A+D)/(A+B+C+D)\times100\%$$

表 3-2 中 A 表示真阳性（true positive，TP）率，B 表示假阳性（false positive，FP）率，C 表示假阴性（false negative，FN）率，D 表示真阴性（true negative，TN）率。

在做定性试验时，还应该注意临界点这一问题，所谓的临界点就是同一份样本在多次重复实验时，各有 50%的概率获得阳性或者阴性结果时该分析物的浓度。当分析物的浓度处于临界点附近时，不宜用阴性或者阳性来表示结果。对于临界点的处理可以运用显著性试验。一般设定临界浓度±20%的范围处于 95%的区间内是有意义的。具体的操作步骤：制备足够用于 20 次重复检测的同一样本，该样本的浓度分别为处于临界浓度、高于临界浓度 20%（+20%）和低于临界浓度 20%（–20%）；同时检测样本 20 次，确定检测结果分别为阳性和阴性的百分比，最后评价临界浓度的准确性。对于结果的讨论：①临界浓度如果准确，样本检测结果应为 50%阳性和 50%阴性。②如果+20%的样本获得阳性结果次数的百分率≥95%，并且–20%的样本获得阴性结果次数的百分率≥95%，表明该范围位于或者超出这种方法的 95%的置信区间。因此，+20%或者–20%的样本可以用此方法获得一致的检测结果。③如果+20%的样本获得阳性结果次数的百分率及–20%的样本获得阴性结果次数的百分率均<95%，或者+20%的样本获得阳性结果次数的百分率及–20%的样本获得阴性结果次数的百分率中有一个<95%，表明这个范围在这种方法的 95%的置信区间内。因此，距离临界浓度 20%的样本用此方法不会获得一致性的检测结果，并且这种方法 95%的置信区间的浓度应大于临界浓度的 20%。

无论做定量试验还是做定性试验，都需要有相应的质控规则。做定量试验时必须使用至少 2 个浓度的质控品，做定性试验时要求使用阳性和阴性对照的质控品。方法学验证一般标准高、执行步骤复杂、标本用量多，所以执行的次数相对较少。对于要求较高的试验，几乎都要用到方法学验证。POCT 仪器如果想在医疗行业中获得长足的发展，必然需要对每一台 POCT 仪器进行方法学验证。在 POCT 仪器的使用过程中，如果对检测仪器进行维修或者更换检测仪器上的零件，都需要重新对检测仪器进行方法学验证。这样才能保证所得测定结果的可靠性。

（二）简易对比法性能验证

简易对比法就是用两种检测仪器对同一样本进行检测，分别判断检测仪器检测结果的重复性和平均偏差。简易对比法的具体操作步骤：①选择高、中、低浓度的样本各 5 份，同时用 POCT 仪器和大型自动高效率检测仪器，按照常规的测定方法对样本进行测定，每份样本用两种仪器分别测定几次，计算出均值；②分别计算出两台仪器的重复率和平均偏差；③将结果进行比较，从而对所验证的 POCT 仪器做出性能验证评价。人们亦可以用这个方法计算出 POCT 仪器对该检测项目的偏倚。

简易对比法对仪器的性能验证评价同方法学验证比较，验证的结果虽然没有方法学验证那么严谨，但是简易对比法验证过程短、操作相对简单并且耗材用量少。在一些紧急情况或者对结果要求不是很严格的情况下，完全可以用简易对比法替代方法学验证，对相应的 POCT 仪器做出性能验证。

POCT 的发展虽然已有一段历史，但是相对于技术更加成熟的大型自动化高效检测仪器来说，它还是显得有些年轻。

大型自动化高效检测仪器的使用一般比较集中，如医学试验室、医院检验科、独立实验室等。对于这些仪器的管理就相对比较容易，而且还可以制订出统一的管理手册及操作手册；大型检测仪器的使用人员培训也相对比较集中，在这种流水线式的操作模式下，只要操作者能熟练掌握相应的原理，根据制订的 SOP 文件进行日常的工作，就可以良好地运用这些仪器。

POCT 时间周期一般比医院常规使用的大型自动化检测仪器要短，有时为了需要，甚至是在医疗现场对病患进行检验，这就决定了 POCT 仪器的使用环境相对于那些大型设备更为复杂。它有可能是在手术台旁，有可能是在患者家里，也有可能是在郊外的任何一个地方。这些不同的使用环境，就使得对 POCT 仪器的管理变得比较困难，对其性能需求也更加苛刻。性能越好，它就越能满足不同环境下的检测需要。使用 POCT 仪器的人员相对于大型自动化高效检测仪器也要复杂很多，他们不仅可以是具有相关知识的检验技术人员，具有一定医学背景的医生或者护士，也可以是普通的患者及其家属。医生和护士毕竟不是检验技术人员，他们对于检测仪器的性能和得到的结果欠缺相应的处理能力。患者和家属大多都没有医学背景，在他们手中的 POCT 仪器就像一个普通的家用电器，他们只需要知道怎么用，至于仪器的原理和所得的结果他们大多没有能力给予正确的评价。这些复杂的环境和使用人群，为 POCT 仪器的性能验证提出了一个巨大的难题，解决这些难题正是研究人员所需要攻克的一个重大难关。

POCT 仪器的检测过程相对于大型仪器简单了不少，人们应该根据它不同的使用环境，制订出从采样、检测到得出结果这三个大致过程的质量控制规则。每一个过程都要尽可能详尽地讲述使用中可能出现的问题，并且提出解决办法。让普通的民众也能得心应手地使用他们手里的 POCT 仪器。人们只有尽可能地使走出研究室的仪器获得最佳的性能，用自身专业知识去预测这小小的一台 POCT 仪器在今后的使用过程中可能遇见的种种问题，并且努力地解决这些问题，POCT 仪器才能像如今的电脑一样走进千家万户，为人们的健康贡献出它的价值，成为每个家庭必不可少的"家用电器"！

（陈莉莉　郭海荣）

参 考 文 献

程华，王树志，陈晨，等，2013. 新型胶体金免疫层析试纸条定量分析仪的研制. 分析仪器，1：7-11.
董明国，石应元，胡家培，2008. POCT—即时检验仪器的应用与质量控制. 现代检验医学杂志，23（1）：113-115.
黄祥芬，2009. 即时检验（POCT）发展现状与应用. 中外医学研究，9（25）：154-156.
李宇杰，霍耀，李迪，等，2014. 微流控技术及其应用与发展. 河北科技大学学报，35（1）：11-19.
路秀利，汪辉，2010. 生物芯片电化学检测仪的嵌入式系统设计. 信息技术，（2）：40-44.
马斌荣，2008. 医学统计学. 5 版. 北京：人民卫生出版社.
任志奇，吴英松，刘天才，2013. 新型免疫层析技术的研究进展. 广东医学，34（2）：312-314.

田亮，姚琛，王怡红，2016. 电化学生物传感应用于体外检测的研究. 化学进展，28（12）：1824-1833.

吴慧飞，孟立凡，郝亮，等，2009. 基于近红外光谱法进行无创血糖仪的初步研究. 山西电子技术，（6）：86-87+92.

杨秀云，梁凤，张巍，等，2012. 葡萄糖生物传感器检测方法的研究进展. 应用化学，29（12）：1364-1370.

余保瑞，石瑛，2013. 床旁即时检验与传统检验医学的碰撞. 国际检验医学杂志，34（23）：3257-3258.

曾照芳，2005. 临床检验仪器学. 2 版. 北京：人民卫生出版社.

Yang M，Kim TY，Hwang H，et al，2008. Development of a palm portable mass spectrometer. J Am Soc Mass Spectrom，19（10）.
1442-1448.

第四章

POCT 的智能化与信息化

自 1995 年美国临床实验室标准化委员会（NCCLS）发表了文件《POCT 体外诊断指南》（*Point of Care in-vitro Diagnostic Testing Proposed Guideline*），第一次提出 POCT 的概念后，POCT 产品历经数十年的发展，由第一代"定性纸条"、第二代"半定量"、第三代"手工操作配合仪器定量"，发展到第四代"全自动仪器定量"。而目前在第四代的基础上逐步发展起来的"智慧 POCT"，已成为 POCT 行业未来发展的新生代。以"互联网+移动医疗+POCT"为主要表现形式的智慧 POCT，其核心理念"精准化、自动化、云端化"顺应了时代的要求，智慧 POCT 产品朝着更信息化、智能化方向不断发展。

第一节　智慧 POCT 产品

在 2007 年赵卫国主编的首部 POCT 中文专著《即时检测》推出后，我国的 POCT 事业开始步入快速发展阶段；在 2016 年，中文专著《智慧即时检测》推出后，POCT 行业开始迈入 iPOCT（intelligent POCT，智慧即时检测）的时代，并推出了智慧 POCT 产品。智慧 POCT 产品作为 POCT 行业发展的主要趋势，其核心就是个性化智慧诊断，主要表现形式是"互联网+移动医疗+POCT"，主要体现在智慧 POCT 产品与大型全自动设备在检测性能上等效、在技术上接轨、在大数据上互联互通。智慧 POCT 产品的发展将聚焦于"POCT、自动化、均相化、化学发光、微流控、平台联机化、Panel 联检、大数据、O2O 互联网化管理"多个方面。因此，智慧 POCT 将实现未来互联网时代医学诊疗新模式，两种新医学理念的对接将对未来医学的发展带来重大及深远的影响。

一、智慧 POCT 产品的定义

POCT 是体外诊断的一个细分行业，指在检测对象旁边或在专业机构内，利用半自动或全自动设备在采样现场即刻进行分析、省去标本在实验室检验时的复杂处理程序并快速得出检验结果的一种检验方式。可用于血糖类检测、血气/电解质分类检测、心血管类检测、妊娠检测、传染病检测、药物滥用筛检、快速血凝检测等。应用场所从病房到门急诊、手术室、病房、ICU，甚至海关、缉毒现场、社区保健站、私人诊所、家庭。应用领域扩展到食品卫生、环境保护、法医等，其以方便、快速、高效的特点受到了行业内人员的青睐。

iPOCT 中的 "i" 为 intelligent 的首字母。POCT 产品融入了更多信息化、自动化、智能化、大数据等元素。智慧 POCT（iPOCT）产品以其检测的智能化、便捷、数据共享化的特点，相比传统的 POCT 产品都发生了质的飞跃和提升，所以我们把这类 POCT 设备称为第五代 POCT 设备。智慧 POCT 产品不仅具有精准的检测数据，还可以通过与人工智能、大数据、云计算技术的深度融合，以医疗云数据中心为载体，为各方提供医疗大数据服务，通过打造健康档案区域医疗信息平台，使医疗服务走向真正意义的智能化，实现患者与医务人员、医疗机构、医疗设备厂家等之间的互动，逐步构建智慧化医疗服务体系。

智慧 POCT 产品的换代与技术进步解决了传统 POCT 过去遇到的两大难题：一是改变了传统 POCT 仪器不能适应大工作量的局限性，智慧 POCT 产品解决了国内医院高通量的检测需求，这是 POCT 行业发展的新风向标和里程碑；二是自动化、信息化、智能化、大数据化 POCT 仪器的应用，可免去以往半自动或手工操作造成的误差，提高测定精准度，保证临床检验结果，同时实现了医疗系统大数据的建立。

二、智慧 POCT 产品的特征

智慧 POCT 的三大核心特征即精准化、自动化、云端化。这三大特征支撑了智慧 POCT 产品的发展：

1. 精准化 智慧 POCT 产品的检测标准会与目前大多数使用的 POCT 产品有所不同，技术进步水平将进一步向大型分析仪靠拢，在准确性达到更高标准的前提下，要求检测结果的 CV 可以控制在 10%以内，部分项目甚至在 5%以下。因此从基于膜固相反应试剂改为液相试剂将是大趋势。其配套试剂的质控品、标准品也要具备可溯源性。

2. 自动化 现代的医疗设备可以更全面地服务于各种医疗需求，可以集成更多的智能电子设备，因此医疗设备的自动化、智能化是发展方向。

智慧 POCT 产品可实现在无人参与或较少人直接参与的前提下，仪器经自动检测、信息处理、分析判断、操纵控制，实现预期的检测目标。所以，智慧 POCT 产品无须样本手工前处理步骤，无须加样、加试剂步骤，也无须手工动作，可连续操作，每小时通量一般都在 50～100 人份或以上。自动化的产品，不仅可以把人从繁重的体力劳动、部分脑力劳动以及恶劣、危险的工作环境中解放出来，而且能极大地提高劳动效率。如果尚需手工标本前处理及加液、加样步骤，最多只能算半自动分析系统。

3. 云端化 指云计算（cloud computing）概念上延伸和发展出来的一个新的概念，是一种新兴的网络存储技术。通过大型计算机的集群应用、网络技术或分布式文件系统等功能，将网络中各种不同类型的大量存储设备通过应用软件集合起来协同工作，共同对外提供数据存储和业务访问功能。智慧 POCT 产品是基于云端大数据云计算的质量管理服务系统，真正可以实现人工智能远程监护和质量控制，并实现后台大数据在 PC 端与手机 APP 端运行，建立未来移动医疗的信息传递云端化基础。

第二节 POCT 产品的智能化发展

检验医学的未来发展契机包括标准化、自动化和智能化、大数据与互联网的密切结合。智能化及以人工智能作为平台可以实现临床化学与免疫学、血液学及体液学检验领域的自动判断和审核。医学检验存在简单重复性劳动多、自动化机器设备完成检测的特点，是一个数据密集型、脑力劳动密集型、知识密集型的领域，需要依赖强大的知识储备和处理分析能力进行判断、诊疗。同时失误"零容忍"使得医学检验各个环节都面临严格的质量和监管要求。医学检验数据目前还以结构化数据为主，因此在通过人工智能算法进行计算、处理和应用方面得到了快速的发展。

医疗设备的智能化主要体现在利用先进的信息通信技术，如传感器、触发器和生物医学监视器等，收集患者数据并进行自动诊断。随着计算机技术的不断发展，很多新技术逐步应用在医疗设备上，设备的智能化成了医疗器械发展的一个重要方向。实际上，远程医疗、远程监护等方面的医疗器械在国外医疗机构或社区中的应用已经非常成熟。

一、POCT 产品的智能化优势

（一）支持多项目联合快速检测

把一组能够从不同层面反映人体器官发生病理性改变，具有相同、相近临床意义的项目罗列在一起，通过一次采样，完成多个项目的检测，把这些检测结果列在一起提供给临床医生，来帮助临床医生对疾病进行诊断。自动化高通量的智慧 POCT 产品可支持感染初筛类检测项目，如 CRP、血清淀粉样蛋白 A（SAA）及 CRP+SAA 联检。从作用上来讲，这些项目组合把医生从众多的检验项目选择中解放出来，帮助医生选用快捷、有效、合理、经济的项目组合服务于患者，减少了医生的工作强度，提高了医生的工作效率。

（二）全自动高通量检测系统

配合样本检测的机械部件实现高通量样本检测，具有快速循环进样功能的全自动进样控制单元，支持随机检测、即来即测的功能。用户只需将样本放置于指定进样区域即可，仪器自动识别并自动控制样本检测的全过程。由于样本无须前处理，大大缩短了样本周转时间，采样后即可放入样本区域。智慧 POCT 产品以其测量速度快、准确性高、消耗试剂量小等优点，得到了广泛使用。

（三）试剂电子标签技术

近场通信（near field communication，NFC）是一种新兴的技术。使用了 NFC 技术的设备（例如移动电话）可以在彼此靠近的情况下进行数据交换，该技术是由非接触式射频识别（RFID）及互联互通技术整合演变而来的，可通过在单一芯片上集成感应式读卡器、感应式卡片和点对点通信的功能达到目的，它具有能够快速扫描、体积小型化、抗污染、耐久性高、安全性高、可重复使用、数据的记忆容量大等特性，可以有效提高全自动高通量检测设备的运行效率，保持医院业务运营的高效运转。通过开发的电子标签，将试剂项目、有效期、检测量等参数，录到每一试剂瓶上的电子标签上。仪器运行时，可快速自动识别试剂瓶上的这些信息，结合无线互联网功能实现试剂的物联网功能。该项技术具有方便快捷、可靠性高的特点，有效避免了人工判断错误而导致的检测结果错误等风险。

二、POCT 产品智能化的价值

（一）高性能的产品体验

智慧 POCT 产品已经达到了高通量的要求。随着新医改政策的实施，老百姓的医疗需求得到释放，大量患者涌入大型综合性医院就诊，国内急诊室的拥挤现象十分突出。而高通量的智慧 POCT 设备具有高度自动化、快速检测的能力，如特别设计的具有循环进样功能的自动进样系统。用户只需将样本试管架放置于指定的上样位置，仪器检测到样本试管架后自动开始进样测试，测试完成的试管架会被退样机构推到退样区，当退样区试管架放满之后退样机构自动将试管架通过连接通道推到进样区，使仪器在有限的空间体积下能一次连续检测的样本数量达到最大。配合安装在关键位置的传感器能检测到进样机构运行中出现的异常情况，避免出现撞针等可能的仪器损坏。复杂的机械和电子传感器设计是实现这些功能并可靠运行的关键。高通量的智慧 POCT 产品解决了三级医院对大批量标本、长期不关机、快速检测、快速报告的需求。

智慧 POCT 集成了生物化学、免疫学、光电子学、机械、信息科学、云计算、大数据、人工智能等各领域前沿技术。上海某公司的奥特满全自动特定蛋白即时检测分析仪和 mini+ 全自动特定蛋白即时检测分析仪创新应用了多类型样本上机技术、批量全自动加载技术、离子均相定标技术、物联网非接触式射频感应技术、嵌入式平台的并行处理算法、多标本同时处理技术、模式识别技术、自适应滤波降噪算法、基于机器学习的人工智能分拣算法，以及基于神经网络大数据分析处理定标、质控、仪器健康状态等技术，将智慧 POCT 创新核心理念"精准化、自动化、云端化"有效融合到产品中，实现了基于互联网、大数据、云技术和人工智能在智慧 POCT 产品中的大量应用，同时降低了医疗成本，提高了病情诊断效率，有利于疾病的早发现、早治疗。针对医疗服务业中的临床辅助决策、医疗质量监管、疾病预测模型、临床试验分析、个性化治疗等应用方向，项目平台都将发挥巨大的作用。

（二）一机多项目将成为趋势

一台具有高通量的智慧 POCT 设备解决了医院对大批量标本处理的需求，但是同时也对智慧 POCT 设备承担更多的项目提出了更多的要求。某些联检项目如 CRP、SAA 和 PCT 的感染初筛指标组合，心脏标志物的组合，肿瘤标志物的组合等，受到医院的欢迎。

（三）临床应用场景体验和分析

在实际应用中，有诊断、治疗需求的患者从进入医疗机构开始，到完成检测诊断结束，在接入智慧 POCT 网络的场景下完成的整个流程作为智慧 POCT 网络的应用体验。工作体验流程如图 4-1 所示。

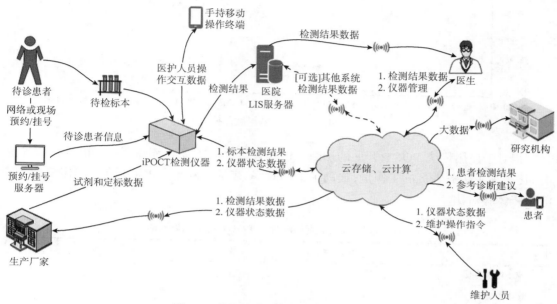

图 4-1　基于云端大数据的临床解决方案

从图 4-1 流程中可以看出，整个过程仅在预约/挂号、标本采集环节可能（目前已有自助挂号和自动采血装置，但还未大面积普及）需要人工的参与，且工作量较小，工作难度不高。医护操作人员仅需将待检测标本放置到仪器的进样装置上，剩余的操作全部由检测仪器自动完成。

当标本检测完成后，智慧 POCT 仪器会自动将检测结果数据分别上传至医院的 LIS 服务器和云端存储器。LIS 也可和云端存储器连接，将来可扩展为上传其他检测项目或检测仪器的结果数据，为进一步实现医疗大数据及其应用提供技术基础。

医生可通过连接到云端的应用软件对检测结果，对所在医院范围内的检测仪器的数据进行读取和分析，便于统一建立医院检测仪器的质量管理，可以为卫生健康相关的研究机构提供研究用途的医疗大数据。

接受检测、治疗的患者也可以在第一时间通过网络看到自己的检测结果，并可接收到辅助诊断或基础医学健康知识信息。

对于试剂的质控管理，试剂生产厂家提供的试剂带有信息存储装置，智慧 POCT 仪器可自动读取试剂的信息，包括试剂的批次、批号、对应定标数据等。试剂定标结果数据可实时通过云端进行分析识别，实时推送给检验科管理人员和厂家仪器维护监控人员（图 4-2）。

智慧 POCT 仪器的运行状态数据上传到云端后，经过云端的智能分析程序，可识别出仪器的故障或潜在故障，并将仪器信息、故障信息推送给设备维护团队和人员。

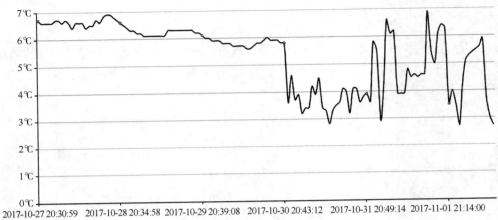

图4-2　冷链运输温度监控

相对于使用传统 POCT 开展的诊断工作，智慧 POCT 明显缩短了患者的诊疗和等待时间，减少了医务人员的工作量，提高了工作效率。表 4-1 为智慧 POCT 网络和传统 POCT 的临床体验对比。

表 4-1　智慧 POCT 网络和传统 POCT 的临床体验对比

	智慧 POCT 网络	传统 POCT
标本信息获取	自动获取	人工录入
标本类型识别	自动识别	人工选择
测试项目选择	自动选择	人工选择
试剂定标管理	自动定标，多数据记忆	人工操作
检测结果存储	仪器、LIS、云端	仪器、LIS
检测结果处理	根据需要在云端自动处理	在仪器端简单处理
辅助诊断功能	根据需求定制辅助诊断数据	无辅助诊断功能
检测结果分发	通过云分发给不同需求的用户	无数据分发功能
仪器状态管理	云端传输，自动分析，主动推送	仪器优先存储状态数据，人工获取

基于物联网技术的智慧 POCT 网络，是以智慧 POCT 仪器为核心单元，将信息端、仪器端、云端和应用端连接组成网络，实现了"连云端、接终端"，不仅通过智慧 POCT 仪器提高了临床检测的速度，还提高了从患者就诊，到完成检测诊断，到数据处理应用整个链条的协调工作效率，也为未来实现"医疗大数据"提供了软硬件和数据基础。

目前，全自动设备具有了自动识别样本、自动检测、自动传输的特点。未来的智慧 POCT 诊断产品，将融合互联网技术，利用"精准化、自动化、云端化、共享化、AI 化"的特点，使得"互联网整合 POCT"发挥到极致，解决传统 POCT 信息化程度低的缺陷。利用人工智能技术、全自动处理样本，实现结果自动审核、自动判定仪器的故障、对结果准确性进行综合分析等，并传输经过大数据分析后的检测结果。真正实现检验科的"无人实验室"方向，将中国 POCT 产业推向新的发展道路。

第三节　POCT 产品的信息化发展

目前全国多数医疗机构信息系统均为各自独立招标建设，不同医疗机构信息系统的标准和接口不一致，分散在各医疗机构中的医疗数据无法实现互联互通，成为相互隔离的信息孤岛。这就导致目前医院间的院内医疗信息很难共享。智慧 POCT 产品通过整合物联网技术、大数据、大健康和人工智能模式，构建集"智慧 POCT 设备+人工智能+大数据+打通院内 LIS、HIS 数据+云服务"五位一体的智慧医疗生态链价值平台。加强医疗卫生资源整合，力求通过现代物联网技术，以智慧 POCT 产品为载体，依托国民大健康数据平台为基础，为卫生健康医疗提供系统的解决方案，是智慧 POCT 产业的发展方向。

一、大数据+人工智能时代的发展

人工智能（AI）应该是近些年来最热门的词汇之一，在我国，人口老龄化、慢病快速增长、医疗资源供需严重失衡以及地域分配不均等问题，造成了对医疗人工智能的巨大需求；同时，我国人口基数大、产业组合丰富、人才储备充分等特点，又给人工智能的发展提供了很好的基础。医学人工智能+大数据是解决医疗生产力的方式之一，对医疗领域有一定的促进作用，它不仅仅是一种技术创新，对医疗产业生产力的变革将带来庞大的增量市场。

在移动互联网的推动下，智慧 POCT 产品将在未来的检验医学领域发挥重要作用。一是建立健康档案等基础数据库；二是在精准医疗与个性化治疗方面形成技术衔接与支撑，并推动精准医疗理念落地；三是使医院信息系统成为医院的核心资产，并成为未来连接家庭、检验医师、社区卫生和各类家庭医生的枢纽，逐步建设互联互通的国家、省、市、县四级人口健康信息平台，实现部门、区域、行业间数据开放融合、共建共享；四是集成医学大数据资源，构建临床决策、疾病诊断、药物研发等支持系统，拓展公共卫生监测评估、传染病疫情预警等应用。

近年来国家发布了 80 多条全国性政策以及多条医疗人工智能专项政策，中国已经成了全球领先的人工智能研发中心，医学人工智能在中国的发展面临着非常好的机遇。据前瞻产业研究院统计数据显示，目前，国内医学人工智能相关企业多达 139 家，主要分布在北京、广州以及长三角地区。从时间的维度上来看，国内的医学人工智能企业从 2014 年开始出现了一个增长的高峰，虽然相较于国外来说发展较晚，但是近年来的增长非常迅速。

从大的产业链层面来看整个行业，我们可以看到，整个产业链可以分为三个层次：基础层、技术层与应用层。由于基础算法和计算平台、海量的数据来源，以及机器学习、图像识别的基础技术的壁垒较高，往往需要较长期的高投入才能有高回报，因此科技巨头往往偏向于布局底层，而创业公司则往往选择变现能力强、容易进入的辅助诊断、健康管理和药物研发等应用领域（图 4-3）。

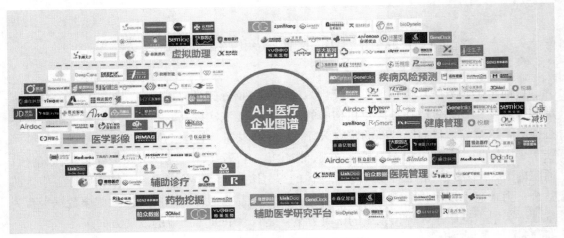

图 4-3　医疗人工智能企业图谱

　　智慧 POCT 产品将人工智能、大数据、物联网、云计算等新型技术和手段，运用在医疗服务主体、医疗机构和医疗服务对象上。第一类应用场景是对于流行病的预测。据 2018 年 2 月 26 日人民网的报道，根据国内某智慧 POCT 领跑企业开发的 "AI+大数据" 平台的监测显示，"江、浙、沪" 三地某段时间内有 4 847 752 例疑似患者就医，AI 统计分析显示，总的阳性率为 57.83%，疑似病毒感染者 57.2%，细菌感染者 33.36%，混合感染者 36.62%。人工智能临床专家团队选取每个地区前十名的哨点医院进行抽样调查，发现患者因感冒发热引起的就诊，细菌感染标志物 CRP 和病毒感染标志物 SAA 同时检查的认可度更高，更容易判断患者的病情。感染与传染性疾病是临床常见病、多发病，威胁着人类健康。在疾病早期明确感染或传染病原，对治疗极为重要。因此寻找能早期诊断、特异性高的实验室检测指标对临床及时诊断、有效治疗、降低病死率，同时避免抗生素滥用，减少耐药菌具有重要意义。

　　从这里可以看出，人工智能和医疗的结合具有非凡的发展潜力和想象空间，也是未来 5～10 年的产业热点之一。根据前瞻产业研究院发布的《2018—2023 年中国人工智能行业市场前瞻与投资战略规划分析报告》: 2016 年中国人工智能+医疗市场规模达到 96.61 亿元，增长率为 37.9%，中国人工智能+医疗市场规模在持续增长，2017 年将超 130 亿元，增长 40.7%，有望在 2018 年市场规模达到 200 亿元。预计人工智能结合医疗将成为增长最快的行业之一。医疗机构应用人工智能的年复合增长率在 2015～2020 年达到 30%，比汽车物联网的增速（29%）还高。外媒 SCIENCEGUIDE 对未来医疗人工智能的趋势做了预判，预测其在疾病预测、疾病预防、康复医疗、减缓衰老、增强医生技能等领域将前景大好。

　　电子病例（EHR）和人工智能的结合互补，就是一个很好的应用案例：

　　在美国，随着电子病历的普及，临床医生不得不在病历上花更多时间和精力。理论上，电子病历能够增强临床工作者的信息交互，保障患者安全，降低医疗错误，避免重复性的实验室检查，也帮助医疗付费方（政府或保险公司）对临床工作进行评估和费用支付。然而随着电子病历的推广，大量的病历输入负担也不断成为困扰临床医生职业满意度的一大痛点。

通过对美国一个社区医院的急诊科的电子病历使用情况的研究，可以了解为何电子病历成了临床医生的负担。电子病历记录时间分成四大块：病历和医嘱输入的时间；直接患者接触时间；阅读和评估病历/化验报告的时间；与同事讨论的时间。完成上述记录，每个临床工作者在一个工作日的时间内要点击鼠标 4000 次。以上信息反映出的问题非常明显：临床工作者在病历输入这一项目上花费了过多的时间，与患者直接接触的时间受到极大压缩，这在对时间和效率非常看重的急诊科尤为明显。

其他研究显示，电子病历使用者在多个患者的就诊速度上有所下降；电子病历并未使医疗质量显著提高。但从整体来看，电子病历让患者每次看诊节约了近 120 分钟，提高了患者的周转速度；电子病历在编码临床服务和获得第三方支付方面更有效率，为医院带来更多的收入；电子病历对于医疗业务的管理和评估，医疗质量的标准化以及科研的作用，基本是被认同的。

如何解决临床工作者在电子病历上花费过多时间的问题，而发挥其信息化的作用，最近大热的人工智能能提供答案。

一般认为人工智能主要针对疾病的诊断和治疗，包括机器读片、分析影像和病理切片，以及学习大量文献并且提供最佳治疗方案。然而很多人还没意识到的是，人工智能在改善临床工作流程上也能助临床工作者一臂之力。

针对电子病历，目前传统的输入手段主要依赖手动键盘输入以及听写，而现在不断进步的人工智能正在慢慢具备自动在医生和患者对话过程中读取关键信息，生成病历的能力。人工智能算法在经受大数据磨炼和学习之后，将患者受诊过程收集的语音信息，转换为智能病历，临床医生可以理解并编辑。

在不久的未来，医生所需要做的仅仅是核实以及修改人工智能自动生成的病历。这样将大大降低临床工作者输入病历的时间消耗，让医生将更多精力投入到与患者交流的过程中，这将帮助临床工作者在同样时间内处理更多患者，提高患者满意度，同时增加医疗机构的效率和收入。

在美国目前有许多公司在研发这样的语音识别和智能处理的人工智能系统。虽然目前这种人工智能仍未完全成熟，但对于缓解电子病历对临床工作的负面影响提供了新的思路。或许更多的医疗人工智能初创企业和创新性医疗机构都应该考虑增加对电子病历系统的创新性投入，从而不断优化临床流程，改进医疗质量和患者满意度的同时取得经济效益。

有些临床工作者对人工智能的出现和普及会产生恐慌情绪，担心人工智能会替代很多医生的工作。对患者的同理心、人与人的之间的关怀才是人类医生相比人工智能的最大优势。然而未来的人工智能，在提高电子病历输入效率上对人类医生的帮助，也许能帮助人类医生腾出时间，从而增加与患者面对面的交流时间，进一步巩固和凸显人类医生不可替代的人文关怀和同理心优势。在此基础上，人类医生可进一步运用人工智能强大的诊断和治疗分析力提高医疗效果。

现阶段人工智能是帮助医生而非取代医生。随着科技的不断进展，医生的视觉、触觉等感官已经得到了极大程度的强化与延伸。例如：内镜技术（包括胃肠镜、腹腔镜、神经内镜等）的发展让医生看到用肉眼无法看到或无法看清的微小区域，而机器人技术让手术操作更加稳定与精确。人工智能的进步，则将给医生的大脑，加上一颗新的"引擎"。人工智能技术能让医疗产业链得以进一步优化，并让医疗行业走向更高效率与更高层次，未来更加值得期待。

因此，智慧 POCT 通过整合具有五位一体的智慧医疗生态链价值平台，通过智慧 POCT 物联网设备的无线网络模块，利用加密数据的方式传送到云平台，利用云平台的大规模计算能力和共享的方式，加强医疗卫生资源整合，力求通过现代物联网技术+人工智能，以国民大健康数据平台为基础，为医院、患者等卫生健康医疗体系提供系统的解决方案。

二、应用无线互联及云计算技术

使用内置 4G 或 WIFI 无线通信模块实现仪器与云服务器的无线互联，进而为仪器信息的大数据分析提供基础。仪器可将运行状态、故障报警、试剂使用量、测试结果等信息实时发送至云服务器，厂家可第一时间掌握仪器状态，实现远程维护、远程故障处理等，提高售后维护效率，降低维护成本，同时积累该仪器每日试剂使用信息。通过对云平台的建设，可建成全国所有仪器的统一实时监控管理平台，并可进一步通过大数据分析技术得到某一区域的临床检验结果的数据统计情况，为疾病预测和预防提供信息，并可进行医院个体的数据建模分析等。

目前已有的智慧 POCT 产品，如奥特满全自动特定蛋白即时检测分析仪和 mini+全自动特定蛋白即时检测分析仪，可通过医疗检验仪器将测试数据、仪器运行状态、所装试剂生产日期、标准曲线、识别信息等数据信息，通过互联网传输至云服务器，然后使用大数据分析技术对此进行分析，使生产商第一时间远程掌握仪器运行情况和测试数据信息。可实现仪器远程故障诊断和远程维护并远程下发指令甚至是操作系统的更新升级，为售后维护提供有效支持，同时更是为医院提供优良的仪器运行环境，保证检测的质量。例如，用于乳胶增强透射免疫比浊试剂的快速批量自动检测，当装有样本的试管架放入仪器进样架部位时，仪器进样架触感传感器接收到待测物，随机通过皮带传送至检测位置，样本搅拌、吸样、加样，在试剂和样本搅拌混匀后，反应杯内浊度的大小与待测物浓度成正比，随着待测物浓度的增加，反应杯内浊度变大。因此，本仪器将光源射入反应杯后，测定因浊度引起的透射光的衰减，由主处理器进行光电池信号与浊度关系的算法，通过对测量反应杯内的浊度进行分析以计算反应物对应的浓度结果，并将结果输出至彩色触摸显示屏、LIS以及通过内置的 4G 移动模块传输至云端。云端按照所属地区、医院将数据进行智能分类汇总后分发至 WEB 端的电脑终端、智能手机 APP 终端，实现了远程维护、远程故障处理、大数据分析等。奥特满全自动特定蛋白即时检测分析仪和 mini+全自动特定蛋白即时检测分析仪可以实现每小时超过 100 个测试以及多个项目测试，检测 CRP、HbA1c、RF、SAA、CysC 等多个项目。

至此，我们可以看到智慧 POCT 产品的发展将为医疗服务领域带来四大便利：一是把现有的医疗监护设备无线化，进而大大降低公众医疗负担；二是通过信息化手段实现远程医疗和自助医疗，有利于缓解医疗资源紧缺的压力；三是信息在医疗卫生领域各参与主体间共享互通，将有利于医疗信息充分共享；四是有利于我国医疗服务的现代化、提升医疗服务水平。智慧医疗是实现国民健康管理最有效的途径之一，将覆盖影响个人及人群健康因素的全生命周期过程，利用以用户为中心的健康信息及各类医疗资源为健康保驾护航。中国作为健康大国，通过智慧医疗达到互联、协作、创新、可靠的战略选择，构建医疗产业新格局。

三、POCT 产品信息化的价值

（一）医疗无线技术领域逐渐成熟

基于 NFC 无线识别技术的电子标签等技术，如近场通信无线识别装置是感应器天线与标签天线在很近距离时利用电磁波实现无线通信，电子标签不需要与感应器有电气元件连接，并且识读准确率非常高。通过电子标签读写控制器实现每一瓶试剂的物联网功能。试剂、仪器的物联网，对出厂试剂的运输、使用过程进行监控，建立了对试剂异常事件的预警和快速响应机制，医疗无线技术是采用无须用户干预的方式，在用户还未感知时，就解决了用户需要重复劳动的问题，同时也提升了用户体验。

（二）设备的远程故障诊断和维护系统崭露头角

具有无线移动模块或 WIFI 接入点功能的智慧 POCT 产品不仅使仪器本身具备连接互联网的功能，还可以使其他具有无线移动模块或 WIFI 连接功能的设备、用户移动终端设备能通过仪器实现互联网连接。智慧 POCT 产品将局域网无线模块安装在仪器内部，实现仪器与局域网无线模块的连接，这需要对硬件电路接口和软件进行专门的设计。基于无线互联通信和物联网技术将测试数据、仪器运行参数、定位信息上传至云服务器，通过现场的长期运行积累实际的相关运行数据，在真实应用环境真实的故障状态下进行远程故障诊断和远程维护操作，使得医生在还未感知到设备出现故障的情况下，就能通过人工智能和大数据分析进行分析诊断，厂商的售后服务人员及时地对智慧 POCT 产品进行维修、优化和保养。

（三）仪器检测数据的云端大数据分析

云计算和大数据是比较复杂的技术，近年来比较热门，是大数据应用要研究的主要内容之一。在服务器通过无线互联网获取到大量检测样本的检测数据、远程故障诊断信息后，做可视化分析、数据挖掘算法分析、预测性分析、数据质量分析和数据管理等，对检测到的数据进行临床分析并最终指导临床医生进行选药和治疗。使用大数据分析技术发掘出海量、多样化的数据中的价值。

（四）体外诊断行业电子监管码势在必行

体外诊断（IVD）产品也应像药品一样，实行电子监管码管理。实行电子监管码管理虽然给企业增加了一定的成本投入，但在产品质量追溯尤其是冷链管理方面，电子监管码能发挥很大作用。从这个层面上讲，生产厂家要对冷链运输的高成本体外诊断试剂、附加电子监控系统进行全程监督，以此保证厂家、代理商及用户端的质量与性能，不受或不因运转方的不规范操作而受影响或降低产品质量。上海腾云管家大数据+AI 智能服务系统的子系统电子监管码系统就从生产、贮存、检查、出库、运输、验收等方面的整个链条进行严密的质量控制，以及在贮存、运输过程中的温度控制等方面都有着有效的手段进行监控和应对措施。

四、安全防控

POCT 产品涉及远程数据的运输，如何保障数据的安全、准确、及时、有效，成为行业发展同时需要重点关注的内容，尤其是数据安全方面。在巨大商业利益的驱使下，医疗行业的数据库面临来自内部威胁和外部威胁的双重威胁。一旦数据泄露，不仅影响医院公众形象，甚至会损害患者的个人利益，更是会为医患关系增加不和谐的色彩。而《中华人民共和国网络安全法》的出台，也让数据安全的责任界定有了更为明确的责任主体。同时院内的电子病历、院内 PACS、LIS、HIS、RIS、EMR 等系统数据的应用逐渐深入整合，为医疗卫生行业的高效、快捷、便民提供了信息化基础，但患者信息的高度集中，也让数据的安全性受到较大的挑战。

1. 系统传输线路信息泄漏防护　应用系统基本采用的是通用的协议和平台，因此在网络上的信息和数据容易遭到外部人员的窃听，特别是通过公共通信网络传输的部分。威胁类型和来源主要是来自外部和内部人员可能存在的恶意窃听行为，将导致企业敏感信息的泄漏，影响到系统的保密性。

安全技术措施和管理机制：在数据传输中，所有数据传输都采用基于高安全级别的HTTPS 技术，同时对于敏感数据，在此基础上进行基于 DSA/ASE 的二级加密。防止在传输过程中的数据篡改和盗用。

2. 入侵检测监控　网络与 Internet 直接相连，对外提供信息发布等服务，因此很容易遭到 Internet 上黑客的攻击。威胁类型和来源主要是外部人员的恶意攻击行为。上述系统如果遭到破坏，或应用业务被中断，将影响到系统的完整性、可用性。

安全技术措施和管理机制：①在网络建设上，服务器端的机器均放置在私有网络内，与外网物理隔离，仅能通过 VPN 访问，手机认证。同时部署包括密码暴力破解、网站后门检测和处理、异地登录在内的反入侵功能。②在网站服务器中，部署提供 4~7 层的 DDoS攻击防护，防护类型包括 CC、SYN flood、UDP flood 等所有 DDoS 攻击防护方式。提供 WEB攻击防护防火墙，能有效拦截 SQL 注入、XSS 跨站等类型的 WEB 攻击。③做好系统本身的测试和安全性检测，做好程序本身的变量过滤工作，提高系统的防护程度。④做好日志审计工作，对有修改数据或程序本身的操作，进行全程记录。

3. 网络防火墙管理　威胁类型和来源主要是内部人员和准内部人员的恶意扩大访问权限行为，如有意避开系统访问控制机制，对系统设备及资源进行非正常使用，擅自扩大权限，越权访问信息，将影响到系统的保密性和完整性。

安全技术措施和管理机制：①限制内部用户登录时的 IP 地址；②系统对内部用户和外

部合同用户采用动态密码技术管理，密码只在 1 分钟内有效，且每个密码只能使用 1 次。

4. 防止黑客从外部攻击 网上"黑客"非法增加节点，使用假冒主机欺骗合法用户及主机；使用假冒的系统控制程序套取或修改使用权限、口令、密钥等信息，然后，利用这些信息进行登录，从而达到欺骗系统、占用合法用户资源的目的。威胁类型和来源主要来自外部和内部人员都可能进行的恶意假冒行为，将导致企业敏感信息的泄漏，影响到系统的完整性、保密性。

安全技术措施和管理机制：①限制内部用户登录时的 IP 地址；②系统对内部用户和外部合同用户采用动态密码技术管理，密码只在 1 分钟内有效，且每个密码只能使用 1 次。

5. 数据备份与恢复 对于医疗领域来说患者的检测数据都是隐私，信息平台中的数据也成为信息安全所要考虑的重点。现有的许多安全事件证明入侵者的最终目的往往是获取核心数据，对重要数据进行窃取、篡改、破坏，而这些对医疗领域来说是巨大的损失，因此如何保护患者的隐私数据的完整性、保密性是信息安全考虑的重点。此类威胁来自外部和内部的人员都可能进行的数据篡改行为，将影响到系统的完整性、可用性。

安全技术措施和管理机制：①系统本身采用备份机制，实现在线的数据备份；②加强日志审计工作，使用独立的审计账号，审计包括数据修改和特权用户操作两方面。

6. 病毒防护 目前网络病毒的泛滥，对网络用户造成了极大的损失；尤其是在网络环境下病毒的传播更加便捷，如通过电子邮件、文件共享等传播的病毒，会严重影响系统的正常运行。此类威胁主要来自外部的病毒感染和恶意代码的攻击，将影响到系统的可用性、完整性、保密性。

安全技术措施和管理机制：①网络内部部署层次化的防病毒体系；②系统本身使用 Linux，降低遭受一般病毒攻击的风险。

7. 来自内部人员的威胁 内部安全威胁包括两个方面：一方面是来自内部网络的恶意攻击（可能是源自内部人员，也可能是黑客使用内部人员的终端做跳板），由于在网络内部较网络外部更容易直接通过局域网连接到核心服务器等关键设备，尤其是管理员拥有一定的权限可以轻而易举地对内网进行破坏，造成严重后果。另外一方面是由于内部人员的误操作，或者为了贪图方便绕过安全系统等违规的操作从而对网络构成威胁。由此看来，网络内部安全更需要引起重视。此类威胁主要来自内部人员的误操作以及恶意攻击行为，将影响到系统的保密性、完整性，导致企业信息服务系统瘫痪，影响到系统的可用性。

安全技术措施和管理机制：①落实最小权限管理；②加强内部人员的管理和培训；③建设独立的系统审计机制。

8. 系统故障 核心的硬件设备（如路由器、交换机、服务器等）出现故障；关键的软件系统出现故障，导致用户无法正常使用业务。威胁类型和来源主要是硬件故障和软件故障，将影响到系统的可用性。

安全技术措施和管理机制：①采用群集的解决方案提升系统的可用性；②数据每天自动备份；③制定系统故障预案。

大数据和人工智能信息化技术的发展给社会发展带来了重要的推动力，当前已经深入应用到医疗行业日常经营发展内容中，而信息安全管理也占据了更为重要的位置，对信息系统网络安全、备份信息记录安全、计算机设备病毒防治、大数据存储信息安全等诸多方面也提出了更高的要求。我们在不遗余力地发展大数据和人工智能信息化技术的同时，也应该全面清晰地认清当前信息安全的发展形势，做好相应的信息安全防控措施。

（李福刚　王　鼎　王东旭）

参 考 文 献

丛玉隆，陈文祥，高尚先，等，2016. 临床检验装备大全第3卷：试剂与耗材. 北京：科学出版社.

丛玉隆，黄柏兴，霍子凌，2016. 临床检验装备大全第2卷：仪器与设备. 北京：科学出版社.

付云，2010. 我国医院信息化现状分析及发展对策. 医学信息，23（3）：563-566.

谷威，潘峰，周飞，2012. 体外诊断试剂行业发展概述. 中国药物评价，29（1）：98-101.

贺学英，杜海鸥，廖晓曼，等，2012. 中国体外诊断行业现状及未来发展调研分析报告. 临床检验杂志（电子版），1（3）：166-173.

孔鸣，何前锋，李兰娟，2018. 人工智能辅助诊疗发展现状与战略研究. 中国工程科学，20（2）：86-91.

潘柏申，2010. 在临床实践中更好地应用POCT. 中华检验医学杂志，33（5）：389-391.

徐建新，2016. 智慧即时检测. 上海：上海科学技术出版社.

郑西川，孙宇，于广军，等，2013. 基于物联网的智慧医疗信息化10大关键技术研究. 医学信息学杂志，34（1）：10-14+34.

中国医师协会，2012. 现场即时检测（POCT）临床应用标准专家共识. 中国医师协会第7届全国检验与临床学术会议暨国际检验与临床高峰论坛论文集，52.

第五章

POCT 的管理与质量控制

POCT 在临床应用的优势是显而易见的，但还存在许多问题不容忽视，其中最重要的是质量管理和其他检测系统结果的一致性。从检验医学角度，原则上要有分析前、分析中、分析后的质量管理，虽然 POCT 是即时即地检验，省去了诸多大实验室中的流程，但就实际检测而言，这些影响因素仍然存在，需要重视并实行简易而有效的质量管理。本章主要介绍引用传统的检验结果影响因素、借鉴大检验质量控制手段、结合 POCT 的实际，评价检测试剂的性能、规范操作步骤，从而达到 POCT 结果和综合实验室结果一致的目的。

第一节　POCT 标本的影响因素

虽然 POCT 省去了分析前管理的烦琐过程，但标本因素对检验结果的影响仍然不能忽视，包括患者的准备、样本的采集和预处理等过程，只有有效地控制各个环节的误差和影响因素，才能确保 POCT 最后检验结果的质量。

一、标本采集的影响因素

1. 血液标本采集影响因素

（1）采集时间：人体某些生化成分具有昼夜节律性的变化，原则上以晨起空腹时采集标本为宜以减少其影响。对某个体患者，如经常检查某项指标，则应尽量在统一的时间段采血。在采集时间上掌握重要的时间节点：①最具"代表性"的时间，如空腹血糖和餐后 2 小时血糖的检验；②最具有诊断价值的时间，如根据不同的心肌损伤标志物在心肌梗死时升高的速度和达峰值时间的不同，分别在发病 2~4 小时、4~12 小时和 6~9 小时时检测肌红蛋白、肌钙蛋白和肌酸激酶。

（2）采血姿势：卧位、坐位、立位不同姿势采集血液标本，其检验结果会有差异，据统计，体位从立位到卧位时 Hb 下降 4%，Hct 下降 6%，K^+下降 1%，Ca^{2+}下降 4%，ALT 下降 7%。因此，应尽量统一采血姿势。

（3）采血部位：除血气分析标本外，常用的采血部位是肘静脉或颈静脉。若患者正在输液，最好等待输液完毕后采血。若不能等待，则切勿从输液侧静脉采血，更忌从输液皮管中抽取回血作为标本，这样做会引起检验结果的严重偏离和失真。

末梢（皮肤）采血法：POCT 项目有相当部分采用末梢（皮肤）采血，尤其是儿童检测

CRP，标本采集比较困难，抽血不规范或样本量不足将导致无法进行复查，应该给予重视。

1）器材准备：采血前，准备好一次性微量吸管、稀释液、消毒器材等。

2）部位选择：皮肤采血主要用于微量用血的检查和小儿血常规检验，一般采手指或耳垂血，婴幼儿由于手指太小可以选择足跟采血。凡局部有水肿、发炎、发绀或冻疮等均不可穿刺采血，严重烧伤患者，可选择皮肤完整处采血。手指血细胞学分析结果与静脉血的结果有差异，条件允许时尽可能静脉采血。

3）采血操作：轻轻按摩待检者左手指指尖内侧，使局部组织自然充血，消毒皮肤、待干。紧捏采血部位两侧，右手持一次性消毒采血针迅速刺入，深度以 2~3mm 为宜，稍加挤压血液自动流出。用微量吸管吸取血液至要求刻度，然后用无菌干棉球压住穿刺点止血。

4）注意事项：采血时要注意严密的消毒和生物安全防范，采血针、微量吸管一次性使用；取血时可稍加挤压，但切忌用力挤压，以免混入组织液；血液流出后易凝固，取血动作要稍快。

（4）止血带：长时间使用止血带，也可使某些检验结果有较大差异，因此尽量在扎上止血带后 1 分钟内采血，当需要重复使用止血带时应选择另一手臂，并勿让患者做反复攥拳运动。

（5）抗凝剂：测定血液化学成分，血清标本优于血浆。如果采用血浆标本，必须正确选择抗凝剂及其用量，保证血液和抗凝剂的最佳比例。如果采用真空采血系统，则选用与检测项目对应的真空管。

（6）防止溶血：溶血是血清或血浆标本对检验结果最常见的干扰。溶血对检验结果的影响来自两方面：①因血细胞成分的释放对结果的干扰；②血细胞成分对检验方法的干扰。标本溶血的主要原因往往是来自采集或处理过程中的机械因素，如不良的采血习惯、混匀含添加剂的试管时用力过猛、注射器与针头接合不紧产生很多气泡、试管质量问题、运送过程中挤压血细胞造成溶血等。

（7）使用真空采血管和条形码：检验标本应有唯一性标志，使用真空采血管和条形码系统大体上可以做到这一点。有死腔（未被血液填满的空腔）真空管的标本，可能造成某些项目检验结果的误差，特别是凝血项目检测，如利用 APTT 测定进行肝素治疗监测时，应使用无死腔的真空采血管。

2. 咽拭子标本采集的质量控制 呼吸道传染性疾病常采集患者鼻咽拭子或口咽拭子进行核酸或抗原检测。例如，核酸检测作为新型冠状病毒肺炎等传染性疾病诊断的重要依据，咽拭子样本的采集是否得当直接影响检测结果与阳性率。

（1）鼻咽拭子：采样人员一手轻扶被采集人员的头部，一手执拭子，轻轻插入鼻道内鼻腭处，停留片刻后缓慢转动退出，取另一根拭子以同样的方法采集另一侧鼻孔。将拭子头浸入含采样液的管中，尾部弃去，旋紧管盖。

（2）口咽拭子：被采集人员可先用生理盐水漱口，采样人员将拭子越过舌根，在两侧咽扁桃体稍微用力来回擦拭至少 3 次，然后再在咽后壁上下擦拭至少 3 次，将拭子头浸入含采样液的管中，尾部弃去，旋紧管盖。口咽拭子也可与鼻咽拭子放置于同一管中。

质控要素：采样部位、停留时间、采样拭子材质（植绒拭子）等。

（3）对于新型冠状病毒核酸检测的采样，因为近距离面对受检者，标本采集操作者必须做好个人防护，穿戴防护用品如口罩、防护服、面罩和护目镜等。

3. 尿液标本采集影响因素　采用随意尿或定时采集的尿液，视 POCT 检验项目而定。POCT 尿液以随意尿为主，建议尽量采用"晨尿"。尿液标本采集应使用洁净带盖的一次性容器，避免经血、白带、精液、粪便混入。标本留取后应及时送检，以免细菌繁殖和细胞溶解。

4. 粪便标本采集影响因素　粪便盛于洁净的不渗水一次性容器内，尽量选取外观异常部分，如含有黏液、脓血等病变成分的粪便送检。做化学法隐血试验时，应尽量于三日内禁食肉类及含动物血的食物并禁服铁剂和维生素 C 等。

5. 信息系统对标本的监控　医院 HIS 和临床实验室 LIS 应该对检测的标本实时监控。从医生在电脑的桌面系统开出医嘱—采集标本前生成条形码，采集标本—标本运送者接收扫描—临床实验室标本接收扫描，预处理直至专业科室上机检测都受到监控。信息监控的内容至少包括每一个环节的时间和责任人，以便遇到问题时进行责任落实和采取相应的对策。

二、标本的合格验收

1. 制订标本采集规范　临床实验室要制定标本采集手册，规范标本采集的要求和程序，内容至少应包括：检验项目名称、采集何种标本、采集最佳时间、对患者状态的要求、标本采集量、是否抗凝、用何种抗凝剂、抗凝剂用量、保存方法及运送时间、注意事项等。此规范供实验室人员和参加标本采集的有关医护人员使用。

2. 标本的验收　建立标本验收制度，按要求进行验收，其程序和内容如下。

（1）查对检验申请单所填项目和标本是否相符。

（2）标本号与检验单号是否相符，如采用条形码系统，则此问题较易解决。

（3）标本是否新鲜。

（4）检查标本的量和外观质量。外观质量如有无溶血、血清有无乳糜状、抗凝血中有无凝块、容器有无破裂等。定时收集的尿液标本需确认留尿时间是否正确。

（5）核实标本采集及送达之间的时间间隔。应该注意许多标本应该及时送检，如脑脊液标本应在采集后 2 小时内检验完毕，以免细胞被破坏。又如血清葡萄糖测定的标本不能放置过久，否则血液中的红细胞会分解葡萄糖导致结果降低。如需要长时间保存标本，应了解其标本采集后的保存方法。

3. 标本的拒收　建立不合格标本拒收制度。对于采集时间间隔太长，结果已经受到明显影响的标本应该予以拒收。对于空管、标本太少无法完成检测、标本类型与检测项目不符、血液学分析和出凝血检测标本凝固或部分凝固等，均视为不合格样本，签收人员应拒绝接收，同时注明拒收原因，做好拒收记录，向送检科室说明拒收原因，建议重新采集标本。对不合格的但可以接受的样本，签收人员记录标本的缺陷，在报告中给以注明，结果供临床参考。

4. 标本的预处理　对符合要求的标本，验收后按检验项目分类随即进入预处理程序，如编号分离血清或血浆（离心分离血清时，应注意离心时间和温度），加贴唯一性标志或二次条形码。凡血液标本不能立即检验时，均应及时分离血清，通常应将分离的血清加塞后放 4℃冰箱保存，测定某些不稳定成分的血清，可冷冻保存。冰冻标本复融后由于浓度分离会分两层，须待全部融溶并充分混匀后才能测定。被检标本应均匀，如 24 小时尿液标本应充分混匀后才能取样检验，混匀不良造成的误差往往会很大。

5. 现场 POCT 的标本要求　由于许多 POCT 在实验室外的现场进行，因此对标本尤其血液标本尽量按（上述）实验室内要求验收。由于实验室外现场对标本观察以肉眼为主，至少应该注意：标本信息是否正确、量是否够、有没有凝固，如果分离出血清或血浆，是否有严重的溶血或脂血，必要时加以备注。

三、标本的保存

1. 标本保存的必要性　虽然 POCT 被定义为"即时即地检验"，但还会有部分标本或项目不能立即进行分析，或分析后需要重新检测，标本必须进行预处理或以适当方式保存，才能降低由于存放而带来的测定误差。保存中应注意避光及隔绝空气，保存期限视标本的种类及检验目的不同而定。

2. 保存方式和期限　标本的保存有短期保存和长期保存。短期保存按标本类型和检测目的不同而采取不同的保存方法和保存时限，最常用的方法是 4℃冰箱冷藏。需要长期保存的标本，要求保存温度低于-20℃，冻融必须缓慢，在 4～8℃过夜或在水浴中不断搅动。通常在溶解过程中会形成浓度梯度，所以分析前必须充分混匀，必须注意试管底部的沉积物，它们可能由冷球蛋白或冷沉淀纤维蛋白原引起，如果必要，这些沉淀通过加热可重新溶解。

第二节　定性试验的质量控制

定性试验是检验医学的重要方法学和报告方式，在疾病的筛查、诊断和治疗中起重要作用，尤其是 POCT，其许多结果是定性试验。因为定性试验仅给出阳性或阴性（是或非）的实验结果，因此可用于：筛查试验，用于检测整个人群（或者人群中的特定的一部分）中特定待测物或因子的存在情况的试验；诊断试验，用于临床怀疑某种特定疾病或状况是否存在的诊断性试验；确认试验，用于验证筛查试验或者诊断试验结果的试验。在临床应用中，定性试验同样需要进行质量控制，确认方法能否满足临床需求，检测结果是否可靠。对定性试验的质控管理主要是把握好几个重要的质量性能指标和落实质量控制措施，使对患者的样本检测能得到与定量试验一样可靠的结果。

一、定性试验的性能指标

POCT 的定性检测结果只报告阳性或阴性（有或者没有）。获得正确的检测结果，即患某种疾病，用某种试剂检测为阳性，也称真阳性。未患某种疾病用某种对应试剂检测为阴性，也称真阴性。否则就是"假阴性"或"假阳性"。在临床检验中，灵敏度和特异性是评价正确性的两个基本指标。理想的实验（试剂）灵敏度 100%（不出现假阴性，漏诊率为零）、特异性 100%（不出现假阳性，误诊率为零）。就目前的检测水平实际上是不可能的，但在临床 POCT 应用中，应该尽可能地避免或减少假阳性和假阴性，这就是落实定性试验质量控制措施的目的，与下列质量指标有关。

1. 临床敏感度　又称灵敏度（sensitivity），指某检验项目对某种疾病具有鉴别、确认的能力，即指定的患病人群中阳性结果病例的百分数。该指标可反映正确识别患病者的能力。

2. 特异性　又称特异度（specificity），指某检验项目确认无某种疾病的能力，指非患病人群中阴性结果病例的百分数。该指标可反映正确鉴别非患病者的能力。实际上，对定性试验方法进行评价时，大多数情况下样本的临床诊断是未知的，实验方法只能与对比方法进行比较。由于对比方法的准确度并非 100%，因此不能简单使用敏感度和特异性来描述实验方法的性能，而应使用"符合率"对实验方法结果与对比方法结果的一致程度进行描述。

3. 临界（cut-off）值　是指实验结果处于（阴、阳性）分界点时的样本中分析物浓度值，低于此值，定性实验的结果为阴性；高于此值，定性实验的结果为阳性。对定性实验而言，临界值是唯一的医学决定水平。当样本中被测物浓度处于临界水平时，通过定性实验重复检测同一样本，将会产生 50%的阳性结果和 50%的阴性结果。当样本浓度在临界值以上增加时，阳性结果比率增加；而当样本浓度在临界值以下减低时，阴性结果比率增加。可参考试剂说明书或用阳性样本进行稀释直至重复实验给出的阳性和阴性结果各占 50%，此时的样本浓度即为实验方法的临界值。

4. 前带现象与后带现象（钩状效应，HOOK 效应）　抗原抗体反应的特点除特异性反应和可逆性结合外，结合的强弱及结合的多少与抗原抗体的比例有十分密切的关系。在抗原抗体分子合适比例的范围内，抗原抗体充分结合，峰顶为抗原抗体反应的最适比例。在等价带前为抗体过剩带，抗体过量而无结合物形成，在血清学实验中称为前带现象。在等价带后为抗原过剩带，抗原过量而无结合物形成称为后带现象。

5. 灰区　"灰区"的概念最多应用在 ELISA 定性试验中，POCT 免疫定性试验中的经典方法夹心法也是如此，在空白和最低检测线之间会出现 ΔA_1 和 ΔA_2（ΔA_1 可能是假阳性，ΔA_2 可能是假阴性），把 $\Delta A_1 \sim \Delta A_2$ 间的区域称为灰区。控制灰区的范围，就必须严格地控制抗原抗体反应条件的变化。一般讲有两种方法，一是以批内 CV 来设定 CO（cut-off）值（$1 \pm CV$），一般为 15%左右；二是用试剂盒的临界值的标准差 S 来设定（$CO \pm 2S$）。

二、检验准备和分析前要求

1. 在开展定性实验方法的评价工作之前　实验操作人员要有一个熟悉和培训的过程，以使工作人员的操作能力达到要求，使操作人员掌握样本的处理和保存、试剂的处理和保存、正确的实验过程、结果解释以及质量控制操作等。

2. 质控物的使用　如使用生产商提供的质控物时，应按厂商的要求进行，使用其他第三方商业质控物必须注意可能存在的基质效应问题。在进行方法学评价期间，尽可能使用相同的质控物。对大多数定性实验，每日进行阴性和阳性质控物测定是必要的，某些试剂盒备有参考品，即弱阳性质控物，应该出现弱阳性或阳性结果。

3. 用于实验的临床标本　应按项目规定要求采取，如抗凝剂的应用、标本的处理、保存等，必要时应新鲜采取，并尽快完成检测。

三、POCT 定性试验的质量控制措施

在 POCT 产品中，常用胶体金免疫层析技术用于定性试验，最常用于血源性传染病四项（乙肝、丙肝、艾滋病、梅毒）的初筛试验。为防止医院内交叉感染，患者手术、内镜、创伤性治疗前都应该进行即时检查。虽是定性试验，但它的质量保证很重要，而质控措施却相对简单，目前 POCT 系统普遍采用的措施如下。

1. 检测仪器的有效性判断　仪器随带不同梯度的"标准色带"，用于校验仪器的光学系统性能，以及供装机或仪器使用一定时间以后的性能"校验"。

2. 内对照 C 质控线的应用　以胶体金免疫层析法检测 HBsAg 为例，测试时 A 区的血清通过层析作用，向 B 区移动，至 B 区时，形成金标记抗 HBsAg-抗 HBsAg 复合物，

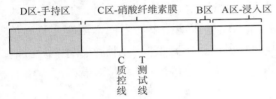

图 5-1　胶体金免疫层析法模式图

金标记抗 HBsAg 被固定下来，在 B 区显示红色线条，呈阳性反应，多余的金标记抗 HBsAg 移至 C 区被抗免疫金抗体捕获，呈现红色质控线条，证明了标记抗体、固相上的捕获抗体及 NC 膜的有效性（图 5-1）。

3. 阴性、阳性对照的应用　借鉴 ELISA 定性试验的质量控制措施，试剂盒备有阴性、阳性对照，阴性、阳性结果的符合验证该检测系统（本操作批试剂）的有效性。如果是仪器判读或扫描，可以设定一个吸光度量值的"上限和下限"，只要在范围以内，证明检测系统有效。阴性对照还用于 CO 值的设定。

4. 参考品　试剂（或试剂盒）配有质控参考品，它是一个弱阳性标本，浓度水平以每个项目的医学决定水平来决定。出厂前给予定值，给出一个"OD 值"的上、下限，主要防止假阴性的出现；参考品的性能要求、效期等参照定量检测用的质控品为自产或由委托商代产。

第三节　定量试验的质量控制

POCT 在快速与方便的同时也带来质量控制和管理的难度。既然是定量分析，且 POCT 产品多数基于免疫标记技术，因此可直接参照定量免疫测定的质量控制方法和要求，但是它的工作方式特点又决定其质量控制具有一定的难度。

一、POCT 定量试验的质量控制的难点

（1）由于 POCT 发展比较快，相应管理部门对 POCT 的质量保证体系和管理规范尚未全面落实（除快速血糖检测之外），各单位执行标准不一。

（2）室内质控不规范、室间质控难以全面展开，实验结果质量不易控制。室间质控没有把大部分 POCT 的方法学独立分组，从准确度上难以做到可溯源性和各单位、地区结果的可比性。

（3）POCT 与中心实验室工作模式不同，具有深入临床、靠近患者、地方分散的特点，还没形成规范的质量控制系统。加上每个检测点的单项检测标本数不多，质控测试的成本高。

（4）POCT 可以由非检验人员操作，他们对临床检验认识不足，质控意识不强，加上有些单位培训不到位，资格上岗认证的疏忽和管理制度的不完善，是导致 POCT 质量控制难度的重要原因。因此建立严格的培训、管理、资格认证体制是当务之急。

二、仪器与试剂的要求

1. 合法性　用于临床的 POCT 产品必须获得国家或省级药品监督管理局的注册证，才为合法产品。因为 POCT 产业发展较快，应用广泛，国家对其监管的主要手段是注册管理，只有达到法规"技术要求"的产品才能销售并应用。

2. 仪器的匹配性　POCT 产品的结果判断有多种方式，如肉眼观察、仪器判读等，因为试剂条是针对专用仪器开发的，所以必须相互匹配。POCT 配套仪器较小，其检测性能却能与大型免疫检测仪器相媲美，因此它也需要性能验证和日常程序维护，特别是长时间使用后，必须进行性能验证，证明其性能与出厂技术指标没有差异，并做好相应的建档记录。

3. 有效性　与所有的生物试剂一样，POCT 试剂板（条）都有有效期和批间差，必须在有效期内使用；如果更换试剂批次，最好用新、老批次试剂对不同浓度的新鲜标本做一致性实验，以保证更换试剂不影响检验结果。按说明书规定来保存试剂，需避光、防潮的要及时按规定保存，这是 POCT 检验尤其值得注意的地方。

4. 校准品和校准曲线　定量 POCT 分析的试剂盒有配套的一组校准品，为减少校准品和试剂的消耗，更多的产品实行"内置校准"，即同一批次试剂在出厂时即实行严密的校准，标准曲线数据储存在条码或"芯片"中，使用前导入仪器，标本检测读取的数据由软件自动拟合得出结果。

5. POCT 系统的方法性能验证　初次选用 POCT 产品，除了必要的检索、调查之外，检测系统性能验证也很重要。如果是引进一个全新的项目，建议做较全面的性能验证，包括精密度、线性范围（含灵敏度和可报告范围）、回收试验、抗干扰试验、生物参考区间。最可取的是与某一个公认的，或被验证过的检测系统，按 NCCLSE 标准化文件 EP-9A 要求做比对试验，验证其相关性，使结果一致。如果原有检验项目仅仅是换仪器或不同批号试剂，则可用小批量标本做较为简单的验证试验。

6. 免疫定量试验应防止前带现象　免疫学试验的线性范围是有限的，因为抗原抗体反应是可逆性结合，结合的强弱及结合的多少与抗原抗体的比例有十分密切的关系，任何一方的过剩都会造成"HOOK"现象，使强阳性标本被误测为弱阳性标本，甚至出现假阴性结果。韩国某厂家的基于固相层析技术的免疫荧光检测系统，为了防止免疫学试验最常见

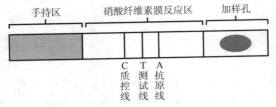

图 5-2　层析法荧光免疫模式图

的"HOOK"现象，在定性免疫层析 T 测试线和 C 质控线的基础上增加一条抗原 A 抗原线（图 5-2）。当抗原浓度过高时，在 T 测试线会产生"HOOK"现象，T 测试线的信号强度所对应的浓度会比实际抗原浓度低，甚至会出现假阴性的现象。为了避免假阴性现象出现，A 抗原线可与过量的抗体进行结合，其信号强度可用于判断"HOOK"现象，从而选择不同的定标曲线进行信号强度–检测结果的计算。

三、质量控制的基础工作

质量控制是保证检验结果准确的有效措施，POCT 的质量管理体系应该由医疗、护理、临床实验室三方人员共同参与制订，并建立质量管理制度，包括室内质控和室间质评。

1. 质控物要尽可能与生物标本相似并与检测标本一起分析　不能进行特殊处理。一些知名品牌的厂家也可以提供相应的质控物，分高、中、低不同水平，其提供的定值范围仅供参考，不能作为准确度的依据。厂家提供的质控物经过了特殊处理，相对稳定，保存期也较长，可以购买一定数量的同一批号质控物并使用较长一段时间（例如半年），有利于结果的一致和稳定。

2. 每台仪器都须有自己的质量控制记录　生产厂商提供的仪器的性能指标（如精密度、准确度、线性范围、灵敏度等），由 POCT 管理机构予以验证，将验证结果作为使用仪器的依据。在完成第一台仪器验证后，进行对其他同类型仪器的评估，可用有限的患者样品或质控物同第一台仪器做比较，简化验证步骤。

3. 质量控制便于质量管理　建议同一医疗机构内同一 POCT 项目应使用同一个品牌和型号的仪器和试剂，以便于质量管理。

4. 参加室间质评　开展 POCT 的医疗机构应参加省、直辖市、自治区或本地区临床检验中心组织的室间质评。

5. 每个 POCT 项目应建立项目比对程序　二级以上医院、独立实验室可以直接与本单位临床实验室进行比对。二级以下医院和社区卫生所定期与二级以上医院、独立实验室的临床实验室进行比对，比对至少每半年进行 1 次，每次至少 5 个样本，样本的浓度应覆盖不同医学决定水平。

6. 建立、健全 POCT 管理文件和项目的标准操作规程（SOP）　包括对患者采样前的饮食和用药控制、标本采集、仪器操作、校准、维护、结果报告等都要做出具体和明确要求。

7. 每个 POCT 项目应根据情况建立项目验证记录　试剂、设备校准记录，样品检测原始记录，室内质控记录，临床比对记录，室间质评记录，仪器使用维护、校准记录，与质量有关的问题及处理意见记录。所有记录和资料至少保存 2 年。

四、质控图的应用与失控判断

POCT 与临床生化、免疫定量检测的质量控制相似，通过两个基本手段来保障其结果的准确性：①用"室内质控"及其质控图、质控规则来控制检测结果的精密度；②用"室间质控"来保障结果的准确度和可比性，且室间质控必须建立在规范的室内质控基础上。POCT 测试量较大的检验项目应该建立规范的室内质控并参加"室间质评"。室内质控的目的是监测测定过程中出现误差时，能有适当的质控方法警告检验人员。通常采用的方法是将质控品与患者标本放在一起测定，将质控品测定结果标在质控图上，然后观察质控品测定结果是否超过质控限来判断该批患者标本的结果是在控还是失控。可供应用的质控图有多种，但最为常用的仍然是 Levey-Jennings 质控图。

1. 质控图 Levey-Jennings 质控图通常称为常规质控图、$\bar{x}-s$ 质控图，其方法是建立在单个质控品双份测定的均值（$\bar{x}$）和极差（R）的基础上。此图的优点是可以观察批内误差（R）和批间误差（$\bar{x}$ 的变化）。在问题出现以前发现预示性迹象，便于尽早采取措施以防止发生误差。以 20 次单份质控品的测定结果计算均值和标准差（s），定出质控限（以 $\bar{x}$ $\pm 2s$ 为警告限，$\bar{x}\pm 3s$ 为失控限）。每天随患者标本测定质控品 1 次，将所得的质控品测定结果标在质控图上，再以 Westgard 多规则控制程序判断本次检测是否在控。

2. 质控规则与失控判断 生化、免疫定量分析进入自动化阶段后，面对众多控制结果，原先的手工绘图和单规则质控方法显得落后了。Westgard 于 1980 年提出的多规则程序是针对各个控制规则，将它们组合起来，以计算机进行逻辑检索，借此提高控制效率的一种质控方法。Westgard 多规则控制程序要求受控项目每次使用 2 个水平的质控品，1 个水平的质控品亦可以，但观察误差的敏感性就差些。手工绘制多规则质控图的基础仍是 Levey-Jennings 质控图。Westgard 多规则控制程序的主要特点：①它是在 Levey-Jennings 质控图的基础上发展起来，很容易与 Levey-Jennings 质控图进行比较并涵盖了 Levey-Jennings 质控图的结果；②具有低的假失控或假报警概率；③失控发生时能同时确定产生失控的测定误差的类型，以帮助确定失控的原因，便于寻找解决问题的办法。也可以认为 Westgard 多规则控制程序是第二代的质控方法。常说的 Westgard 多规则控制程序即 1_{2s}、1_{3s}、2_{2s}、R_{4s}、4_{1s}、$10_{\bar{x}}$ 6 个质控规则，用 1_{2s}、1_{3s}、2_{2s}、R_{4s}、4_{1s}、$10_{\bar{x}}$ 表达。

有关 Levey-Jenings 质控图建立、使用，以及 Westgard 多规则控制程序，可查看检验医学参考书的质量控制章节，大部分检验工具书都有此部分内容。

五、失控后的处理

分析阶段质量控制的工作流程，是在患者标本检测前和检测中测定质控品，记录控制值绘制于质控图中。控制值在控，可以检测患者标本和报告结果；控制值失控，停止患者标本的检测，拒发检验报告，寻找原因，解决问题。再重新开始检测，并对失控时的患者标本重测，可以从以下几方面着手：

1. 失控处理程序 发生失控情况后，立即向专业组长、科室和质量负责人报告，该分析批的患者标本结果报告暂时不发，根据失控表现仔细分析原因并进行纠正，排除原因后再复测质控品直至回到控制状态，必要时复测部分或全部待测标本，然后发出正确的检验报告。以上整个过程应有详细文字记录并保存。

2. 失控原因分析和排除　　失控信号的出现受多种因素的影响，这些因素包括操作上的失误，试剂、校准物、质控品的失效，仪器维护不良以及采用的质控规则、控制限、一次测定的质控标本数等。一般可以采用如下步骤寻找原因：

（1）检查质控图或控制规则以确定误差类型：区分是随机误差还是系统误差，不同的控制规则有不同的检测误差类型的能力（敏感度）。例如，1_{3s} 和 R_{4s} 规则通常指示随机误差，2_{2s}、4_{1s} 和 $10_{\bar{x}}$ 规则通常指示系统误差，检查质控图上的质控点的分布情况也可提供类似的信息，质控曲线的突然变化或较大幅度的波动应多考虑随机误差，而趋向性的波动多为系统误差。

（2）认识与误差类型有关的一些因素：由于随机误差和系统误差有不同的原因，因此根据误差类型较易追查有关误差来源的线索。导致系统误差的因素比引起随机误差的因素多见，一般也较容易解决。引起系统误差常见原因有试剂批号改变、校准物批号改变、校准物定值错误、试剂不适当配制、试剂变质、校准物变质、试剂或校准物的不适当贮存、由于移液管的误调或未校准引起标本或试剂的体积变化、孵育箱和反应盒的温度变化、仪器光源老化以及操作人员的更换等。引起随机误差的常见原因有试剂和试剂通道中的气泡、试剂不恰当混合、温度和孵育不稳定、电压不稳定以及在吸量、定时方面的个体操作变异等。

（3）对于手工（动）法操作的 POCT 项目：应认真回顾操作的全过程，有无换人，有无操作及结果计算上的失误，然后依次确认校准品、试剂、反应温度、时间、检测器或检测模块等是否正常。

（4）对于 POCT 分析操作者：首先应该分析在质控品失控之前有无改变分析系统的状态，如分析仪硬件的更改（包括光路部件的维修、更换）、反应参数的更改、标准品的变更、试剂（批号）的变更、质控品变更等。对于更改过的部分应仔细确认其更改的正确性。同时区分是个别项目质控品失控还是多数项目质控品失控。对于个别项目质控品失控，可以基本确定分析仪工作是正常的。重点确认该项目的试剂有无污染、久置变质、位置错位，确认校准品是否正常，确认质控品中该项目是否分解或失效。对于多项目质控品失控，应针对试验的共同因素进行处理。

（5）分析与新近的改变有关的原因：系统误差大多数常与试剂或校准问题有关。突然漂移通常由更换试剂、新的校准或校准品批号改变引起。当查找漂移的原因时，操作者应检查试剂、校准，并且做好记录，以便为解决问题提供线索。如果几个步骤均未能得到在控结果，可能是仪器或试剂的内在原因，需要与仪器或试剂厂家联系，请求技术支援。

（6）解决问题并记录处理结果：检查出问题的原因后，针对原因采取纠正措施，这时可以重新测试所有的质控品，一旦在控，应将失控批次的待测标本部分或全部重新测定。另外，应该将失控事件以及具体的处理过程详细记录下来。

第四节 检测后的质量管理

检测后质量管理是全面质量控制的进一步完善和检验工作服务于临床的延伸。其主要指患者标本分析后检验结果的发出直至临床应用这一阶段，这一阶段的质量保证主要有三个方面：①检验结果的正确发出；②检验后标本的保存和数据管理；③咨询服务，即检验结果合理解释及其为临床医师应用的过程。

一、检验结果的确认

随着临床实验室管理的日益规范，加之对过去所发生的差错或事故的不断反思和总结，我们可以通过对检验全过程每一环节的质控分析，确认和保证检验结果的真实性和可靠性。应该说明的是：室内质控和（或）室间质评结果不能完全代表该实验室所有检测结果都真实可靠，质控工作只是手段，目的仍然是保证用于疾病诊疗的样本检测结果的准确性。

（1）首先被检测样本的采集和送检应合乎要求，否则其结果无意义也无必要加以确认。在某些特殊情况下，样本不符合要求而又进行了检测，则必须加以说明，不管结果正常与否，原则上仍应将样本退回并重采。

（2）样本处理得当，没有干扰测试的因素，否则会影响检验结果，如血细胞分析时血液未充分混匀，血清分离时纤维蛋白去除不彻底等。

（3）分析仪器运转正常，确定检测系统的不确定度且其在可接受范围内，同时应对仪器进行定期校准，以发现系统误差及其漂移并加以修正，校准时应注意量值的溯源性。

（4）检测试剂无质量问题，且在有效期内。

（5）检验人员技术熟练，操作正规、无差错，没有其他突发干扰因素。

（6）该批次检测的室内质控"在控"，结果计算准确无误。

（7）检验信息系统的数据传输正确无误。

在上述各项均得到肯定时，才可以确认该批/次检测结果是准确可靠的。

二、结果的审核与发出

检验结果是临床医师开展诊疗活动的重要依据，而检验报告就是这些信息的传递载体，所以必须重视这一环节的质量保证。检验结果通常通过以下形式报告给临床医师：发送检验报告单或通过医院内计算机网络系统将结果发送给临床医生。由于后一种形式可以提高效率和减少传递差错，现已成为各大医院检测结果发送的主要形式。无论何种形式，发出的检验报告必须保证"完整、准确、及时"。

（一）正确判断检验结果是否可以发出

除了保证报告单的基本信息符合要求外，判断检验结果是否可以发出的重要依据是室内质控是否合格。如室内质控结果"在控"时，报告可发出；"失控"时必须寻找原因，结果不宜发出。但它是总体上的判断，并不能完全代替某一出现异常结果样本或特殊样本的复核或复查。检验医师在应用室内质控结果来解释患者结果是否准确时，必须充分注意这一点。

（二）建立制度保证检验结果的正确审核

1. 完整的检验报告 应包含以下内容：医院名称、实验室名称、报告题目、患者姓名、出生日期（年龄）、性别、科室、病床号、申请医生姓名、样本种类、样本采集时间、实验室接收时间、报告时间、检测项目、检测结果（包括单位）、参考区间及异常提示。检验报告单发出前需要审核检测项目有无漏检；检验结果是否填写清楚、正确；有无异常的、难以解释的结果；决定是否需要复查等。

2. 异常结果、危重疑难患者等检验结果的复核或复查制度 规定哪些情况下的检测结果应与以前的检测结果进行比较，观察当前的检测结果及其变化是否符合规律，可否解释，必要时可与临床医生取得联系。建立实验室信息系统（LIS）时，软件应有自动对历史结果的回顾与提示功能。

三、建立危急值及紧急报告制度

POCT 有许多直接危及生命的检测项目，如血气分析、心肌标志物等，要建立危急值（critical value）及紧急报告制度。其中包含结果的复核、结果报告的方式（电话报告、通过 LIS 报告，向主管医生发手机短信等）及规定结果报告时间；因为一些检测项目，如血钾、血钙、血糖、血气结果过高或过低，都可能危及患者生命，各医院应根据自己的工作量、临床专科特点来制定自己的紧急危急值。危急值并非一成不变，应在使用一段时间后进行持续改进（plan do check action，PDCA），总结回顾，对项目和危急值进行修正，使之更加合理、有效。表 5-1 为临床常用检验项目危急值参考范例。出现危急值时，实验室必须迅速将结果报告给临床，并记录报告时间、报告人及结果接收者。

表 5-1　临床常用检验项目危急值（供参考）

试验名称	检验项目	临床危急值
全血细胞分析	白细胞计数	$<2.0\times10^9/L$ 或 $>30\times10^9/L$
	血红蛋白含量	$<50g/L$ 或 $>200g/L$
		新生儿：$<95g/L$ 或 $>223g/L$
	血细胞比容	$<0.15\%$ 或 $>0.60\%$
		新生儿：$<0.33\%$ 或 $>0.71\%$
	血小板计数	$<40\times10^9/L$ 或 $>1000\times10^9/L$（血液病除外）
凝血试验	凝血酶原时间（PT）	>25 秒
		抗凝治疗者：INR>4.0
	活化部分凝血活酶时间（APTT）	>80 秒

续表

试验名称	检验项目	临床危急值
凝血试验	纤维蛋白原定量	<1.0g/L
	3P 试验	阳性
血气分析	酸碱度	<7.20 或>7.6
	二氧化碳分压	<20mmHg 或>80mmHg
	碳酸氢根	<15mmol/L 或>40mmol/L
	氧分压	<40mmHg
	血氧饱和度	≤75%
生化检验	血钾	<2.5mmol/L 或>6.8mmol/L
	血钠	<120mmol/L 或>160mmol/L
	血氯	<80mmol/L 或>115mmol/L
	血钙	<1.6mmol/L 或>3.5mmol/L
	血葡萄糖	<2.7mmol/L 或>25mmol/L
		新生儿：<1.8mmol/L 或>18mmol/L
	尿素	>36mmol/L
	肌酐	>0.40mmol/L
	血淀粉酶	>300U/L

1. 特殊项目的检验报告及一些关系重大的检验报告 如抗 HIV 抗体阳性的报告单、诊断为白血病及恶性肿瘤的报告单、发现罕见病原体的报告单等，需检验科主任或由科主任授权的人员复核无误并签名后尽早把结果发给临床。

2. 建立检验报告单发送的签收制度 医院应建立这方面的规章制度，患者取报告单应有相应的凭据，一方面可以避免拿错报告单，另一方面可以保护患者的隐私。同时加强医护人员责任心，防止检验报告单的丢失或发错科室。

3. 检验数据管理 实验室应管理好检验相关数据，所有检验报告和原始记录应保存一段时间。通常检验申请单、检验结果数据、质控和能力验证记录等至少保存 2 年，仪器维修和状态记录应一直保留到仪器报废。实验室信息系统的数据要拷贝至少 3 份并保存在不同地方，以防火灾等灾难性事件带来损失。以上所有数据在特殊情况下，应方便提供以便于临床查找及核对。

四、检验后标本的处理和储存

标本的储存指对检测完毕后的样本进行必要的一定时间的备查性保存，根据样本种类及检测指标的不同保存时间可长可短，其原则是保存后的样本检测结果与初次检测结果仍有可比性。

1. 样本储存的目的 临床上对每一个标本的检测项目只做一次测定，所以样本储存的最主要目的就是备查。检测结果也只能代表该次样本的某项指标水平，换言之，每份检测报告仅对送检样本负责。所以，当临床对检测结果提出质疑时，只有对原始样本进行复检，才能说明初次检测是否有误。此外，样本储存也有利于在科研工作中开展回顾调查。

2. 样本储存的原则　首先应有样本储存的专门规章制度，最好专人专管，敏感或重要样本可加锁保管；其次在样本储存前要进行必要的收集和处理，如分离血清、添加防腐剂等；再次应做好标识并有规律存放，最好将样本的原始标识一并保存；最后对储存样本要定期清理，以减少不必要的资源消耗。

3. 储存样本的种类及条件　临床检验样本虽多种多样，但最常见的仍以血液、尿液、粪便为主。尿液及粪便除有必要外很少进行保存，且保存价值不大。血液的保存又因为检验内容的不同，其保存条件、保存时间会不相同。细胞学分析中的骨髓片、各种积液细胞涂片样本等，则需要以档案片的形式进行长期保存和（或）电子版保存。

4. 检测后标本的无害化处理　所产生的废弃标本和其他医疗垃圾一样，都要按 2003年颁布的《医疗废物管理条例》（国务院令第 380 号）和《医疗卫生机构医疗废物管理办法》（中华人民共和国卫生部令第 36 号）要求处理。实验废物处理主要步骤：①实验室产生的废物垃圾在指定容器（黄色垃圾袋）分类收集；②加警示标记，密闭包装与运输；③由医疗机构指定的专业单位人员上门收取，按规定进行无害化处置（一次性用品的焚烧处理）。整个流程实行严格控制，输出医疗垃圾的数量、时间做好登记。

第五节　POCT 室间质量评价

我国基本上是由各级卫生行政部门委托部、省、市级临床检验中心或具有室间质量评价（空间质评）能力的其他组织开展辖区内医疗机构临床实验室的 POCT 的室间质评。但POCT 的室间质评覆盖面还不广，原因如下：①POCT 与临床实验室自动化仪器的方法学基础和检测方式不一样（不同的检测系统），结果没有可比性，不能纳入该项目组统计；②POCT的检测量相对小，参加单位也相对少，难以独立成组，只能逐步扩大。由于每个医疗机构往往有多台 POCT 设备，可以随机抽取一台参加室间质评，以便更加真实地反映检测的准确度，也可以固定某一台 POCT 设备参加室间质评，便于在院内比对中制定参照标准和观察质量改进的效果。

一、室间质评的目的和作用

（一）目的和作用

1. 客观反映实验室间的差异，评价实验室的检测能力　室间质评报告可以帮助实验室的管理者发现该实验室和其他实验室检测水平间的差异，有利于真实评价该实验室的检测能力，发现问题并采取相应的改进措施。

2. 改进实验方法和分析能力　实验室拟改变实验方法和选购新的仪器时可以室间质评的结果作为选择的依据之一。通过组合分析室间质评的信息资料，可确认更准确、更可靠、更稳定或更适合本实验室特殊要求的实验试剂和（或）仪器。

3. 评价考核、支持实验室认可　在实验室认可领域中，室间质评越来越受到实验室认可组织的重视，成为实验室认可活动中必不可少的一项重要内容，成功的室间质评结果是实验室认可的重要依据。

4. 增加医生和患者对实验室的信任度　作为检测质量重要标志的室间质评成绩可以反映实验室检测水平的高低，满意的室间质评成绩可以使医生和患者更愿意充分利用实验室提供的检测信息帮助临床诊断和治疗。

5. 实验室质量保证的外部监督工具　美国国会 1988 年通过的《临床实验室改进法案修正案》对于未能获得满意的室间质评成绩的实验室，要进行追踪检查，并可责令实验室暂停该检测项目。我国尚无类似的法律法规，但室间质评成绩仍可作为卫生行政主管部门和医院管理者对实验室质量实施监督的重要工具。

（二）局限性

室间质评虽然有以上诸多重要作用，但需要强调的是室间质评仍不能准确反映分析前和分析后存在的许多问题，如患者确认、患者准备，标本收集、运输、储存、处理，实验结果的传递等，因此室间质评不能代替室内质控等综合的质量保证体系；此外有一些参评实验室为了得到一个较好的室间质评成绩，不是将室间质评的样本按常规样本去做，而是选最好的技术人员、用最好的检测系统、采用多次检测的方式去完成，因此评价的结果实际上并不是实验室的正常检测水平而是最高检测水平。

二、室间质评的样品和检测

1. 室间质评的样品　与其他免疫定量分析一样，对于 POCT 室间质评样品的制备、保存、性质和数量等都有一定的要求，主要包括：

（1）检测物品的制备可以外包或由协调者承担，制备检测物品的组织应证明其具备该能力。

（2）任何与检测物品有关的、可能影响实验室间比对完好性的条件，如均匀性、稳定性、抽样、在转运过程中可能的损坏及周围环境条件的影响等均应予以考虑。

（3）计划中分发的检测物品或材料，在性质上通常应与参加实验室日常检测的物品或材料类似。

（4）分发的检测物品数量取决于是否需要覆盖某一组成的范围。

（5）在结果核对完成之前，不应向参加者泄露靶值。然而在某些情况下，检测之前告知目标范围也许是适当的。

（6）除了室间质评计划所需要的检测物品外，还可以考虑制备额外数量的检测物品。在评价了参加者的所有结果之后，剩余检测物品有可能作为实验室的参考材料、质量控制材料或培训用品。

2. 室间质评样品的检测　参评实验室必须以与其测试患者样本一样的方式来检测室间质评样本，POCT 项目应一样，最好掺入到日常工作中检测，不做特殊处理。

3. 实验室必须保存所有记录　室间质评的原始记录和反馈的成绩等资料（或复印件）至少保存两年，这包括 EQA 结果的记录表格（包括 EQA 计划的说明、失控原因分析和实验室主任和分析人员的签字等）。

三、室间质评的评价方法

（一）室间质评成绩的评价方式

1. 样品和检测频率　每次质评活动一般会提供 5 个不同批号的样品。每年在大概相同的时间间隔内，最好组织 2～3 次质评活动。每年计划提供的样品，其浓度应包括临床上相关的值，即患者样品的浓度范围。

2. 实验室分析项目的评价　每一项目的室间质评准则参照美国 CLIA'88 能力验证计划的分析质量要求进行。根据以下要点评价实验室结果的准确度：

（1）为了确定定量测定项目的实验室结果的准确度，必须将每一分析项目的结果与 10 个或更多仲裁实验室 90%一致或所有参加实验室 90%一致的结果进行比较。

（2）对于定量的分析项目，必须通过结果偏离靶值的程度来确定每一分析项目的结果。确定每一结果的靶值，通过使用基于偏离靶值的百分偏倚的固定准则或标准差的个数并确定结果的偏倚：

$$偏倚（bias\%）=\frac{测定结果-靶值}{靶值}\times100\%$$

（3）定性的试验项目可接受的性能准则是阳性或阴性。

（4）对于细菌学则考虑是否为正确的鉴定或是否为正确的药敏结果。

（5）对每一次 EQA 调查，针对某一项目的得分计算公式为

$$\frac{该项目的可接受结果数}{该项目的总测定样品数}\times100\%$$

（6）而对评价的所有项目，其得分计算公式为

$$\frac{全部项目的可接受结果数}{全部项目总的测定样品数}\times100\%$$

（二）室间质评计划的成绩要求

（1）每次质评活动每一分析项目未能达到 80%可接受成绩，定为本次活动该分析项目不满意的 EQA 成绩（细菌学专业除外）。

（2）每次室间质评所有评价项目未能达到 80%可接受成绩，定为不满意的 EQA 成绩。

（3）未参加室间质评活动定为不满意的 EQA 成绩，该次得分为 0。只有在下列情况下不予扣分：①在规定检测室间质评样品时，暂停了患者样品的检测；②实验室在提交室间质评结果的时间内暂停了患者样品测试并将未能进行室间质评样品的测试情况通知了室间质评组织者。

（4）在规定的回报时间内实验室未能将室间质评的结果回报给室间质评组织者，将定为不满意的 EQA 成绩，该次活动的得分为 0。

（5）对于不是由于未参加而造成的不满意的 EQA 成绩，实验室必须进行适当的培训及采取纠正措施，并有文件记录。实验室对文件记录必须保存两年以上。

（6）对同一分析项目，连续两次质评活动或连续三次质评活动中的两次未能达到满意的成绩则定为该分析项目不成功的 EQA 成绩（细菌学专业除外）。

（7）所有评价的项目连续两次质评活动或连续三次质评活动中的两次未能达到满意的成绩则定为不成功的 EQA 成绩。

四、查找失控原因，持续改进

1. 分析室间质评不及格的原因　实验室应系统地评价检测过程的每一方面。实验室应有识别、解释和纠正已发现任何问题所需处理步骤的书面程序。

（1）收集和审核数据：应审核所有的文件，处理或测试标本以及抄写结果的人员间应互相审核。审核应包括：①书写误差的检查；②质控记录、校准状况及仪器功能的检查。

（2）重新分析原样品和计算结果。如果没有保留原样品，实验室应从 EQA 组织者处申请额外的相同批号的质控物。

（3）评价该分析物实验室的历史性能。

2. 不及格结果常涉及的问题

（1）书写误差：①仪器采集或抄写结果错误；②在报告单上未正确显示所用的仪器和（或）方法；③不正确的报告单位或小数点位数错误等。

（2）仪器和试剂问题：①仪器的性能（如温度、空白读数、压力）未达到要求；②未能恰当地进行仪器的定期维护和校准；③校准物、质控物或试剂不恰当的复溶和保存，或超出有效期后仍然使用；④厂家试剂/标准，或生产厂家规定的仪器设置的问题，实验室可能需要与厂家联系来评价此类问题；⑤标本的携带污染；⑥接近检测灵敏度下限；⑦因仪器问题质评未能检出；⑧结果超出仪器和试剂的检测线性范围等。

（3）技术问题：①室间质评物的不恰当复溶或复溶后未及时检测；②室内质控失控后未及时查找原因并采取措施；③不恰当的质控界限和规则；④不正确的温度、不正确的稀释液和稀释方法；⑤形态学误差等。

（4）用于室间质评的控制物问题：①基质效应，有些仪器/方法检测的性能会受到 EQA 样品基质的影响；②非均匀性试验物（分装液体的变异性，不恰当的混匀，或冻干品加热不一致），在这种情况下参加者中将有非常高的变异系数；③细菌污染或溶血可能导致部分检测结果不准确；④一些样本存在问题，如用于细菌鉴定的细菌死亡等。

（5）室间质评的问题：①分组不适当，特别是 POCT 项目不是独立分组，而是纳入分光分析方法检测组的话，不同的方法检测系统会有很大的偏差；②不适当的靶值；③不适当的评价范围；⑤EQA 组织者不正确的数据输入等。

3. 患者结果评价 参评实验室应审核来源于 EQA 不及格结果时间内的患者数据，目的是确定是否问题已影响到患者的报告结果。同时，应有文件记录适当的追踪措施。

4. 结论和措施 参评实验室应尽力寻找导致不及格结果的原因。如果实验室能找出发生问题的原因，将有助于对不及格结果进行改进。通过采取纠正措施，培训员工使之知晓导致室间质评结果不及格的原因并杜绝类似情况的发生，将使再次出现不及格的情况降到最低，并潜在地提高了检查结果的质量。

第六节　POCT 质量控制的现状和建议

POCT 凭借其使用便捷、应用范围广泛的特点，不断受到人们的关注和重视，目前已成为体外诊断行业发展快速的细分领域之一。POCT 的质量控制也逐渐被人们所重视，本节将对 POCT 质量控制的意义、现状和建议进行阐述。

一、POCT 质量控制的意义

随着医学的诊断和治疗水平的不断提高，急诊科、监护室、手术室、环保和食品卫生监测部门、法医以及军事检验部门均需要通过体外诊断获取更加快速准确的数据。传统的检验医学在实现自动化以后，检验质量和速度虽有了明显的提升，但由于分析过程中仍存在复杂的操作步骤，难以在短时间内得到准确的检验结果。POCT 不需要专业临床检验师操作，可以省去样本处理、样本送检、设备检测、数据处理及数据传输等诸多步骤，直接快速地得到结果，为患者在最佳时间窗口就诊创造条件，提高医疗质量和患者满意度。

目前医学检验技术呈现两个发展趋势：一是在疾病诊断治疗及维护人体健康的过程中需要大量的信息，使得临床检验向全自动化、高智能化、高精度化的方向发展；二是人们健康理念的改变和对快速精准的检测的需求，使得临床检验向小型、即时、简易的方向发展。POCT 的快速发展顺应了目前高效、快节奏的工作方式，满足了人们在时间上的需求，可使患者尽早得到诊断和治疗，促使检验医学仪器的发展出现了大型自动化和小型 POCT 两极发展的趋势。但是，POCT 同任何成长中的新生事物一样，在质量控制方面存在着一些薄弱环节，有些 POCT 的质量目前尚难保证。

（一）POCT 质量控制管理特点

对于 POCT 的质量控制管理，具有以下的特点：①涉及检测项目多；②检测平台多；③各厂家定值差异大；④半自动仪器误差大；⑤试剂受运输、保存等多种因素的影响；⑥由于是干式试剂，每块测试板（条）间可能会产生一定误差；⑦单人份包装，不同于大型自动化仪器的液相均质试剂；⑧检测影响因素多。也正是因此，POCT 质量控制的意义逐渐凸显。图 5-3 为 POCT 分析前、中、后的质量控制情况。

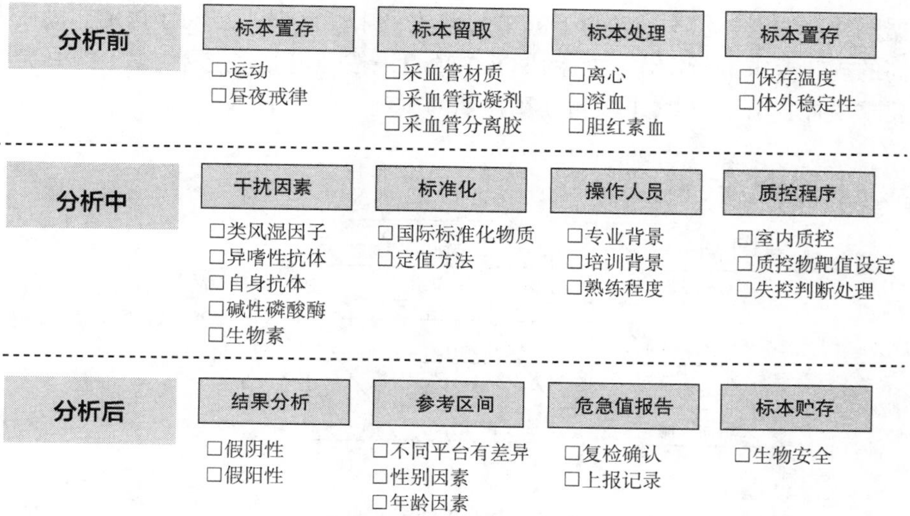

分析前	标本置存	标本留取	标本处理	标本置存
	□运动 □昼夜戒律	□采血管材质 □采血管抗凝剂 □采血管分离胶	□离心 □溶血 □胆红素血	□保存温度 □体外稳定性
分析中	干扰因素	标准化	操作人员	质控程序
	□类风湿因子 □异嗜性抗体 □自身抗体 □碱性磷酸酶 □生物素	□国际标准化物质 □定值方法	□专业背景 □培训背景 □熟练程度	□室内质控 □质控物靶值设定 □失控判断处理
分析后	结果分析	参考区间	危急值报告	标本贮存
	□假阴性 □假阳性	□不同平台有差异 □性别因素 □年龄因素	□复检确认 □上报记录	□生物安全

图 5-3 POCT 分析前、中、后的质量控制

（二）POCT 质量控制的主要意义

质量是 POCT 检验事业的根本，风险管理控制是 POCT 检验的关注点。POCT 质量控制的意义主要包括以下四点。

1. 避免发出错误的检验报告　及时发现检验仪器或试剂可能存在的故障或问题，以免故障影响检验结果。

2. 避免发放存在严重误差的检验报告　定期监测检验仪器的系统误差及随机误差，以免误差累积影响检验结果。

3. 检验人员随时掌握仪器的运行状态　有效增强检验人员及临床医师对已发报告（尤其是异常报告）的信任度。

4. 质量控制是 POCT 的生命　血糖、血气及心肌标志物等均是对临床诊断及治疗具有关键意义的检验项目，这些检验结果能够直接影响对病患的抢救，因此绝不能让仪器的误差或故障影响这些检验的结果的正确性。

二、POCT 质量控制的现状

虽然 POCT 的许多项目已应用于临床的必备检测项目，但在实际临床操作过程中常常存在质量控制体系不完善、临床管理法规规章制度不完善、操作者技术水平参差不齐、结果报告形式混乱、检测数据管理不规范、仪器品牌众多而检测结果缺乏一致性比对、仪器分布在各个科室而缺少统一监管及行政管理不明确等诸多问题。

（一）POCT 质量控制现状

根据国外的调查显示，19%的 POCT 操作人员未经培训；25%的 POCT 操作人员未按照生产商的规定要求进行操作；7%的 POCT 项目未按规定要求定标；32%的 POCT 项目未按规定要求质控；6%的 POCT 项目使用过期的试剂（图 5-4）。

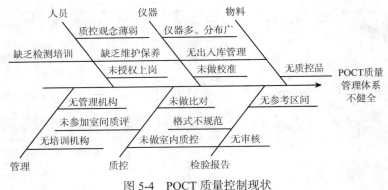

图 5-4　POCT 质量控制现状

（二）国家相关政策法规要求

针对 POCT 质量控制，国家下发了相关的政策、法规、要求，分别针对医疗机构和 IVD 行业。

1. 医疗机构　相关的政策、法规、要求：《中华人民共和国执业医师法》《医疗机构管理条例》《护士条例》《病原微生物实验室生物安全管理条例》《医疗机构临床实验室管理办法》《现场快速检测 POCT 在医疗机构（院内）管理建议》。

2. IVD 行业　相关的政策、法规、要求：《现场快速检测 POCT 专家共识》《现场即时检验 POCT 临床应用标准专家共识（草案）》《即时检测质量和能力要求》（GB/T 29790—2013）《医疗器械临床试验质量管理规范》《医学实验室质量和能力认可准则》。

（三）目前临床科室使用 POCT 质量控制所面临的困难与问题

目前临床科室主仪器的 SOP 培训、理论培训、质控管理、试剂管理、质控监控都由科室自己制订，临床科室并没有专业的检验技师，因此这些技术性工作无法保证质量；而且目前临床科室的 POCT 仪器尚不能实现数据的动态分析和大数据分析，数据过于分散，不利于提高医院整体的医疗质量水平。POCT 管理存在的问题如下：

（1）临床科室对 POCT 产品普遍缺乏必需的质量控制意识和技能，质量控制问题严峻，质量控制需要多久进行一次、由谁来做，均没有严格的把控流程。同时，质控数据临床科室抄录在记录本上且只由本科室保存，存在大量的人为误差。临床科室面临着 POCT 结果与检验科的结果数据不一致的问题。

（2）操作者的技术水平参差不齐，操作者没有经过严格统一的培训，结果出了问题很难判断是仪器原因还是操作失误引起。

（3）缺乏数据动态监测与分析，很难监控患者在某一时间段的病情变化。

（4）对 POCT 的临床管理不够完善，对患者信息、检测结果等数据管理不完善，承担较大的医疗风险。

（5）POCT 报告不规范、不统一，实验室与临床的检测项目没有明确的界定，管理较为混乱。

（6）患者的血糖、血气等检测结果无法进入患者病历，存在管理漏洞和医疗质量漏洞。

（7）中心实验室目前的检测流程导致 TAT 延长，延长了患者的等待时间甚至可能延误病情，国家卫生健康委员会对于心肌梗死的质量控制的要求是 TAT 必须控制在 30 分钟内。

（8）POCT 质量管理体系的监管力度不够。由于缺乏有效的组织管理和质量控制的监管，POCT 常以偶发事件的模式出现问题。

（9）对 POCT 系统标准品的复杂性认识不足。大部分有国际标准品，但也有特殊的项目无国际标准品，或有国际标准品但检测物的分子形式非常复杂。

（10）对 POCT 临床应用的定位存在认识误区。部分临床和检验科的管理者对 POCT 的正确定位还存在一定的误区。

三、POCT 质量控制的建议

由于 POCT 质量控制目前存在的问题，我们认为 POCT 质量控制亟待进行标准化、网络化管理。

（一）POCT 质量控制网络化管理的必然性

POCT 的问题同时也是医疗质量问题，进行 POCT 质量管理并进行数据动态分析可以提高医疗质量。POCT 的目的是改善急救流程和医疗质量，如果质量控制存在问题就会使 POCT 的实际应用大打折扣，甚至起到相反的作用，因此寻找有效的解决方案就显得尤为重要。使用专业的 POCT 质量质控网络管理软件，规范医院 POCT 仪器管理，提高医疗质量，是未来 POCT 质量管理的必然趋势。目前能满足 POCT 质量管理的软件有全院 POCT 质量网络管理系统（MAPS）等。

（二）POCT 质量网络管理系统（MAPS）定义

MAPS 是指由中心实验室管理全院的医疗设备，MAPS 联合 POCT 质量管理小组为临床使用科室和 120 救护车护士、医生提供操作技能培训、考核、质控管理、报告审核、远程监控、数据分析、数据追踪等功能。

（三）通过 MAPS 需要解决的问题

1. 院内 POCT 质量控制，防范医疗事故

（1）全面管理分散在医院各个科室的 POCT 设备，远程实时监控各个科室仪器的质控，动态分析患者危急指标，远程指导和培训 POCT 操作人员。

（2）患者数据全部通过 MAPS 进入 HIS，实现患者病历全部电子化管理。

（3）检测结果和质控数据通过无线连接平板电脑自动传输，节约人力，减少人为误差。

2. 提高医疗质量　通过追踪患者所有血糖、血气等检查项目，医生诊断、报告、审核、发布的各个过程，对患者血糖、血气等数据进行动态分析、远程监控，用于制订个体化的治疗方案以提高医疗质量。

（四）POCT 质量控制要素

POCT 质量控制主要包括以下八个要素（表 5-2）：组织管理、职能部门、设备管理、质控管理、操作者资质管理、试剂管理、数据管理和操作者能力管理。

表 5-2　POCT 质量控制的八个要素

·组织管理： POCT 纳入院内管理体系 成立 POCT 管理委员会 POCT 管理委员会配备协调员	·质控管理： 所有设备必须设置质控 设置质控可接受限和频率 失控时有强制停用措施 检验人员能监控质控数据 尽量参加室间质评	·操作者资质管理： 所有操作者均需授权 超出授权期限应有报警 使用 POCT 设备需要有授权	·设备管理： 设备编码 软件版本号记录 使用记录 数据管理系统 远程监控设备状态
·职能部门： POCT 委员会由检验科、护理部、医务科、医院感染管理科、医院行政等职能部门组成	·数据管理： 结果一致性 线性 可信检测范围 定标	·试剂管理： POCT 试剂耗材出入库记录 评估监测量 控制成本，减少浪费 管理试剂批号	·操作者能力管理： 授权记录 QC 开展 检测结果和报告 推荐采用 LMS

（五）POCT 质量控制的三级维度

第一维度：国家卫生健康委员会及各省临检中心。负责各级医院的检验设备（POCT）在不同实验室的质量控制，主要体现在实验室间一致性评价（EQA）和飞行检查。图 5-5 为区域临检中心数据分析平台。

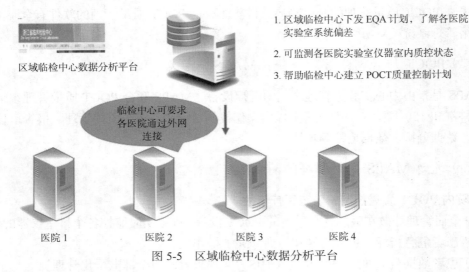

区域临检中心数据分析平台

1. 区域临检中心下发 EQA 计划，了解各医院实验室系统偏差
2. 可监测各医院实验室仪器室内质控状态
3. 帮助临检中心建立 POCT 质量控制计划

临检中心可要求各医院通过外网连接

医院 1　　医院 2　　医院 3　　医院 4

图 5-5　区域临检中心数据分析平台

第二维度：各级医院及第三方检验中心（图 5-6）。负责医院及临检中心内部检验设备（POCT）的质量控制。主要体现在临床比对、性能验证和室内质控。

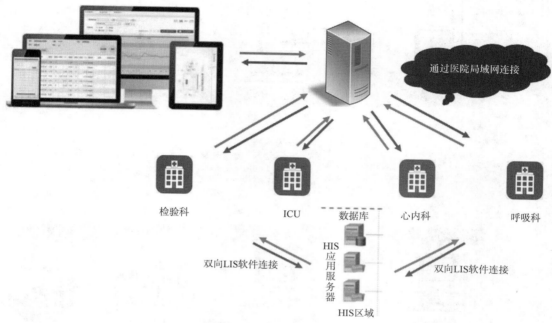

图 5-6　医院数据分析平台

第三维度：POCT 厂家。负责自身检测系统的质量控制。主要体现在"3+2"云端–质量控制系统及原料控制系统（图 5-7、图 5-8）。

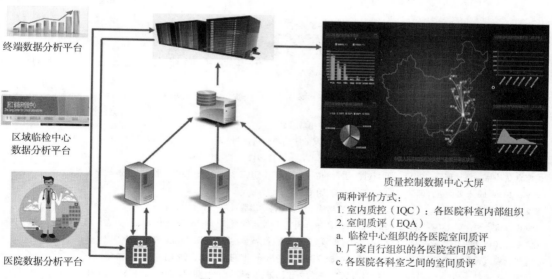

图 5-7　云端–质量控制系统

在工厂内部建立一个覆盖面广的质量控制网络

使用网络对各工厂分散的数据进行品质一元化管理

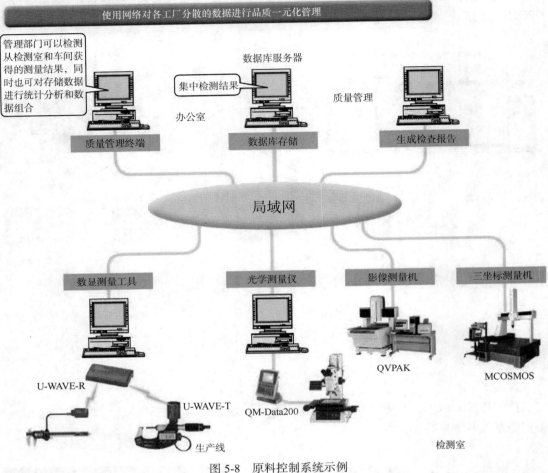

图 5-8　原料控制系统示例

（周旭一　陈晓东　王路海　康　怡）

参 考 文 献

丛玉隆, 2013. 实用检验医学. 2 版. 北京: 人民卫生出版社.

董明国, 石应元, 胡家培, 2008. POCT-即时检验仪器的应用与质量控制. 现代检验医学杂志, 23 (1): 113-115.

冯仁丰, 2007. 临床检验质量管理技术基础. 2 版. 上海: 上海科学技术文献出版社.

国家食品药品监督管理局, 2013. 即时检测–质量和能力的要求（GB/T 29790—2013）. 北京: 中国标准出版社.

李萍, 2006. 临床实验室管理学. 北京: 高等教育出版社.

李文美, 梁国威, 沈婷梅, 等, 2016. 即时即地检验. 北京: 科学出版社.

齐发梅, 贾彦娟, 司玉春, 等, 2012. POCT 在临床检验中质量控制的现状与不足. 国际检验医学杂志, 33 (10): 1244-1245.

宋来军, 2018. POCT 质量控制及质量保证的对策研究. 临床检验杂志（电子版）, (4): 771-772.

田建华, 朱凤元, 2000. 不同取血方法对快速血糖仪测量值的影响. 护理学杂志, 15 (12): 713-714.

夏蔚珉, 类承斌, 2012. 人员操作差异对便携式血气分析仪结果的分析. 医学检验与临床, 22 (5): 79-80.

Freedman DB. 2002. Clinical governance: implications for point-of-care testing. Annals of Clinical Biochemistry, 39 (5): 421-423.

National Committee for Clinical Laboratory Standards, 2004. NCCLS EP5-A2 2004: Evaluation of Precision Performance of Quantitative Measurement Methods; Approved Guideline—Second Edition. Wayne: National Committee for Clinical Laboratory

Standards.

Pecoraro V，Germagnoli L，Banfi G. 2014. Point-of-care testing：where is the evidence? A systematic survey. Clinical Chemistry and Laboratory Medicine，52（3）：313-324.

Person NB. 2013. Developing risk-based quality control plans：an overview of CLSI EP23-A. Clinics in Laboratory Medicine，33（1）：15-26.

Plebani M，Carraro P. 1997. Mistakes in a stat laboratory：types and frequency. Clinical Chemistry，43（8）：1348-1351.

Wiencek J，Nichols J. 2016. Issues in the practical implementation of POCT：overcoming challenges. Expert Review of Molecular Diagnostics，16（4）：415-422.

第二篇

临床疾病与 POCT

第六章

代谢与营养疾病的检验

新陈代谢是人体生命活动的基本形式，新陈代谢包括物质的合成代谢和分解代谢两个过程。通过新陈代谢，机体同环境之间不断进行物质交换和转化，同时物质在人体内又不断进行分解、利用与更新，为个体的生存、劳动、生长、发育、生殖和维持内环境恒定，提供物质与能量。

营养疾病和代谢疾病的关系密切，且往往共存，彼此相互影响。例如，维生素 D 缺乏症常表现为钙磷代谢失常；糖尿病常伴有蛋白质-能量营养不良。

第一节　营养物质代谢

人体所需要的营养物质按其化学特性和生理功能可归纳为六类，其中一些必须由外界供给（如绝大多数维生素，主要来自食物），另一些则可在人体内合成。必需营养物质是指体内不能生成的营养成分。每日膳食供给量是指正常情况下，以最少量即能维持机体正常身高和体重、组织结构与生理功能，并可防止因营养物质缺乏而出现相应的病理变化。另一方面，为维持体重稳定，能量的供给和消耗必须是平衡的。能量的消耗主要包括基础状态耗能和体力活动耗能两部分。

一、营养物质的消化、吸收、代谢和排泄

食物进入胃肠道，在消化液、酶、激素等作用下转变为单糖、氨基酸、短链和中链脂肪酸、甘油，与水、盐、维生素等被吸收入血，中性脂肪酸和多数长链脂肪酸则经淋巴入血，到达肝和周围组织被利用，用以合成体内物质或提供能量。机体自身的物质亦随时分解提供能量或合成新的物质。糖、蛋白质、脂肪、水和无机元素等中间代谢过程中的一系列生化反应受基因调控，从酶、激素和神经内分泌等各个水平进行调节。中间代谢所产生的物质除被机体储存或重新利用外，最后以水、二氧化碳、含氮物质或其他代谢产物的形式，经肺、肾、肠、皮肤、黏膜等排出体外。

在以上的消化、吸收、代谢、转化和排泄过程中，任何环节的功能障碍，底物不足或过剩，调节代谢的酶、激素或其他因素，代谢所需的组织结构或细胞异常等均可导致疾病。例如，碳水化合物吸收不良可由肠道炎症、消化道缺陷、葡萄糖转运体异常等引起。

二、病因、发病机制与病理生理

营养性疾病常见，即使在发达国家和地区也不例外。1973 年的一项报告指出，加拿大人的铁、维生素 D、钙、叶酸、维生素 A，甚至氟化物的摄入量都较低，而 22 年后的调查结果并未见明显改善，这些营养物质的摄入不足主要发生于儿童人群中，约 50%的儿童曾有过铁缺乏。营养不良性佝偻病在某些地区仍很常见，亚临床型维生素 A 缺乏亦不少见。营养障碍并不是营养供给缺乏引起的，而是饮食卫生知识贫乏和对这类疾病的预防意识缺乏引起的。

随着人均寿命的延长和社会、经济的发展，原发性营养缺乏性疾病已较少见。但一些继发性营养性疾病和代谢紊乱却相当常见。由于血液透析、静脉营养支持、器官移植、癌症化疗等的普遍应用，伴发的营养障碍问题日趋突出。目前人们对这类营养性和代谢性疾病的认识还远远落后于疾病的流行，必须引起高度重视。

（一）营养性疾病

机体对各种营养物质均有一定的需要量、允许量和耐受量，因此营养性疾病可因一种或多种营养物质不足、过多或比例异常引起。营养性疾病的病因和发病机制多较清楚。根据发病的条件，可分为以下两种类型。

1. 原发性营养失调　摄取营养物质不足、过多或比例不当所致，与器质性或功能性疾病无关。例如，摄取蛋白质不足引起蛋白质缺乏症，摄取能量超过机体消耗则可导致单纯性肥胖。

2. 继发性营养失调　器质性或功能性疾病所致的营养性疾病与营养物质的供给无直接联系。继发性营养失调常见原因：①进食障碍；②消化、吸收障碍；③合成障碍；④消耗增多；⑤排泄失常。

（二）代谢性疾病

代谢性疾病的发病机制一般均较清楚，但有些代谢过程的调节机制仍有待进一步阐明。一般指由于中间代谢某个环节障碍为主所致的疾病，把原发器官疾病为主所致的代谢障碍归入该器官疾病的范畴内。但这种划分是人为的，有时没有明确的界限。例如，糖尿病可根据其以糖代谢障碍为主引起的病变归入代谢性疾病，也可根据其胰岛素相对或绝对不足而归入内分泌疾病。中间代谢受很多因素调控，在导致中间代谢某个环节障碍的诸因素中，大约可分为遗传性代谢缺陷和环境因素两类。

1. 遗传性代谢缺陷　大多数是由于细胞内酶系缺陷或膜转运异常所致，具有遗传倾向，但亦可能为后天酶的基因突变所致。酶系缺陷可使代谢途径的流向改变和（或）合成途径的反馈调节紊乱，导致代谢产物缺失或过多，中间产物堆积，或转变为毒性代谢物，产生相应的病理改变和临床表现。

2. 环境因素　不适当的食物、药物、理化因素、创伤、感染、器官疾病、精神疾病等是造成代谢障碍的常见原因。这类代谢障碍疾病的病因较易寻找，发病机制多已阐明。

三、分类

（一）营养性疾病

一般按某一营养物质的不足或过多进行分类，又可根据发病的原因分为原发性和继发性两类。

1. 蛋白质营养障碍

（1）蛋白质和氨基酸不足。

（2）氨基酸过多。

2. 碳水化合物代谢异常

（1）碳水化合物摄取过多。

（2）碳水化合物摄取不足。

3. 脂类营养障碍

（1）脂类摄取过多易引起肥胖症或促发血脂异常症。

（2）脂类摄取过少常引起脂溶性维生素缺乏，但必需脂肪酸缺乏症罕见。

4. 维生素营养障碍　包括各种维生素缺乏症和维生素过多症。

5. 水、电解质营养障碍

6. 无机元素营养障碍

7. 复合性营养障碍

（二）代谢性疾病

一般按中间代谢的主要途径和遗传性代谢缺陷与环境因素的主次来分类。

1. 蛋白质代谢障碍

（1）继发于器质性疾病。

（2）遗传性代谢缺陷引起蛋白质合成、降解或转运异常。

2. 糖代谢障碍

（1）各种原因所致的低血糖、糖尿病及糖耐量异常等。

（2）先天性酶系缺陷所致的糖代谢异常：如果糖不耐受症、半乳糖血症、糖原贮积病等。

3. 脂类代谢异常　主要为高脂蛋白血症，以血浆胆固醇和（或）三酰甘油浓度升高为标志，可为原发性先天性代谢紊乱所致，亦可继发于其他疾病。

4. 水、电解质异常　多为获得性，亦可见于先天性缺陷如先天性肾上腺皮质增生症。

5. 无机元素代谢异常

6. 维生素代谢异常

7. 其他代谢异常

四、诊断原则

诊断上要求尽可能找出病因、诱因、发病的主要环节、疾病的发展阶段和具体病情。

营养性疾病和代谢性疾病常有其特殊的症状和体征，是协助诊断的首要线索。因此必须进行详细的病史询问和体格检查。

实验室检查是确诊营养性疾病和代谢性疾病的依据，对临床前期患者更有价值，除一般常规检查外，可根据拟诊线索进行有关检查。在临床实践中对不明原因的症状和体征还应进行观察和随访。

（一）病史

除了解症状的发生、发展和相互间的关系外，还必须从现病史和个人史详细了解发病因素、病理特点、每日进食情况（包括所进食物、质量、形式、饮食习惯和嗜好等）。家族史应有详细的家系调查，包括男、女双方前后 3~4 代和旁系亲属情况。

（二）体格检查

重点注意发育营养状态、体型和骨骼、神经精神状态、智力、毛发、皮肤、四肢、眼结膜、视网膜、视力和听力，以及舌、齿、肝、脾等。

（三）实验室检查

1. 血、尿、粪及其他生化检查　包括其成分构成如血浆蛋白成分、糖、脂蛋白、无机元素、维生素、激素、酶、免疫球蛋白、补体、血容量和血气分析，以及物质代谢的正常或异常产物等，可提供线索进行深一步检查，并用于患者的筛选和疗效观察。

2. 溶血及凝血检查　如血红蛋白电泳、凝血因子检查等，主要用于遗传性血液病的鉴别诊断。

3. 代谢试验　如糖耐量试验，氮平衡试验，水、钠、钾、钙、磷平衡试验等。

4. 影像学检查　骨密度测定、CT、MRI 检查有助于了解骨骼和脏器的器质性或功能性改变。CT 和 MRI 检查对先天性代谢病有鉴别诊断意义。

5. 组织病理和细胞学检查　用组织化学、免疫组织化学等方法通过光学显微镜和电子显微镜观察来判断组织、器官病变。近年已有用末梢血液红细胞和白细胞分离技术、细胞培养等方法进行染色体、酶系检查来诊断先天性代谢性疾病，甚至可用 DNA 芯片来诊断遗传性代谢性疾病。

6. 血氨基酸分析　用分析氨基酸的方法检测血中某种氨基酸水平，以诊断由某种氨基酸异常所引起的先天性代谢异常。

7. 病因诊断　许多代谢性疾病的分子学病因已经查明，可用分子生物学方法进行候选基因的突变分析或用 DNA 芯片查找分子学病因，并可用这些技术于产前或产后早期发现病例，进行早防早治。

在诊断营养性疾病时，如同一群体在同一时期内发现相同的病例，则提示可能有相当数量临床前期的患者。代谢性疾病常与种族、遗传、体质等因素有关，诊断一个病例可进而发现另一些病例，如糖尿病、痛风等患者的家族中，往往可发现同病患者。一些遗传性代谢性疾病在症状出现前已有生化改变，因此对这些疾病应进行临床前期诊断，包括有计划的调查及杂合子携带者的检出等。

第二节 电 解 质

人体内存在的液体称为体液，体液中含无机物和有机物。无机物（如钾、钠、钙、镁、氯、碳酸氢盐）等可以被解离的物质称为电解质；有机物（如葡萄糖、尿素）等不能被解离的物质为非电解质。体液以细胞膜为界，可分为细胞内液和细胞外液；细胞外液又分为血浆和细胞间液，体液之间的水和电解质都处于动态平衡状态中。电解质的主要功能是维持细胞内环境稳定和细胞内外之间的水、电解质、酸碱和渗透压平衡，以保证各种生理、生化过程的正常进行，但这种平衡状态也很易受体内、外因素影响而被破坏，出现水、电解质平衡紊乱和酸碱平衡紊乱。

（一）概述

体内电解质总浓度和血清/血浆电解质浓度是两个不同的概念，前者包括该电解质在血循环（血浆和红细胞）、其他体液、细胞内液、细胞外液等各部分中的总量，而其在各个部分中的浓度常不相同。血清/血浆电解质中主要的阳离子为钠离子，主要的阴离子为氯离子，并含有中等量的碳酸氢盐及少量的钾离子、钙离子、镁离子、磷酸盐、硫酸盐和有机酸盐等；细胞内液的主要阳离子是钾、镁离子，钠离子含量很少；主要阴离子来自蛋白质、磷酸盐、硫酸盐等，氯化物和碳酸氢盐含量很低。细胞内液和细胞外液中的阴、阳离子总和必须相等，以维持水、电解质平衡。

（二）临床应用

体液中以溶解状态存在的带正、负电荷的离子为电解质，具有维持体液渗透压的作用。体液与电解质平衡是治疗危重患者的核心问题。血液中重要的电解质有钾、钠、氯、钙、镁离子，含磷的离子以及碳酸氢根离子，它们是最常检测的生化指标。

1. 钾 人血清中钾平均为 5mmol/L，一般情况下变化不大。当呕吐、腹泻、用利尿剂后、饥饿和创伤时，钾排出过多又得不到补充，以及酸中毒组织破坏后，由尿排出了大量的钾，输入大量液体但没有补钾等情况，可造成低血钾。肾上腺皮质激素具有增高血钠和降低血钾的作用。例如，肾上腺皮质功能亢进或大量使用肾上腺皮质激素治疗，以及肾上腺皮质激素分泌增加时，血钾多降低。在注射葡萄糖及胰岛素后，细胞外液中的钾进入细胞内，血钾可暂时性降低。

与上述情况相反，如尿闭、尿少、肾衰竭、肾上腺皮质功能不全、输入的钾过多、严重溶血，以及组织大量被破坏，细胞释放出钾而又不能及时排出体外时，血钾多升高。

2. 钠 血钠比较恒定，其增高、降低不及血钾明显。血钠增高甚少见，偶见于肾上腺皮质功能亢进、垂体前叶肿瘤、补入钠盐溶液过多，以及原发性醛固酮增多症。

血钠减少见于肾上腺皮质功能减退、腹泻、严重呕吐、胃肠瘘管和引流、慢性肾小球肾炎、尿毒症、糖尿病酮症酸中毒，以及肾炎患者用大量利尿剂后。

尿钠增高见于艾迪森病，尿钠减低见于长期禁食钠盐。

3. 氯　机体内氯化物，主要以氯化钠的形式存在于血浆中，以氯化钾的形式存在于血细胞内。正常人主要靠食物摄入，随尿、大便、汗液排出。当氯摄入过多时，如摄入食盐过多，大量输入生理盐水及碱中毒等，均可使血氯增加。排泄受阻，如泌尿系统疾病、肾小球性肾炎的无尿期及摄入蛋白质减少时，也可使血氯增加。此外，血氯增加也可见于心力衰竭、水肿、大叶性肺炎退热后、库欣综合征等。

血氯减少的原因：

（1）严重腹泻与呕吐造成失氯过多。

（2）肠瘘等引起胃液、胰液、胆汁大量丢失。

（3）长期缺盐饮食，如肝硬化、腹水抽出过多、大量盐类丧失等，心力衰竭患者饮食限盐并大量利尿后。

（4）肾脏排泄过多，如慢性肾炎、尿毒症、糖尿病酮症酸中毒、艾迪森病、尿中毒肾病等。

（5）肺气肿、二氧化碳张力增加、氯离子进入血细胞内等。

（6）大量出汗、急性发热、甲状腺功能亢进等。

4. 钙　主要是在小肠上段被吸收，并通过尿液和粪便排泄。钙质主要贮存于骨骼。血液内的钙，主要是以扩散性钙（Ca^{2+}）和非扩散性钙（和蛋白质结合的钙）两种形式存在。扩散性钙约占血液内钙总量的 55%，非扩散性钙约占 45%。

血钙增高的常见疾病有甲状腺功能亢进（肿瘤增殖或肿瘤）、过量的维生素 D 治疗后、多发性骨髓瘤、急性骨萎缩、骨折固定中、真性红细胞增多症、艾迪森病、库欣综合征、肢端肥大症、肾炎并发尿毒症、肺气肿、肺炎等。

血钙降低的常见疾病有甲状腺功能减退或手术摘取后、维生素 D 缺乏或吸收不良、骨软化症、佝偻病、肾小球肾炎并发高血压及尿毒症、肾病综合征、阻塞性黄疸、黑热病、消化性营养不良、婴儿先天不足、妊娠后期、哺乳期、早期饥饿等。

尿钙增高见于甲状腺功能亢进；尿钙减低见于手足抽搐症、维生素 D 缺乏骨软化症、甲状旁腺功能不足等。

5. 二氧化碳　血清二氧化碳总量为血清中以所有形式存在的 CO_2 总量，其中 95%以 HCO_3 形式、少量为物理溶解的 CO_2 形式存在。

（1）增高：常见于呼吸性酸中毒（如肺气肿、肺纤维化、呼吸麻痹、支气管扩张、气胸、呼吸道阻塞等），代谢性碱中毒（如呕吐、肾上腺功能亢进、缺钾或过多使用碱性药物等）。

（2）降低：常见于代谢性酸中毒、呼吸性碱中毒。

（三）检测方法

电解质的检测方法多分为物理方法和化学方法：火焰光度法、比色法、滴定法、电量分析法、原子吸收分光光度法、酶法、离子选择电极分析法。离子选择电极分析法选择性强，结果准确可靠，是临床上普遍采用的方法。

（四）POCT 方法展望

生化分析仪是用于检测、分析生命化学物质的仪器，为疾病的诊断、治疗和预后及健康状态提供信息依据，是医院检验科室必备的分析仪器之一。传统的全自动生化分析仪体积庞大、价格昂贵、需要水和废液处理设施以及专业人员维护等。

全自动干式生化分析仪配套检测试剂盒使用，检测项目有总蛋白（TP）、白蛋白（ALB）、总胆红素（TBIL）、直接胆红素（DBIL）、丙氨酸氨基转移酶（ALT）、天冬氨酸氨基转移酶（AST）、γ-谷氨酰基转移酶（GGT）、碱性磷酸酶（ALP）、肌酐（CREA）、尿素氮（BUN）、尿酸（UA）、钙（Ca）、无机磷（PHOS）、钾（K）、钠（Na）、氯（Cl）、镁（Mg）、肌酸激酶（CK）、乳酸脱氢酶（LDH）、三酰甘油（TG）、胆固醇（TC）、高密度脂蛋白胆固醇（HDL-C）、葡萄糖（GLU）、淀粉酶（AMY），可对肝素锂抗凝的全血样本、肝素锂抗凝血浆或血清进行体外临床化学分析，提供量化分析结果。

全自动干式生化分析仪为医疗中心血液检验部门、临床科室及诊所提供了一个不占空间、方便携带、快速分析的临床生化体外检测工具。全自动生化分析仪为便携式设计，采用精密光学测量技术，并搭配特定试剂盘使用。试剂盘内存有检测样本所需的一组干式检测试剂，用以进行血液中多项生化物质的定量检测。

全自动生化分析仪还包括下列特性：

（1）可使用含肝素锂抗凝剂的全血样本，检测样本亦无须事先稀释。

（2）全自动系统，仅需进行加样，操作简易。

（3）分析快速，约15分钟就能获得检测结果。

（4）最多可同时检测多达15种血液的生化指标。

（5）具自我测试功能，对于异常样本可自动调校，确保检测结果的准确性。

（6）含内部质控功能，确保检测结果准确可靠。

试剂盘为一种内含干式检测试剂的圆形塑料微流控管道反应盘，搭配仪器的自动化操控流程，包括从血液成分分离、样本自动稀释到试剂反应过程都在试剂盘内实现。最后再由仪器读取光学信号，即完成检测。使用全自动干式生化分析仪无须烦琐的操作训练。

全自动微流控干式生化检测系统针对乡镇、社区、野外、家庭和医院对POCT生化分析仪的应用需求，将微流控技术与生化分析技术相结合，采用主动式微流控芯片实现微量全血自动分离、血清定量、输运与试剂混合等功能集成，从根本上解决了全自动生化分析仪的体积小、易操作与高性能、多指标、自动化等方面的矛盾。

第三节　糖　代　谢

糖是人体生命活动所需能量的主要来源，也是人体物质的重要成分之一。人体有多种激素、酶和神经因素参与糖代谢过程及维持糖代谢平衡。胰岛素是降低血糖的激素；胰高血糖素、肾上腺素、糖皮质激素、生长激素、促肾上腺皮质激素、甲状腺素等均可导致血糖升高。

肝脏是调节糖代谢的重要器官，肝脏疾病可影响体内糖的正常代谢，引起血糖水平的变化。

糖代谢的紊乱可以引起多种疾病，尤以糖尿病为多见。此外，也有许多因素可引起低血糖。血糖和各种有关糖代谢物质有着重要的临床意义，是常用的临床检测指标。

一、血糖

（一）概述

血液中含有多种糖类，但以葡萄糖为主，故一般所称的血糖实际上是指血液中的葡萄糖。健康人血糖浓度能够稳定在一定的水平，主要依赖于机体能保持其来源和去路之间的平衡。

血糖可以自由通过血管和淋巴管，所以血浆、组织间液中葡萄糖的分布是相同的，浓度相近，组织间液中糖浓度随血液葡萄糖浓度的变化而改变。由于血脑屏障的作用，脑脊液中葡萄糖浓度约为血糖浓度的 60%，也随血糖浓度的变化而变化。

（二）临床应用

血液葡萄糖测定是检查有无糖代谢紊乱最基本、最重要的首选的指标。

1. 血糖升高　空腹血糖（FPG）＞6.1mmol/L 为空腹血糖异常，≥7.0mmol/L 为高血糖。FPG 在 7.0～8.0mmol/L 为轻度升高；在 8.0～10.0mmol/L 为中度升高；＞10.0mmol/L 为重度升高。具体可参考《中国 2 型糖尿病防治指南（2017 年版）》。

血糖升高的原因如下。

（1）生理性高血糖：高糖饮食后 1～2 小时血糖可以轻度升高；剧烈运动、情绪激动引起交感神经兴奋和应激状态，包括全身麻醉引起的全身应激反应，均可引起短期血糖升高。

（2）糖尿病是病理性高血糖最常见的原因。糖尿病缺乏疾病的特异标志，血糖升高是目前诊断糖尿病的主要依据，同时血糖测定又是判断糖尿病病情和控制情况的主要指标。

（3）病理性高血糖还可见于：①颅内压升高、颅脑损伤、脑出血、脑卒中、中枢神经系统感染、心肌梗死、缺氧窒息等。②其他内分泌疾病：甲状腺功能亢进、巨人症、肢端肥大症、肾上腺皮质功能亢进、嗜铬细胞瘤、胰高血糖素瘤等。③肝源性血糖升高：严重肝病患者可因葡萄糖转化为肝糖原贮存于肝内，而出现餐后高血糖。④某些胰腺病如胰腺炎、胰外伤、胰大部分切除等。⑤医源性高血糖，如服用大量泼尼松、噻嗪类利尿剂、口服避孕药等。

2. 血糖降低　成人空腹血糖浓度低于 2.8mmol/L 称为低血糖。血糖降低的临床症状不一，并不一定和血糖降低的程度密切相关，所以当怀疑低血糖时必须测定血糖。引起低血糖的原因很多：①胰岛素或类似物质过多；②升糖激素不足；③迷走神经过度兴奋；④糖摄入和（或）吸收严重不足；⑤肝糖原储备、分解不足；⑥葡萄糖异生减少；⑦组织消耗能量过多等。

（三）检测方法

最早采用铜还原法，目前已发展到第三代方法，即采用特异的葡萄糖氧化酶（GOD）法、己糖激酶法和氧化还原法等。以葡萄糖氧化酶法应用最为普遍，其原理是 GOD 使葡萄糖氧化成葡萄糖酸和过氧化氢（H_2O_2），再在过氧化物酶的作用下使还原型色素氧化后显色，通过比色分析，测定血糖浓度。己糖激酶法虽然更为准确、特异，但因试剂昂贵，很少用于常规检测中。

（四）POCT 方法展望

目前 POCT 血糖检测虽已经进入市场，但是目前部分产品技术性能良莠不齐，检测结果重复性差，且对于血糖的动态观察受诸多因素影响，因此需要客观地评估血糖还需要到医疗机构进行抽血检测。

随着血糖检验质量控制体系的建立和逐步完善，并对血糖仪进行定期校准，检测结果质量已有了大幅度的提升。

目前更高精确度的 POCT 血糖仪使用膜电极法，使得 CV 得到了良好的控制，更符合临床检测的需求。

二、尿糖

（一）概述

正常人每日从尿中排出的葡萄糖为 0.18～0.5mmol，尿糖定性为阴性。当尿中每日排出的葡萄糖量超过 0.83mmol 时尿糖定性呈阳性，称为糖尿。决定有无糖尿及尿糖量的因素：①血糖浓度；②肾小球滤过率；③肾小管重吸收葡萄糖率。因此出现糖尿不能单用肾糖阈来解释，正常人肾糖阈值为 8.9～10mmol/L，但也有个体差异。不少糖尿病患者晚期时因肾动脉硬化、肾小球硬化等病变导致肾血流量减少，肾小球滤过率减低而肾小管重吸收糖的功能相对尚好时则血糖虽高而无糖尿，临床上称为肾糖阈增高；反之如肾小管再吸收糖的功能降至 0.67mmol/min 以下（参考值为 1.39～1.67mmol/min），则血糖浓度虽为 5.1mmol/L 仍可有糖尿，临床上称为肾糖阈降低，见于肾性糖尿，为糖尿病鉴别诊断之一。正常老年人因肾小球滤过率低，肾动脉硬化，肾糖阈增高，故有些糖尿病老年患者当血糖超过 12mmol/L 时，尿糖却一直呈阴性。

（二）临床应用

尿糖测定主要是测尿中的葡萄糖，可作为糖尿病诊断的参考依据，也是患者自我监测病情的最简单、最常用的手段。

（三）检测方法

目前市售尿糖试纸应用原理是葡萄糖氧化酶法，试纸的正确使用方法：首先将尿糖试纸浸入尿液中，湿透约 1 秒后取出，在 1 分钟内观察试纸的颜色，并与标准色板对照，即能得出测定结果。化验结果表明，根据尿中含糖量，试纸呈现出深浅不同的颜色；由于试纸的颜色变化各异，故得出的化验结果亦不相同，有阴性和阳性之分。

（四）POCT 方法展望

由于尿糖试纸具有快速、简单、方便、准确、价廉的优点，现在已被广大糖尿病患者所采用，通过尿糖试纸检测，糖尿病患者可自我掌握尿糖变化情况以利于控制病情发展，是糖尿病患者自我监测病情的较好手段，应广泛推广应用。但是由于尿糖试纸只能实现结果的半定量检测，还不能完全适用于尿糖控制情况的动态监测。因此，提升了检测质量的、更高精度的 POCT 系统（如传感器），将会受到医疗机构和患者的欢迎。

三、糖化血红蛋白

（一）概述

糖基化是指通过非酶促反应将葡萄糖加到蛋白质的氨基酸基团上。血中的葡萄糖可以和许多蛋白质，如血红蛋白、白蛋白、晶体状蛋白、基底膜蛋白、胶原蛋白等在 N 端肽处反应形成糖化的肽，成为糖基化蛋白。由于各种蛋白质的半衰期不同，所以可通过对不同糖化蛋白的测定，来了解糖尿病治疗过程中血糖水平的状态；了解过去较长时间内血糖的浓度，而不受短期或瞬间血糖波动的影响。因此，糖基化蛋白测定主要用于血糖控制效果的评估，而不是用于糖尿病的诊断，与血糖测定配合也可评价患者的糖代谢状况。

蛋白质的糖基化会引起蛋白质的变性，可激活巨噬细胞和内皮细胞，使低密度脂蛋白的清除受损和血小板黏附性增强，促使糖尿病各种并发症的发生。糖基化蛋白的浓度与糖尿病合并的血管病变发生呈正相关。为延缓糖尿病的进展，提高治疗质量，监测患者的糖基化蛋白水平也是十分重要和有益的。

成人红细胞中血红蛋白的 98% 是血红蛋白 A，而其中约 7% 为血红蛋白 A1，血红蛋白 A1 的糖化作用非常强，一旦结合成为糖化血红蛋白后就不可逆转。血红蛋白 A1（HbA1）实际上是由 HbA1a、HbA1b、HbA1c 三种成分构成，而 HbA1c 和葡萄糖的结合力最强，由于其含有绝大部分的糖化血红蛋白，因此 HbA1c 的测定最为准确和稳定。

（二）临床应用

HbA1c 形成的速率直接与血浆葡萄糖浓度成正比，HbA1c 的浓度和该时期内的血糖的平均浓度有关，不受每天葡萄糖波动的影响，也不受运动和食物等因素的影响，但是糖化血红蛋白水平还和红细胞寿命及红细胞数量有关。因为红细胞的寿命大约为 120 天，所以糖化血红蛋白是反映测定时前 2～3 个月的平均血糖浓度，是监测糖尿病长期控制状况的一种可靠的参数。测定糖化血红蛋白浓度主要用于：①糖尿病治疗效果的监测，如果控制不佳时其浓度可高于参考范围的 2 倍以上，治疗中一般以 6% 为控制限；②新、旧疗法效果的对比；③为轻型糖尿病患者提供敏感的了解糖代谢失衡的指标；④评估每天都有血糖明显波动的糖尿病患者。糖尿病控制较好时可 2～3 个月测定一次，控制欠佳者应缩短监测间隔。

（三）检测方法

测定糖化血红蛋白的方法主要有两类：①基于糖化血红蛋白和非糖化血红蛋白之间电荷的不同，有阳离子交换层析法、电泳法、等电聚焦电泳法等；②基于血红蛋白上的糖化结构的特性，有硼酸亲和层析法和单克隆抗体免疫法。在这些试验中没有公认的参考方法，也难得到统一的标准，因为各实验室所用方法不同，HbA1c 的参考范围可能不同。

（四）POCT 方法展望

目前糖化血红蛋白检测的金标准仍是高效液相色谱法，但是由于其仪器昂贵、试剂保存难、层析柱和滤膜更换频率高等特点，其在基层医疗机构的应用受到限制。

现在市面上已经有不少的 POCT 糖化血红蛋白分析仪在检测性能上有了较大幅度的提升，如已有仪器检测结果变异系数控制在 3% 以内，是目前为数不多的能够满足糖化血红蛋白质量管理要求的 POCT 系统。但是目前市面上仍只有少数检测系统能够满足室间质评变异系数小于 5% 的要求，因此在设备选择上仍需要进行前期评估。

四、乳酸

（一）概述

当组织在有足够的氧供应时，葡萄糖最终代谢成 CO_2 和 H_2O 以提供能量；当组织缺氧时，葡萄糖经无氧酵解，不能生成 CO_2 和 H_2O，而代之以生成乳酸，所以乳酸是糖酵解途径的终末产物。乳酸释放到血液循环中，经过肝脏代谢，如果乳酸生成过多或肝脏也处于缺氧状况，则不能清除乳酸，使乳酸在血中堆积而引起高乳酸血症或乳酸中毒。因此，血液乳酸水平可以作为一个比较灵敏的反映组织缺氧的指标。

（二）临床应用

血乳酸测定主要用于判断组织是否存在缺氧状况及缺氧的程度，并监测治疗效果。

1. 高乳酸血症　可见于糖尿病酮症酸中毒、呼吸衰竭、肾衰竭、循环衰竭等缺氧和低灌注情况。高乳酸血症的严重程度常提示疾病的严重程度。当血乳酸＞10.5mmol/L 时，患者的存活率仅为 30% 左右。对血气检测结果无法解释的代谢性酸中毒，应该测定乳酸以了解酸中毒的性质。

2. 其他乳酸增高有关疾病　见于糖原贮积病、肝脏疾病，或由某些药物引起的乳酸增高。吸入大量丙二醇可导致乳酸酸中毒。亚硝基铁氰化钠（硝普钠）的代谢物是氰化物，过多的硝普钠能阻碍氧化代谢，导致乳酸的产生，所以测定血乳酸浓度已被用于硝普钠中毒的评估。

3. 脑脊液乳酸浓度升高　见于脑血管意外、颅内出血、细菌性脑膜炎、真菌感染和癫痫等中枢神经系统疾病。

（三）检测方法

检测方法有化学法、酶法、气相色谱法，目前多采用乳酸脱氢酶法。

（四）POCT 方法展望

目前已有厂家推出乳酸便携式测试仪，采用专用的乳酸检测试剂进行分析，可在 15 分钟内获得检测结果。也有厂家采用微流控组合式盘片，可以同时进行乳酸在内的十多种项目的准确检测。

随着传感器等技术的逐步完善，乳酸的 POCT 技术和临床应用将得到大幅度的提升。

五、酮体

（一）概述

血酮体经肾脏滤过后进入尿中，即称尿酮体。正常情况下尿中酮体含量极微，24 小时尿酮体总量（以丙酮计）为 20～50ng，尿酮体定性为阴性。当发生酮症酸中毒时尿酮体定性呈阳性，称为酮尿。尿酮体阳性与尿糖阳性不成正相关。

（二）临床应用

酮尿可见于重症或饮食失调伴酮症酸中毒时，也可因感染、高热、创伤等诱发酮症酸中毒的发生，因此检查尿酮体是必不可少的。

（三）检测方法

在临床检测中过去常用酮体粉检查尿酮体，根据颜色变化做出判断，目前临床普遍采用尿十项检测仪进行检测，方法快捷、灵敏、可靠。

（四）POCT 方法展望

糖尿病患者可用酮体试纸自我测定以了解病情变化，具体做法为将尿酮体试纸浸入尿液中，约 1 秒后取出，2 分钟后观察试纸颜色变化，并与标准色板对照，即可得出测定结果并做出判断：

呈淡黄色：表示尿中无酮体。

呈浑黄色：表示尿酮体为一个加号（＋），尿中含酮体量 0～15mg/100ml。

呈淡紫色：表示尿酮体为两个加号（＋＋），尿中含酮体量 16～40mg/100ml。

呈紫色：表示尿酮体为三个加号（＋＋＋），尿中含酮体量 41～80mg/100ml。

呈深紫色：表示尿酮体为四个加号（＋＋＋＋），尿中含酮体量 81～100mg/100ml 或以上。

酮尿症与酮血症之间是"水涨船高"的关系，当酮体堆积过多时尿酮体排量增加，血酮体仍趋正常，当酮体增多超过肾脏最大排量时才出现酮血症，所以在酮血症消失时，尿酮体仍见阳性，一般尿酮体含量为血酮体的 5～10 倍。

六、半乳糖

（一）概述

乳糖是人乳中的唯一双糖及乳制品中的主要碳水化合物，是婴儿主要的能量来源。乳糖进入体内后经小肠乳糖酶作用分解成葡萄糖和半乳糖,半乳糖是婴儿脑发育的必需物质,与婴儿大脑的迅速成长有密切关系。婴儿断乳后,乳糖酶活性随年龄的增长而逐渐下降,最终成为乳糖酶缺乏和乳糖不耐受。

食物中的乳糖进入小肠后,由于乳糖酶的缺乏,乳糖不能被分解成单糖(葡萄糖和半乳糖),被直接吸收入血,称为乳糖消化不良或乳糖吸收不良。当乳糖进入结肠后,被细菌发酵生成短链有机酸(如乙酸、丙酸、丁酸等)和气体(如甲烷、H_2、CO 等),大部分产物可被结肠重吸收。乳糖发酵过程可引起肠鸣、腹痛、直肠气体和渗透性腹泻,存在这些临床症状时称为乳糖不耐受。

据统计,我国约 80% 的人对乳糖吸收不良,约 30% 的人患乳糖不耐受,3~18 岁的少年儿童中 50% 左右的人患乳糖不耐受,属于"乳糖不耐受"高发国家。这些人群在饮用乳糖含量高的牛奶后不仅发生腹胀、多气、腹泻、腹痛等消化道症状,还会阻碍体内钙、磷、维生素 D 等骨营养物质的吸收利用,造成营养流失,增加佝偻病的发生率,严重者影响脑发育,对饮乳制品人群,特别是青少年儿童健康影响最大。

（二）临床应用

尿半乳糖常规检测,不仅能早期发现腹泻患儿中乳糖不耐受者,针对病因采用不同治疗方案,避免滥用抗生素,有利于患儿早日康复,减轻患者负担。而且可以科学指导婴幼儿饮用奶制品,对于健康小儿中乳糖不耐受或者乳糖消化不良者,可以采取少量多次摄入乳制品、发酵乳、低乳糖乳制品或服用乳糖酶等方法,且在空腹时忌饮用奶制品,既能充分利用牛奶的营养价值,又可避免因选择乳制品不当造成腹胀、腹泻等腹部不适和营养流失等问题,有助于促进青少年健康成长。

（三）检测方法

检测方法有葡萄糖氧化酶法、比色法、高效液相色谱法等。

（四）POCT 方法展望

目前已经有厂家研发出半乳糖尿液检测试剂盒,在反应板上分别加入尿液和标准液,室温反应 20 分钟,观察加入尿液的反应孔颜色与加入标准液的反应孔颜色的深浅,如果尿液颜色较标准液深,则对乳糖不耐受。

七、胰岛素

（一）概述

胰岛素(INS)是由胰岛 B 细胞受内源性或外源性物质如葡萄糖、乳糖、核糖、精氨酸、胰高血糖素等的刺激而分泌的一种蛋白质激素。胰岛素是机体内唯一降低血糖的激素,同时能促进糖原、脂肪、蛋白质合成。

（二）临床应用

1. 在糖尿病诊疗中的应用

（1）1 型糖尿病诊断：患者胰岛 B 细胞遭到严重破坏，分泌胰岛素的功能明显低下。无论是空腹或餐后，血清胰岛素常低于 5mIU/L 或测不出来。长期应用胰岛素的患者，因产生胰岛素抗体使胰岛素的测定值偏低，此时可通过测定 C-肽浓度来了解 B 细胞的功能情况。

（2）2 型糖尿病诊断：发病原因为胰岛素分泌异常和（或）胰岛素作用受损，或胰岛素受体缺陷、分泌异常胰岛素等，多见于肥胖患者。

（3）继发性糖尿病诊断：某些内分泌疾病、药物、胰腺疾病和遗传性疾病等，由于抑制胰岛素的分泌，干扰对胰岛素的外周作用，或胰岛素受体的缺陷，引发糖尿病。

（4）妊娠糖尿病（GDM）诊断：孕后 3 个月胎盘内胎盘泌乳素、绒毛膜促性腺激素等多种激素分泌增加，有拮抗胰岛素的作用，同时胎盘的胰岛素酶还可以加速胰岛素的降解，如果 B 细胞对葡萄糖反应缺陷，胰岛素分泌不足，难以克服胰岛素抵抗因素，则 GDM 即可发生。

2. 在低血糖综合征诊断中的应用　低血糖综合征可因外源性或内源性分泌胰岛素过多而引起。胰岛素瘤患者呈自主性、阵发性分泌胰岛素，不受血糖水平调节。

3. 在其他疾病诊疗中的应用

（1）胰岛素自身免疫综合征：胰岛素、C-肽均升高。

（2）胰岛素结构异常、胰岛素受体异常：血糖和胰岛素水平均升高。

（3）胰腺炎：由于胰腺功能受损，胰岛素水平低于正常，若 24 小时内血糖超过 11.0mmol/L，可引起永久性糖尿病。

（4）胰岛素抗体阳性者：此类患者胰岛素水平很低或测不出来。

（5）约 1/3 的痛风患者、饥饿或营养不良患者、胰岛 A 细胞瘤患者，胰岛素分泌减少。

（6）部分严重肝硬化患者可由于肝脏对胰岛素灭活降低，对抗胰岛素的激素（胰高血糖素、生长激素）浓度增加，肝细胞膜受体减少，胰岛素活力下降和代偿分泌增加等综合因素而导致高胰岛素血症。肥胖症、高血压、冠心病、高血脂等表现为胰岛素依赖组织对葡萄糖的利用障碍，而致血清胰岛素升高。

（三）检测方法

检测方法有化学发光法、ELISA、乳胶免疫比浊法、磁性酶联法、胶体金法、免疫荧光法。

（四）POCT 方法展望

与化学发光法相比，胶体金法、免疫荧光法在结果准确度方面还存在差距，尤其是对低浓度样本的测定，这关系到鉴别部分 1 型糖尿病人群。胰岛素释放试验是鉴别糖尿病类型比较常用的方法。一次释放试验需要检测 5～6 个样本，根据这些样本的浓度绘制释放曲线，如果浓度变化比较明显，则更容易鉴别不同类型的糖尿病。胶体金法、免疫荧光法在检测中还需继续优化，不仅要能够快速检测胰岛素水平，还要保证曲线变化明显，易于判断。

第四节　血脂代谢

　　血液中的脂类成分简称血脂，由脂质和蛋白质两类物质组成。脂质包括胆固醇、甘油三酯（TG）、磷脂、脂肪酸等。脂质有非常重要的生理功能，它是能量的来源和细胞结构的重要成分。胆固醇和磷脂为构成细胞膜所必需；胆固醇又是维生素 D、胆汁酸和类固醇的前体。脂质由肠道消化、吸收，但这些不溶于水的脂质必须和蛋白质结合成为可溶性的脂蛋白后才能溶于血液，随血液循环运送到身体各处进行代谢。与脂质结合形成脂蛋白的蛋白质称为载脂蛋白。现在有关血脂的检查应该是包括了脂质、载脂蛋白、脂蛋白，当需要时还可以进行有关受体和酶等其他检查。

　　血脂既是重要的生理物质，又与许多疾病的发生、发展，尤其是和动脉粥样硬化引起的心、脑血管疾病的发生、发展有密切关系，已成为这些疾病的危险因素。所以，血脂及其代谢产物的检测已成为动脉粥样硬化和心、脑血管疾病诊断、治疗和预防的实验室检查指标。定期检查血脂，对了解血脂的变化趋势和防治与血脂异常有关的疾病具有十分重要的意义。血脂的构成和代谢较为复杂，涉及许多物质，主要包括脂蛋白、脂蛋白受体、脂代谢有关的酶类等。

一、总胆固醇

（一）概述

　　胆固醇广泛存在于全身各组织，人体胆固醇主要来自食物和体内合成。肝脏是合成胆固醇最重要的器官，其次是小肠、肾上腺皮质、卵巢、睾丸等组织，每天合成量约为 1g。血浆中的胆固醇包括游离胆固醇和胆固醇酯，其中胆固醇酯占 60%~75%，游离胆固醇占 25%~40%。胆固醇在血中与载脂蛋白结合，约 3/4 存在于低密度脂蛋白（LDL）中，1/4 存在于其他脂蛋白中。低密度脂蛋白将胆固醇从肝脏向末梢组织转运，而高密度脂蛋白（HDL）则将其由末梢组织逆向肝脏转运，转运过程需要酶和蛋白参与。血清总胆固醇（TC）升高是引起动脉粥样硬化，形成心脑血管疾病的重要危险因素。

（二）临床应用

　　1. 血清总胆固醇升高　　胆固醇升高是动脉粥样硬化最重要的危险因素之一，所以胆固醇升高容易引起动脉粥样硬化性心、脑血管病，如冠心病、心肌梗死、脑卒中等，但并不是所有胆固醇升高的人都发生这类疾病，因此不能作为该类疾病的诊断指标，只能作为一种危险因素。血浆胆固醇测定最常用作动脉粥样硬化的预防、发病估计、治疗效果等观察的参考指标。作为防治动脉粥样硬化的指标之一，血清总胆固醇的合适范围应≤5.2mmol/L；当处于 5.23~5.69mmol/L 时，属于边缘升高；当≥5.72mmol/L 时为明显升高，可考虑为高胆固醇血症。高胆固醇血症可由遗传缺陷引起，也可继发于某些疾病。

2. 血清总胆固醇降低　血清总胆固醇<2.8mmol/L 时称为总胆固醇减低，可见于肝功能不良、严重贫血、长期营养不良、甲状腺功能亢进、急性感染、长期疾病的终末期及遗传因素导致的 α 脂蛋白或 β 脂蛋白缺乏等疾病。

（三）检测方法

胆固醇检测方法有化学法和酶法，现在多用酶法。酶法的基本原理是用胆固醇酯酶水解胆固醇酯成为脂肪酸和胆固醇，后者经胆固醇氧化酶（cholesterol oxidase，COD）氧化生成胆甾烯酮和 H_2O_2，过氧化物酶催化 H_2O_2 与 4-氨基安替比林–酚溶液（双色素原）反应生成红色醌亚胺（Trinder 反应），通过在 500nm 处的比色分析，得到血清总胆固醇含量。

（四）POCT 方法展望

目前的血脂检测产品主要包括家用便携式血脂仪和配套试纸条及其数据管理服务。试纸条采用干化学酶法，通过用户血液在试纸条中的颜色变化，检测仪可以判断血脂相关数据，并配合 APP，给予用户相关的数据分析与应对建议。检测项目包括指尖全血和静脉全血中的总胆固醇、高密度脂蛋白胆固醇、甘油三酯等。

采用微流控干式生化分析仪则可以检测更多血脂项目组合，更精确定量检测，可符合临床应用。

二、甘油三酯

（一）概述

甘油三酯属中性脂肪。甘油骨架上可以连接 3 分子、2 分子和 1 分子脂肪酸，分别被称为甘油三酯、甘油二酯和甘油一酯。人体储存了大量甘油酯，血浆中 90%～95%的甘油酯是甘油三酯，其首要功能是为细胞代谢提供能量。饮食中脂肪被消化吸收后，形成乳糜微粒（CM）循环于血液中，乳糜微粒中 80%以上为甘油三酯。体内的甘油三酯主要储存在脂肪组织，需要时可被脂肪酶水解生成甘油和脂肪酸，被机体利用。

乳糜微粒中的甘油三酯在循环中被脂蛋白脂肪酶水解。体内合成及动员的甘油三酯主要以极低密度脂蛋白（VLDL）形式入血，各种原因导致的极低密度脂蛋白代谢障碍，可使甘油三酯在肝内堆积，形成脂肪肝。高甘油三酯血症也是心脑血管的危险因素之一。

血液中乳糜微粒的半衰期仅为 10～15 分钟，健康人进食后 12 小时血液中几乎没有乳糜微粒，甘油三酯恢复至参考范围。

（二）临床应用

1. 高甘油三酯血症　甘油三酯升高是指血清中甘油三酯含量大于 1.70mmol/L。现在认为甘油三酯也是冠心病发病的一个危险因素，当其升高时也应该给予饮食控制或药物治疗。甘油三酯升高可见于 Ⅰ 型、Ⅳ 型、Ⅴ 型高脂蛋白血症。糖尿病、痛风、梗阻性黄疸、甲状旁腺功能低下、胰腺炎、肥胖症、自身免疫性疾病、药物、饮酒等都可引起继发性高甘油三酯血症。

2. 低甘油三酯血症 甘油三醇降低一般指血清中甘油三酯含量小于 0.56mmol/L，可见于无 β 脂蛋白血症和低 β 脂蛋白血症等遗传性疾病；继发性的低甘油三酯血症见于消化道疾病（如肝脏疾病、吸收不良症候群）、内分泌疾病（如甲状腺功能亢进、慢性肾上腺皮质功能不全）、恶性肿瘤晚期、恶病质及应用某些药物，如雄激素、肝素、维生素 C 等。

（三）检测方法

甘油三酯的检测方法有化学法和酶法，二者皆以测定甘油的含量来表示甘油三酯的量。现在国内大多采用磷酸甘油氧化酶法（GPO-PAP 法），其原理是甘油三酯在脂蛋白脂肪酶的催化下水解成甘油和脂肪酸，甘油逐步在甘油激酶、磷酸甘油氧化酶、过氧化物酶的催化下最后与 4-氨基安替比林–酚溶液反应生成红色醌亚胺，通过在 500nm 处的比色分析，得到甘油三酯的含量。

（四）POCT 方法展望

国内血脂的检测多应用总胆固醇、甘油三酯及高、低密度脂蛋白的联合检测，因此在检测方法上四者一般都在同一套检测系统上实现，目前 POCT 主要应用干式化学酶法（多为家用或基层医疗机构使用）和微流控干式化学法（可应用于基层医疗机构和临床科室），具体见总胆固醇的 POCT 方法展望。

三、高、低密度脂蛋白

（一）概述

胆固醇在血液中以脂蛋白的形式存在，其分为高密度脂蛋白和低密度脂蛋白。高密度脂蛋白和低密度脂蛋白都属于载脂蛋白，其区别在于运转形式的不同。低密度脂蛋白的功能是转运内源性胆固醇，将脂类由肝脏向外周转运，低密度脂蛋白如果增高的话，会引起血浆胆固醇和甘油三酯增高，形成高脂血症。

高密度脂蛋白的功能是逆向转运胆固醇，是将脂类由外周转运至肝脏分解代谢。换种说法就是，低密度脂蛋白增高是不利于脂类代谢的，而高密度脂蛋白增高则利于脂类分解代谢的，也就是对人体是有好处的。经证实，少量饮酒可以增加血浆高密度脂蛋白含量，对心脑血管有保护作用。

（二）临床应用

高密度脂蛋白对转运胆固醇有很大作用，能把血管中沉淀的血垢运送到血管外，从而对抗动脉硬化，保护血管年轻化。

高密度脂蛋白的浓度与冠心病发病率成反比，其浓度越低患冠心病的概率越高。

低密度脂蛋白从肝脏携带胆固醇到周围血管，特别是到心脏上的血管（医学上称冠状动脉），可造成过多的胆固醇在血管壁上存积，引起动脉粥样硬化。高盐、高脂、高糖、大量饮酒极易由于热能过剩而导致肥胖，同时肝内合成甘油三酯量增加，极低密度脂蛋白胆固醇分泌也增多，反而造成高脂血症。动脉粥样硬化的形成是低密度脂蛋白沉积到血管内皮下，被氧化剂氧化后形成氧化的低密度脂蛋白，对血管内膜形成炎症样刺激，使血管内膜受损，受损处有脂质类沉积等变化后，受损处被血管内膜修复形成动脉硬化斑块，所以降低低密度脂蛋白对预防动脉硬化非常重要。低密度脂蛋白浓度在 2.6mmol/L 以下为最好、1.9mmol/L 以下动脉硬化形成停止。现已证实，低密度脂蛋白及其所携带的胆固醇（LDL-C）升高是引起冠心病等心脑血管疾病的罪魁祸首。

（三）检测方法

国内临床上普遍使用的是磷钨酸钠-镁沉淀法或聚乙二醇沉淀法，该方法准确度、稳定性均较好，试剂价格低廉，但操作步骤多，在血清中需加入沉淀剂，使血清低密度脂蛋白和极低密度脂蛋白发生沉淀，然后再用酶法测定血清中的高密度脂蛋白胆固醇（HDL-C）。而酶修饰法、多聚阴离子遮蔽法等避免了沉淀步骤，样品无须处理，可以直接测定血清中的 HDL-C，这些方法简便了实验室的常规工作。

（四）POCT 应用展望

国内血脂的检测多应用总胆固醇、甘油三酯及高、低密度脂蛋白的联合检测，一般情况下低密度脂蛋白为换算结果，因此在检测方法上四者一般都在同一套检测系统上实现，目前 POCT 主要应用干式化学酶法（多为家用或基层医疗机构使用）和微流控干式化学法（可应用与基层医疗机构和临床科室），具体见总胆固醇的 POCT 方法展望。

第五节　骨　代　谢

骨代谢性疾病一般包括骨质疏松、内分泌骨病、肾性骨病、变形性骨炎及遗传性骨病等，其中骨质疏松是最常见的代谢性骨病。

在骨质疏松的诊断中，虽然有反映骨骼矿物质含量的骨密度检查，但昂贵的价格使其应用受到限制。因此，同样能反映骨代谢状态的生化检查越来越受到重视。生化检查中骨代谢标志物的测定可以反映出体内骨的代谢转换情况，有助于对骨质疏松的诊断和分型。例如，反映骨吸收的标志物明显升高，常见于绝经后骨质疏松；反映骨形成的标志物降低，常见于老年型骨质疏松。

骨代谢性疾病是一个关联性的多系统综合征，会与甲状腺系统、维生素摄入、微量元素，甚至是糖代谢互相关联、互相影响，目前在骨代谢病中的检测项目可进行 POCT 应用的主要是骨源性碱性磷酸酶检测，介绍如下。

（一）概述

骨源性碱性磷酸酶（BAP）是碱性磷酸酶同工酶中的一个亚型，主要集中在骨化部位（骨骺线和骨膜下），半衰期为1～2天，能够快速有效地反映骨转换，评价骨代谢情况。与其他项目同时检测时，更有利于分析骨代谢疾病的原因、类型，可更完整地反映疾病的状况，监测疗效。

（二）临床应用

通过检测人体血液中骨源性碱性磷酸酶含量，可以筛查或辅助诊断因钙营养不良引起的骨钙化障碍或其他原因引起的代谢性骨病。

1. 小儿佝偻病的早期诊断　维生素D缺乏性佝偻病是一种小儿常见的全身性营养性疾病，不但影响小儿骨骼发育，同时影响小儿神经、肌肉、造血、免疫等多组织、器官的功能。传统诊断佝偻病的X线骨骼片对小儿有一定的损伤，且佝偻病初期患儿骨骼无变化或变化轻微，X线检查多不能反映佝偻病的早期状态，BAP作为反映骨代谢状况的血生化指标，在佝偻病生物学发病期及亚临床状态时即出现升高，且升高程度与佝偻病活动程度密切相关，故BAP活性的测定对小儿佝偻病的早期筛查、诊断、预防及治疗有很大价值。

2. 监测孕妇钙营养状况　妊娠期妇女缺钙，不仅胎儿得不到应有的钙供给，导致新生儿先天性佝偻病及缺钙抽搐的发生，也会导致孕妇骨钙丢失，发生骨质疏松、骨软化病，严重影响生活质量。因此，定期监测孕妇钙营养状况，是孕期系统保健中重要一环。骨碱性磷酸酶作为反映骨代谢状况的指标，可间接反映机体的钙营养状况。当人体钙营养不良时，血钙下降，刺激静止的成骨细胞变为活跃的成骨细胞，合成大量的BAP释放入血液。同时，由于钙摄入不足，生成的类骨组织不能被钙化，成骨细胞不能转化为骨细胞，成骨细胞反馈性增生活跃，合成BAP并释放入血，造成血中BAP活性增高。

3. 预测骨质疏松与骨折　BAP由成骨细胞分泌，其生理功能主要是在成骨过程中水解磷酸酯和焦磷酸盐，发生骨质疏松、骨折时静止的成骨细胞转变为活跃的成骨细胞，由于骨吸收亢进而出现代偿性骨形成增加致BAP增加。因此BAP可反映骨转换过程中的骨形成程度，用于骨质疏松与骨折风险的预测。

（三）检测方法

检测方法有免疫比浊法、5-溴-4-氯-3-吲哚磷酸盐法或碘硝基四氮唑紫法。

（四）POCT方法展望

目前尚无检测骨源性碱性磷酸酶的POCT试剂。免疫层析法、5-溴-4-氯-3-吲哚磷酸盐法都是未来POCT可选的检测方法。

（王贤军　张　钧　张建兵）

参 考 文 献

丛玉隆，李文美，梁国威，等，2016. 临床检验装备大全 第4卷 即时即地检验. 北京：科学出版社.

付晓玲，2007. 骨源性碱性磷酸酶测定在儿童维生素 D 缺乏亚临床状态诊断中的意义. 贵州医药，31（3）：240-241.

高莉莉，任宪辉，富宏然，2009. 骨源性碱性磷酸酶在骨代谢疾病诊断中的应用. 牡丹江医学院学报，1：50-51.

武可，王战建，2012. 糖尿病的病因、临床表现及治疗. 中国医药指南，10（16）：75-76.

邹大进，2005. 超重和肥胖——代谢综合征的主要病因. 国外医学：内分泌分册，25：145-147+153.

第七章

感染相关指标的检验

与感染相关的病原体包括病毒、细菌、真菌、衣原体、支原体、寄生虫等，从患者的血清、免疫动物血清和单克隆抗体技术获得各种病原体的特异性抗体，利用临床免疫学检验技术，建立起检测各种病原体抗原或抗原的定性、半定量直至定量检测方法，可用于判定感染状态。

POCT 作为临床检验的一个重要手段，一般用于临床感染性疾病快速诊断，也可用于批量流行病学现场调查，还可用于急诊、急诊手术和临床检验复核。本章将介绍目前感染性疾病中常用的 POCT 项目与技术方法。

第一节　感染状况总体筛查

POCT 方法可早期、快速、敏感、特异地检测病原体，在感染性疾病中具有很大的应用价值。目前 POCT 用于感染状况总体筛查常用的指标有白细胞计数、C 反应蛋白（CRP）、血清淀粉样蛋白 A（SAA）、降钙素原（PCT）、肝素结合蛋白、白细胞介素-6（IL-6）等。

其中，白细胞计数及白细胞分类计数是辅助诊断感染的一种重要方法，其应用广泛、方法简单成熟、收费低，是最常用的感染类检测项目之一。以下主要介绍几项目前常用的感染类检测指标，如 C 反应蛋白、血清淀粉样蛋白 A、降钙素原。

一、C 反应蛋白

（一）概述

1930 年研究人员发现急性感染患者的血清中，有一种物质能和肺炎链球菌的 C-多糖发生沉淀反应，后经证实其是一种急性时相反应蛋白，即 C 反应蛋白（C-reactive protein，CRP）。CRP 是急性时相蛋白中最重要的蛋白之一，在临床上常作为一种检测感染的指标，如病毒与细菌的鉴别诊断、疾病治疗监测等。近年来，随着研究的不断深入和 CRP 检测手段的不断改善，急性时相蛋白（尤其是 CRP）与急性感染、组织血管损伤等之间的关系越来越受到临床医生的重视，被称为炎症标志物。目前，CRP 检测具有简单、微量、定量、快速的特点，且可以进行整个疾病过程的动态监测，这些都使得 CRP 在临床中的应用价值远远超过了传统的检查项目。

（二）临床应用

1. 用于器质性疾病筛查　如细菌感染引起的急、慢性炎症，自身免疫病或免疫复合物病，组织坏死和恶性肿瘤。

2. 用于并发感染的鉴别　CRP＞100mg/L 提示细菌感染，CRP≤50mg/L 提示病毒感染。革兰氏阴性菌感染时 CRP 可高达 500mg/L。

3. 评价疾病活动性和疗效监控　CRP 10～50mg/L 提示轻度炎症（膀胱炎、支气管炎、水肿）、创伤、心肌梗死、深静脉血栓、非活动风湿病、恶性肿瘤、病毒感染；CRP≥100mg/L 提示为较严重的细菌感染，需静脉注射抗生素治疗；治疗过程中 CRP 仍维持高水平提示治疗无效。

（三）检测方法

检测方法包括金标法、荧光法、比浊法、微流控法等。

（四）POCT 方法展望

CRP 项目用于感染检测时，常与血常规同时开展。为降低患者采血的痛苦，采用血常规剩余样本，以全血样本检测 CRP 是最常见的方式。目前在临床上常用 POCT 方法检测CRP。CRP 因其使用场景的特殊性，单项测试量较大，全自动、全血、高通量、全液相的 POCT方法是其未来的发展方向。

1. CRP 的使用场景　在欧美国家，CRP 的检测主要应用在私人诊所、社区医院及家庭等场所，患者基数小，用户对自动化需求低；而我国 CRP 检测主要集中在各级医院中心实验室、门诊、急诊、病房，患者相对集中，标本量大，操作人员工作强度大，用户对自动化程度较高的产品需求迫切，这也是全血、全自动、高通量 CRP 检测系统成为各级医疗机构竞相选择的原因。

2. 全液相反应检测 CRP 的需求　过往 CRP 检测的大部分产品都是基于纤维素膜的固相反应产品。这类产品便于在小型设备上实现半自动检测，而在实现自动化方面难度较大，只能通过复杂的机械结构完成固相部分的转移。而液相产品相对更容易实现仪器的自动化，同时由于稳定性、精密性及运输和储存方面的优势，近年来成为中国 POCT 厂商的优先选择。

二、血清淀粉样蛋白 A

（一）概述

血清淀粉样蛋白 A（serum amyloid A，SAA）是一种高度异质性蛋白。SAA 基因位于第 11 号染色体，目前已经获得人类 SAA 完整的氨基酸序列，其 mRNA 和蛋白质在脊椎动物中的表达均高度保守，表明它有重要的生物学功能。天然状态下 SAA 的分子质量为 12～14kDa，主要由白色脂肪组织和肝细胞合成。SAA 是载脂蛋白和高密度脂蛋白颗粒的组成成分，是人类和多种哺乳动物主要的急性时相蛋白之一。

SAA 是一种敏感的急性期炎性标志物，当机体受到感染、炎症、外伤、肿瘤等刺激后，肝脏细胞大量分泌 SAA，血清中 SAA 水平随着机体炎性反应的发展可在 5～6 小时内迅速升高约 1000 倍。另外，SAA 半衰期只有 50 分钟，当机体炎性反应控制以后，SAA 迅速降至正常水平，这种特征使 SAA 可作为反映机体感染或创伤等炎症状态的敏感指标，同样能够作为炎症恢复的评价指标。相关研究表明，SAA 不仅是炎性标志物，也是炎症信号触发剂。SAA 可诱导 IL-6、IL-8 和单核细胞趋化蛋白（MCP-1）等多种促炎性细胞因子的分泌，促发全身系统性慢性低度炎症的发生。同时它能够刺激巨噬细胞、内皮细胞等相关靶细胞，上调各种炎症因子的表达，进一步加重机体的炎症水平。

近年来认为炎症过程参与动脉粥样硬化的形成，研究发现急性心肌梗死后 3 天 SAA 显著升高，可达正常值的 5000 倍，而同时 CRP 升高为正常值的 100 倍，认为 SAA 作为急性心肌梗死（AMI）的辅助诊断指标优于 CRP。Johnson 等针对 705 名疑似心肌缺血的女性进行了多中心研究，发现 SAA 水平与冠状动脉造影证实的冠状动脉疾病存在相关性，认为 SAA 可以作为预测心血管事件的一个独立指标。最近研究发现 SAA / LDL 复合物作为监测稳定型冠状动脉疾病预后的指标，比 CRP 或单独的 SAA 更为敏感。

（二）临床应用

1. SAA 在病毒感染中的应用　SAA 作为目前最为敏感的急性时相蛋白之一，在病毒感染时有不同程度的升高，在一些病毒感染诊断中的作用已得到临床医生肯定。尤其是在特殊病毒感染、流感、风湿性疾病，如手足口病、EB 病毒感染、CMV 感染、轮状病毒感染、疱疹性口炎、川崎病等时 SAA 上升较显著。

研究发现，病毒感染时 PCT 水平稍增高，CRP 几乎不升高或升高不明显，而 SAA 则明显升高，且病毒感染组 SAA / CRP 值明显高于细菌感染组，提示病毒感染时，血清 SAA 变化较 CRP、PCT 更为敏感，因此血 SAA 水平和 SAA / CRP 值可作为诊断病毒感染、鉴别细菌和病毒感染的敏感指标。

由于病毒感染的诊断目前尚无灵敏的指标，而 SAA 在病毒感染早期快速升高，且幅度大、下降快，与其他常用辅助诊断指标的功能分析比较，客观地显示了 SAA 是目前病毒感染最好的辅助诊断指标。

2. SAA 在细菌感染中的应用

（1）SAA 与细菌感染：感染细菌后，机体 SAA 水平可在 4～6 小时内达到峰值，增幅最高达 1000 倍，在细菌感染的早期诊断中，SAA 的灵敏度高于 CRP 及 PCT，但特异度比这两者要低。

（2）SAA 与新生儿败血症、脓毒症：新生儿、早产儿和极低出生体重儿（very low birth weight infant，VLBWI）在受到细菌感染后，血 SAA 水平迅速增高，与 CRP 相比，上升早、幅度大、灵敏度高。新生儿脓毒症患者发病至临床症状出现前的这段关键时期，SAA 是不可替代的诊断指标。

3. 检测方法　包括免疫比浊法、胶体金渗滤法、荧光层析法、化学发光法等。

4. POCT 方法展望　SAA 的应用场景与 CRP 类似，且 SAA 与 CRP 的联合检测在鉴别细菌、病毒感染等方面有重要的临床价值。因此，SAA 的 POCT 方法与 CRP 的基本一致，以免疫比浊法、胶体金法、荧光层析法为主。SAA 项目因其病毒感染检出率高、灵敏度高的特点，目前已得到临床的广泛认可，在测试量方面可能会达到 CRP 项目的水平，因此全自动、全血、高通量、全液相也是 POCT 方法的发展方向。SAA 和 CRP 的联合检测，在细菌、病毒感染鉴别上具有临床价值，且监测 SAA 和 CRP 的阳性率对流感等疫情的预测、监控有一定的指导价值。信息化、智能化的设备也是 POCT 未来发展的重要方向。

三、降钙素原

（一）概述

降钙素原（PCT）来自定位于第 11 号染色体上（11p15.4）的单拷贝基因，该基因由 2800 个碱基对组成，含 6 个外显子和 5 个内含子。转录后在甲状腺滤泡旁细胞粗面内质网内翻译成降钙素原前体，包括 N 端 84 个氨基酸、活性降钙素和降钙蛋白三部分。降钙素原前体在内源多肽酶作用下剪掉 nPro-CT 端单一序列，生成 116 个氨基酸序列的 PCT，PCT 分子质量约为 13kDa，PCT 和降钙素具有一段相同的 32 个氨基酸的序列（60～91 位）。PCT 是无激素活性的降钙素前肽物质。

正常代谢时，甲状腺 C 细胞分泌并产生有激素活性的降钙素。PCT 在健康个体中的浓度非常低（<0.1ng/ml），并且在活体内外都是非常稳定的蛋白质，半衰期为 20～24 小时。收集标本 24 小时后，PCT 浓度在室温下约下降 12%，4℃时约下降 6%，因此 PCT 不需特殊储存条件，只需用常规实验室方法收集。

PCT 在内毒素等细胞因子诱导下，2～3 小时开始增加；PCT 在脂多糖（LPS）注射后 2 小时在血浆中可被检测到，6～8 小时体内浓度快速升高，12～48 小时到达峰值，2～3 天后恢复正常。随后有研究表明，PCT 是由细菌内毒素、肿瘤坏死因子-α（tumor necrosis factor-α，TNF-α）、IL-6 等因素作用于肝、脾、肾、肺的神经内分泌细胞或特殊细胞而产生。动物实验证明，PCT 可能是一种次级炎症因子，本身不直接参与启动脓毒血症反应，但可放大并加重脓毒血症病理过程。

（二）临床应用

健康人的血浆 PCT 质量浓度低于 0.05ng/ml。老年人、慢性病患者、不足 10% 的健康人血浆 PCT 质量浓度高于 0.05ng/ml，最高可达 0.1ng/ml，但一般不超过 0.3ng/ml。脓毒血症患者 PCT 的诊断值为超过 0.5ng/ml，严重脓毒血症和脓毒性休克患者 PCT 质量浓度在 5～500ng/ml 波动。极少数严重感染患者血浆 PCT 水平超过 1000ng/ml。

细菌感染：细菌性肺炎患者的 PCT 水平高于病毒、不典型病原体（军团菌除外）和结核杆菌导致的肺炎患者。但不是所有的细菌性肺炎患者 PCT 水平都增高，约 50% 的细菌性肺炎患者 PCT<0.5ng/ml。28% 的细菌性肺炎患者 PCT<0.1ng/ml，因此 PCT 正常或轻度增高不能排除细菌性肺炎。PCT 水平与肺炎的严重程度呈正相关。低水平 PCT（<0.1ng/ml）提示可能是肺炎较轻、预后较好，或是病毒性肺炎、非典型病原体导致的肺炎，是不使用或停用抗生素的参考指标。细菌性心内膜炎初期症状没有特异性，但是 PCT 水平可能增高。对于存在相关危险因素（如心脏瓣膜病、瓣膜置换术后、免疫力低下、静脉吸毒等）并出

现非特异性感染症状的患者，如果 PCT 水平增高，需要考虑细菌性心内膜炎的可能。细菌性脑膜炎患者的 PCT 通常高于 0.5ng/ml。病毒性脑膜炎和局灶性感染患者的 PCT 一般不升高。如果以 PCT 为 5ng/ml 作为诊断界值，诊断细菌性脑膜炎的敏感度为 94%，特异性为 100%。研究发现细菌性腹膜炎的血浆 PCT 水平显著增高，局限性腹膜炎（阑尾炎、胆囊炎等）的血浆 PCT 水平仅中度增高或不增高。肝硬化腹水不合并感染的患者 PCT 水平正常，合并感染后血浆和腹水 PCT 水平都明显增高。

病毒感染：病毒性疾病时 PCT 不增高或仅轻度增高，PCT 水平一般不会超过 1～2ng/ml。建议对患者检测 PCT 来协助判断是细菌性抑或病毒性感染，从而使初始的经验性抗感染治疗具有一定的针对性。

真菌感染：PCT 的质量浓度依真菌感染的类型而异，侵袭性真菌感染时 PCT 可以增高，局灶性真菌感染时 PCT 很少增高，尤其免疫抑制及中性粒细胞减少合并真菌感染时 PCT 不增高。因此 PCT 对真菌感染的诊断价值有限。已经确诊的真菌感染患者，PCT 的变化趋势可以作为治疗监测的指标。

（三）检测方法

检测方法包括胶体金层析法、荧光层析法、POCT 类的化学发光法、POCT 类的 ELISA、全自动化学发光法等。

（四）POCT 方法展望

随着 PCT 项目的价值得到越来越多的临床认可，其检测量逐渐增加，而全国范围内，对 PCT 项目的收费也在有序下调。在这种趋势下，PCT 的检测方法也会出现一定的变化，小型化、全血、全自动化学发光是未来的重要发展方向，此类平台可以通过全液相反应确保检测的精密性，可以通过化学发光方法确保检测的灵敏度，可以通过全自动、全血的方式提高检测效率，最后通过小型化使其适应更多的应用场景。

四、肝素结合蛋白

（一）概述

肝素结合蛋白（heparin-binding protein，HBP）是一种分子质量为 37kDa 的多肽，为一种多功能、有活性的同源丝氨酸蛋白酶。1984 年，最先因其灭菌活性被 Shafer 等发现。HBP 可以诱导内皮细胞细胞骨架重排及细胞间隙的形成，影响其通透性，导致细胞功能障碍和血管渗漏。研究表明，中性粒细胞分泌 HBP 黏附在内皮细胞上，当链球菌 M 蛋白和纤维蛋白原形成的循环蛋白复合物激活中性粒细胞时，可导致体内器官严重损害。后续研究发现 HBP 对炎症反应及凝血功能具有重要调节作用。作为一种趋化物质，HBP 可激活单核/巨噬细胞，释放 TNF-α、γ 干扰素（interferon-γ，IFN-γ）等炎性介质。HBP 在中性粒细胞成熟过程中被合成，主要储存于嗜天青颗粒和分泌囊泡中，也有极少部分存在于白细胞膜的 β2 整合素中。研究结果表明，中性粒细胞成熟后较易合成或释放 HBP。中性粒细胞促分泌囊泡释放 HBP 的能力在 HBP 促炎症作用（如血管通透性的改变）中是至关重要的。

（二）临床应用

1. HBP 诊断早期呼吸循环衰竭 Jonas 等研究表明入住 ICU 后 48～72 小时内，急性呼吸窘迫综合征（acute respiratory distress syndrome，ARDS）患者的 HBP 浓度增高与低氧和循环衰竭相关，并与 30 天病死率具有相关性，HBP 可增加肺部毛细血管通透性，导致肺水肿或呼吸衰竭。Lin 等研究表明 HBP 水平是急性肺损伤（ALI）/ARDS 患者 30 天死亡的独立预测因素，ALI/ARDS 患者血浆 HBP 水平明显高于心源性肺水肿患者。Kaukonen 等对感染甲型流感（H1N1）的危重患者的 HBP 水平进行研究，与正常人血浆水平相比，H1N1 患者 HBP 水平明显升高，HBP 浓度的增加与呼吸功能障碍相关。Johansson 等研究创伤后 ARDS 患者，发现 HBP 水平和 ARDS 的发展之间有相关性，表明 HBP 是创伤性 ARDS 早期检测潜在的候选生物标志物。Josef 等对心搏骤停后低温至自主循环恢复的患者研究表明，HBP 水平升高是心搏骤停后器官衰竭、神经系统损害的早期预测指标，是独立的微生物感染指标，HBP 早期升高的时间分布在心搏骤停后综合征发病机制中有重大作用。HBP 升高提示 24 小时内乳酸可能升高，意味着需要补液。随着 HBP 和乳酸升高，HBP 可增加血管通透性，引起水肿和低灌注。心搏骤停后综合征患者 HBP 早期升高与疾病的严重程度相关。

2. HBP 诊断泌尿道感染 Kjolvmark 等研究探讨尿中的 HBP（U-HBP）检测在儿童泌尿道感染与细菌培养、快速检测方面的分析能力，发现尿中性粒细胞衍生的 HBP 可作为儿童泌尿道感染的标志物，结果表明 U-HBP≥32ng/ml 诊断泌尿道感染的敏感度和特异度分别为 93.3%和 90.3%，对于泌尿道感染患者，U-HBP 是较好的诊断指标。Lertdumrongluk 等的研究同样表明 U-HBP 是早期诊断急性肾盂肾炎（acute pyelonephritis，APN）的可靠指标，当中性粒细胞被激活后，释放大量的抗菌、促炎细胞因子。

3. HBP 诊断细菌性皮肤感染 M1/纤维蛋白复合物激活中性粒细胞脱颗粒，释放HBP。在另一项研究中，从坏死性筋膜炎或严重的化脓性链球菌引起的蜂窝织炎患者组织活检显示，当中性粒细胞和单核/巨噬细胞聚集于感染灶时，释放大量 HBP。此外，有研究发现在丹毒患者的皮肤组织活检切片中发现 HBP 含量较多。这些研究表明，血管活性 HBP 可能在皮肤感染链球菌水肿形成中起重要作用。Lundqvist 等研究表明渗出液越多，HBP 越高，渗出液细菌培养发现有奇异变形杆菌、粪肠球菌、铜绿假单胞菌，中性粒细胞受刺激物激活后可大量释放 HBP。

4. HBP 在细菌性脑膜炎感染的表达 Linder 等研究发现，在细菌性脑膜炎患者中脑脊液 HBP 释放增多，脑脊液 HBP>20ng/ml 对于诊断细菌性脑膜炎患者的灵敏度、特异性、阳性预测值、阴性预测值分别为 100%、99.2%、96.2%和 100%，结果表明 HBP 可作为区别细菌和病毒中枢神经系统感染患者之间的一个有用的诊断标志物，这是首次研究发现脑脊液中性粒细胞源性 HBP 的存在。在细菌性脑膜炎组，最常见的细菌有肺炎链球菌、脑膜炎奈瑟菌，与其他研究结果一致。然而，在这项研究中的患者中发现有 14 种不同的细菌可引起 HBP 释放增多。大多数种类的细菌可能可以使中性粒细胞活化，这在严重脓毒血症患者中也可得到证明。在 4 例细菌脑膜炎患者术后中枢神经系统感染铜绿假单胞菌、大肠杆菌、粪肠球菌、表皮葡萄球菌的研究中，所有 4 例患者的 HBP 水平升高。脑水肿是细菌性脑膜炎的致命并发症，HBP 在细菌性脑膜炎脑水肿的发生发展中具有一定作用。以往研究表明，当肝素及抗 CD18 抗体作用于中性粒细胞 β2 整合素受体，可阻断 HBP 释放，这些处理可抑制白细胞的迁移、黏附和激活。理论上，这种效应可能与阻滞 HBP 引起血管渗漏作用相关。HBP 可促进炎症，诱导血管渗漏出和组织水肿，并具有抗菌性能。

5. HBP 诊断早期脓毒症 脓毒性休克以外周血管扩张和毛细血管渗漏为主要病理变化，而血管内皮细胞激活是毛细血管渗漏的主要机制。研究发现内皮细胞对 HBP 刺激的应答与中性粒细胞化学刺激后的表现是相同的：当免疫中和 HBP 后，可以完全抑制内皮细胞的反应；同样当阻塞中性粒细胞上的受体 β2 整合蛋白后，也可以阻止这些反应。HBP 主要是由中性粒细胞受刺激后释放入血，健康人的血浆 HBP 浓度很低，一般不超过 10ng/ml，脓毒性休克患者的血浆 HBP 水平显著升高，HBP 可以用于预测休克和循环衰竭的发生。最近的研究表明，在急诊科，HBP 是早期诊断严重败血症和感染性休克的生物标志物。一些严重脓毒症患者在出现血压降低前，可检测到 HBP 水平升高，某些患者甚至在休克前 12 小时已有 HBP 升高。

6. HBP 的其他临床应用 在临床研究中，当患者出现非感染性原因引起的呼吸循环衰竭时，如心力衰竭等，HBP 水平并没有明显增加，突显出 HBP 在感染过程中释放的特异性。然而，严重烧伤也可伴有 HBP 释放增加，这些损伤引起血管通透性增加与水肿的形成有关。一项有关 10 例烧伤患者的研究表明，相比健康人对照组，这些患者的血浆 HBP 浓度升高。严重烧伤后 24～48 小时，HBP 水平可下降几乎达到正常水平，称为通透性增高阶段，表明 HBP 在烧伤早期血管通透性增加中的作用。

（三）检测方法

检测方法包括免疫荧光干式定量法、荧光免疫层析法等。

（四）POCT 方法展望

目前已有许多用于 HBP 的 POCT 方法，如免疫荧光干式定量法、荧光免疫层析法等。IL-6 的 POCT 免疫学检测将成为日后的努力方向。

五、白细胞介素-6

（一）概述

白细胞介素-6 简称白介素-6（IL-6），属于白细胞介素的一种。它是由成纤维细胞、单核/巨噬细胞、T 淋巴细胞、B 淋巴细胞、上皮细胞、角质细胞及多种瘤细胞产生的一种细胞因子。IL-1、TNF-α、血小板衍生生长因子（PDGF）、病毒感染、双链 RNA 及 cAMP 等，均可诱导正常细胞产生 IL-6。IL-6 能够刺激参与免疫反应的细胞增殖、分化并提高其功能。

（二）临床应用

冠心病患者血清细胞因子 IL-6、IL-10 的浓度升高。体外循环使 IL-6 和 IL-8 合成增加，它们在合并肺动脉高压者中的增加大于无肺动脉高压者。IL-6 家族在多种心血管疾病病理生理过程中起核心作用。

（三）检测方法

检测方法包括量子点免疫荧光层析法、电化学发光法、荧光免疫层析法、磁微粒化学发光法等。

（四）POCT 方法展望

目前已有许多用于 IL-6 的 POCT 方法，如荧光免疫层析法、量子点免疫荧光层析法、电化学发光法、循环增强荧光免疫法、均相化学发光免疫分析法、时间分辨荧光免疫层析法、化学发光微粒子免疫检测法、磁微粒化学发光免疫分析法等。IL-6 的 POCT 免疫学检测和化学发光学检测将成为日后的努力方向。

第二节 感染相关病原体

一、结核分枝杆菌

（一）概述

结核分枝杆菌（*M. tuberculosis*）简称结核杆菌，是引起结核病的病原菌。可侵犯全身各器官，但以肺结核为最多见。结核病至今仍为重要的传染病。据 WHO 报道，每年约有 800 万新病例发生，至少有 300 万人死于该病。中华人民共和国成立前该病死亡率达（200～300）/10 万人，居各种疾病死亡原因之首，中华人民共和国成立后人民生活水平得到提高，卫生状态得到改善，特别是开展了群防群治，儿童普遍接种卡介苗，结核病的发病率和死亡率大为降低。但应注意，世界上有些地区因获得性免疫缺陷综合征（艾滋病）、吸毒、免疫抑制剂的应用、酗酒和贫困等原因，近些年发病率又有上升趋势。临床上对于结核病的防治工作高度重视，检测人体血液中的结核分枝杆菌抗体是检测该病原体感染的有效方法之一。

（二）临床应用

结核分枝杆菌可通过呼吸道、消化道或皮肤损伤侵入易感机体，引起多种组织器官的结核病，其中以通过呼吸道引起的肺结核最多见。

1. 肺部感染　结核分枝杆菌可通过飞沫微滴或含菌尘埃吸入人体，故肺结核较为多见。依据结核分枝杆菌的毒力、数量、机体的免疫状态不同，肺结核可有原发感染和继发感染两类表现。

2. 肺外感染　部分患者结核分枝杆菌可进入血液循环引起肺内外播散，如脑、肾结核，结核杆菌被吸入消化道也可引起肠结核、结核性腹膜炎等。

结核杆菌是一种细胞内寄生菌，进入机体后可以诱导产生抗感染的细胞免疫，也能产生抗结核杆菌的抗体反应，后者对机体无保护作用。在结核病病程中，通常发生细胞免疫与体液免疫反应的分离现象，即活动型结核（病）细胞免疫功能降低，但抗结核杆菌抗体滴度升高：在疾病恢复期或稳定期，细胞免疫功能增强，而抗体滴度下降。各类结核（病）患者的免疫反应规律为病变重、受损范围大者细胞免疫功能弱，而抗体产生多。在活动性结核患者中抗结核菌素（PPD）-IgG 抗体阳性检出率为 64% 左右。

（三）检测方法

检测方法包括胶体金法、ELISA、PCR-荧光探针法、蛋白芯片法、化学发光法等。

（四）POCT 方法展望

近年来国内外研究证明临床各种类型的肺结核患者中 40% 左右分离出结核分枝杆菌 L 型。经治疗的结核患者结核分枝杆菌 L 型常持续存在。有空洞型肺结核患者痰中已不排细菌型者，8% 左右仍可检出结核分枝杆菌 L 型。故有学者建议将多次检出结核分枝杆菌 L 型亦作为结核病活动判断标准之一。

检测血清中存在的结核抗体存在诸多的局限性。一般结核分枝杆菌涂片检查菌数需 $5 \times 10^3 \sim 5 \times 10^4/ml$，培养需 $1 \times 10^2/ml$，标本中菌数少于此数时不易获得阳性结果，且培养需时较长。目前有条件的单位使用 BACTEC 法，5～7 天即可出报告。PCR 扩增技术应用于结核分枝杆菌 DNA 鉴定，仍需 1 天得出结果。且操作中需注意实验器材的污染问题，以免出现假阳性或假阴性。

二、肺炎支原体

（一）概述

肺炎支原体（*M. Pneumonia*）是人类支原体肺炎的病原体。支原体肺炎的病理改变以间质性肺炎为主，有时并发支气管肺炎，称为原发性非典型性肺炎。主要经飞沫传染，潜伏期 2～3 周，发病率以青少年最高。临床症状较轻，甚至无症状，若有也只是头痛、咽痛、发热、咳嗽等一般的呼吸道症状，但也有个别死亡报道。一年四季均可发病，但多在秋冬时节发病。肺炎支原体感染人体后，经过 2～3 周的潜伏期，继而出现临床表现，约 1/3 的病例也可无症状。

起病缓慢，发病初期有咽痛、头痛、发热、乏力、肌肉酸痛、食欲减退、恶心、呕吐等症状。发热一般为中等热度，2～3 天后出现明显的呼吸道症状，突出表现为阵发性刺激性咳嗽，以夜间为重，咳少量黏痰或黏液脓性痰，有时痰中带血，也可有呼吸困难、胸痛。发热可持续 2～3 周，体温正常后仍可能有咳嗽。

（二）临床应用

肺炎支原体主要引起人的支原体肺炎，支原体肺炎患者虽然自感症状较重，但胸部体检一般无明显异常体征。鼻部轻度鼻塞、流涕，咽中度充血。耳鼓膜常有充血，约 15% 有鼓膜炎。颈淋巴结可肿大。10%～15% 病例发生少量胸腔积液。除呼吸系统的表现外，支原体肺炎患者可伴发多系统、多器官损害。皮肤损害可表现为斑丘疹、结节性红斑、水疱疹等。胃肠道系统可见呕吐、腹泻和肝损害。血液系统损害较常见的是溶血性贫血。中枢神经系统损害可见多发性神经根炎、脑膜脑炎及小脑损伤等。心血管系统病变偶见心肌炎及心包炎。

（三）检测方法

检测方法包括分离培养、血清学试验、间接免疫荧光试验、间接血凝 ELISA 冷凝集试验等。

（四）POCT 方法展望

目前已有较多胶体金法检测肺炎支原体 IgM 的试剂盒，肺炎支原体的 POCT 免疫学检测及 POCT 分子检测仍将为日后的努力方向。

三、肺炎衣原体

（一）概述

肺炎衣原体（*Chlamydia pneumoniae*）是 1989 年定名的新种，首株肺炎衣原体是于 1965 年从台湾省一名儿童的眼部分离并培养出的，暂名为 TW-183T（小 T 示原型株），1983 年又从西雅图一名患咽炎的大学生咽部分离出一株 AR-39，因其一些生物学性状类似于鹦鹉热衣原体，所以当时归于鹦鹉热衣原体种中 TWAR 组，后经深入研究，根据其独特的超微结构及基因和特异性抗原分析，于 1989 年定为衣原体属中一个新种，正式定名为肺炎衣原体。

肺炎衣原体是人类呼吸道疾病的重要病原体，可引起急慢性呼吸道疾病，社区获得性肺炎、支气管炎和鼻窦炎 5%～10% 由肺炎衣原体引起。肺炎衣原体呼吸道感染的临床表现不典型，通常以咽痛和声嘶起病，数日后出现咳嗽，与其他呼吸道疾病相比，自起病至就医的时间以肺炎衣原体感染为最长，因此病初时的低热，检查时多已降至正常，异常呼吸音和鼻窦区压痛为最常见的特征，白细胞计数大多正常，血沉增速，胸部 X 线检查常显示单侧节段性肺炎，类似非典型性肺炎，严重者病变较广泛，甚至波及双肺，也可伴有胸膜炎或胸腔积液。

肺炎衣原体的形态多样，电镜下可呈现典型的梨形，其长轴为 0.44μm，短轴为 0.31μm，平均直径为 0.38μm。核区呈圆形，位于细胞中央，平均直径为 0.24μm，核区和细胞膜之间有较宽的原生质区。肺炎衣原体不能体外培养，只能在细胞内寄生，鸡胚对其不敏感，因此一般不用鸡胚传代，而用细胞培养传代，肺炎衣原体敏感的细胞株为 HEP-2 或 H-292，离心能促进肺炎衣原体对细胞的感染。肺炎衣原体包涵体不含糖原，碘染色阴性，在 HeLa 细胞中的形态与鹦鹉热衣原体十分相似，吉姆萨染色后呈深密度卵圆形，在 HEP-2 细胞中的包涵体，其密度和形态均多样化，有致密的、桂花样散在的、伸出胞外呈瘤状的包涵体，还有圆形、胞内着色较少的包涵体。

（二）临床应用

肺炎衣原体主要引起非典型肺炎，同时还可致支气管炎、咽炎、鼻窦炎、中耳炎、虹膜炎、肝炎、心肌炎、心内膜炎、脑膜炎、结节性红斑等疾病，也是艾滋病、白血病等继发感染的重要病原菌之一。另外，流行病学和病原学研究认为，肺炎衣原体感染与心血管疾病相关，已引起各国学者的高度重视。

（三）检测方法

检测方法包括乳胶法、荧光 PCR 法、ELISA、胶体金法、化学发光法、免疫层析法等。

（四）POCT 方法展望

由于肺炎衣原体感染没有典型的临床表现，诊断主要依靠实验室检查，包括病原体分离培养和直接检出、核酸检测和血清学实验。肺炎衣原体分离培养方法复杂、费时，而且敏感性不高，一般不用于临床诊断。病原体的直接检出主要有胶体金法、免疫荧光法和 ELISA，采用荧光标记或酶标记抗体检测标本中的衣原体，前者主要用于细胞培养中肺炎衣原体的识别，也尝试直接应用于临床标本的检验，其敏感性与标本采集有关；后者所用抗体为抗衣原体属特异性抗体，不能直接识别肺炎衣原体。肺炎衣原体的 POCT 分子检测将成为日后的努力方向。

四、流感病毒

（一）概述

流行性感冒病毒简称流感病毒，是一种造成人类及动物流行性感冒的 RNA 病毒，在分类学上，流感病毒属于正黏液病毒科，可造成急性上呼吸道感染。流行性感冒病毒由空气迅速传播，在世界各地常有周期性的大流行。

流感病毒在形态结构上呈球形或丝状，直径为 80～120nm。其结构由内而外分为三部分：①核心是单链负股 RNA，并分 7～8 个片段，与核蛋白（NP）组成核糖核蛋白（RNP），含有 RNA 多聚酶。NP 抗原很少发生变异，具有型特异性。②基质蛋白（M 蛋白）位于包膜与核心之间，抗原性稳定，亦具有型特异性。③包膜表面有两种病毒编码的糖蛋白刺突，分别为血凝素（HA）和神经氨酸酶（NA），为流感病毒亚型划分的依据，其抗原性易发生变异。HA 能与鸡、豚鼠和人的红细胞表面受体结合引起红细胞凝集（血凝）。HA 具有免疫原性，其相应抗体能抑制血凝现象并能中和病毒，是主要的保护性抗体。NA 亦具有抗原性，但其抗体不能中和病毒。

人的流感病毒根据 RNP 和 M 蛋白的抗原性不同，分为甲（A）、乙（B）、丙（C）三型。乙型和丙型流感病毒致病力弱，且不易变异，仅引起散发病例。甲型又根据 HA（分 H1～H13）和 NA（分 N1～N9）的抗原性不同，再区分为若干甲型流感病毒亚型（HnNn）。

HA 和 NA 易发生变异，其变异有两种形式：一种是抗原漂移，其变异幅度小，属量变，这种变异可引起中小型规模的流行；另一种是抗原转换，其变异幅度大，形成新亚型。流感病毒经飞沫传播，病毒仅在呼吸道局部增殖，一般不侵入血流。年老体弱者和婴幼儿易继发感染导致肺炎。由于人群对新亚型流感病毒缺乏免疫力，往往酿成较大规模的流行或发生世界性大流行。

（二）临床应用

人群普遍易感，潜伏期长短取决于侵入的病毒量和机体的免疫状态，一般为 1~4 天。起病后患者有畏寒、头痛、发热、浑身酸痛、乏力、鼻塞、流涕、咽痛及咳嗽等症状。在症状出现的 1~2 天内，随分泌物排出的病毒量较多，以后则迅速减少。无并发症患者发病后第 3~4 天就开始恢复；如有并发症，则恢复期延长。流感的特点是发病率高，病死率低，死亡通常由并发细菌性感染所致。常见的细菌有肺炎链球菌、金黄色葡萄球菌、流感嗜血杆菌等。并发症多见于婴幼儿、老人和慢性病（心血管疾病、慢性气管炎和糖尿病等）患者。

（三）检测方法

检测方法包括胶体金法、PCR-荧光探针法、免疫荧光法、酶免渗滤法、酶层析法等。

（四）POCT 方法展望

目前市面上针对流感病毒检测有单纯的甲型检测也有联合乙型检测的多联检测试剂盒，以胶体金方法为主。也有采用核酸方法进行定性的检测。多重流感病毒的检测及分子学 POCT 方法检测将可能成为未来努力的方向。

五、呼吸道合胞病毒

（一）概述

呼吸道合胞病毒（RSV，简称合胞病毒，属副黏病毒科）在电镜下所见与副流感病毒类似，病毒颗粒大小约为 150nm，较副流感病毒稍小，为 RNA 病毒，对乙醚敏感，无血细胞凝集性，在人上皮组织培养形成特有的合胞（syncytium），病毒在细胞质内增殖，可见细胞质内包涵体。合胞病毒只有一个血清型，最近分子生物学方法证明有两个亚型。

呼吸道合胞病毒是引起小儿病毒性肺炎最常见的病原，可引起间质性肺炎及毛细支气管炎。在北京，48%的病毒性肺炎和58%的毛细支气管炎系由呼吸道合胞病毒引起（1980~1984 年）；在广州，小儿肺炎及31.4%的毛细支气管炎由呼吸道合胞病毒引起（1973~1986 年）；在美国，20%~25%的婴幼儿肺炎和50%~75%的毛细支气管炎由合胞病毒引起。

呼吸道合胞病毒肺炎症状与副流感病毒肺炎、轻症流感病毒肺炎及轻症腺病毒肺炎临床上几乎无法区别。重症流感病毒肺炎及重症腺病毒肺炎患者呈高热持续，中毒症状及呼吸症状重，临床表现远较合胞病毒肺炎严重。

（二）临床应用

呼吸道合胞病毒是引起小儿病毒性肺炎最常见的病原，可引起间质性肺炎及毛细支气管炎。

（三）检测方法

检测方法包括胶体金法、荧光 PCR 法、ELISA、酶层析法、酶免渗滤法、磁微粒化学发光法等。

（四）POCT 方法展望

该病诊断主要根据病毒学及血清学检查结果。近年来利用鼻咽分泌物脱落细胞及血清中 IgM 抗体的间接法免疫荧光技术、ELISA、碱性磷酸酶抗碱性磷酸酶桥联酶标法（APAAP）、生物素抗生物素 ELISA 法、辣根过氧化物酶-抗辣根过氧化物酶法（PAP）、单克隆抗体荧光法等都能进行呼吸道合胞病毒感染的快速诊断。目前市面上已有的呼吸道合胞病毒检测有单联也有联合其他的多联检测试剂盒，采用的方法多样。

六、新型冠状病毒

（一）概述

冠状病毒在系统分类上属于套式病毒目、冠状病毒科、冠状病毒属，是一类基因组为线性单股正链的 RNA 病毒。迄今为止，共确认了 7 种能引起人类感染的冠状病毒亚型，即人冠状病毒 229E 型（HCoV-229E）、人冠状病毒 NL63 型（HCoV-NL63）、人冠状病毒 OC43 型（HCoV-OC43）、人冠状病毒 HKU1 型（HCoV-HKU1）、严重急性呼吸综合征冠状病毒（SARS-CoV）、中东呼吸综合征冠状病毒（MERS-CoV）及 2019 新型冠状病毒（2019-nCoV）。其中，HCoV-229E、HCoV-NL63、HCoV-OC43 和 HCoV-HKU1 致病性相对较弱，在人群中持续存在，分布于全世界各地，常于冬季和早春引起人呼吸道感染系列症状，包括高发病率的肺炎和支气管炎。SARS-CoV、MERS-CoV 和 2019-nCoV 可诱发严重呼吸和消化等系统症状，甚至死亡。

2019-nCoV 属于冠状病毒 β 属，有包膜，颗粒呈圆形或椭圆形，常为多形性，直径 60～140nm。基因组全长约 29 903bp，为多顺反子结构，与 SARS-CoV 的基因组序列相似度达 79.6%。新型冠状病毒肺炎是由 2019-nCoV 感染引起的一种以肺部病变为主的新发传染病。该病具有高传染性、高隐匿性和高致病性，已纳入乙类传染病，按照甲类传染病管理。

（二）临床应用

新型冠状病毒主要经呼吸道飞沫传播和接触传播，人群普遍易感。潜伏期为 1～14 天，多为 3～7 天，以发热、干咳、乏力为主要表现。少数患者伴有鼻塞、流涕、咽痛、肌痛和腹泻等症状。重症患者多在发病一周后出现呼吸困难和（或）低氧血症，严重者可快速进展为急性呼吸窘迫综合征、脓毒性休克、难以纠正的代谢性酸中毒和出凝血功能障碍及多器官功能衰竭等。轻型患者仅表现为低热、轻微乏力等，无肺炎表现。部分患者感染后无症状，但同样具有传染性。

（三）检测方法

检测方法包括胶体金法、化学发光法、ELISA、荧光免疫层析法、荧光 PCR 法、恒温扩增法等。

（四）POCT 方法展望

对新型冠状病毒感染的确诊主要依靠核酸检测，但核酸检测对采样质量、检验人员、实验室操作管理均有较高的要求。POCT 凭借操作简单、快速的优势，在新型冠状病毒检测中发挥了重要作用，尤其有助于提高基层机构对新型冠状病毒感染的筛查诊断能力。

新型冠状病毒的 POCT 产品可分为三类，分别用于检测抗原、抗体及病毒核酸。抗原检测试剂直接检测病毒蛋白，检测的样本类型涉及咽拭子、唾液等。传统的抗原检测试剂基于胶体金法，15 分钟即可肉眼观察结果；基于荧光免疫层析法的抗体检测试剂具有更高的灵敏度，但需要配合仪器使用；此外也有更快速的基于生物传感器的新型检测方法被报道。血清学抗体检测是对传统核酸检测的补充，比核酸检测速度更快、操作更加简单，使用血液样本，无须对患者进行咽拭子采样，可降低医护人员暴露风险。获得国家药品监督管理局注册证的新型冠状病毒抗体检测产品大多数基于胶体金法，部分基于荧光免疫层析法。在核酸快速检测方面，基于恒温扩增技术的分子学 POCT 产品，从样本到结果最快需 30 分钟，包括样本处理、核酸提取、核酸扩增和检测，极大地简化了核酸检测的流程。

七、甲型肝炎病毒

（一）概述

甲型肝炎病毒（HAV）是小核糖核酸病毒科的一员，为嗜肝 RNA 病毒属。HAV 经口进入体内后，经肠道进入血流，引起病毒血症，约过 1 周后到达肝脏，随后通过胆汁排入肠道并出现在粪便中。粪便排毒能维持1~2周。病毒侵犯的主要器官是肝脏，咽部和扁桃体可能是 HAV 肝外繁殖的部位。HAV 引起肝细胞损伤的机制尚未明确，一般认为 HAV 不直接引起肝细胞病变，肝脏损害是由 HAV 感染肝细胞的免疫病理反应所引起的。

甲型病毒性肝炎简称甲型肝炎、甲肝，是由 HAV 引起的，以肝脏炎症病变为主的传染病，一般呈现群体性暴发，主要通过粪-口途径传播，临床上以疲乏、食欲减退、肝大、肝功能异常为主要表现，部分病例出现黄疸，主要表现为急性肝炎，无症状感染者常见。任何年龄均可患该病，但主要发生于儿童和青少年。成人甲型肝炎的临床症状一般较儿童重。冬春季节常是甲型肝炎发病的高峰期。该病病程呈自限性，无慢性化，引起急性重型肝炎者极为少见，随着灭活疫苗在全世界的使用，甲型肝炎的流行已得到有效的控制。

（二）临床应用

1. 抗 HAV-IgM 发病后 1 周左右即可在血清中测出。其出现与临床症状及化验指标异常的时间一致，第 2 周达高峰。一般持续 8 周，少数患者可达 6 个月以上。个别患者病初呈阴性，2～3 周后方呈阳性。临床疑诊甲型肝炎而抗 HAV-IgM 阴性者，应重复检测 1～2 次，以免漏诊。当前，抗 HAV-IgM 是早期诊断甲型肝炎特异性较高的指标，且有简便、快速的优点。

2. 抗 HAV-IgG 是既往感染的指标，因其是保护性抗体，可保护人体，避免再次感染，故可作为流行病学调查项目，以了解易感人群。

3. 抗 HAV-IgA IgA 型抗体又称分泌型抗体，主要存在于眼泪、唾液、尿液、胃液、乳汁、鼻腔分泌物中，胃液中的 IgA 可排入粪便中，在甲型肝炎患者粪便提取液中可测得抗 HAV-IgA，可作为甲型肝炎的辅助诊断指标。

4. 血清或粪便中甲型肝炎病毒核酸（HAVRNA）检测 因需要一定的设备和技术，不作为常规检查项目。但在疾病早期，核酸检测灵敏度更具有优势，有利于更早发现与处理群体性事件的暴发。

总之，对有典型症状的可疑甲型肝炎患者，伴氨基转移酶明显增高时，可综合运用各项检查，明确诊断，防止漏诊。

（三）检测方法

检测方法包括胶体金法、ELISA、酶免渗滤法、化学发光法等。

（四）POCT 方法展望

由于甲型肝炎主要引起急性暴发性群体事件的特点，甲型肝炎成为食品卫生重点监测项目，其 POCT 产品较为全面，采用胶体金法检测抗原与抗体，采用 PCR 技术检测病原体核酸都是近期市面上较为主流的 POCT 产品。

八、乙型肝炎病毒

（一）概述

1963 年，Blumberq 在两名多次接受输血治疗的患者血清中，发现一种异常的抗体，它能与一名澳大利亚土著人的血清起沉淀反应。直到 1967 年才明确这种抗原与乙型肝炎（简称乙肝）有关，1970 年在电子显微镜下观察到 HBV 的形态，1986 年将其列入嗜肝 DNA 病毒科。HBV 只有 3200bp，是一个相当小的病毒。其基因组共有四个 ORF，编码以下一些蛋白：Core 蛋白和 Pre-core 蛋白，Pol 蛋白，X 蛋白，以及 S 蛋白（L、M、S）。Core 蛋白是核衣壳蛋白；现在不清楚 Pre-core 蛋白有何功能，它对病毒的复制不是必要的，但是可能与抑制宿主的免疫反应有关；X 蛋白对病毒复制是重要的，还与肝癌的发生有关；S 蛋白是病毒的包膜蛋白，与病毒进入细胞有关。

乙型肝炎病毒在肝内繁殖、复制，但是对肝细胞无明显的直接损伤作用，这一点已在甲亢 HBV 携带者中得到患者病例和动物实验证实。有关慢性乙型肝炎发病机制尚未清楚，但是已认识到与机体对 HBV 免疫应答异常有关，HBV 持续感染所形成的慢性化主要是病毒诱导机体对其感染形成的一种持续免疫耐受状态，特别是与细胞毒性 T 细胞低反应状态有关。

乙型肝炎病毒（HBV）感染呈世界性流行，据世界卫生组织报道，全球约有 20 亿人曾感染 HBV，其中 3.5 亿人为慢性 HBV 感染者，估计每年有 100 万人死于急性或慢性乙型肝炎。在儿童时期获得慢性感染的成人中，约 25% 会因慢性感染死于肝细胞癌（hepatocellular carcinoma，HCC）或肝硬化。我国属 HBV 感染高流行区，一般人群的乙型肝炎表面抗原（hepatitis B virus surface agent，HBsAg）阳性率为 7.18%。利用临床免疫检验技术对乙型肝炎标志物的监测，则是乙型肝炎防治的重要组成。

（二）临床应用

1. HBV 特异血清标志物　目前检测的 HBV 特异血清标志物主要有 HBsAg、抗 HBs、HBeAg、抗 HBe、抗 HBc-IgM、抗 HBc-IgG、HBPreS1Ag、抗 HBPreS1Ag、HBPreS2Ag 和抗 HBPreS2Ag 等。各个标志物含义及参考区间见表 7-1。

表 7-1　HBV 血清标志物及其临床意义

项目	内容	临床意义	定量检测临界值
HBsAg	乙型肝炎表面抗原	感染标志物，感染后 1~2 个月出现	50ng/ml
HBPreS1Ag	乙型肝炎表面前 S1 蛋白	与 HBV 入侵肝脏有关，提示 HBV 复制活跃，具有较强传染性	—
HBPreS2Ag	乙型肝炎表面前 S2 蛋白	与 HBPreS1Ag 相似，具有强免疫原性	—
抗 HBs	抗乙型肝炎表面抗原抗体	中和性抗体，保护性抗体，疾病恢复期或接种疫苗后开始出现，浓度与保护性作用相关	10mU/ml
抗 HBPreS1Ag	抗乙型肝炎表面抗原抗体	HBPreS1Ag 中和抗体，出现在感染急性期和恢复期，预示 HBV 正在或已经被清除	—
抗 HBPreS2Ag	抗乙型肝炎表面抗原抗体	同抗 HBPreS1Ag 抗体的临床意义	—
HBeAg	乙型肝炎 e 抗原	提示病毒在肝内复制活跃，具有高传染；持续阳性可转变为慢性乙型肝炎；孕妇阳性，母婴垂直传播率达 90% 以上；定量检测可作为治疗观察指标	1NCU*/ml
抗 HBe	抗乙型肝炎 e 抗原抗体	阳性表示 HBV 复制减少或终止	1NCU/ml
抗 HBc-IgG	抗乙型肝炎核心抗原 IgG	较为灵敏的感染标志物	1NCU/ml
抗 HBc-IgM	抗乙型肝炎核心抗原 IgM	早期感染标志物	—

*参考美国 Abbott 公司相应 HBV 标志物检测试剂盒，检测出最低含量为 1 个 NCU。

HBV 感染引起急、慢性乙型肝炎，其免疫机制较为复杂，通常使用 HBsAg、抗 HBs、HBeAg、抗 HBe、抗 HBc-IgG 和（或）抗 HBc-IgM 综合鉴别诊断感染状况，因涉及两对 HBV 的 S 抗原和 e 抗原及相应抗体，和其 c 核心抗体，俗称"两对半"检查，其临床意义见表 7-2。

表 7-2　HBV "两对半" 各类型结果临床意义

结果类型	HBsAg	抗 HBs	HBeAg	抗 HBe	抗 HBc IgG	抗 HBc IgM	临床意义
1	+	−	−	−	−	−	急性乙型肝炎潜伏期、携带者
2	+	−	+	−	−	−	急性乙型肝炎早期或潜伏期
3	+	−	+	−	−	+	急性乙型肝炎早期
4	+	−	±	−	+	−	急性乙型肝炎后期，HBeAg 阳性传染性较强
5	+	−	±	−	−	±	急、慢性乙型肝炎，有 HBV 复制，HBeAg 阳性传染性较强
6	+	−	−	±	±		急、慢性乙型肝炎
7	+	−	−	+	+	±	急性乙型肝炎或无症状携带者，HBeAg 阴性慢性乙型肝炎
8	+	−	−	+	+		慢性乙型肝炎，无或低 HBV 复制
9	−	+	−	+	+		乙型肝炎恢复期、既往感染、隐匿性 HBV 感染，有保护性抗体
10	−	+	−	−	−	−	HBV 疫苗接种者，产生保护性抗体

2. HBV DNA 定性定量检测　HBV DNA 定性定量检测分为定性和定量两大方面：对于 HBV DNA 的定性，即确定是阴性还是阳性。健康人 HBV DNA 为阴性，HBV DNA$<1\times 10^3$拷贝/ml。定性测得的阳性通常说明病毒容易传染给他人，阴性说明不容易传染给他人。对于乙型肝炎大三阳来说，乙型肝炎病毒 e 抗原（HBeAg）呈阳性，所以 HBV DNA 也是阳性的，表示 HBV DNA$>1\times 10^3$拷贝/ml，这时体内的乙型肝炎病毒复制活跃。需要指出的是，HBV DNA 阳性的乙型肝炎病毒携带者未必需要治疗，还要结合谷丙转氨酶（ALT）水平。一般来说，只有当谷丙转氨酶大于正常值的 2 倍时，才应考虑治疗。

　　HBV DNA 的定量即检测乙型肝炎病毒在血液中的含量。定量检测结果主要是为对抗病毒治疗提供检测和疗效参考。确定正常值指标一定要知道所做实验的参考范围。参考范围因检测仪器、方法、试剂的不同而有差异。HBV DNA 值和肝损伤的程度没有直接关系。乙型肝炎大三阳携带者的 HBV DNA 一般都比较高，但肝损伤未必严重，因为乙型肝炎病毒本身并不直接伤害肝细胞。

（三）检测方法

　　检测方法包括 PCR 荧光法、胶体金法、ELISA、化学发光法等。

（四）POCT 方法展望

　　目前，HBsAg、HBeAg 确诊试剂盒的出现，强化低含量样品检出率，而又防止假阳性的出现，增加检测的灵敏度，又确保特异性。一般使用微粒子免疫法、时间分辨荧光法、化学发光法、电化学发光法等方法，确保诊断结果的可靠性，使用上面方法建立的 HBsAG、HBeAg、抗 HBs 定量检测试剂盒，主要用于病情变化和疗效检测及乙肝疫苗接种后效果评估等。

胶体金技术检测乙型肝炎标志物，可用于大规模现场流行病学调查、实验室快速检验、其他方法检验快速复核等。然而由于其方法学的局限性、灵敏度的限制，对于临界值附近的极弱阳性结果的报告要谨慎，或只作为其他方法检验辅助复核使用。

九、丙型肝炎病毒

（一）概述

丙型病毒性肝炎简称丙型肝炎、丙肝，是一种由丙型肝炎病毒（HCV）感染引起的病毒性肝炎，主要经输血、针刺、吸毒等途径传播，据世界卫生组织统计，全球 HCV 的感染率约为 3%，估计 1.8 亿人感染了 HCV，每年新发丙型肝炎病例约 3.5 万例。丙型肝炎呈全球性流行趋势，可导致肝脏慢性炎症坏死和纤维化，部分患者可发展为肝硬化甚至肝细胞癌（HCC）。未来 20 年内与 HCV 感染相关的死亡率（肝衰竭及肝细胞癌导致的死亡）将继续增加，对患者的健康和生命危害极大，已成为严重的社会和公共卫生问题。

临床观察资料表明，人感染 HCV 后所产生的保护性免疫很差，能再感染不同病毒，甚至部分患者会导致肝硬化及肝细胞癌。其中约半数患者为自限性，可自动康复，一般经 6～7 周潜伏期后急性发病，临床表现为全身无力，食欲减退，肝区不适，1/3 患者有黄疸，ALT 升高，抗 HCV 抗体阳性。

丙型肝炎发病机制仍未十分清楚，HCV 在肝细胞内复制可引起肝细胞结构和功能改变或干扰肝细胞蛋白合成，造成肝细胞变性坏死，表明 HCV 直接损害肝脏，导致发病。但多数学者认为细胞免疫病理反应可能起重要作用，研究发现丙型肝炎与乙型肝炎一样，其组织浸润细胞以 $CD3^+$ 为主，细胞毒性 T 细胞（TC）特异攻击 HCV 感染的靶细胞，可引起肝细胞损伤。

（二）临床应用

抗 HCV 抗体检测阳性提示曾感染 HCV；对大部分病例而言，抗 HCV 抗体阳性常伴有 HCV RNA 的存在。因此，抗 HCV 抗体是判断 HCV 感染的一个重要标志物。抗 HCV 抗体阳性而血清中没有 HCV RNA 提示既往感染。有极少数病例抗 HCV 抗体阴性仍可检测到 HCV RNA。另外，某些慢性 HCV 感染者的抗 HCV 抗体可持续存在。

HCV 感染急性期患者血清 HCV 核心抗原阳性。

美国肝病研究学会（the American Association for the Study of Liver Diseases，AASLD）指南指出抗 HCV 抗体和 HCV RNA 检测结果可出现以下四种模式，需要进行认真分析以明确其诊断意义。

（1）HCV RNA 及抗 HCV 抗体均为阳性并伴近期 ALT 升高提示存在以下三种可能：①结合近期高危暴露史，考虑是否为急性 HCV 感染；②慢性 HCV 感染急性加重；③合并其他病原体导致急性肝炎的慢性 HCV 感染。

（2）抗 HCV 抗体阳性而 HCV RNA 阴性，提示：①HCV 感染痊愈；②急性 HCV 感染后 HCV RNA 的清除期；③阳性或假阴性结果；此时，建议 4～6 个月后再行 HCV RNA 检测以明确诊断。

（3）抗 HCV 抗体阴性而 HCV RNA 阳性，提示为抗体产生之前的急性感染早期或免疫抑制患者慢性 HCV 感染，也有可能为 HCV RNA 假阳性结果，建议 4～6 个月后复查抗 HCV 抗体和 HCV RNA。

（4）患者 ALT 升高而抗 HCV 抗体及 HCV RNA 均为阴性，考虑可除外急性或慢性丙型肝炎诊断。推荐 4～6 个月后复查抗 HCV 抗体。

需要说明是，抗 HCV 和 HCV RNA 不能用于确定疾病的严重性，也不能用于预测疾病的预后和进展。

（三）检测方法

检测方法包括胶体金法、化学发光法、荧光 PCR 法、ELISA 等。

（四）POCT 方法展望

丙型肝炎病毒的检测目前被广泛用于献血人员的 HCV 感染筛查和临床实验室检测。而对于丙型肝炎病毒检测的 POCT 产品则主要基于近年来较为常用的胶体金法及核酸 PCR 法。

十、戊型肝炎病毒

（一）概述

戊型肝炎是一种经粪-口传播的急性传染病，由戊型肝炎病毒（HEV）引起。HEV 是单股正链 RNA 病毒，呈球形，直径 27～34nm，无囊膜，核衣壳呈二十面体立体对称。HEV 目前尚不能进行体外组织培养，但黑猩猩、食蟹猴、恒河猴、非洲绿猴、须狨猴对 HEV 敏感，可用于分离病毒。HEV 在碱性环境中稳定，有镁离子、锰离子存在情况下可保持其完整性，对高热敏感，煮沸可将其灭活。HEV 基因组长 7.6kb，3′端有 poly A 尾，有 3 个开放阅读读框（ORF），ORF1 位于 5′端（约 2kb），是非结构蛋白基因，含依赖 RNA 的 RNA 多聚酶序列，ORF2 位于 3′端（约 2kb），是结构蛋白的主要部分，可编码核衣壳蛋白，ORF3、ORF1 和 ORF2 有重叠（全长 369bp），也是病毒结构蛋白基因，可编码病毒特异性免疫反应抗原。

HEV 随患者粪便排出，通过日常生活接触传播，并可经被污染的食物、水源引起散发或暴发流行，发病高峰多在雨季或洪水后。潜伏期为 2～11 周，平均为 6 周，临床患者多为轻中型肝炎，常为自限性，不发展为慢性 HEV，主要侵犯青壮年，65% 以上发生于 16～19 岁年龄组，儿童感染表现亚临床型较多，成人病死率高于甲型肝炎，尤其孕妇患戊型肝炎时病情严重，在妊娠的后 3 个月发生感染时病死率达 20%。

戊型肝炎是当今发展中国家的主要肝炎之一，严重危害人类健康，近年来发病率呈迅速上升趋势。《中华人民共和国传染病防治法》已将戊型肝炎列为主要肝炎之一。近年来发病的绝对数和发病率均呈连续、快速增长态势。

（二）临床应用

HEV 感染与 HAV 感染后病原学特点相似，可产生免疫保护作用，防止同株甚至不同株 HEV 再感染。有人报道绝大部分患者康复后血清中抗 HEV 抗体持续存在 4～14 年。在病毒感染早期主要以 IgM 为主，后期则以保护性的 IgG 为主，HEV 的核酸检测也是病毒感染的灵敏指标。

（三）检测方法

检测方法包括胶体金法、免疫层析法、PCR 荧光法、ELISA 等。

（四）POCT 方法展望

实验诊断可通过电镜从粪便中找到病毒颗粒，通过 RT-PCR 检测粪便、胆汁中的 HEV RNA，以及用重组 HEV-谷胱甘肽-S-转移酶融合蛋白作为抗原，通过 ELISA 检查血清中抗 HEV-IgM、抗 HEV-IgG 抗体等。检测 HEV 感染的 POCT 产品以胶体金与核酸检测为主。

十一、轮状病毒

（一）概述

轮状病毒（rotavirus，RV）是一种双链核糖核酸病毒，属于呼肠孤病毒科，共 7 种，以英文字母编号为 A、B、C、D、E、F 与 G。其中，A 种最为常见，而人类轮状病毒感染超过 90%的病例也都是该种造成的。轮状病毒是引起婴幼儿腹泻的主要病原体之一，每年在夏秋冬季流行，经粪–口途径感染，其主要感染小肠上皮细胞，能够产生肠毒素。临床表现为急性胃肠炎，呈渗透性腹泻病，病程一般为 7 天，发热持续 3 天，呕吐 2～3 天，腹泻 5 天，严重出现脱水症状。每次感染后，人体免疫力会逐渐增强，后续感染的影响就会减轻，因而成人很少受到其影响。

（二）检测方法

目前，用组织培养分离轮状病毒是目前诊断轮状病毒感染的金标准，但病毒特异性核酸是轮状病毒确认感染的主要方法。血清中病毒的中和抗体的滴度较急性期与恢复期升高 4 倍及以上也可证明病毒感染。

（三）检测方法

检测方法包括胶体金法、乳胶法、免疫层析法、免疫荧光法、ELISA 等。

（四）POCT 检测方法展望

轮状病毒的实验室诊断包括直接采用电镜或免疫电镜检测粪便中的病毒颗粒，采用补体结合实验、免疫荧光、放射免疫、ELISA 检测特异性抗原；采用 PCR 检测病毒核酸等。

而目前的 POCT 产品主要针对感染最为常见的 A 种设计，包括采用胶体金法检测相关的抗原及抗体，以及基于 PCR 原理检测核酸。

十二、诺如病毒

（一）概述

诺如病毒（Norovirus，NV）又称诺瓦克病毒（Norwalk viruse，NV），是人类杯状病毒科（human Caliciviridae，HuCV）中诺如病毒属的原型代表株。它是一组形态相似、抗原性略有不同的病毒颗粒，最早是从 1968 年在美国诺瓦克市暴发的一次急性腹泻患者粪便中分离的病原体。2002 年 8 月第八届国际病毒命名委员会批准其名称为诺如病毒，与在日本发现的札幌样病毒，合称为人类杯状病毒。

诺如病毒感染性腹泻是一种急性肠道传染病，由诺如病毒引发。诺如病毒全年均流行，但每年 10 月到次年 3 月是暴发流行的高发季。诺如病毒感染性腹泻也被称为"冬季呕吐病"，具有发病急、传播速度快、涉及范围广等特点，症状多表现为呕吐、腹泻。感染对象主要是成人和学龄儿童。美国每年在所有的非细菌性腹泻暴发中，60%～90% 是由诺如病毒引起的。荷兰、英国、日本、澳大利亚等发达国家也都有类似结果。在中国 5 岁以下腹泻儿童中，诺如病毒检出率为 15% 左右，血清抗体水平调查表明中国人群中诺如病毒的感染亦十分普遍。潜伏期为 24～48 小时。起病急，以腹泻、腹痛、恶心、呕吐为主要症状，轻重不等。腹泻为黄色稀水便或水样便，每天 10 多次。有时腹痛呈现绞痛。可伴有低热、头痛、发冷、食欲减退、乏力、肌肉疼痛等。一般持续 1～3 天自愈，死亡罕见。

诺如病毒遗传高度变异，在同一时期和同一社区内可能存在遗传特性不同的毒株流行。诺如病毒抗体没有显著的保护作用，尤其是没有长期免疫保护作用，极易造成反复感染。

（二）临床应用

诺如病毒感染后患者血清中抗体水平很快上升，通常感染第 3 周达到高峰，但仅维持到第 6 周左右即下降。儿童期诺如病毒的特异性抗体水平不高，而成人血清特异性抗体的阳性率可达 50%～90%。诺如病毒抗体为非保护性抗体，故该病可以反复感染。

采用聚合酶链反应（PCR）或特异性检出粪便病毒 DNA 或 RNA，具有很高的敏感性，可以作为诺如病毒感染的确诊依据。

（三）检测方法

检测方法包括胶体金法、免疫荧光法、PCR-荧光探针法等。

（四）POCT 方法展望

诺如病毒的实验室诊断包括直接采用电镜或者免疫电镜检测粪便中的病毒颗粒，采用补体结合实验、免疫荧光、放射免疫、ELISA 检测特异性抗原。目前的 POCT 产品主要包括采用胶体金法检测相关的抗原及抗体，以及基于 PCR 原理的核酸检测。

十三、肠道病毒 71 型

（一）概述

肠道病毒（enterovirus，EV）是单股正链无包膜的小 RNA 病毒，属于小 RNA 病毒科肠道病毒属。人 EV 分为 A、B、C 和 D 4 个种。EV-A 包括 24 个血清型，EV-B 包括 61 个血清型，EV-C 包括 23 个血清型，EV-D 包括 5 个血清型。肠道病毒一般是以数字命名的，排列顺序代表着其发现的先后次序。EV 可以引起呼吸道感染、无菌性脑膜炎、心肌炎和手足口病等多种疾病。人类肠病毒 71 型于 1969 年首次从加利福尼亚患有中枢神经系统疾病的婴儿粪便标本中分离出来，肠道病毒 71 型是引起婴幼儿手足口病（hand-foot and mouth disease，HFMD）的主要病原体之一，还可引起无菌性脑膜炎、脑干脑炎和脊髓灰质炎样的麻痹等多种神经系统疾病。

（二）临床应用

用组织培养分离 EV 是目前诊断 EV71 感染的金标准，但病毒特异性核酸检测是确定手足口病病原体 EV71 感染的主要方法。血清中 EV 的中和抗体滴度较急性期与恢复期升高 4 倍及以上也可证明病毒感染。

引起手足口病的病原体现已证明有多种，包括有肠道病毒 71 型、柯萨奇病毒和埃可病毒的某些血清型等，因此以上检测呈阴性时仅能确认无 EV71 感染，而不能排除手足口病的诊断。

（三）检测方法

检测方法包括胶体金法、免疫层析法、PCR-荧光探针法、ELISA、双扩增法、RNA 恒温扩增等。

（四）POCT 方法展望

目前检测 EV 的方式除了传统的病毒培养鉴定法、胶体金法等外，国内已有生物芯片（biochip）技术研发出"肠道病毒鉴定芯片"（EV typing chip）。肠道病毒鉴定芯片主要是针对并发症较严重的 EV71、Cox A15、Cox A16 及 Cox B3 等。肠道病毒鉴定芯片是一种基于核酸杂交技术的产品，可快速检测出 EV 的类型，不致延误病患就诊治疗的时机。EV 感染易引起并发症，且往往在一周内即转成重症，所以若能提早确知所感染的病毒类型，即可在第一时间进行对症治疗。

十四、柯萨奇病毒

（一）概述

柯萨奇病毒是 1948 年 Dolldorf 和 Sickles 在美国纽约州 Coxsackie 镇，从临床诊断为脊髓灰质炎患儿的粪便中分离出来的一组病毒。它属于小核糖核酸病毒科（Picornaviridas）、肠道病毒属（*Enterovirus*）。该病毒的毒粒为二十面体，立体对称，呈球形，直径为 23～30nm，有裸露的核衣壳，无包膜，无突起。已知柯萨奇病毒有 30 个血清型。根据病毒对乳鼠的致病特点及对细胞敏感性将病毒分成 A 组和 B 组，A 组病毒有 24 个血清型，即 A1～A24，其中 A23 型与 ECHO9 型病毒相同；B 组病毒有 6 个血清型，即 B1～B6。

柯萨奇病毒可以引起脑膜炎和轻度麻痹、胸膜痛、肋间痛、疱疹性咽峡炎、呼吸系统疾病、结膜炎及手足口病。手足口病患者中许多与柯萨奇病毒 A 组 16 型感染有关，是手足口病暴发传染的重要病因。人柯萨奇病毒感染后还可能会出现发热、打喷嚏、咳嗽等感冒症状及其他呼吸道疾病症状。妊娠期感染可引起非麻痹性脊髓灰质炎性病变，并致胎儿宫内感染和致畸。

（二）临床应用

柯萨奇病毒 A 组 16 型感染是手足口病暴发传染的重要病原体，检测血清中相关的抗原为阳性，恢复期血清出现抗体 IgM，双份血清抗体效价增高 4 倍以上，或者基于 PCR 原理的核酸检测阳性均提示近期病毒感染。针对此型的 IgG 为保护性抗体，能够在血清中存在数年。

（三）检测方法

检测方法包括胶体金法、RNA 恒温扩增、荧光 PCR 法、ELISA 等。

（四）POCT 方法展望

目前市面上柯萨奇病毒检测采用的方法多种多样，主要以 PCR 方法和胶体金法为主，目前已开始有部分厂商研发了 PCR 方法检测的肠道病毒通用型、肠道病毒 71 型、柯萨奇病毒 A 组 16 型核酸检测试剂盒及胶体金方法检测的呼吸道合胞病毒 IgM 抗体、人细小病毒 B19 IgM 抗体、柯萨奇病毒 B 组 IgM 抗体、腺病毒 IgM 抗体、腮腺炎病毒 IgM 抗体联合检测试剂盒。多种病毒联合检测的 POCT 方法试剂盒成为未来的努力方向之一。

十五、腺病毒

（一）概述

腺病毒于 20 世纪 50 年代初期由科学家 RoWe 发现，当 RoWe 对手术切除的人扁桃体增殖腺小块进行细胞培养时，在培养的腺样组织内发现一种未知的病毒，这种病毒可引起培养的单层细胞发生病变。由于这种病毒被首先发现于腺样组织中，1956 年国际病毒命名委员会将这类病毒命名为腺病毒，1962 年正式提出腺病毒科。

自 20 世纪 50 年代发现并成功分离腺病毒以来，已陆续发现了 100 余种血清型，其中人腺病毒有 49 种，分为 A、B、C、D、E 和 F 六个亚群（subgroup）。腺病毒常在咽、结膜、肠道及淋巴组织内繁殖，并导致多种临床症状，如呼吸系统感染、结膜炎、胃肠炎、肝炎、出血性膀胱炎、神经系统紊乱等。大多血清型与胃肠道疾病无关。而腺病毒 40 型和

41 型可引起婴幼儿与年少儿童（4 岁以下）的胃肠炎，表现为水样腹泻、呕吐、发热及腹部绞痛。C 亚群腺病毒能引起某些婴幼儿肠套叠。

（二）临床应用

20 世纪 50 年代发现并成功分离腺病毒以来，已陆续发现了 100 余个血清型。采取患者急性期和恢复期双份血清进行检测，若恢复期血清抗体效价比急性期增长 4 倍及以上，即有诊断意义。采用 PCR 检测到样本中核酸也是确诊腺病毒感染的重要方法。

（三）检测方法

检测方法包括胶体金法、乳胶法、酶免渗滤法、PCR-荧光探针法、ELISA、磁微粒化学发光法等。

（四）POCT 方法展望

确诊腺病毒的存在可采用病毒的细胞培养、抗原测定和基因组检测等技术。尽管细胞培养仍然是金标准，但对临床标本仍不敏感，且比较慢，易受细菌和真菌的污染。免疫荧光（尤其对呼吸道标本、咽拭子和活组织标本）和酶免疫分析（尤其对于粪便标本）检测腺病毒在呼吸道和胃肠道的感染，较快速且灵敏度较高。随着分子生物学等各个学科的发展，腺病毒在分子水平上的检测与应用越来越广泛，常选择与六邻体基因、纤突基因或病毒相关的 RNA I 和 RNA II 作为 PCR 引物，可以在数小时内定量分析出结果。

十六、人类免疫缺陷病毒

（一）概述

艾滋病即获得性免疫缺陷综合征（acquired immunodeficiency syndrome，AIDS），是由人类免疫缺陷病毒（human immunodeficiency virus，HIV）感染所引起的一种具有严重传染性的免疫功能损伤性疾病，致死率较高。HIV 在病毒分类中属逆转录病毒科慢病毒属的人类免疫缺陷病毒组，其直径约 120nm，大致呈球形。病毒外膜是类脂包膜，来自宿主细胞，并嵌有病毒的蛋白 gp120 与 gp41；gp41 是跨膜蛋白，gp120 位于表面，并与 gp41 通过非共价作用结合。病毒内是由蛋白 p17 形成的球形基质（matrix），以及蛋白 p24 形成的半锥形衣壳（capsid），衣壳在电镜下呈高电子密度。衣壳内含有病毒的 RNA 基因组、酶（逆转录酶、整合酶、蛋白酶）及其他来自宿主细胞的成分（如 tRNALys 3，作为逆转录的引物）。迄今为止，根据血清学反应和病毒核酸序列测定，全球流行的 HIV 可分为 2 型：HIV-1 型和 HIV-2 型，它们又有各自的亚型，不同地区流行的亚型不同，同一亚型在不同地区也存在一定差异。由此 HIV 病毒所产生的抗体主要有 HIV-1 和 HIV-2 两种抗体。在 HIV-1 型和 HIV-2 型之间，其核苷酸序列有 45%的同源性，并且存在免疫交叉反应，但是两者血清交叉反应因不同样本而有变化，应用免疫印迹法可以将两者明确地区别开来。

自美国疾病预防控制中心（CDC）1981 年诊断首例艾滋病患者以来，艾滋病在全球范围内迅速蔓延，逐渐成为全球关注的重要公共卫生事件和社会热点问题。目前，全球有 3590 万～4430 万人与 HIV 相伴生存，其中 430 万～640 万人属于新发感染病例，另外，有 280 万～350 万人死于艾滋病。这些数字还在不断增长中，其中，东亚、东欧、中亚等地区涨幅最快。感染最严重的地区仍然是撒哈拉以南非洲，其次是南亚与东南亚。

HIV 主要经血及性途径传播，为保证输血安全，减少或控制输血后 HIV 的传播，自 1994 年我国开始对供血员进行强制性 HIV 抗体的筛查。而且随着 HIV 传播的加速及对 HIV 认识的提高，对 HIV 感染者、艾滋病患者的检查率也越来越高。面对如此大量的筛查及检测工作，必须有充足的具有高敏感性和高特异性的检测试剂作为保障。

（二）临床应用

早期、快速、准确诊断艾滋病，主要具有以下两个重要的意义，一是早期干预治疗，提高患者生活质量，延长生命；二是提高警惕性，避免无意识地传播。

血清中 HIV 抗体是判断 HIV 感染的间接指标。若 HIV 抗体阴性，说明从人体内检测不到 HIV 抗体，但不能诊断没有感染 HIV，在窗口期内，感染者的体内还没有产生 HIV 抗体，或还没有产生足量的 HIV 抗体，这时 HIV 检测结果是阴性，如果在窗口期之后检测，可以排除感染 HIV 的可能；若 HIV 抗体阳性，则可能：①感染了 HIV，可作为传染源将 HIV 传播给他人；②HIV 抗体阳性者（除外 18 个月的婴儿），5 年之内将有 10%～30% 的人发展为艾滋病；③对 HIV 抗体阳性的母亲所生婴儿，如 1～18 个月内检测血清 HIV 抗体阳性，不能诊断为 HIV 感染，尚需用 HIV 核酸检测或 18 个月后的血清抗体检测来判断。

（三）检测方法

检测方法包括血清学抗体检测、HIV P24 抗原测定、病毒分离、HIV 病毒载量测定、HIV 核酸检测和 CD4 细胞计数等。

（四）POCT 方法展望

HIV 的 POCT 方法主要基于免疫层析法，产品以第三代和第四代 HIV 检测试剂为主，样本类型涵盖血液、唾液、尿液等。第三代 HIV 检测试剂检测的是 HIV-1/2 抗体，第四代 HIV 检测试剂则实现了 HIV-1/2 抗体和 P24 抗原联合检测，是较为完善的 HIV 感染的筛查试剂，窗口期更短。

基因芯片技术凭借高通量、快速检测的特点，在基因表达、肿瘤诊断、遗传病诊断、基因分型等诸多领域得以广泛应用。在 HIV 检测方面，如 HIV PRT 440 芯片，用于抗 HIV 逆转录酶和蛋白酶药物的耐药性分析，对 B 亚型的检测结果很好，但对非 B 亚型的耐药性检测存在漏检和错检。

虽然基因芯片技术尚需要进一步完善，但是可以预见其具有较好的应用前景。其可用于 HIV 的耐药性检测、HIV 的基因诊断，甚至可以把许多致病病原体的基因集中在一张芯片上，用一张小小的芯片就可以同时对许多微生物的感染进行诊断。随着分子生物技术的飞速发展，HIV 的实验室检测正朝着快速、敏感、准确、自动化方向发展，相信不久的将来，会有更多的新技术被应用到这一领域。

十七、EB 病毒

（一）概述

EB 病毒（Epstein-Barr virus，EBV）是一种 DNA 病毒，呈球形，直径为 180～200nm，又称人类疱疹病毒 4 型（human herpes virus 4，HHV-4）。在性病临床上 Epstein 和 Barr 等于 1964 年首次成功地将非洲儿童 Burkitt 淋巴瘤细胞通过体外悬浮培养而建株，并在建株细胞涂片中用电镜观察到疱疹病毒颗粒。

EB 病毒是一种嗜人类淋巴细胞的疱疹病毒，人是 EB 病毒感染的宿主，病毒主要通过唾液传播，也可经输血传染，是疱疹病毒科 γ 亚科中唯一能够引起人类感染的淋巴滤泡病毒。无症状感染多发生在幼儿，90%以上的 3～5 岁幼儿曾感染 EB 病毒。EB 病毒感染的潜伏期为 4～7 周，前驱症状包括头痛、乏力等，80%的患者可能出现临床三联征：咽炎、发热和淋巴结病。感染可涉及全身各个器官，一般有发热、食欲减退、恶心、呕吐、腹泻、全身淋巴结肿大、肝脾肿大、皮疹等。有的还可出现神经系统症状，一般需 2～4 周的恢复期。

EB 病毒与传染性单核细胞增多症、Burkitt 淋巴瘤、鼻咽癌、霍奇金淋巴瘤等有密切的关系，占全球癌症的 1%，并占所有感染性癌症的 5.6%，根据国际癌症研究署对致癌因子的分类标准，EB 病毒被列入第一组致癌因子。EB 病毒是多种恶性肿瘤（如鼻咽癌）的病因之一，它主要感染人类口咽部的上皮细胞和 B 淋巴细胞。在中国南方鼻咽癌患病人群中大多都检测到有 EB 病毒基因组存在。传染性单核细胞增多症是一种单核-吞噬细胞系统急性增生性传染病，多由 EB 病毒感染所致，少数可由巨细胞病毒、弓形虫、腺病毒、肝炎病毒、HIV 等引起。

（二）临床应用

1. EB 病毒特异性抗体的检测　人体感染 EB 病毒后能诱生抗 EBNA 抗体、抗 EA 抗体、抗 VCA 抗体及抗 MA 抗体。血清 EB 病毒抗体测定，早期抗原（EA）-IgG 效价≥1∶20，病毒衣壳抗原（VCA）-IgM 阳性或效价≥1∶10，VCA-IgG 效价≥1∶160，或 VCA-IgG 在恢复期比急性期升高 4 倍以上，EB 核心抗原在病程 3～4 周阳性，均有诊断意义。用免疫酶染色法或免疫荧光技术检出血清中 EB 病毒 IgG 抗体，研究诊断为 EB 病毒近期感染。在鼻咽癌血清中可测出 VCA-IgG 抗体达 90%左右，对鼻咽癌诊断及预后判断有价值。尤其我国学者大规模人群调查发现，抗 EA-IgA 效价上升，极大地增加了患鼻咽癌的危险性，为该癌肿的早期诊断，提供了重要手段。

2. 嗜异性抗体凝集试验　主要用于传染性单核细胞增多症的辅助诊断，患者于发病早期血清可出现 IgM 型抗体，能凝集绵羊红细胞，抗体效价超过 1∶100 有诊断意义，但只有 60%～80%病例呈阳性，且少数正常人和血液病患者也含有此抗体，不过正常人和血液病患者的抗体经豚鼠肾组织细胞吸收试验，可为阴性。

3. 分子生物学方法检测　血液、唾液、口腔上皮细胞、尿液中的 EB 病毒 DNA 阳性，有诊断意义。

（三）检测方法

检测方法包括胶体金法、酶免渗滤法、荧光 PCR 法、ELISA、磁微粒化学发光法、化学发光法等。

（四）POCT 方法展望

EB 病毒感染实验室检查可发现淋巴细胞增多、氨基转移酶升高、血小板减少等，但确诊需找到 EB 病毒 DNA 和其表达产物（RNA 或蛋白）的存在。目前 POCT 产品主要是采用胶体金检测血清中的抗原抗体或者采用 RT-PCR 检测病毒核酸。

十八、乙型脑炎病毒

（一）概述

流行性乙型脑炎病毒简称乙型脑炎病毒、乙脑病毒，是流行性乙型脑炎（简称乙脑）的病原体。乙脑病毒呈球状，其核酸为单链 RNA，外层具包膜，包膜表面有血凝素。低温条件下，在动物、鸡胚及组织培养细胞中均能增殖。幼猪是乙脑病毒的主要传染源和中间宿主，蚊是乙脑病毒的传播媒介。当人受带病毒的蚊叮咬后，乙脑病毒进入人体，在血管内皮细胞和淋巴结、肝、脾等部位的吞噬细胞内增殖，并经血液循环到达脑部而引起炎症。

乙脑主要症状为高热、头痛、呕吐、昏睡、痉挛等。重症者可因周身高热、抽搐不止、脑水肿、呼吸或循环衰竭而死亡，部分患者留有后遗症。消灭蚊滋生地，并扑灭越冬蚊和新生成蚊是预防乙脑的关键。猪是乙脑病毒的主要中间宿主和传染源，在乙脑流行季节前，应对猪进行预防注射，可有效地降低乙脑发病率。人体接种疫苗可提高对乙脑病毒感染的抵抗力，对预防乙脑也有良好效果。乙脑尚无特效治疗方法。早期住院、中西医结合治疗，可以大大提高治愈率，减少后遗症。

（二）临床应用

人受乙脑病毒感染后，大多数为隐性感染及部分顿挫感染，仅少数发生脑炎（0.01%），这与病毒的毒力、侵入机体内数量及感染者的免疫力有关。流行区成人大多数都有一定免疫力，多为隐性感染，10 岁以下儿童及非流行区成人缺乏免疫力，感染后容易发病。

患病后 4～5 天可出现血凝抑制抗体，2～4 周达高峰，可维持 1 年左右。补体结合抗体在发病 2～3 周后方可被检出，约存在半年。中和抗体约在发病后 1 周出现，于 5 年内维持高水平，甚至维持终身。流行区人群每年不断受到带病毒的蚊叮咬，免疫力逐渐增强，抗体阳性率常随年龄而增高。

（三）检测方法

检测方法包括胶体金法、ELISA 等。

（四）POCT 方法展望

乙脑早期快速诊断通常检测患者血清或脑脊液特异性 IgM，也可采用 RT-PCR 检测标本中的病毒核酸片段，一般 6 小时内可初步报告结果。常规血清学试验（H1、CF、NT），需取双份血清，同时做对比试验，当恢复期血清抗体滴度比急性期≥4 倍时，有辅助诊断意义，可用于临床回顾性诊断。由于乙脑患者病毒症期短，直接检出病毒抗原或分离阳性率低，较少用于诊断试验。

目前市面上暂无针对人的乙脑 POCT 产品，有猪乙脑病毒感染产生特异性 IgG 胶体金试剂盒产品。也有相关采用 ELISA 方法检测血清中抗体的试剂，因此针对乙脑的 POCT 产品亟待开发，便于偏远地区的快速诊断。

十九、新型隐球菌

（一）概述

新型隐球菌（*Crytococcus neoformans*）又名溶组织酵母菌（*Torula histolytica*），该菌在组织液或培养物中呈较大球形，直径可达 5～20μm，菌体周围有肥厚的荚膜，折光性强，一般染料不易着色，难以发现，故称隐球菌。用墨汁阴性显影法镜检，可见到透明荚膜包裹着菌细胞，菌细胞常有出芽，但不生成假菌丝。在沙保琼脂及血琼脂培养基上，病原性隐球菌在 25℃及 37℃可生长，而非病原性隐球菌在 37℃不能繁殖。培养数日后生成酵母型菌落，初呈白色，1 周后转淡黄或棕黄色、湿润黏稠，状似胶汁。该菌能分解尿素，以此与酵母菌和念珠菌鉴别。

该菌是土壤、鸽类、牛乳、水果等的腐生菌，也可存在人口腔中，可侵犯人和动物，一般为外源性感染，但也可能为内源性感染，对人类而言，它通常是条件致病菌。该菌大多由呼吸道转入，在肺部引起轻度炎症，或隐性传染。亦可由破损皮肤及肠道传入。当机体免疫功能下降时可向全身播散，主要侵犯中枢神经系统，发生真菌性脑膜炎、脑炎、脑肉芽肿等，此外可侵入骨骼、肌肉、淋巴结、皮肤黏膜引起慢性炎症和脓肿。

（二）临床应用

新型隐球菌抗原乳胶凝集试验具有诊断和预测价值。未经处理患者的血清或脑脊液滴度为≤1∶4 的阳性反应结果，则高度表明新型隐球菌感染可能性。滴度≥1∶8 一般认为患有隐球菌病。一定程度上，抗原滴度与感染程度成比例，增长的滴度反映了感染程度和简单预测。滴度降低表明治疗对患者有效。如果滴度不降低说明治疗不充分。然而偶尔的低滴度可能持续存在于无法生存的真菌和临床治疗的一些不确定的时期。当抗原滴度被用于监测治疗效果时应尽量使用同一生产商的试剂盒，以减少试验误差。

阴性反应不排除新型隐球菌感染的可能性，特别是当某患者进行了检测而且患者有被新型隐球菌感染的症状时。

（三）检测方法

检测方法包括胶体金法等。

（四）POCT 方法展望

传统的诊断方法为墨汁染色检查和真菌培养，染色阳性率仅达 54%~74%，但仍有 20%~50% 的病例墨汁染色呈阴性；真菌培养既耗时且阳性率低，故在一定程度上延误了该病诊疗进程。

目前市面上的 POCT 产品有利用包被在乳胶颗粒中的抗隐球菌抗体与含有新型隐球菌荚膜多糖抗原的样本发生凝集反应，有利用胶体金试纸条检测血液、尿液、脑脊液中的新型隐球菌抗原，这些方法均操作较为简单，不用复杂的样品处理，结果判断准确，可以进行半定量检测，适用于皮肤科、神经内科、感染科、检验科等与低免疫力患者有关的检测、初筛、治疗、监测活动。

（李福刚 王 鼎 王东旭 尚 勇）

参 考 文 献

蔡映云，顾宇彤，2004. 呼吸病治疗的临床思维. 临床内科杂志，7：444-446.

降钙素原急诊临床应用专家共识组，2012. 降钙素原（PCT）急诊临床应用的专家共识. 中华急诊医学杂志，21（9）：944-951.

李凡，徐志凯，2013. 医学微生物学. 8 版. 北京：人民卫生出版社.

李福刚，雷蕾，石晓强，等. 2019. 血清淀粉样蛋白 A（SAA）水平检测在临床实验诊断及健康监测中的应用. 现代检验医学杂志，34（3）：1-5.

李兰娟，任红，2013. 传染病学. 8 版. 北京：人民卫生出版社.

梁国威. 2010. 检验与临床诊断-POCT 分册. 北京：人民军医出版社.

刘燕丽，刘勋，步军，等，2017. 血清淀粉样蛋白 A 在儿童感染性疾病早期诊断中的价值. 中国卫生检验杂志，27（24）：3596-3598.

罗健青，陈秀芳，管敏昌，等，2019. 血常规、C-反应蛋白联合血清淀粉样蛋白 A 水平早期检测在儿童流感中的应用价值. 中国卫生检验杂志，29（4）：432-434.

裴雪松，2009. 肺炎支原体肺炎的诊治浅谈. 现代诊断与治疗，20（1）：60-61.

施毅，2002. 肺炎衣原体呼吸道感染的临床和实验研究. 上海：第二军医大学.

孙红妹，2007. 肺炎支原体感染的实验室诊断. 实用儿科临床杂志，22（4）：245-248.

王常田，景华，2004. 降钙素原在体外循环炎性反应中的研究. 医学研究生学报，11：1037-1040.

叶刚强，2006. 肺炎衣原体血清学检测及临床价值. 国际医药卫生导报，12（3）：57.

叶应妩，王毓三，申子瑜，2006. 全国临床检验操作规程. 3 版. 南京：东南大学出版社.

中华人民共和国卫生健康委员会. 2020. 关于印发新型冠状病毒肺炎诊疗方案（试行第七版）的通知（国卫办医函[2020]184 号）
    http://www.nhc.gov.cn/yzygj/s7653p/202003/46c9294a7dfe4cef80dc7f5912eb1989.shtml[2020-06-30].

周庭银，赵虎，2021. 临床微生物诊断与图解. 上海：上海科学技术出版社.

Barati M，Alinejad F，Bahar MA，et al，2008. Comparison of WBC，ESR，CRP and PCT serum levels in septic and non-septic burn cases. Burns，34（6）：770-774.

Donders G，Vereecken A，Bosmans E，et al. 2002. Definition of a type of abnormal vaginal flora that is distinct from bacterial vaginosis：aerobic vaginitis. Bjog，109（1）：34-43.

Huttunen T，Teppo AM，Lupisan S，et al，2003. Correlation between the severity of infectious diseases in children and the ratio of serum amyloid a protein and C-reactive protein. Scand J Infect Dis，35（8）：488-490.

Whitehead AS，de Beer MC，Steel DM，et al，1992. Identification of novel members of the serum amyloid A protein superfamily as constitutive apolipoproteins of high density lipoprotein. J Biol Chem，267（6）：3862-3867.

第八章

血液系统疾病的检验

　　血液系统疾病是指原发或主要累及血液和造血器官的疾病，简称血液病。血液病的病种较多，包括各类红细胞疾病、白细胞疾病及出血性疾病，其共同特点多表现为骨髓、肝、脾、淋巴结等器官的病理损害，周围血细胞成分质和量的改变，机体免疫功能低下及出凝血机制的障碍。近年来，基础医学研究的不断深入和发展，促进了血液学的研究，使血液病的治疗进展很快，如联合化学治疗、造血干细胞移植、血液分离、免疫治疗、细胞因子的临床应用及成分输血等，尤其是近年来广泛开展的造血干细胞移植，有可能根治血液系统恶性疾病。

　　血液系统疾病指原发（如白血病）或主要累及（如缺铁性贫血）血液和造血组织及器官的疾病。造血系统包括血液、骨髓、脾、淋巴结及分散在全身各处的淋巴和单核/巨噬细胞组织。血液由细胞成分和液体成分组成，细胞成分中包括红细胞、各种白细胞及血小板。液体成分即血浆，包含各种具有特殊功能的蛋白质及某些其他化学成分。因此，反映造血系统病理生理及血浆成分发生异常的疾病均属于造血系统疾病，习惯上称为血液病。

　　临床上，血液病范围包括各类贫血，红细胞及血红蛋白的异常，各种良、恶性白细胞疾病，各类出、凝血性疾病，以及血浆中各种成分发生异常所致疾病。

　　血液系统疾病一般分为以下几类。

　　1. 红细胞疾病　包括各种贫血、红细胞增多症等。

　　2. 粒细胞疾病　包括粒细胞缺乏症、中性粒细胞分叶功能不全、类白血病反应等。

　　3. 单核细胞和吞噬细胞疾病　包括单核细胞增多症、组织细胞增多症等。

　　4. 淋巴细胞和浆细胞疾病　包括各类淋巴瘤，急、慢性淋巴细胞白血病，多发性骨髓瘤等。

　　5. 造血干细胞疾病　包括再生障碍性贫血、骨髓增生异常综合征（myelodysplastic syndrome，MDS）、阵发性睡眠性血红蛋白尿（paroxysmal nocturnal hemoglobinuria，PNH）、急性非淋巴细胞白血病以及骨髓增殖性疾病。

　　6. 脾功能亢进

　　7. 出血性及血栓性疾病　包括血小板减少性紫癜、血管性紫癜、凝血功能障碍性疾病、弥散性血管内凝血及血栓性疾病等。

第一节　红细胞、白细胞和血小板

（一）概述

　　血常规检查是临床上最基础的实验室检查之一，是对红细胞、白细胞及血小板等血液内的有形成分的数量进行测定、分析的检查。由于血液在人体循环系统中不停地流动，参与机体代谢和各项功能活动，所以血液在维持机体新陈代谢和人体内环境平衡及人体功能调节方面起着至关重要的作用。当血液内的有形成分出现病理性改变时，即会对全身组织、器官产生影响，反之当组织、器官发生病变时，血液内的有形成分也会出现一定程度的改变。因此血常规检查不但可发现多种全身性疾病的早期迹象，还可以判断机体是否存在贫血和血液系统疾病等，反映骨髓造血功能，对于疾病诊治具有重要意义。

（二）临床应用

　　1. 红细胞检测的临床意义　生理情况下，人体每天约有 1/120 的红细胞衰亡，同时，又有 1/120 的红细胞产生，使红细胞的生成与衰亡保持动态平衡。多种原因可使这种平衡遭到破坏，导致红细胞和血红蛋白数量减少或增多。

　　（1）红细胞和血红蛋白增多

　　1）相对性增多：某些原因可使血浆中水分丢失，血液浓缩，使红细胞和血红蛋白含量相对增多。如连续剧烈呕吐、大面积烧伤、严重腹泻、大量出汗等；另见于慢性肾上腺皮质功能减退、尿崩症、甲状腺功能亢进等。

　　2）绝对性增多：多种原因可引起血液中红细胞和血红蛋白绝对值增多，多与机体循环及组织缺氧、血中红细胞生成素水平升高、骨髓加速释放红细胞有关。

　　（2）红细胞和血红蛋白减少：一般成年男性血红蛋白<120g/L，成年女性血红蛋白<110g/L 为贫血。

　　1）生理性减少：3 个月的婴儿至 15 岁以前的儿童，因生长发育迅速而致造血原料相对不足，红细胞和血红蛋白可较正常人低 10%～20%。妊娠中、后期由于孕妇血容量增加使血液稀释，老年人由于骨髓造血功能逐渐减低，均可导致红细胞和血红蛋白含量减少。

　　2）病理性减少

　　A. 红细胞生成减少所致的贫血。

　　B. 骨髓造血功能衰竭：再生障碍性贫血、骨髓纤维化等伴发的贫血。

　　C. 因造血物质缺乏或利用障碍引起的贫血：如缺铁性贫血、铁粒幼细胞贫血、叶酸及维生素 B_{12} 缺乏所致的巨幼细胞性贫血。

　　D. 因红细胞膜、酶遗传性的缺陷或外来因素造成红细胞破坏过多导致的贫血，如遗传性球形红细胞增多症、珠蛋白生成障碍（地中海贫血）性贫血等。

　　3）失血：急性失血或消化道溃疡、钩虫病等慢性失血所致的贫血。

　　2. 白细胞检测的临床意义　白细胞计数值异常可提示累及白细胞系统的疾病。白细胞计数增多见于急性感染、尿毒症、严重烧伤急性出血、组织损伤、大手术后白血病等。白细胞计数减少见于伤寒及副伤寒、疟疾、再生障碍性贫血、急性粒细胞缺乏症、脾功能亢进，X 线或放射性核素照射，使用某些抗癌药物等。

白细胞分类计数的临床意义如下：

（1）中性粒细胞：增多和减少的临床意义与白细胞计数相同。

（2）嗜酸性粒细胞：增多见于变态反应、寄生虫病、某些皮肤病、创伤等；减少见于伤寒、副伤寒、使用肾上腺皮质激素后。

（3）嗜碱性粒细胞：增多见于慢性粒细胞性白血病、霍奇金病、癌转移、铅铋中毒等。

（4）淋巴细胞：增多见于百日咳、传染性单核细胞增多症，慢性淋巴细胞性白血病，麻疹、腮腺炎、结核、传染性肝炎；减少多见于传染急性期、放射病。

（5）单核细胞：增多见于结核、伤寒、疟疾、黑热病、急性传染病恢复期、单核细胞性白血病、亚急性感染性心内膜炎等；减少无临床意义。

3. 血小板检测的临床意义

（1）生理性改变

A. 剧烈运动后血小板增高，饱餐后也有增高，冬季略增高。

B. 妇女月经前血小板降低。

C. 少年较成年人血小板偏低。

D. 新生儿血小板数目较少，到 3 个月后可至成人水平。

E. 静脉血血小板略高于外周血血小板。

（2）病理性改变

1）血小板降低

A. 骨髓造血功能受损而导致血小板生成减少，如再生障碍性贫血、急性白血病、放射病、抗癌药的应用等。

B. 血小板破坏过多而致血小板减少，如特发性血小板减少性紫癜、脾功能亢进、体外循环等。

C. 血小板消耗过多而致的血小板减少，如弥散性血管内凝血、血栓性血小板减少性紫癜。

D. 家族性血小板减少，如巨大血小板综合征。

2）血小板增高

A. 组织受损及术后特别是脾切除后血小板增高。

B. 血小板持续增高见于慢性粒细胞白血病、多发性骨髓瘤、血小板增多症、真性红细胞增多症、恶性肿瘤的早期。

C. 急性反应，如急性感染、急性失血、急性溶血等。

（三）检测方法

血细胞分析仪的发展已有 50 多年的历史，最早的分析仪使用电阻抗原理，只能检测出血细胞计数和白细胞的三分类结果。现今先进的血细胞分析仪，将多项检测技术联合应用，通过综合分析检测数据，得出更为准确的血细胞计数和白细胞五分类结果，同时还可提供较多的提示信息，便于操作人员有重点、有目的地对有问题的标本进行显微镜复检。

血细胞分析方法主要基于湿式分析技术。湿式分析技术已发展成熟，其主要检测原理由最初的光电法和电容法到后来利用细胞不良导体特性而发明的电阻法（库尔特法），直至近年来的光散射法、射频技术及电化学法等相结合的检测技术等，其精度和准确率较高。湿式检测方法对待测液流路均一性、光路精细程度要求较高，抗电磁干扰性和抗震性较差，对检测环境要求较高，从而决定了相关仪器设备结构复杂，体积庞大，价格昂贵，环境适应性差，仅适于专业实验室使用。

（四）POCT 方法展望

干式分析技术采用特定波长光源对离心后的血样进行照射，分析采集图像，其核心在于光路及后续图像处理，因此对环境电磁特性要求较低，仪器设备体积相对较小，操作简单快捷，适用于基层卫生医疗场所、应急和战场等环境下的血细胞分析。

采用干式分析技术的床旁快速血液分析仪具有如下优点：体积小；携带方便；对周围环境的稳态要求不高；并配备质控系统以保证结果的准确性；无须对样本进行特殊处理，少量全血即可检测；工作人员经简单培训后即可操作，缩短了急诊检测出报告的时间等。

在急诊抢救或现场救援工作中帮助医护人员在最短的时间内对患者进行紧急病情评估，得出结论并正确处置，提高了抢救的成功率，已成为血常规 POCT 的主要方法。

干式血液分析系统测定血常规的主要特点是样本不需液体试剂的配合；用血量少；检测速度快；尤其在多样本检测时此特点更明显，所有废弃物均包含在一根用过的毛细管上；另一个特点是由于本系统光路和电路结构简单，其核心在于光路及后续图像处理，因此对环境电磁特性要求较低，仪器设备体积相对较小，使用方便。在基层卫生医疗场所、现场快速检测和急诊等方向应用前景广阔。

干式全血细胞分析仪仍存在很多不足，仍需要进一步改正。例如，精密度和准确性距离湿式全血细胞分析仪还有一定距离，以后的发展可以在探索细胞荧光染色的基础上，对离心后血液白细胞进行更细致的分类，得到更多血细胞常规参数的结果。

第二节　血红蛋白

（一）概述

血红蛋白是高等生物体内负责运载氧的一种蛋白，是使血液呈红色的蛋白。血红蛋白由四条链组成，两条 α 链和两条 β 链，每一条链有一个包含一个铁原子的环状血红素。氧气结合在铁原子上，被血液运输到各个器官和组织。

血红蛋白的特性：在氧含量高的地方，容易与氧结合；在氧含量低的地方，又容易与氧分离。血红蛋白的这一特性，使红细胞具有运输氧的功能。

血红蛋白参考值：成年男性 120～160g/L；成年女性 110～150g/L；新生儿 170～200g/L；青少年（儿童）110～160g/L。

（二）临床应用

血红蛋白异常分为生理性或病理性增高和减低。

1. 生理性增高　高原地区的居民其红细胞和血红蛋白往往高于平原地区的居民。饮水过少或出汗过多，排出水分过多可导致暂时性的血液浓缩，造成红细胞和血红蛋白轻度升高。新生儿则多为生理性增高。

2. 生理性减低　3 个月的婴儿到 15 岁以前的儿童，因身体发育较快，造成红细胞和血红蛋白相对生成不足，因而出现相对的减低，可能比正常成人低 10%～20%；孕妇在妊娠的中后期因血浆容量增加，导致血液被稀释；老年人因为骨髓造血功能减低，可能导致红细胞和血红蛋白的减少，也称为生理性贫血，此时需要给予适当的营养与治疗，并不意味着患有贫血性疾病或疾病导致的贫血。

3. 病理性升高

（1）严重呕吐、腹泻、大量出汗、大面积烧伤、尿崩症、甲状腺功能亢进、糖尿病酸中毒等，由于血浆中水分丢失过多，导致血液浓缩，会出现红细胞和血红蛋白量的明显增加。

（2）慢性心脏病、肺源性心脏病、紫绀型先天性心脏病等引起组织缺氧，血液中红细胞生成素增多而使血液中红细胞和血红蛋白量呈代偿性增加。

（3）某些肿瘤，如肾癌、肝细胞癌、子宫肌瘤、卵巢癌、肾胚胎癌等也可使红细胞生成素呈非代偿性增加，导致上述的结果。

（4）真性红细胞增多症是一种原因不明的以红细胞增多为主的血液疾病。

4. 病理性减低

（1）骨髓造血功能障碍，如再生障碍性贫血、白血病、骨髓瘤、骨髓纤维化引起的贫血。

（2）慢性疾病，如感染、炎症、恶性肿瘤、尿毒症、肝病、风湿性疾病、内分泌系统疾病等造成或伴发的贫血。

（3）造血物质缺乏或利用障碍造成的贫血，如缺铁性贫血、铁粒幼细胞性贫血、巨幼细胞性贫血。

（4）红细胞破坏过多造成的贫血，如溶血性贫血、地中海贫血、异常血红蛋白病、阵发性睡眠性血红蛋白尿、免疫性溶血、机械性溶血等。

（5）急性失血、大手术后、慢性失血等都是造成红细胞和血红蛋白降低的因素。

（三）检测方法

血红蛋白是一种色素蛋白，可以用比色法测定。血液中血红蛋白以各种形式存在，包括氧合血红蛋白、碳氧血红蛋白、高铁血红蛋白或其他衍生物。

目前血红蛋白的检测方法有氰化高铁血红蛋白（HiCN）测定法、十二烷基月桂酰硫酸钠血红蛋白（SLS-Hb）法、叠氮高铁血红蛋白（HiN_3）测定法、碱性羟基血红蛋白（AHD-575）测定法、溴代十六烷基三甲胺（CTAB）血红蛋白测定法等。

（四）POCT 方法展望

近年来，多参数血细胞分析仪的应用，使血红蛋白的测定逐步以仪器法取代手工法，其优点是操作简单、快速，同时可以获得多项红细胞的参数，血液分析仪测定血红蛋白的原理与手工法测定原理相似，多采用氰化高铁血红蛋白测定法。由于各型号仪器使用的溶血剂不同，形成血红蛋白的衍生物也不同。某些溶血剂形成的衍生物稳定性较差，因此要严格控制溶血剂加入量及溶血时间，特别是半自动血细胞分析仪应严格控制实验条件。有些溶血剂内虽加入了氰化钾，但其衍生物并非是氰化高铁，仪器要经过氰化高铁标准液校正后，才能进行血红蛋白测定。

快速血红蛋白分析仪是一款小巧便携、操作简单、检测快速的干化学试纸式血红蛋白分析仪，仅一滴指血在 15 秒之内可以检测出患者的血红蛋白水平和血细胞比容值（HCT）。检测时只需将待测全血加到试纸条的加样区后，血液迅速在反应膜上扩散。红细胞被溶解后，释放出血红蛋白，然后转化成高铁血红蛋白，血红蛋白分析仪在 525nm 波长处检测反应终点的信号强度，利用该反射系数计算出血红蛋白的浓度，非常适合各级医院开展 POCT 时使用，更适合在社区体检活动中推广使用。血红蛋白分析仪使用无试剂毒性的干式试纸条测试，操作简单安全，而且方便携带，快速得出检测结果，缩短了总就诊时间和就诊周期。即使非实验室人员也能在简单的培训后，安全准确地进行检测。

新的 POCT 系统可利用分光光度法快速而方便地获取具有实验室水准的检测结果，同时又不降低准确性，甚至可在高温、高湿度天气下进行检测。

第三节 血 沉

（一）概述

红细胞沉降率（erythrocyte sedimentation rate，ESR）简称血沉，是指红细胞在一定条件下沉降的速度。将抗凝的血静置于垂直竖立的小玻璃管中，由于红细胞的相对密度较大，受重力作用而自然下沉，正常情况下下沉十分缓慢，常以红细胞在第一小时末下沉的距离来表示红细胞沉降率。健康人的血沉数值波动在一个较窄的范围，许多病理情况可以使血沉明显增快，红细胞沉降率受多种因素影响。

（二）临床应用

1. 血沉增快

（1）生理性血沉增快：1 岁以下的儿童和 60 岁以上的高龄者、妇女月经期、妊娠 3 个月以上 ESR 可加快，其增快的原因与生理性贫血及纤维蛋白原含量增加有关。

（2）病理性血沉增快

1）炎症性疾病：急性炎症由于血中急性期反应物质迅速增多使血沉增快，慢性炎症者如结核或风湿病患者，血沉可用于观察病情变化和疗效。血沉加速，表示病情复发或活跃；当病情好转或静止时，血沉也逐渐恢复正常。

2）组织损伤和坏死：较大的组织损伤、手术创伤可导致血沉增快，如无合并症患者多于 2～3 周内恢复正常。血沉可用于鉴别功能性病变与器质性疾病，如急性心肌梗死时血沉增快，而心绞痛时血沉正常。

3）恶性肿瘤：用于鉴别良、恶性肿瘤，如胃良性溃疡血沉多正常、恶性溃疡血沉增快。恶性肿瘤治疗明显有效时，血沉渐趋正常，复发或转移时血沉可增快。

4）高球蛋白血症：如多发性骨髓瘤、肝硬化、巨球蛋白血症、系统性红斑狼疮（SLE）、慢性肾炎时，血浆中出现大量异常球蛋白，血沉显著加快。

5）贫血：血红蛋白低于 90g/L 时，血沉加快。

2. 血沉减慢 临床意义不大，见于红细胞增多症、球形细胞增多症、纤维蛋白原缺乏等。

（三）检测方法

血沉测定的方法有多种，有魏氏法（Westergren 法）、库氏法（Coulter 法）、温氏法（Wintobe-landsbrey 法）、潘氏法。我国在 1983 年全国临床检验方法学学术会议上推荐魏氏法作为参考方法。专用于血沉测定的仪器有两种：一种是魏氏法自动血沉测定仪或类似仪器自动记录后转换成魏氏法测定值；另一种是 Zeta 红细胞比值测定。前者取血、抗凝、装入血沉管等步骤均与常规操作相同，只是将试管垂直立于具有自动计时装置的血沉架之后，可于 30 分钟、60 分钟、120 分钟时分别自动记录其结果。

（四）POCT 方法展望

自动血沉仪具有以下优点：避免了人为主观误差（如判读时间），可完整记录红细胞沉降的全过程；可以实现检测标本全封闭性操作，减低了生物危害的可能性；耗时少，提高了检测效率，可进行大批量标本的操作，影响因素少；可选择同时测定压积值；可选择是否做动态曲线及测高度值，并选择是否打印结果及曲线；可与附件或其他设备连线共享结果，如血流变分析仪。目前全自动血沉仪在 POCT 上应用还未广泛普及，主要原因是血沉测定要求较高，血沉仪的体积不够小巧，不能直接进行末梢血测定等。所以，POCT 血沉仪应向着操作更加简便、快捷的方向发展。此外，还应与多种测试结合起来，如实现与血常规的同步测定等。

第四节　铁　蛋　白

（一）概述

铁蛋白广泛分布于人体组织细胞内和体液中，是一种贮铁蛋白。1972 年 Addison 等建立血清铁蛋白放射免疫测定方法，其后该方法相继用于外周血细胞及体液中铁蛋白的测定。铁蛋白为机体内一种贮存铁的可溶组织蛋白，正常人血清中含有少量铁蛋白，但不同的检测法有不同的参考值，一般参考均值：男性为 80～130μg/L（80～130ng/ml），女性为 35～55μg/L（35～55ng/ml），血清铁水平在妊娠期及急性贫血时降低，急慢性肝脏损害和肝癌时升高，国内报道肝癌患者阳性率高达 90%。

铁蛋白的生理功能：①作为铁的贮存库用于血红蛋白合成；②将铁保存在中空的球形蛋白内，防止细胞内游离铁过多而产生有害作用。成熟红细胞内铁蛋白是幼红细胞铁蛋白残留下来的。碱性铁蛋白和储存有关，酸性铁蛋白则起铁转运作用。

（二）临床应用

铁蛋白是人体重要的铁贮存蛋白，参与对造血和免疫系统的调控。血清中铁蛋白水平可反映铁贮备情况及机体营养状态，它与多种疾病相关。

1. 铁蛋白降低 铁蛋白降低几乎可以诊断为铁缺乏，主要因为：①铁贮存减少，如缺铁性贫血、营养不良等；②铁蛋白合成减少、维生素 C 缺乏等。在体内铁缺乏早期，尚无显著的贫血改变时，仅有体内铁贮存量减少，常规生化指标正常，血清铁蛋白就开始减少。铁蛋白含量测定是目前诊断隐性贫血最早、最准确的指标，诊断符合率可达 95.5%。部分自身免疫性疾病如系统性红斑狼疮、干燥综合征、某些胶原性疾病也可引起铁蛋白明显降低。妊娠期和哺乳期时铁蛋白也可低于正常值。

2. 铁蛋白升高 主要因为：①铁贮存增加，原发性血色病、继发性铁负荷过多，如过多输血、不恰当铁剂治疗、溶血性贫血等；②铁蛋白合成增加，炎症或恶性病变，如许多恶性肿瘤细胞可以合成和分泌铁蛋白，如肝癌、肺癌、胰腺癌、白血病、霍奇金病、多发性骨髓瘤等，铁蛋白测定已成为恶性肿瘤辅助诊断指标之一，甲状腺功能亢进时铁蛋白合成也增加；③组织内的铁蛋白释放增加，急性肝炎、慢性肝炎或其他肝病时血清铁蛋白也明显增高。在肝硬化等高危患者中同时测定甲胎蛋白（AFP）与铁蛋白对于早期发现肝癌有重要价值。急性心肌梗死早期也出现铁蛋白升高。

（三）检测方法

采用放射免疫法、ELISA 和化学发光法。放射免疫法的原理是采用兔抗人铁蛋白与人血清铁蛋白相结合，再用 ^{125}I 标记抗人铁蛋白与固相上结合的血清铁蛋白相结合，洗脱未结合的过多的放射性免疫标记物，洗脱结合放射性免疫标记的铁蛋白，结合标准曲线，计算出铁蛋白值。

目前也有利用胶体金免疫层析方法进行定性和半定量的检测。

（四）POCT 方法展望

铁蛋白是判定铁缺乏的国际公认的最灵敏指标。及时、定期检测铁蛋白，可有效避免铁缺乏导致的婴幼儿智力损害及孕妇缺铁性贫血的发生，同时也是检测铁剂疗效的最佳手段。POCT 铁蛋白检测未来发展的趋势是使用少量未抗凝末梢全血即可检测，灵敏度和特异性更好，受外界影响更小，可与电子系统集成，自动定量测定显示数据。

快速铁蛋白检测试剂盒采用双抗体夹心免疫层析法原理，定量检测铁蛋白浓度。当测试卡上的样品垫吸收到适量样本时，样本中的铁蛋白会与样本垫中的胶体金标记抗体结合，形成"铁蛋白-金标抗体"复合物，通过毛细作用，沿着硝酸纤维素膜移动，并与包被于"T"线（检测线）处的另一种铁蛋白抗体结合，呈现一条紫红色色带。而包被于"C"线（质控线）上的羊抗鼠抗体，无论 SF 浓度如何，都会结合胶体金标记抗体并形成一条紫红色色带。检测线色带的颜色强度与 SF 含量呈正相关，配合免疫层析结果判读记录仪内置的该产品标准曲线判读 SF 浓度。

目前新的免疫荧光定量检测系统正陆续面市，将在今后的临床应用中得到快速的应用和推广。

第五节　多重急性白血病细胞

（一）概述

白血病能影响骨髓、血液细胞和其他淋巴系统。相比慢性白血病，急性白血病能短时间内产生很多异常血细胞并进入血液，因此急性白血病的早期检测是至关重要的。急性白血病主要分为两种类型：急性髓细胞白血病（AML）和急性淋巴细胞白血病（ALL）。早期确定急性白血病的类型和分级非常重要，有助于医生预测患者的预后和选择合适的治疗方式。

（二）临床应用

诊断早期白血病最重要的手段之一就是血液涂片检查，有一部分早期白血病患者是在进行血常规体检时发现的，早期表现为血细胞形态学和数量的改变。一些白血病患者的就诊是由于淋巴结肿大，分析血液常规时发现白细胞的数量偏高明显，涂片加以形态学观察可在镜下见大量的成熟小淋巴细胞，就可以确诊慢性淋巴细胞白血病（CLL）。

（三）检测方法

急性白血病的诊断通常要使用静脉血样或吸取或细针穿刺来得到骨髓样本。急性白血病的诊断方法很多，如全血细胞计数和外周血涂片、细胞化学测试、流式免疫分型或微阵列、PCR 为基础的 DNA 测试。但这些方法需要耗时的样品制备过程和（或）复杂的仪器或涉及烦琐的数据收集/分析过程，限制了它们作为即时诊断工具的应用。通过 PCR 扩增恶性肿瘤细胞基因突变甚至可能会导致假阴性结果，所以迫切需要开发一种成熟的初步测试方法，以提供实时的更准确和定量的诊断结果，用于急性白血病的早期检测和分类。

（四）POCT 方法展望

目前已有研究机构开发出一种以纳米生物技术为基础的电化学的操作方法，用于多通道急性白血病细胞学检测，它具有独特的优势，如操作简单、低成本、高灵敏度和良好的选择性，且易于小型化。电化学细胞检测利用合理设计的多功能探针和特制纳米生物界面可以优化界面电子转移和细胞识别流程，可以集大规模的信号扩增、增强的检测特异性和扩展的多样检测功能的优点于一身。

该检测系统多功能杂交探针能够特异标记需要检测的细胞，放大电化学信号，并生成识别信号，用于多种细胞检测。这种电化学细胞检测方法是一种早期检测和分类人急性白血病的新型现场即时诊断工具，并可以应用于其他的癌细胞的检测，具有很高的临床价值。

第六节　循环游离 DNA

（一）概述

循环游离 DNA 是一种无细胞状态、存在于血液中的胞外游离 DNA，于 1948 年由 Mandel 等首次在正常人血液中检出，受限于当时微量核酸技术水平，并没有受到外界关注。随着 PCR 技术的应用，1977 年 Leon 等发现，肿瘤患者体内循环游离 DNA 水平明显高于健康人。1987 年，Stroun 等证实，肿瘤患者体内循环游离 DNA 起源于肿瘤细胞，并携带肿瘤分子，因此被称为"液体活检"。循环游离 DNA 的来源有两种，一种是细胞凋亡或坏死导致循环游离 DNA 被动释放。正常情况下每天都会有大量细胞凋亡，而肿瘤中细胞程序性死亡加快，肿瘤细胞的快速增殖和细胞裂解导致大量循环游离 DNA 进入血液循环，因此肿瘤患者循环游离 DNA 释放量较正常量高 4～40 倍。另外一种是循环游离 DNA 由细胞主动分泌到外周血循环，该来源已由异体移植肿瘤的小鼠模型研究证实。凋亡和坏死的肿瘤细胞通常被巨噬细胞或其他清道夫细胞吞噬，吞噬了肿瘤细胞的巨噬细胞可以主动释放消化了的 DNA。正常人体内存在微量循环游离 DNA，检出范围为 0～20ng/ml。肿瘤患者循环游离 DNA 含量取决于肿瘤状态和大小，亦受 DNA 清除、降解以及血液和淋巴循环的生理滤过作用影响。外周血中循环游离 DNA 由肝脏和肾脏清除，半衰期为数十分钟到几小时不等。Bendich 等将纯化的病毒 DNA 和肺炎球菌 DNA 分别注入小鼠外周血，发现双链 DNA 存在时间要长于单链 DNA，同时，病毒 DNA 为特定环状结构，其在外周血中存在的时间也要长于线性结构的 DNA。

（二）临床应用

随着测序技术的应用，更激发了人们对血液循环核酸的研究兴趣，Sotensen 等在肿瘤患者血液中发现 KRAS 突变片段和微卫星改变；又证实肿瘤患者血液游离核酸分析能反映肿瘤细胞遗传学和表观遗传改变信息，能够对靶向治疗耐药患者进行基因突变检测，用来监控疾病个体化疗效和无创随访。因其具有无创、实时监测和早于影像检查结果等优点，加上新高通量技术的发展，已成为肿瘤学研究热点之一。循环游离 DNA 已被用于多种病毒核酸的定量检测。

然而，循环游离 DNA 也会出现于系统性红斑狼疮、心肌梗死、脓毒症等非肿瘤患者和应激等某些生理情况，特异性低。因此，需要鉴定出肿瘤特异性循环游离 DNA，以区分非肿瘤循环游离 DNA 带来的影响。细胞凋亡过程中产生的 DNA 片段大约为 180bp，是对基因组 DNA 正常消化的结果。坏死是一种病理过程，对基因组进行不完全消化，便会在血液中产生较大的 DNA 片段，根据循环游离 DNA 片段大小，便可初步区分循环游离 DNA 来自凋亡还是坏死细胞。

（三）检测方法

目前检测循环游离 DNA 主要采用实时荧光 PCR 技术，然而对于循环游离 DNA 含量和突变率很低的样本，这种方法在很大程度上限制了检测的敏感性和特异性。美国 Inotics 公司用 BEAMing 技术检测循环游离 DNA 突变具有很高的灵敏度。该技术是基于小珠、乳浊液、扩增、磁性这 4 个主要组分来构建的。Kidess 等也报道了一种新型检测方法，通过多次重复富集特异序列 DNA 含量即 SCODA 技术，提高 DNA 突变检测敏感性和特异性。循环游离 DNA 拷贝数一般很低，先对特异序列进行富集再 PCR 扩增是可靠检测的保证。另外，对未知的突变类型，基因测序是最直接的方法。全基因组基因序列分析是循环游离 DNA 最全面有力的工具，基因测序有望成为检测肿瘤循环游离 DNA 的有效方法。

（四）POCT 方法展望

从一滴血中快速分离循环游离 DNA 的方法将使疾病相关生物标志物的研究进一步发展，加速从组织活检到体液活检的转变，并且能够让床旁诊断系统用于患者监测。直接从血中快速分离出体内原始形态的循环游离 DNA、RNA 和其他纳米粒子生物标记的能力将有助于基础生物化学研究，加快许多疾病的发现和治疗，将是未来 POCT 发展的新方向。

多技术的综合应用（免疫荧光、微激光、微校准、集成芯片、液态芯片、微流控芯片技术为一体的 POCT 设备）逐步打开了 POCT 产业新的局面。目前已经有厂家开发出用于分子检测的 POCT 分析仪，含有一次性的卡盒和阅读器，卡盒装有反应所需的试剂，使用液体试剂或干粉试剂，通过压力感应操纵样本的流动与反应。这种高通量多靶标检测技术也逐渐渗透于 POCT 行业，以其拥有样本量少、仪器小型化、检测效率高、携带方便和生物污染排放少等优势，成为行业的领跑者。

（张　钧　周铁丽　张建兵）

参 考 文 献

丛玉隆，李文美，梁国威，等，2016. 临床检验装备大全 第 4 卷 即时即地检验. 北京：科学出版社.

陆再英，钟南山，2008. 内科学. 7 版. 北京：人民卫生出版社.

王霄霞，俞康，2007. 血液系统疾病的检验诊断. 北京：人民卫生出版社.

余润泉，2004. 全血细胞减少的鉴别诊断. 中华内科杂志，43（10）：790-792.

张之南，郝玉书，赵永强，等，2011. 血液病学. 2 版. 北京：人民卫生出版社.

张之南，沈悌，2008. 血液病诊断及疗效标准. 3 版. 北京：科学出版社.

第九章

出血与血栓的检验

　　生理性止血机制主要包括血管收缩、血小板血栓形成和纤维蛋白凝块的形成和维持，凝血系统和纤溶系统起到有效的调节作用，各种因素共同维持保证机体正常的凝血、抗凝血及纤溶功能动态平衡。正常止血机制是维持机体血液循环稳态的重要机制之一，失调可致出血与血栓形成，出现出血性疾病或血栓性疾病。

　　出血性疾病是指因先天性或获得性原因导致血管壁、血小板、凝血及纤维蛋白溶解等机制的异常而引起的以自发性出血或轻度外伤后过度出血为特征的一组疾病。血栓病是指循环血液中有形成分在血管内形成异常的血凝块造成的疾病。血栓性疾病如肺梗死、深静脉血栓等严重危害患者的生命，具有很高的致死率和致残率，全球由血栓栓塞所致的心肌梗死、脑梗死、肺栓塞等疾病为各种死亡病因之首，且临床各科都有许多疾病与血栓栓塞有关。出血与血栓性疾病由于严重威胁人类健康，正日益受到临床各科的重视，如果能及时准确地予以检测，为临床提供准确的检测结果，则可减小该类疾病造成的严重后果。

　　实验室针对机体血管壁、血小板、凝血因子、抗凝蛋白、纤溶活性及病理性抗凝物质的相关检测可明确出血的原因。常见的检测方法有出血时间测定、血栓弹力图、凝血酶原时间检查、活化部分凝血活酶时间测定、纤维蛋白原测定、凝血酶时间测定、血栓标志物D-二聚体检测等，此类方法对多数出血性疾病的诊断具有诊断意义，对出血和血栓性疾病的诊断具有决定作用。

第一节　血栓弹力图

（一）概述

　　血栓弹力图（thromboelastography，TEG）是一种动态反映凝血、血小板聚集和纤溶功能的方法。TEG 于 1948 年由德国 Hartert 博士发明，可在 10～20 分钟内提供由凝血启动到血小板联结形成、纤维蛋白丝形成、血块生长、最大血块形成、血块降解至溶解的全部信息，通过检测血栓黏弹力的变化并以图形的方式展现。常用的血栓弹力图检测分为高岭土血栓弹力图试验（Kaolin thromboelastography，CK-TEG）与快速血栓弹力图试验（rapid thromboelastography，rTEG）。前者通过激活内源凝血途径完成检测，而后者通过同时激活内源和外源凝血途径完成检测，可进一步缩短检测时间。准确的 TEG 结果能够为临床提供有价值的凝血信息，从而有利于临床诊治。

较之传统的凝血四项和血小板聚集率等方法，TEG 可对凝血和纤维蛋白原溶解过程进行全面的评估，TEG 主要优势在于：①可以反映样本血液从凝血块形成直到纤维溶解的全过程，比常规凝血试验（CCT）更加全面；②检测指标可以反映凝血因子与血小板之间的相互作用，能更全面地反映患者的整体凝血状况；③已有试验证明 TEG 的早期指标如 R 值、K 值与 PT、APTT 显著相关，晚期指标如 α 角、MA 与 PT、APTT 及 PLT 显著相关，且 TEG 试验结果产生速度显著快于 CCT，能够即时反映患者凝血功能，更好地指导临床医生及早制定治疗决策；④检测可以在床旁进行，检测结果可以同步显示于临床医生及实验技术员面前，提高工作效率。

由于 TEG 具备快速、全面反映凝血过程等优势，越来越被临床医生所认可，目前已广泛应用于肝移植、心脏手术及急诊严重创伤患者的凝血功能检测，并在指导临床决策中起到重要作用。

（二）临床应用

1. 肝移植及心脏手术　TEG 首次用于肝移植是在 20 世纪 60 年代，医师用 TEG 监测和治疗肝移植患者再灌注后的纤维蛋白溶解。原位肝移植是终末期肝病患者最常用的手术治疗方法，术中出血是原位肝移植术的主要挑战之一。凝血因子降低、抗纤溶因子和内源性抗凝因子升高是原位肝移植术后凝血异常的特征，这些都可以导致出血事件。肝脏是凝血因子的主要来源，慢性肝病患者通常会出现凝血功能障碍。引起凝血功能障碍的原因很多，如促凝血蛋白和抗凝血蛋白的降低和缺陷，活化因子清除率降低，血小板缺陷及纤维蛋白溶解过度等，因此需要有针对性地进行输血治疗。由于传统的凝血检查受到术中肝素水平的影响，因此纤维蛋白原浓度并不总能反映功能性纤维蛋白原活性，血小板计数并不总是反映血小板功能，故 TEG 较传统凝血检测更适用于肝移植。肝移植期间发生的最显著的凝血缺陷之一是纤维蛋白溶解增强，使用 TEG 术前评估凝血可以预测肝移植期间术中纤维蛋白溶解的发展，与传统凝血试验相比，TEG 检测纤维蛋白溶解的能力更强，因此已被广泛应用于肝移植术的监测。

2. 凝血状态的监测　长期卧床不起的患者常出现高凝状态，深静脉血栓形成和脑血栓等并发症的发生率显著增加。TEG 有助于降低血栓事件的发生率，根据患者的凝血检测结果可以预防性治疗。骨折、关节置换、脊柱手术的患者，术后长期卧床，需要监测凝血。TEG 能敏感地反映围术期患者凝血功能的变化，可用于指导围术期抗凝治疗。TEG 对血栓发生有重要的预测作用。MA 值增加，栓塞概率显著增加，可采用抗血小板治疗如给予阿司匹林、氯吡格雷以预防栓塞。使用 TEG 监测凝血状态的动态变化不仅可以达到最大疗效，而且可以最大限度避免出血，从而实现个体化的抗血小板治疗。研究证明，TEG 可检测到凝血因子的微小变化，故可用于筛查遗传性出血性疾病，并监测指导使用凝血因子浓缩物治疗性干预。

3. 创伤　在世界范围内，创伤导致的死亡是造成生命丧失的主要原因。由于失血过多、血液稀释、炎症因子释放、内环境紊乱等，创伤患者容易发生低温、酸中毒和凝血功能障碍，即"致死三联征"。这三者相互影响、相互促成、互为因果，形成恶性循环。TEG 可用于随时判断凝血功能的变化，有助于检测和纠正凝血功能障碍，避免恶性循环。TEG 检测用于创伤患者有以下优点：①比传统凝血检测更快速、更敏感，可以确定出现凝血功能障碍的原因；②在急性失血期应用，可为治疗提供目标导向，减少输血量，提高存活率；③可以早期诊断创伤后血小板功能障碍和纤维蛋白溶解，并指导其治疗，以防止弥散性血管内凝血发生。

4. 在外伤性失血性休克患者中的应用　严重的外伤患者因有效循环血量急剧减少、全身炎症反应综合征、内环境紊乱等导致致死性的低体温、凝血功能障碍和酸中毒。研究表明凝血功能障碍引起外伤患者入院时的死亡率为 25%～40%。TEG 可用来监测外伤患者的凝血功能，协助制定合理、及时的治疗方案，以便早期达到生理性止血；恢复正常凝血功能；减轻急性冠脉综合征（ACS）、急性呼吸窘迫综合征（ARDS）、多器官功能衰竭（MOF）等并发症的程度，改善预后。早期的功能障碍和凝血因子减少主要是因为血液稀释。在入院之前，静脉液体的输注可能会影响患者的预后，这是因为它可能增加凝血功能障碍和得不到及时有效的液体复苏。大量的晶体输注可增加死亡率，所以复苏过程应限制晶体液的输注。目前发现临床预后最好的复苏方案是红细胞、新鲜冰冻血浆和血小板成比例的输注。越来越多的证据表明，TEG 能有效地指导外伤患者的复苏，从而改善外伤患者的临床预后，减少血液制品的使用。

5. 其他疾病　血栓弹力图可用于指导个体化抗血小板治疗、体外循环（CPB）心脏手术，在监测肝素和鱼精蛋白用量、围术期凝血功能，指导临床成分输血并判断术后异常出血的原因等方面也具有广泛的应用价值。

（三）检测方法

常规凝血筛查常用的方法为凝固法、底物显色法、免疫法、乳胶凝集法，目前多用凝固法。

（四）POCT 方法展望

血栓弹力图与血小板聚集率相比更为标准化，不需要烦琐的标本处理，具有良好的重现性。血小板功能分析对时间有严格的要求，原则上应在采血后 2 小时内完成，才能反映体内凝血功能的实际水平，未抗凝的新鲜血比枸橼酸抗凝血的结果更可靠。TEG 与血小板聚集率的总体检测时间大体相当，如果进一步提高其检测速度将会给临床带来更大便利，近来推出的 Rapid TEG 检测有了较大改进，而且还能提供活化凝血时间（ACT）。TEG测定动静脉血的结果是有差别的，TEG 反映出来的动脉血凝集更强，此外还有性别差异。TEG 比常规凝血指标更好地反映了凝集和纤溶过程，更接近体内凝血的实际情况，它所提示的出血倾向可能比单一凝血因子缺乏或者以时间延长表达的凝血功能减低的临床价值更高。

第二节　常规凝血检验

凝血检测主要包括凝血酶原时间（PT）、活化部分凝血活酶时间（APTT）、凝血酶时间（TT）和纤维蛋白原（Fib）检测。通过测定 APTT 和 PT 是否延长可以提示有缺陷的凝血因子类别：APTT 延长、PT 正常多见于内源凝血途径中一个或几个凝血因子缺乏，常见于血友病 A、血友病 B 和凝血因子XI缺乏等；APTT 正常、PT 延长多见于外源凝血途径中的凝血因子VII缺乏，常见于遗传性凝血因子VII缺乏症；APTT、PT 均延长多见于共同凝血途径中一个或几个凝血因子缺乏，常见于遗传性或获得性凝血因子 X、V、II、I 的缺乏，以及肝脏病出血、循环抗凝物质和弥散性血管内凝血等；APTT、PT 均正常则应考虑凝血因子VIII的遗传性或获得性缺乏。

目前 POCT 在血栓与止血检验中主要用于一般血凝功能、血小板功能、纤溶功能及止凝血分子标志物等四类检测项目的测定。特别是用于监测华法林口服抗凝治疗、肝素治疗、对血栓性疾病进行快速筛查及对抗血小板治疗进行监测，以防止抗凝剂使用不足或者使用过量带来的危险。床旁凝血仪检测简便、快速、结果稳定、重复性好，并大大缩短测试时间，在临床应用中已得到相当的肯定，具有较好的推广前景。同时 POCT 应用于凝血检测时要注意做好质量控制，包括建立室内质控和定期实验室间质评，以及做好操作人员的技术培训等来确保 POCT 准确度，更好地服务于临床。

一、凝血酶原时间

（一）概述

凝血酶原时间（prothrombin time，PT）是指在缺乏血小板的血浆中加入过量的组织凝血活酶和钙离子，凝血酶原转化为凝血酶，导致血浆凝固所需的时间。由于目前检测的标准是依照国际标准化比值（international normalized ratio，INR），因此该检测又称为"ProTime INR"或"PT/INR"。凝血酶原时间是反映血浆中凝血因子 I、II、V、VII、X活性的指标。凝血酶原时间测定是检查机体外源性凝血系统功能有无障碍的过筛试验，也是临床抗凝治疗的重要监测指标。1935 年，Quick 首创凝血酶原时间测定法（一期法），该法迄今仍在临床上广泛应用。

PT 正常参考值为 10～14 秒，PT 延长见于先天性凝血因子II、V、VII、X缺乏及纤维蛋白原缺乏，后天凝血因子缺乏主要见于维生素 K 缺乏、严重的肝脏疾病、纤溶亢进、DIC、口服抗凝剂等；PT 缩短见于血液高凝状态和血栓性疾病等。

（二）临床应用

1. 肝脏疾病严重程度的分类 PT 是一项反映外源性凝血因子II、V、VII、X综合活性的敏感试验。这些凝血因子在肝细胞中合成，因此患各类肝病时，PT 均有不同频度和程度的延长，凝血因子II、V、VII、X活性有不同程度的减低。测定 PT 或凝血因子V、X等可敏感地反映肝细胞的损伤程度，临床上常用测定 PT 活动度判定肝病的病情。PT 延长率：急性肝炎患者为 10%～15%，慢性肝炎患者为 15%～51%，肝硬化患者为 71%，重症肝硬化患者为 90%，随着肝脏病情加重，血浆 PT 有逐渐延长趋势，提示随着肝实质损伤程度加重，血浆 PT 延长越明显，预后较差。同时肝损伤时 PT 测定又是预测患者存活率的一个较好指标，PT 延长越多，发生出血的风险越大。

2. 应用于肾病 肾病综合征并非是单一疾病，各种肾小球疾病如慢性肾炎、急性肾炎、急性进行性肾炎以及各种继发性肾小球疾病均可出现肾病综合征的表现。大量蛋白随尿排出，血浆白蛋白降低，血浆胶体渗透压下降，使有效循环血量减少导致血液浓缩；低蛋白血症又能刺激肝脏合成功能，减少了脂类的分解和周围组织的利用，引起了高脂血症，血液黏稠度增加，PT 缩短，Fib 增高，从而使得机体凝血、抗凝和纤溶系统失衡，导致血栓的发生。而血栓的形成及调解主要与血管、血小板、凝血因子及血流变有关。肾病综合征患者的低蛋白是高血脂的主要原因，高脂血症使得血液浓缩，血小板数量增加及功能亢进；另外，肾病综合征患者因为常用利尿剂和糖皮质激素等药物又可使血液凝固性增高。因此肾病综合征患者容易发生血管栓塞并发症，尤其是肾静脉血栓最为常见。各项血凝指标，可作为肾病综合征高凝状态的观察指标，对治疗有着重要意义。

3. 脑梗死（cerebral infarction，CI）的诊断与预后评估 脑梗死患者血栓形成过程中，致使血浆中凝血因子Ⅴ、Ⅶ、Ⅹ等大量消耗，肝脏合成凝血因子的速度和数量不及消耗，导致患者血浆中上述因子减少或活性及功能的改变，成为 CI 患者 PT 延长的原因之一。因人体内存在与凝血系统相抗衡的纤溶系统，机体形成血栓后，纤溶系统此时发挥保护作用，对已形成的血栓进行溶解，血栓的溶解使斑块破裂处创面重新暴露，又成为血栓再形成的诱因，而且斑块破裂处富含血小板，机体自溶栓使已覆盖的血小板重新暴露，血小板释放的血小板第Ⅵ因子对肝素发挥灭活作用，使肝素失去抗凝作用，这也为血栓再形成提供了条件。随着血栓溶解，血栓结合的凝血酶也被释放出来，增加了局部和血循环凝血活性；机体残留的血栓具有高度致栓性，是血栓扩大和再形成的根源，因此，本应起保护功能的纤溶系统，反而充当了激活凝血系统的角色，促使血栓进一步形成，导致患者体内凝血因子水平、活性、功能改变，而使 CI 患者的 PT 延长，相应的 INR 值增大。CI 患者凝血指标的检测在临床上对于医生用药指导、用药监测具有重要价值，而且其操作简便快速、经济实惠，可为患者的预后评估提供可靠的依据。

4. 口服抗凝剂的监测 血栓栓塞性静脉炎、肺栓塞、心肌梗死、人工瓣膜置换术、血管移植术后等均需服用华法林。华法林通过抑制肝脏环氧化还原酶，使无活性的氧化型维生素 K 无法还原为有活性的还原型维生素 K，阻止维生素 K 的循环使用，并与维生素 K 竞争羧化酶，使凝血因子Ⅱ、Ⅶ、Ⅸ、Ⅹ合成过程中的谷氨酸 γ-羧基化受抑制，使这些维生素 K 依赖性凝血因子的合成显著减少，从而发挥抗凝作用。为了避免因华法林用量不足而引发栓塞，或抗凝过度而导致出血，在使用时必须监测 PT。

INR 是患者凝血酶原时间与正常对照凝血酶原时间之比的 ISI 次方（ISI：国际敏感度指数，试剂出厂时由厂家标定），是可以校正凝血活酶试剂差异对凝血酶原时间测值进行标准化报告的方法。同一份标本在不同的实验室，用不同的 ISI 试剂检测，血浆凝血酶原时间值结果差异很大，但测的 INR 值相同，这样使测得的结果具有可比性。目前国际上强调用 INR 监测口服抗凝药的用量，是一种较好的表达方式。

测定 INR 是监测华法林用量及疗效的首选方法。使用华法林抗凝治疗时，一般要求 INR 维持在 2.0～3.0，既可保证治疗效果，也可使出血风险维持在较低水平。对出血风险较高者，可以考虑 INR 维持在 1.5～2.0，但疗效可能有所下降。患者口服华法林后 1～2 天开始监测 INR，起初 2～3 天监测一次，并根据 INR 结果调整华法林剂量，连续两次 INR 在维持范围内，可改为一周监测一次 INR；对长期服用华法林剂量不变者，可每 4 周监测一次 INR。

INR 参考值范围为 0.8～1.5。抗凝治疗监控：口服抗凝剂"华法林"，INR 维持范围在 2.0～4.0。PT 和 INR 用作评估口服抗凝疗法疗效的参数。

5. 其他疾病 PT 也可应用于外因系出血筛选、手术前常规检查、产妇异常出血的抢救等方面。

（三）检测方法

常规凝血筛查常用的方法为凝固法、底物显色法、免疫法、乳胶凝集法，目前多用凝固法。

（四）POCT 方法展望

以往，PT 和 INR 的检测主要在医院的中心实验室进行，虽然中心实验室可保证检测质量的可靠性，但检验前血液标本运送时间差，很大程度上影响了 PT 和 INR 检测结果的准确性。POCT 血凝仪检测 PT 和 INR，用于服用华法林患者的用药监测，在操作上实现了简便化和家庭化，只需患者一滴指血，即刻报告结果，极大缩短了周转时间，易于操作，使用方便、快捷，结果准确，是对中心实验室血凝监测方法的有利补充，尤其适用于 ICU、急诊室、手术室和门诊患者。目前国内外已有多家 POCT 血凝仪厂商推出 POCT 血凝仪用于 PT 和 INR 的检测，检测方法多以凝固法、电化学法等为主。

二、活化部分凝血活酶时间

（一）概述

活化部分凝血活酶时间（activated partial thromboplastin time，APTT）检测是内源性凝血系统的一个较为敏感的筛选试验。主要反映内源性凝血系统状况，常用于监测肝素用量；反映血浆中凝血因子Ⅷ、Ⅸ、Ⅺ、Ⅻ水平，是内源性凝血系统的筛选试验监测项目，常用 APTT 对肝素抗凝治疗进行监控。APTT 参考值一般为 26～36 秒（仪器法）、32～43 秒（手工法），与对照血浆比较大于 10 秒以上有意义，使用不同 APTT 试剂的参考值可有显著差异。

APTT 可用来证实先天性或获得性凝血因子Ⅷ、Ⅸ、Ⅺ的缺陷或是否存在它们相应的抑制物，同时，APTT 也可用来评价凝血因子Ⅻ、激肽释放酶原和高分子量激肽释放酶原是否缺乏。由于 APTT 的高度敏感性、肝素的作用途径主要是内源性凝血途径，所以 APTT 成为监测普通肝素抗凝治疗的首选指标。

APTT 试验通常与 PT 试验一起进行，PT 用于检测凝血机制的外源性路径，APTT 用于检测出血或血栓的原因。当患者出现不明原因的出血、淤血、血栓，以及有如血管内弥漫性凝血反应或如肝脏疾病等慢性疾病时，就需 APTT 检测。APTT 与 ACT 一样，都是检测肝素或其他抗凝血药物对人体凝血系统的抑制效果，而不是测定血液中肝素的实际浓度。ACT 试验可以实时监测肝素输送过程中凝血系统的变化，因此可以保持抗凝血水平的恒定；当手术结束患者状态稳定后，通常会降低肝素剂量，此时会用 APTT 代替 ACT 作为监测指标。然而在某些情况下，APTT 试验不可用于肝素治疗监测：①当使用大剂量肝素时，APTT 敏感度下降，血液样本不会凝固，所以此时会使用 ACT 替代 APTT 作为监测工具；②使用低分子量肝素，用于其他治疗时，通常不需进行剂量监测。

（二）临床应用

1. APTT 延长 提示内源性凝血系统的凝血因子存在数量或质量异常，或血中存在抗凝物质。

（1）血浆凝血因子Ⅷ、Ⅸ、Ⅺ水平减低：如血友病 A、血友病 B 及凝血因子Ⅺ缺乏症。

（2）严重的凝血酶原（凝血因子Ⅱ）、凝血因子Ⅴ、凝血因子Ⅹ和纤维蛋白原缺乏：肝脏疾病、阻塞性黄疸、新生儿出血症、肠道灭菌综合征、吸收不良综合征、口服抗凝剂及低（无）纤维蛋白血症等。

（3）纤维蛋白溶解活力增强：如继发性、原发性纤维蛋白溶解功能亢进等。

（4）血液循环中有抗凝物质：如抗凝因子Ⅷ或抗凝因子Ⅸ抗体等。

（5）系统性红斑狼疮及一些免疫性疾病。

2. APTT 缩短 提示血液呈高凝状态。

（1）高凝状态：如促凝物质进入血液及凝血因子的活性增高等情况。

（2）血栓性疾病：如心肌梗死、不稳定型心绞痛、脑血管病变、糖尿病伴血管病变、肺梗死、深静脉血栓形成。

（3）妊娠高血压综合征和肾病综合征等。

（三）检测方法

不同类型的凝血仪采用的原理有所不同，目前主要采用的检测方法有凝固法、底物显色法、免疫法、乳胶凝集法。

（四）POCT 方法展望

由于在血栓/止血检验中最常用的参数，均可用凝固法测量，故目前半自动血凝仪基本上以凝固法测量为主，全自动血凝仪中也包括凝固法测量方式。凝固法大致可分成三类：光学法、电流法（也称钩方法）、黏度法（也称磁珠法）。但是，除了这些方法之外，凝血分析仪还可以基于其他方法，如浊度法、免疫原性、生色性、先进的生物传感器和血栓弹性测定技术。凝血分析仪市场上使用最广泛的方法是光学法，相信血凝检测的技术发展也必然会趋向于灵敏度高、仪器结构简单及自动化、智能化等方向，促进 POCT 在血凝检测中的应用。

三、凝血酶时间

（一）概述

凝血酶时间（thrombin time，TT）是指在血浆中加入标准化的凝血酶后血液凝固的时间。在共同凝血途径中，所生成的凝血酶使纤维蛋白原转变为纤维蛋白，可用 TT 来反映。由于纤维蛋白（原）降解产物（FDP）能使 TT 延长，故也有人将 TT 作为纤溶系统的筛选试验。TT 主要反映纤维蛋白原转化为纤维蛋白的时间，参考值为 16～18 秒。

（二）临床应用

1. TT 延长（超过正常对照 3 秒以上） 见于肝素和类肝素物质增多，如 SLE、肝脏疾病、肾脏疾病等。低（无）纤维蛋白原血症、异常纤维蛋白原血症。

2. FDP 增多 如 DIC、原发性纤溶等。TT 延长见于血浆纤维蛋白原减低或结构异常；临床应用肝素，或在肝病、肾病及 SLE 时的肝素样抗凝物质增多；纤溶蛋白溶解系统功能亢进。凝血酶时间缩短可能为血液中有钙离子存在，或血液呈酸性等。

TT 反映的是体内抗凝的物质，所以它的延长说明纤溶亢进，测定的是加入标准化凝血酶后纤维蛋白的形成时间，所以在低（无）纤维蛋白原症、DIC 及类肝素物质存在（如肝素治疗、SLE 和肝脏疾病等）时出现延长。TT 缩短无临床意义。

（三）检测方法

常规凝血筛查常用的方法为凝固法、底物显色法、免疫法、乳胶凝集法，目前多用凝固法。

（四）POCT 方法展望

凝血酶时间主要反映纤维蛋白原转为纤维蛋白的时间，目前市场上多采用凝固法的检测试剂盒检测凝血时间。除了光学法和磁珠法外，凝血分析仪还可以基于浊度法、免疫原性、生色性、先进的生物传感器和血栓弹性测定方法。凝血分析仪市场上使用最广泛的方法是光学法，相信血凝检测的技术发展也必然会趋向于灵敏度高、仪器结构简单及自动化、智能化等方向，促进 POCT 在此领域中的应用。

四、活化凝血时间

（一）概述

活化凝血时间（activated clotting time，ACT）最初在 1966 年由 Hattersley 发表，主要是用来监测大剂量肝素抗凝血治疗的实验。肝素是抗凝血剂，适量的肝素可用于预防或治疗血栓。然而在适度剂量，肝素亦可用部分凝血活酶时间（partial thromboplastin time，PTT）或肝素抗凝血因子Ⅹa 监测，肝素浓度的监测是抗凝血治疗中重要的部分。

（二）临床应用

1. ACT 延长
（1）较显著的凝血因子Ⅷ、Ⅸ减少的血友病 A、B 及凝血因子缺乏症。
（2）血管性血友病。
（3）严重的凝血因子Ⅴ、Ⅹ减少，应用肝素以及低纤维蛋白原血症。
（4）继发性或原发性纤溶活力增强。
（5）循环血液中的抗凝物，如抗凝血因子Ⅷ抗体、SLE 等。

2. ACT 缩短

（1）血栓前状态：DIC 高凝期等。

（2）血栓性疾病：如心肌梗死，不稳定型心绞痛、脑血管病变、肺梗死、深静脉血栓形成、妊娠高血压综合征、肾病综合征及高血糖、高血脂等。

（三）检测方法

常规凝血筛查常用的方法为凝固法、底物显色法、免疫法、乳胶凝集法，目前多用凝固法。

（四）POCT 方法展望

活化凝血时间主要用以监测大剂量肝素抗凝血治疗。目前市场上多采用凝固法的检测试剂盒用以 ACT 的检测。除了光学法和磁珠法外，凝血分析仪还可以基于浊度法、免疫原性、生色性、先进的生物传感器和血栓弹性测定方法。凝血分析仪市场上使用最广泛的方法是光学法，相信血凝检测的技术发展也必然会趋向于灵敏度高、仪器结构简单及自动化、智能化等方向，促进 POCT 在此领域中的应用。

五、纤维蛋白原

（一）概述

纤维蛋白原（fibrinogen，Fib）是一种由肝脏合成的具有凝血功能的蛋白质。纤维蛋白是在凝血过程中，凝血酶切除血纤蛋白原中的血纤肽 A 和 B 而生成的单体蛋白质，即凝血因子 I 。Fib 是一种由 α、β 和 γ 链组成的二聚体，分子质量 340kDa，由 2964 个氨基酸组成，彼此以二硫键相连，由肝脏合成。血浆含量 2.0～4.0g/L，生物学半衰期 96～144 小时，存在于吸附血浆中，可被凝血酶和凝血因子ⅩⅡa 作用后转变为纤维蛋白。血浆纤维蛋白原在肝脏合成，主要分布在血浆，也存在于血小板和巨核细胞。随着 Fib 研究的深入，Fib 无论是作为血栓与止血中的重要因子，还是作为一种急性时相反应蛋白，均日益受到临床重视。Fib 主要反映纤维蛋白原含量。血浆 Fib 是所有凝血因子中含量最高的一种凝血蛋白，是一种急性期反应因子。

Fib 参考值为 2～4g/L，Fib 增高常见于烧伤、糖尿病、急性感染、急性肺结核、癌肿、亚急性细菌性心内膜炎、妊娠、肺炎、胆囊炎、心包炎、败血症、肾病综合征、尿毒症、急性心肌梗死后。Fib 减低见于先天性纤维蛋白原异常、DIC 消耗性低凝溶解期、原发性纤溶症、重症肝炎、肝硬化等。

（二）临床应用

1. 纤维蛋白原减少 原发性纤维蛋白原减少的病例极少。先天性纤维蛋白原缺乏症是极为罕见的遗传性疾病，通过常染色体隐性基因遗传，此病患者肝脏不能合成纤维蛋白原。男、女两性均能发生，但以男婴多见，患婴出生时，半数出现脐带出血，其血液凝固缓慢或只有部分凝固。

继发性血浆纤维蛋白原减少的原因是纤溶酶溶解纤维蛋白。例如，胎盘早剥、分娩时羊水进入血管形成血栓，引起 DIC，激活纤维蛋白溶酶原，使血中纤维蛋白溶酶活力增加，溶解纤维蛋白，消耗了体内原有的纤维蛋白原，使其含量减少，有时可降至 0.5g/L 以下。

严重的肝实质损害，如各种原因引起的肝坏死、慢性肝病晚期、肝硬化等都可出现纤维蛋白原的减少。此类疾病还常伴有凝血酶原及凝血因子Ⅶ缺乏，往往是病情恶化的先兆。

此外，严重的低纤维蛋白原血症也可见于肺及前列腺手术中。

2. 纤维蛋白原增加　纤维蛋白原是一种急性时相蛋白，其增加往往是机体的一种非特异反应，常见于下列疾病：

（1）感染：如毒血症、肺炎、轻型肝炎、胆囊炎、肺结核及长期的局部炎症等。

（2）无菌炎症：如肾病综合征、风湿热、恶性肿瘤、风湿性关节炎等。

（3）其他：如外科手术、放射治疗、月经期及妊娠期也可轻度增高。

3. 纤维蛋白原异常　纤维蛋白原异常是一种遗传性疾病，是常染色体显性基因遗传。患者纤维蛋白原含量可能在正常范围，但纤维蛋白原有质的异常。主要是纤维蛋白原分子的一个多肽上出现了一个异常的氨基酸，临床上可无症状或仅有轻度的出血倾向。

（三）检测方法

常见的纤维蛋白原检测方法有基于加入凝血酶后形成纤维蛋白的方法，即功能测定法或可凝固蛋白法、物理化学方法（热／盐沉淀法、双缩脲法等）、免疫学方法；纤维蛋白原含量直接推算法（凝血酶原时间衍生法）等。

（四）POCT 方法展望

纤维蛋白原的测定方法较多，近年来随着全自动血凝分析仪在临床上的广泛应用，Von Clauss 法和 PT-der 法已成为测定纤维蛋白原最常用的两种方法。除此之外，凝血分析仪还可以基于浊度法、免疫原性、生色性、先进的生物传感器和血栓弹性测定技术。凝血分析仪市场上使用最广泛的方法是光学法，相信血凝检测的技术发展也必然会趋向于灵敏度高、仪器结构简单及自动化、智能化等方向，促进 POCT 在此领域中的应用。

第三节　纤维蛋白凝血相关标志物

纤维蛋白相关的标志物如纤维蛋白降解产物（FDP）、D-二聚体和纤维蛋白单体（FM）被认为对血栓性疾病的诊断具有重要应用价值，并且有大量报道证明在深静脉血栓（DVT）、肺栓塞（PE）和 DIC 时显著升高。PE 是常见致命性的疾病，表现为呼吸困难、胸痛等，临床上极易漏诊。因为 PE 大多由 DVT 引起，因此对 DVT 和 PE 的早期诊断尤为重要。DIC 是一种常见的病理综合征，通常由白血病、癌症、感染、产科意外、动脉瘤等引起；通常伴发出血和器官衰竭。由于 DIC 的致命性，寻找到早期诊断的凝血标志物至关重要。血栓发作的频率与上述的病理基础相关。

　　纤维蛋白主要相关标志物 D-二聚体、FDP 和 FM 在时间上反映了从纤维蛋白原活化到凝块消融的不同阶段,因此联合使用这些标志物对于提高包括 DIC 在内的疾病的病情判断、预测静脉血栓的复发及尽早干预术后血栓的形成具有积极意义。

一、D-二聚体

（一）概述

　　D-二聚体（D-dimer）是纤维蛋白降解产物中的最小片段,分子质量为 180kDa,也是血栓形成和已被溶解的直接证据。在各种病理及生理状态下,只要凝血系统被激活,纤维蛋白原即会在凝血活酶作用下转变成纤维蛋白单体,后者在凝血因子XⅢa 作用下通过 γ 键形成交联纤维蛋白。交联纤维蛋白随后被同时活化的纤溶酶裂解而产生各种降解产物碎片。由于 γ 链的交联,产生了包含 γ 链相连的两个 D 片段,即 D-二聚体。

　　D-二聚体是纤维蛋白原经凝血酶、凝血因子XⅢa、纤溶酶这 3 种酶作用后的产物,纤维蛋白经过活化和水解,产生特异的降解产物称为纤维蛋白降解产物。D-二聚体是最简单的纤维蛋白降解产物,不同的试剂参考值范围不同,一般为<0.3mg/L 或<0.5mg/L,其水平增高反映体内交联纤维蛋白形成及继发性纤溶活性增强,血液中有纤维蛋白,D-二聚体水平升高说明体内存在高凝状态和继发性的纤维蛋白溶解亢进。因此,D-二聚体浓度对血栓性疾病的诊断、疗效评估和预后判断具有重要的意义。

（二）临床应用

1. DVT 和 PE 的排除

　　（1）D-二聚体检测最主要的临床价值是用于排除静脉血栓性疾病（如 DVT 和 PE 等）。目前临床结合验前概率（pretest probability，PTP）同时检测患者 D-二聚体浓度来排除 DVT 和 PE。当 PTP 评估为低、中风险、D-二聚体检测 CO 值为阴性（<0.5mg/L FEU）时,即可排除 DVT 和 PE,无须再做进一步的影像学检查。

　　（2）PTP 评估为高风险,D-二聚体检测 CO 值为阳性（>0.5mg/L FEU）,提示有发展为 DVT、PE、DIC 等的可能,需做进一步的检查。

　　（3）研究表明,D-二聚体检测结合 PTP 可使 30%～35%怀疑有 DVT/PE 的患者省去做进一步检查,从而减少不必要的痛苦和费用。

2. DIC 的诊断　　大量的临床实践证明,作为继发性纤溶亢进的标志物,D-二聚体在 DIC 的诊断和病程监测上具有良好的应用价值。DIC 是一种复杂的病理生理过程和严重的获得性、全身性血栓-出血综合征。其特点是体内凝血和抗凝机制失衡导致弥散性小血管内血栓形成和继发性纤溶亢进。在 DIC 形成早期即有 D-二聚体升高,比 FDP 更灵敏,而且随病程的发展,D-二聚体可持续升高 10 倍以上。因此,D-二聚体可作为 DIC 早期诊断和病程监测的主要指标。

3. 溶栓治疗的监测

　　（1）D-二聚体可作为血栓性疾病溶栓治疗的特异性监测指标。

　　（2）在溶栓治疗中,D-二聚体含量变化一般有以下特点：①溶栓后 D-二聚体含量在短期内明显上升，而后逐渐下降，提示治疗有效；②溶栓后 D-二聚体含量持续升高或下降缓慢，提示溶栓药物用量不足；③溶栓治疗应持续到 D-二聚体含量下降至正常范围。

另外，溶栓治疗结束后，应定期观察一段时间 D-二聚体的变化以防血栓复发。

4. 多种疾病引起 D-二聚体升高的动态监测　在心脑血管疾病（如心肌梗死、心绞痛、高血压、冠心病、脑梗死、脑出血等），恶性肿瘤，手术或创伤后，妊娠高血压疾病、先兆子痫，严重感染，肝脏疾病，肾脏疾病，口服避孕药，绝经后激素替代治疗等的发生和发展过程中，都有可能引起 D-二聚体的升高，结合临床表现和其他检查，选择恰当时机动态监测 D-二聚体的变化，可为临床预防血栓形成、病情转归评估等提供有价值的信息。

（三）检测方法

D-二聚体检测方法主要有胶体金法、ELISA、免疫比浊法、荧光免疫层析法、化学发光法等。

（四）POCT 方法展望

胶体金法快速简单，但无法实现定量检测；ELISA 法可精确定量，但操作步骤烦琐；免疫比浊法敏感性高，检测结果准确，但试剂以进口为主。荧光免疫定量检测技术，属于 POCT 领域的新兴技术，能快速、灵敏、简便地实现指标的定量检测，免疫荧光定量检测技术经过一定阶段的发展逐渐成熟，应用免疫荧光定量检测平台，实现对 D-二聚体快速定量检测，为临床相关疾病的诊断、治疗、监测提供有效的工具与手段。

二、纤维蛋白降解产物

（一）概述

纤维蛋白降解产物（fibrin degradation product，FDP）是纤维蛋白原和纤维蛋白被血浆素分解后产生的降解产物，FDP 包括纤维蛋白原（Fib）和 FM 的产物（FgDP），以及交联纤维蛋白的降解产物（FbDP），其中 FbDP 包括 D-二聚体和其他的片段。血浆纤维蛋白降解产物检测是测定血清中 FDP 含量，检测结果以每升血浆中 FDP 的毫克数（mg/L）表示。FDP 含量的高低可反映体内纤溶活性的强度。FDP 能抑制纤维蛋白形成，有抗凝血酶作用，抑制血小板黏附聚集和释放。

FDP 和 D-二聚体的区别之一是，FDP 可以以纤维蛋白原为底物，而 D-二聚体是以纤维蛋白为作用底物，因此，在原发性纤溶时 D-二聚体水平并不增高，而 FDP 水平增高。在其他一些病理情况下，如 DIC 时两种标志物的变化基本平行。原发性纤溶与继发性纤溶最重要的区别在于纤溶发生时是否有凝血过程发生。

FDP 主要反映纤维蛋白溶解功能。与其他指标同时检测，可鉴别原发或继发性纤维蛋白溶解亢进。临床上 FDP 作为多种血栓性疾病的参考指标，被列为 DIC 实验室诊断的常规指标之一，临床上 FDP 与 D-二聚体联合检测用于急性栓塞和深静脉血栓等疾病的诊断和预后监测。

（二）临床应用

1. 增高见于

（1）原发性纤维蛋白溶解功能亢进。

（2）继发性纤维蛋白溶解功能亢进：高凝状态 DIC、肾脏疾病、器官移植排斥反应溶栓治疗等。

（3）血管栓塞性疾病（心肌梗死、闭塞性脑血管病、深部静脉血栓）。

（4）白血病化疗诱导期后出血性血小板增多症、尿毒症、肝脏疾病或各种肿瘤。

（5）妊娠后期凝血因子Ⅷ减少，非可溶性纤维蛋白难于形成，而纤维蛋白复合物极易被纤溶酶水解，此外孕期部分静脉回流不畅，从而引起静脉内皮释放活化素增多，使 FDP 增高。

2. 降低见于

（1）纤溶酶原活化素释放异常，患者内皮细胞释放纤溶酶活化素的反应低下。

（2）纤溶酶原异常，患者血浆中纤酶的抗原性正常，但活力仅为正常人的 20%～40%。

（3）α2 抗体溶酶增多。

（三）检测方法

目前 FDP 检测方法主要有乳胶凝集法、ELISA、免疫比浊法、化学发光法等。

（四）POCT 方法展望

FDP 的检测方法各有其优缺点，乳胶凝集法操作简便、快速，适用于 POCT，常在筛查试验时用；ELISA 具有灵敏度高、定量准确等特点，但缺点在于操作步骤复杂、费时，不适合急诊使用；乳胶免疫比浊法有操作简便、快速、定量准确、敏感度高等优点，可满足 POCT 的需要，在临床研究中应用越来越广泛；目前也有厂家开发出化学发光 POCT 的 FDP 检测试剂，检测灵敏、快速。D-二聚体和 FDP 的各种检测方法，需要的仪器、试剂及实验室条件也有很大区别，且不同方法在敏感度和特异度方面也存在较大的差别。因此，临床检验室应根据临床诊断需要、实验室实际情况，选择适宜的测定方法，为临床医生的诊断提供可靠的证据。

（王路海　康　怡　王娜娜）

参 考 文 献

蔡毅，崔华，范利. 2014. 血栓弹力图研究进展概况. 中华老年心脑血管病杂志, 16（11）：1217-1218.

窦智，陆伟，梁宝英，等, 2014. 毛细血管抵抗力试验、出血时间测定、血块收缩试验的研究. 世界最新医学信息文摘, 1：254，249.

罗杏，2019. 超敏 C 反应蛋白和纤维蛋白原检测在脑血管疾病中的应用. 深圳中西医结合杂志, 7：69-70.

谭延国，张岩，王芳，等，2012. TEG 血栓弹力图同常规凝血试验的关系及 TEG 血小板图试验的临床应用. 中国实验诊断学, 1：85-89.

王兆钺，2014. D 二聚体临床应用的进展. 血栓与止血学, 20（1）：46-48.

肖海灵，2014. 血浆凝血酶原时间测定及临床意义. 医药前沿, 33：188-189.

余守强，全勇辉，孙宝林，2018. 轻中度肋骨骨折患者创伤早期凝血功能的变化. 检验医学，33（3）：213-215.

Hasegawa M，Wada H，Yamaguchi T，et al，2018. The evaluation of D-Dimer levels for the comparison of fibrinogen and fibrin units using different D-Dimer kits to diagnose VTE. Clinical & Applied Thrombosis/hemostasis，24（4）：655-662.

Jacquemin M，Vanlinthout I，Horenbeeck IV，et al，2017. The amplitude of coagulation curves from thrombin time tests allows dysfibrinogenemia caused by the common mutation FGG-Arg301 to be distinguished from hypofibrinogenemia. International Journal of Laboratory Hematology，39（3）：301-307.

Yao YS，Zhou YJ，Yang ZH，2018. Risk factors of non-small cell lung cancer with bone metastasis after therapy. Chinese Journal of Lung Cancer，21（6）：476-480.

第十章
心脑血管疾病的检验

心脑血管疾病是心脏血管和脑血管疾病的统称，泛指由于高脂血症、血液黏稠、动脉粥样硬化、高血压等导致的心脏、大脑及全身组织的缺血性或出血性疾病。心脑血管疾病是一种严重威胁人类，特别是 50 岁以上中老年人健康的常见病，具有高患病率、高致残率和高死亡率的特点，即使应用目前最先进、完善的治疗手段，仍有 50% 以上的脑血管意外幸存者生活不能完全自理，全世界每年死于心脑血管疾病的人数高达 1500 万，居各种死因首位。

除临床症状和体征外，心脑血管疾病的主要诊断指标是依靠医学检测技术，特别是近年来发展较快的各类标志物的检验技术。尽管对于心脏病的检查技术已有超声心动图、放射性核素心血管造影、CT、MRI 等，但这些检查价格昂贵，不适于动态监测，而且血液生化检查对心脏病尤其是冠心病的诊断可提供重要的依据。此外，心血管病存在分布范围广、发病急、对抢救时间要求高、需要持续监测等特点，对快速检测和精准治疗提出了较高的要求。

心脑血管疾病标志物大致可分为三类：第一类是主要反映心脑组织损伤的标志物；第二类是反映心脑功能的标志物；第三类是作为心脑血管炎症疾病的标志物。肌酸激酶（CK）、肌酸激酶同工酶 MB（CK-MB）、肌红蛋白（Mb/Myo）、心肌肌钙蛋白（cTn）等标志物在正常情况下主要存在于心肌细胞中，心肌梗死发生后释放入血，若在血中发现这些物质水平升高则表明有心肌损伤的存在。心肌肌钙蛋白是目前临床灵敏度和特异性最好的心肌损伤标志物，心型脂肪酸结合蛋白是心肌损伤最早的标志物。A 型利钠肽和 B 型利钠肽分别由心房和心室分泌，是目前最重要的了解心脏功能的标志物。肾上腺髓质激素是一种肽类激素，具有舒张因子作用，在微循环和内皮障碍时扮演重要的角色。CRP 是动脉粥样硬化、血栓形成疾病的标志物。脂蛋白相关磷脂酶 A2 是具有血管特异性的炎症标志物，可用于预测冠心病和缺血性卒中的风险。

第一节　心脑组织损伤标志物

心力衰竭简称心衰，是指由于心脏的收缩功能和（或）舒张功能发生障碍，不能将静脉回心血量充分排出心脏，导致静脉系统血液淤积，动脉系统血液灌注不足，从而引起心脏循环障碍，此种障碍症候群集中表现为肺瘀血、腔静脉淤血。心力衰竭并不是一个独立的疾病，而是心脏疾病发展的终末阶段。其中绝大多数的心力衰竭都是以左心衰竭开始的，即首先表现为肺循环淤血。心衰主要表现为呼吸困难、活动受限、体液潴留等。因临床主要表现为组织、器官循环淤血，也称为充血性心力衰竭。

一、脑利尿钠肽/氨基末端脑利尿钠肽前体

（一）概述

脑利尿钠肽（BNP）又称 B 型利钠肽，是利钠肽家族中的一员。利钠肽家族主要包括 A 型利钠肽（ANP 或心房肽）、BNP（B 型利钠肽）、C 型利钠肽（CNP）、肾利钠肽及树眼镜蛇属利钠肽，它们在结构上都有一个 17-氨基酸二硫化物环。1988 年 deBold 从猪脑中发现了一种具有利钠利尿作用的多肽，即 BNP。BNP 主要在心室分泌，同时也存在于脑组织中。当左心室功能不全时，由于心肌扩张而快速合成释放入血，有助于调节心脏功能。心肌细胞所分泌的 BNP 先以 108 个氨基酸组成的前体形式存在，当心肌细胞受到刺激时，在活化酶的作用下裂解为由 76 个氨基酸组成的无活性的直线多肽和由 32 个氨基酸组成的活性环状多肽，释放入血循环，分别被称为氨基末端脑利尿钠肽前体（NT-proBNP）和 BNP。利钠肽家族包括由二硫键连接的环状结构，可与利钠肽受体结合发挥利钠、利尿、扩血管、拮抗肾素-血管紧张素-醛固酮系统（RAAS）和交感神经系统（SNS）的作用；当心室容量负荷或者压力负荷增加时，心肌合成和释放 BNP/NT-proBNP 就会增多。

（二）临床应用

1. BNP/NT-proBNP 与心衰　BNP/NT-proBNP 在体内含量的高低与心衰的严重程度关系密切，一般情况下，BNP/NT-proBNP 含量越高，心衰的病变程度就越高，预后也越差，主要用来警示心衰的发病概率及程度。BNP＜100ng/L、NT-proBNP＜300ng/L 时通常可排除急性心衰。BNP＜35ng/L、NT-proBNP＜125ng/L 时通常可排除慢性心衰，但其敏感度和特异度较急性心衰低。诊断急性心衰时 NT-proBNP 水平应根据年龄和肾功能进行分层：50 岁以下的患者 NT-proBNP＞450ng/L，50 岁以上应＞900ng/L，75 岁以上应＞1800ng/L，肾功能不全（肾小球滤过率＜60ml/min）时应＞1200ng/L。

2. NT-proBNP、BNP 与高血压并发症　高血压并发症严重威胁着人类的健康，由高血压引起的心血管系统疾病是人类主要致死性疾病之一，其发病机制涉及胰岛素抵抗、交感神经活动亢进等多个环节，故其治疗较为复杂，需要合适的标志物及时反映患者病症，从而更好地指导用药。Powner 等研究表明高血压的发生、发展和包括 BNP 及 NT-proBNP 在内的多种神经内分泌因子的含量有着极其密切的关联，同时 Rosenberg 等的研究也表明利钠肽水平的升高与血压的增高有关。杨春莉等的研究也证明，高血压患者血清中 NT-proBNP浓度要远远高于正常人，并且高血压患者体内 NT-proBNP 浓度和心衰的程度呈正相关。临床可通过检测体内 NT-proBNP 浓度的变化确定患者的心脏状况。

3. NT-proBNP 与冠状动脉粥样硬化性疾病　冠状动脉粥样硬化是一种炎症性疾病，主要表现为心肌缺血、缺氧及坏死等一系列严重的临床症状，严重威胁着人们的生命。冠状动脉粥样硬化是由血液粥样硬化导致动脉阻塞或使血管腔狭窄而引起的。随着研究的深入及特异性标志物的发现，目前越来越多的相关实验资料及临床研究证明 BNP 及 NT-proBNP与冠状动脉粥样硬化相关疾病存在着极为密切的联系。由于冠状动脉病变会引起心肌缺血、

缺氧，而心肌缺血时 NT-proBNP 及 BNP 分泌量也会随之增加。罗菊英等的研究结果证实：心肌缺血可引起患者分泌 BNP 及 NT-proBNP 的量增加，且缺血程度和两者的分泌量呈正相关。同时，越来越多的研究证明，仅就心肌缺血，并不一定有严重的并发症就可导致血浆内 BNP 及 NT-proBNP 的含量激增，并且呈明显的正相关。因此，临床检测可以通过监测血浆及血清中 BNP 及 NT-proBNP 的含量变化来及时、有效地预测心肌缺血的程度即冠状动脉病变的严重程度。

4. NT-proBNP 与急性冠脉综合征　目前作为临床上最严重的冠心病急性表现形式之一的急性冠脉综合征，主要通过不稳定型心绞痛、ST 段抬高型及非 ST 段抬高型心肌梗死几种方式影响人们的健康，目前对于其治疗已有较好方法，但前提是及时发现，然后才可能根据患者所处的病症阶段进行针对性治疗，从而提高患者的存活率并改善预后生活质量。Singletary 等的研究表明：无论是 ST 段抬高型还是非 ST 段抬高型心肌梗死，血浆中 NT-proBNP 及 BNP 含量的高低均具有准确的诊断、预后价值，且相对于其他相关生物学指标来说应用价值更高。临床上可以通过其检测值的高低，有效评估病程，及早进行相应的干预，采取治疗措施，提高治愈率，从而更好地降低心衰给人们带来的危害。

5. NT-proBNP 与心房纤颤　临床上常见病症是急性心肌梗死并发房颤，主要在年逾 60 岁的老年群体中发生，发病率与年龄的增长呈正相关，Holmgren 等报道与窦性心律失常相比，并发房颤的总体死亡率会增加 40%。而早期预测新发房颤并早期处理，可明显降低患者死亡率，并能明显改善预后。Letsas 等通过同时检测健康人及不同病程心房纤颤患者体内的 NT-proBNP 含量发现，患者体内 NT-proBNP 含量明显高于健康人，左心室射血分数及心房内径决定了体内 NT-proBNP 含量的变化，即 NT-proBNP 可反映出心房纤颤，为患者的诊断提供相关依据。

6. NT-proBNP 与稳定型冠心病　由于无特征性的典型表现，稳定型冠心病（SCAD）临床诊断较为困难，即使使用冠状动脉造影技术这一冠心病诊断"金标准"进行临床诊断也很难准确判断；然而，由其引发的动脉粥样硬化病症时刻都在发生，严重时使患者处于极度的危险状态，寻求相应的特异性标志物预测病程的发展，是目前临床研究的热点之一。2013 年伍树芝通过检测不同患者体内的 NT-proBNP 含量的变化发现，老年人血清中 NT-proBNP 含量与 SCAD 患者未来主要不良心脏事件（MACE）发生时间以及发病率密切相关，其含量峰值也随着病情的发展呈现相同的增长趋势。另外，国内外其他学者也有此方面的研究报道：NT-proBNP 可作为该类事件发生的可能性的一个独立危险因素，临床上可将其作为老年稳定型冠心病危险分级的依据。

（三）检测方法

BNP 及 NT-proBNP 的检测方法主要包括胶体金法、荧光免疫层析法、化学发光免疫分析法、乳胶免疫比浊法、ELISA 等。

（四）POCT 方法展望

目前临床上使用的 NT-proBNP 检测方法，从最初的放射性核素标记的 RIA 法，到后来操作更加简便、结果也更加准确的荧光标记及电化学发光法，先后经历了由烦琐的手工操作方式到日益完善的自动化操作的检测体系，正在为改变患者的诊疗提供越来越及时准确的帮助。随着不同 NT-proBNP 检测技术产品的推广应用，人们对于 NT-proBNP 检测方法的多样性有了更多的需求，特别是价廉、易操作的检测方法成为人们研究的热点。采用新型的标记技术，联合微流控技术发展新型的 NT-proBNP 全自动、高灵敏度、高特异性的 POCT 方法是发展方向之一。

二、中枢神经特异性蛋白

（一）概述

S100 蛋白是 1965 年由 Moore BW 在牛脑中发现的，因该蛋白能溶解于 100% 硫酸铵中而得名，由两个亚单位 α、β 结合形成 S100-αα、S100-αβ、S100-ββ，其中 S100-β（S100-αβ 与 S100-ββ）蛋白又称中枢神经特异蛋白，也有学者将其描述为脑的"C 反应蛋白"，分子质量为 21kD 的酸性钙结合蛋白，主要由星形胶质细胞产生，通过半胱氨酸残基形成二硫键，以二聚体活性形式大量存在于中枢神经系统中。

S100-β 蛋白具有广泛的生物学活性，在细胞增生、分化、基因表达、细胞凋亡中具有重要作用。生理状态下脑中 S100-β 蛋白在胚胎期第 14 天就有微弱表达，随后与神经系统生长发育呈平行增加的关系，成年后相对稳定。正常成人血清中含量小于 0.2ng/ml，生理状态下是一种神经营养因子，影响神经胶质细胞的生长、增殖、分化，维持钙稳态，并对学习和记忆等发挥一定作用，促进脑的发育；当人出现精神障碍疾病、脑损伤（脑梗死、脑外伤、心脏外科手术后的脑损伤等）或神经损伤时，S100-β 蛋白从胞液中渗出进入脑脊液，再经受损的血脑屏障进入血液，从而导致血液中 S100-β 蛋白的浓度升高。研究表明，脑损伤的生化标志物包括 S100-β 蛋白、MAP、GFAP、NSE 等，而 S100-β 蛋白因检测快速、高效、特异和敏感而备受关注。

（二）临床应用

1. 创伤性颅脑损伤的早期诊断、判断损伤程度及判断预后

（1）早期诊断：脑外伤 6 小时内，S100-β 蛋白浓度就明显升高，1 天后明显下降，2～3 天后会有小的峰值出现，可能与脑外伤继发性脑损伤有关。

（2）评估损伤程度：不同程度颅脑损伤时，S100-β 蛋白浓度随着病情的加重呈递增趋势。

（3）判断预后：S100-β 蛋白浓度越高，预后越差。

2. 急性脑卒中早期辅助诊断、评估脑损伤程度、指导治疗、评估预后　脑缺血损伤时细胞损伤是一个渐进的过程，脑缺血损伤后又出现再灌注损伤而引起脑水肿加重，使血脑屏障通透性进一步增高，导致血液中的 S100-β 蛋白增多，同时神经细胞损伤也可能持续一段时间。脑出血的神经损伤源于血肿的原发性损伤外，更重要的是继发性损伤，主要包括脑水肿、脑细胞的毒性损伤及继发性缺血。

（1）早期辅助诊断：急性卒中发生后 8～24 小时，S100-β 蛋白浓度即明显升高。

（2）评估脑损伤程度：卒中后 72 小时左右，S100-β 蛋白浓度达到峰值，CT 显示脑梗死体积或脑出血体积与 S100-β 蛋白峰值呈正相关。

（3）指导治疗：卒中发生 72 小时后 S100-β 蛋白浓度随着病情的好转逐渐下降。

（4）评估预后：S100-β 蛋白的峰值浓度与患者的神经功能障碍及康复情况密切相关。

3. 新生儿缺血缺氧性脑病（HIE）早期诊断和预后判断

（1）早期诊断：CT 诊断需在生命体征稳定后，即出生 4～7 天为宜，这可能会使早期 HIE 患儿被漏诊而耽误早期治疗，且有一定的放射性。S100-β 蛋白浓度在 HIE 的早期就有不同程度的升高，与 Apgar 评分成反比。检测血液 S100-β 蛋白浓度损伤小、方便，能早期反映脑损伤。

（2）严重程度判断：S100-β 蛋白浓度升高程度与病情严重程度密切相关，随着 HIE 的分度（即轻中重度的变化）而相应增高。

（3）预后判断：S100-β 蛋白浓度对 HIE 患儿尤其是中重度者具有重要的预后判断价值，随着 S100-β 蛋白水平的增高，HIE 患儿的远期后遗症或死亡率都明显高于正常患儿。

（三）检测方法

S100-β 蛋白检测方法目前主要有化学发光法、荧光免疫层析法、胶体金免疫层析法、量子点荧光免疫层析法等。

（四）POCT 方法展望

S100-β 蛋白的 POCT 主要可通过胶体金法、荧光免疫层析法实现。其中荧光免疫层析法结合配套的全自动免疫荧光分析仪，可实现自动化快速床旁检测，也是目前临床检验科、急诊科等采用的主要方法之一。采用新型的标记技术如量子点、稀土纳米等检测 S100-β 蛋白也是该指标 POCT 的主要发展方向。

第二节　心脑血管功能标志物

急性心肌梗死（acute myocardial infaction，AMI）指因冠状动脉出现急性阻塞，心脏肌肉因缺乏血液供应出现坏死，使得心脏功能受损的一种可能危及生命的急性病症，属于急性冠脉综合征范畴。心肌梗死（MI）患者多发生在冠状动脉粥样硬化狭窄的基础上，由于某些诱因致使冠状动脉粥样斑块破裂，血中的血小板在破裂的斑块表面聚集，形成血块（血栓），突然阻塞冠状动脉管腔，导致心肌缺血、坏死；另外，心肌耗氧量剧烈增加或冠状动脉痉挛也可诱发急性心肌梗死。

理想的心肌梗死标志物的特性包括时间限定性、比例特异性、敏感被测性和分级相关性。近年来 CK-MB、心肌肌钙蛋白 I（cTnI）、肌红蛋白（Myo）三项指标联合检测的产品越来越多，并逐渐被临床所接受，被称为"心梗三项"。"心梗三项"是目前临床上比较认可的心肌损伤标志物联合检测项目，大量临床文献报道使用三项指标联合来进行心肌损伤的诊断，对于诊断心肌梗死、评价溶栓治疗的效果、评价再栓塞与栓塞的范围及危险程度都具有重要的意义。心肌梗死发生后，上述三项心肌标志物出现升高的时间顺序如下：Myo 最先出现升高（1～3 小时内，20～30 小时恢复正常水平）；CK-MB 略后升高（3～4 小时内），3 天后恢复正常水平，cTnI 出现升高较晚（4～6 小时内），5～10 天恢复正常水平。除"心梗三项"外，心肌肌钙蛋白 T（cTnT）、D-二聚体、超敏 C 反应蛋白（hsCRP）等也可作为心肌梗死检测项目。

一、脂蛋白相关磷脂酶 A2

（一）概述

脂蛋白相关磷脂酶 A2（lipoprotein-associated phospholipase A2，Lp-PLA2）是磷脂酶超家族中的亚型之一，也被称为血小板活化因子乙酰水解酶，由血管内膜中的巨噬细胞、T 细胞和肥大细胞分泌。动脉粥样硬化斑块中 Lp-PLA2 表达上调，并且在易损斑块纤维帽的巨噬细胞中强表达。Lp-PLA2 可水解氧化低密度脂蛋白（ox-LDL）中的氧化磷脂，生成脂类促炎物质，如溶血卵磷脂和氧化游离脂肪酸，进而产生多种致动脉粥样硬化作用，包括内皮细胞死亡和内皮功能异常，刺激黏附因子和细胞因子的产生。这些物质可通过趋化炎症细胞进一步产生自我强化的循环，生成更多促炎物质。释放到血液循环中的 Lp-PLA2 主要与富含载脂蛋白（Apo）B 的脂蛋白结合，LDL 占 80%，其余与 HDL、脂蛋白 a 和 VLDL 结合。在动脉粥样硬化性疾病患者中，Lp-PLA2 水平与 LDL 亚组分水平呈正相关。

动脉粥样硬化性心血管疾病是首要致死和致残原因。除血脂异常外，炎症和氧化应激也是动脉粥样硬化病理生理发生和发展的重要机制。目前，国内外指南均建议采用传统危险因素为基础的模型预测动脉粥样硬化性心血管疾病的短期和长期风险。但是，仅采用传统危险因素仍存在不足，如危险因素相同的个体发生心血管病事件风险存在差异，某些不具备传统危险因素的患者仍然发生心血管病事件，接受足量他汀类治疗的患者仍有残留风险等。生物标志物被认为是传统危险评估的重要补充手段。与 CRP 不同，Lp-PLA2 是具有血管特异性的炎症标志物，研究发现 Lp-PLA2 为冠心病和缺血性卒中的独立危险因素。

脂蛋白磷脂酶 A2 是一种血管特异性炎症标志物，通过水解 ox-LDL 产生更强的炎性因子溶血卵磷脂和氧化型游离脂肪酸，参与动脉粥样硬化的发生、进展，同时促进血管炎症反应及氧化应激的激活，进一步加重内皮细胞功能和结构的紊乱，从而在促进炎症反应及动脉粥样硬化之间形成恶性循环。冠状动脉粥样硬化性心脏病、心力衰竭、心房颤动、高血压被认为是心血管疾病的主要组成部分，且研究发现，其发病机制均与炎症反应密切相关，因而，Lp-PLA2 作为血管炎性因子受到科研及临床工作者的重视。

（二）临床应用

1. Lp-PLA2 与动脉粥样硬化斑块　　动脉粥样硬化是心血管疾病的最主要病因，Lp-PLA2 作为血管特异性的炎症因子，Kolodgie 等在冠状动脉事件猝死患者尸检解剖中研究发现随着斑块的发展进程，斑块组织中 Lp-PLA2 表达逐渐升高。此外，在易损斑块兔动物模型中发现易损斑块、在破裂斑块模型中血清 Lp-PLA2 含量显著高于稳定斑块组及对照组。然而新近研究发现，动脉粥样硬化炎症反应在不同的血管部位作用也不尽相同，Fenning 等发现冠状动脉较腹主动脉斑块体积较小，然而冠状动脉粥样硬化斑块炎性反应则较为活跃；此外抑制 Lp-PLA2 可以显著地降低冠状动脉动脉粥样硬化组织体积、纤维瘤的数量及相关炎性因子基因的表达，而抑制 Lp-PLA2 对腹主动脉斑块体积、炎性基因和纤维瘤斑块的发展没有影响。

2. Lp-PLA2 与心血管疾病的相关性 Lp-PLA2 自 1987 年被人们发现以来，在近 30 年来陆续得到科研及临床研究工作者的重视。研究发现，Lp-PLA2 的活性与浓度在男性中高于女性；同时 Lp-PLA2 的活性与传统心血管危险因素如 LDL-C、非 HDL-C、ApoB 等具有较强的正相关性。何晨等在中国人群中研究发现，急性心肌梗死、不稳定型心绞痛以及稳定型心绞痛患者 Lp-PLA2 含量显著高于正常对照组。此外影像学结合血清学研究也证实 Lp-PLA2 水平与冠状动脉病变程度具有显著相关性，随着冠状动脉严重病变血管支数增加，Lp-PLA2 水平也显著升高，三支病变组 Lp-PLA2 水平最高，在调整了血脂、年龄和体重指数（BMI）后组间 Lp-PLA2 水平仍具有显著差异。上述研究结果表明，Lp-PLA2 与多种传统心血管疾病危险因素具有相关性，同时 Lp-PLA2 具有提示疾病危险程度的预测价值。

3. Lp-PLA2 的心血管疾病风险预测价值 国内外诸多研究显示 Lp-PLA2 独立于传统危险因素，具有重要的心血管疾病风险预测价值。2000 年一项临床研究中发现传统炎症因子 CRP 的预测心血管事件效能在多因素分析后被减弱；Lp-PLA2 则独立于传统危险因素，与心血管疾病风险水平具有较强的正相关性。而在以普通社区人群为研究对象的社区动脉粥样硬化风险（ARIC）的研究中发现，当 Lp-PLA2 处于较高水平时，6 年期间患冠心病风险显著增加，暗示对于普通社区人群检测 Lp-PLA2 具有临床应用价值。2010 年 *Lancet* 发表的纳入 32 项前瞻性研究 Meta 分析中发现，Lp-PLA2 与冠心病及总心血管事件死亡率具有强相关性；对比传统危险因素吸烟、HDL-C、非 HDL-C，研究发现 Lp-PLA2 的活性与浓度具有与传统危险因素相近的风险比，Lp-PLA2 是一个强有效的危险因子。

（三）检测方法

早期实验室检测 Lp-PLA2 的方法有放射性核素法、分光光度计测量法、荧光计法等，目前主要有 ELISA、酶法、连续测定法、免疫层析法（胶体金法、荧光法）、时间分辨免疫层析法、化学发光法、上转发光法、生化免疫法（乳胶增强比浊法、免疫比浊法）等。

（四）POCT 方法展望

目前 Lp-PLA2 用酶联免疫、化学发光、免疫层析（荧光、胶体金、量子点）、乳胶增强等检测酶的质量，其中后者可直接应用于自动生化分析仪，操作简便，耗时短，但生化检测原理是通过化学反应（乳胶浊度）反映酶的质量，并不代表真实的质量。近年来，Lp-PLA2 上转发光法逐渐进入大众视野，上转发光免疫分析仪是一种基于上转换发光技术的光电检测仪器，通过对利用上转换发光材料（UCP）作为标记物的免疫层析试纸条上的 UCP 的分布状态进行测量、分析与处理，给出样品中目标被检物的浓度。这一特性使其作为标记物应用于生物领域，与荧光素或荧光颗粒相比，可发挥无猝灭、无背景、高敏感性、高稳定性等特点。UCP 进一步可作为标记物应用于免疫层析，即上转发光免疫层析，在 POCT 应用中有很大的发展空间。

二、髓过氧化物酶

（一）概述

髓过氧化物酶（myeloperoxidase，MPO）是血红素辅基的血红素蛋白酶，其为一种亚铁血红素酶，是血红素过氧化物酶超家族成员之一。MPO 存在于髓系细胞（主要为中性粒细胞和单核细胞，少量在巨噬细胞和小胶质细胞）的嗜苯胺蓝颗粒中，是髓系细胞的特异性标志物。

血液中 95% 的 MPO 是由活化的中性粒细胞脱颗粒后以胞吐方式释放到管腔的。MPO 在成熟的粒细胞中是含量最丰富的糖蛋白，约占外周血多形核中性粒细胞（PMN）内总蛋白质含量的 5%。MPO 的分子质量为 150kDa，是由 2 个亚单位聚合而成的二聚体，每个亚单位又由一条重链（α 链，分子质量约 60kDa）和一条轻链（β 链，分子质量约 15kDa）构成。2 个亚单位在 α 链处由 1 个二硫键相连。重链具有亚铁卟啉基团，说明 MPO 是铁依赖性的。MPO 有 3 种亚型（Ⅰ、Ⅱ、Ⅲ）存在于髓系细胞中，主要是重链有差异，轻链的差异较小，导致它们在分子质量及疏水性等方面不同，3 种亚型在功能上的差异还不明确，有待进一步研究。

MPO 的主要功能是在吞噬细胞内杀灭的微生物，利用过氧化氢（H_2O_2）和氯离子（Cl^-）产生次氯酸盐，并形成具有氧化能力的自由基，构成 $MPO\text{-}H_2O_2\text{-}$卤素系统。研究发现，MPO 不仅能杀灭吞噬于细胞内的微生物，而且可释放到细胞外，破坏多种靶物质，如肿瘤细胞、血小板、NK 细胞、原虫、毒素等，对机体产生和调节炎症反应等多方面发挥作用。在特定条件下，MPO 催化反应生成过量的氧化剂（HOCl、3-氯化酪氨酸、酪氨酰基、硝基酪氨酸等），超过局部抗氧化剂的防御反应时，就会导致氧化应激和氧化性组织损伤。MPO 还参与调节炎症反应的许多过程，在炎症反应中，MPO 催化 H_2O_2 和 Cl^- 形成次氯酸盐，从而激活金属蛋白酶（matrix metalloproteinase，MMP），最终导致纤维帽的疏松及不稳定纤维斑块的形成。

研究表明，对 MPO 的检测被认为是反映中性粒细胞活性的重要指标。此外，人们发现在 ACS 的不稳定斑块中存在大量活化的 MPO 及其氧化产物。MPO 及其介导的反应产物有促动脉粥样硬化的作用，影响粥样斑块的稳定性，并通过放大氧化应激过程而引起 ACS。

（二）临床应用

1. MPO 与冠心病（CHD）　在临床上，CHD 的表现形式分为不稳定型心绞痛（UAP）、稳定型心绞痛（SAP）、心肌梗死（MI），UAP 与 MI 又同属于急性冠状动脉综合征，三者的病理过程依次由轻到重变化。CHD 的病情发展阶段主要取决于冠状动脉粥样硬化斑块的稳定性，即动脉粥样斑块不同病理特征。随着炎症参与 CHD 发病机制研究的深入，大量证据显示 CHD 病变基础动脉粥样硬化是一种血管壁的慢性炎症。炎性反应中 MPO 在斑块形成过程中发挥重要作用，参与动脉粥样硬化形成的机制有多种：①氧化修饰低密度脂蛋白（LDL）：经氧化修饰的 LDL 能够更有效地被巨噬细胞所摄取，促进胆固醇沉积和泡沫细胞的形成；②氧化修饰高密度脂蛋白（HDL），减弱组织内胆固醇外流至肝脏，从而抑制 HDL

抗动脉粥样硬化的作用；③削弱内皮细胞一氧化氮（NO）的抗炎、舒张血管等功能；④降解粥样斑块纤维帽，促使斑块破裂。

冠心病是一个多因素影响的疾病，如吸烟、基因多态性、性别（男性居多）、年龄（多在 40 岁以上）等。这些因素作用的不同环节致使炎症反应及氧化应激，促使 CHD 发生发展。研究表明，个人生活习惯良好，饮食结构均衡，且适当的锻炼能使 MPO 水平降低，可预防心血管疾病。在 MPO-463G/A 基因多态性与 CHD 关系上，A 等位基因存在能够降低人群 CHD 的发病风险。梁思宇等研究发现冠心病焦虑、抑郁组的 MPO 水平较非焦虑、抑郁组明显升高，焦虑、抑郁情绪可能使炎症与抗炎之间发生失衡，且可能导致 CHD 患者体内的炎症反应加重。已有研究通过 MPO 抑制剂（肝素、阿托伐他汀等）来降低 MPO 表达，从而减缓动脉粥样硬化的进展。阿托伐他汀可抑制多形核白细胞（PMN）浸润和 MPO 活性，减少心肌梗死面积，联合丹参川芎嗪能够显著降低冠心病心肌梗死介入治疗后患者血清胱抑素 C、MPO 水平，可有效抑制病变血管发生炎症改变，进而阻断炎症促进血栓形成及血管狭窄的途径。

2. MPO 与其他疾病　美国的学者认为生物及医学领域的下一个聚焦点将是"炎-癌链"。炎症反应指标 MPO 是中性粒细胞中特有的还原酶，也是活化多环芳烃类致癌物的代谢酶，具有肿瘤细胞毒作用。MPO 能够促进肺癌的发生。在肺部受外源生物侵入、吸烟刺激等条件影响下，MPO 会作用于炎症部位，通过其代谢产物刺激与肺癌相关的多种环境致癌物，从而引起肺癌的发生。在大肠癌的发生、发展中，MPO 存在显著性上调表达，有望成为一项新生物学指标用以预测大肠癌，也可以与粒细胞相关蛋白、P53 蛋白联检，对准确判断大肠癌病情发展具有一定价值。胃癌是消化系统中比较常见的肿瘤性疾病之一。MPO 基因多态性与胃癌易感性相关，Jiang 等研究表明 A 等位基因携带者可能降低胃癌风险。除此之外，中性粒细胞被激活后，发生聚集，释放出 MPO、氧自由基，这些物质与慢性支气管炎、急骤进展性肾小球肾炎、脑缺血再灌注损伤的发生密切相关。熊志等研究发现基因 MPO-463G/A 的单核苷酸（SNP）位点（rs2333227）多态性与川崎病（KD）的易感性相关。与其他基因型的患儿对比发现，携带基因型 GG 的 KD 患儿手足水肿、腹腔积液的比例会更高，提示 MPO 与 KD 有关。

（三）检测方法

随着生物诊断领域的发展，MPO 检测方法越来越多样化，如 ELISA、化学发光免疫分析法、胶体金免疫层析法、双向侧流免疫分析法、免疫比浊法、电化学免疫传感器和荧光免疫层析等。人血中 MPO 的检测方法不同，其灵敏度、准确度、操作技术等差异较大。

（四）POCT 方法展望

目前检测 MPO 的主流的 POCT 方法（荧光免疫层析、双向侧流免疫分析法等）具有检测快速、稳定性好、特异性高、灵敏度高的优点，能用于临床患者血浆的检测。

三、心肌肌钙蛋白 T

（一）概述

心肌肌钙蛋白 T（cardiac troponin T，cTnT）是骨骼肌细胞、心肌细胞、肌原纤维细胞中肌钙蛋白复合物的 T 亚单位，在心肌细胞中以结构蛋白和胞质可溶性蛋白两种形式存在，前者占 95%，后者占 5%，在心肌细胞膜完整的情况下，cTnT 不能透过细胞膜，故正常血清中几乎测不到 cTnT。例如，因缺血缺氧造成心肌细胞损伤，胞质内可溶性 cTnT 透过受损的细胞膜首先释放出来，当心肌细胞坏死结构蛋白分解时，造成大量 cTnT 释放，通过细胞间质进入血液循环，从而使 cTnT 明显增加。心肌肌钙蛋白的检测还可查出冠状动脉的微小梗死和轻微的心肌损伤，属于诊断心肌损伤敏感性较高的指标，因此心肌肌钙蛋白对于预测不稳定型心绞痛的预后有着十分重要的实用价值。

（二）临床应用

1. 对心肌损伤的诊断　对不稳定型冠状动脉疾病患者随访发现，cTnT 和运动试验两项都正常者，死亡或患 AMI 者仅为 1%；若异常，死亡或患 AMI 者可达 50%。对急性冠状动脉疾病（包括心肌梗死）患者随访研究发现，cTnT 小于 $0.1\mu g/L$ 的患者的死亡率仅为 4%，相比而言，cTnT 大于 $0.1\mu g/L$ 的患者的死亡率则增加 3 倍，发生休克的百分率增加 3 倍，发生充血性心力衰竭的百分率也增加 1 倍。因此，任何急性冠状动脉患者同时测得 cTnT 增高，应视为高危险性。

2. AMI 后溶栓治疗的标志物　早期冠状动脉再灌注的标志物 CK-MB、肌红蛋白（Myo）、cTnT 和 cTnI 在血栓治疗成功后的早期动力学比较研究表明，四种标志物在溶栓后释放的早期动力学基本相似，但是 cTnT 和 cTnI 在 90 分钟的冠状动脉再灌注平均指数显著大于 CK-MB 和 Mb。

3. 对心肌炎的诊断　与 CK 活性相比，心肌炎时 cTnT 因其相对较高的血清检测值和较长的上升时间而具有较高的检测敏感性，血清 cTnT 可作为急性心肌炎的诊断标志物。

4. 与肾衰竭的关系　缺血性心脏病是晚期肾病患者发病和死亡的主要原因之一，占总死亡率的大约 40%；这些缺血性心脏病中的大约 25%发展为 AMI。在晚期肾脏病患者的临床治疗中，心血管并发症的诊断成为至关重要的问题。第二代 cTnT 分析法不会因为 cTnT 在晚期肾病患者骨骼肌中的重表达而产生假阳性，从而排除了分析法的交叉反应，可用于肾衰竭的诊断。

5. 与骨骼肌损伤的鉴别诊断　心肌和骨骼肌细胞关系密切。在胚胎期，这两种肌肉的基因表达有多处相同之处，但在最终分化时表达出现不同。第二代 cTnT 分析法已排除了分析中交叉反应的干扰，cTnT 可作为骨骼肌损伤患者的心肌损伤诊断时较好的标志物。

6. 甲状腺功能减退患者心肌损伤的诊断　甲状腺功能减退导致了胆固醇的上升，使患者易患冠状动脉疾病及 AMI。甲状腺功能减退患者的血清 CK、CK-MB 都有不同程度的增高，其中 cTnT 是甲状腺功能减退患者心肌损伤诊断时较好的标志物。

7. 药物作用观察　cTnT 还被用于观察某些药物的药理作用与心脏的关系，了解是否改善或加剧心肌缺血现象。

（三）检测方法

cTnT 检测方法目前主要有 ELISA、化学发光分析法、光激化学发光法、电化学发光法、流式微球分析技术、胶体金免疫层析法、乳胶增强免疫比浊法等。

（四）POCT 方法展望

目前，大部分医院的 cTnT 检测已经选择了 POCT 的方式，以满足快速检测 cTnT 的技术要求。由于现有方法学的限制，cTnT 检测敏感性不足，容易出现假阴性的结果，从而造成临床对中低 cTnT 水平的轻微心肌梗死和心肌梗死早期患者的误诊。检测结果的稳定性不足，也使得动态评估 cTnT 变化无法完全可靠。因此，为了满足临床对于 cTnT 检测既快速又准确的要求，需要进一步提高 POCT 对 cTnT 检测的灵敏度。

四、心肌肌钙蛋白 I

（一）概述

肌钙蛋白复合物是一种结合于细肌丝的异聚蛋白，肌钙蛋白 I 是其中一个亚基。在心肌和骨骼肌的收缩过程中，肌钙蛋白扮演了重要的角色。肌钙蛋白复合物由三个亚基组成，分别是肌钙蛋白 T（TnT）、肌钙蛋白 I（TnI）和肌钙蛋白 C（TnC），三个亚基通过非共价相互作用结合在一起。

心肌肌钙蛋白 I（cardiac troponin I，cTnI）为心肌组织特有的一种调节蛋白，可抑制肌球蛋白与肌动蛋白结合，在心肌收缩过程中起重要作用。大量研究表明，在 AMI 早期 cTnI 水平变化幅度较大，具有较高的敏感性，且 cTnI 不在任何类型的骨骼肌中表达，具有较高的心肌细胞特异性。正常人血清中 cTnI 平均浓度<0.06ng/ml；当心肌轻微损伤时其浓度明显升高，可达 100～1300ng/ml。cTnI 诊断心肌梗死的特异性为 96%，敏感性为 97%。因此，cTnI 是心肌细胞损伤最敏感和最特异性的血清标志物之一，加之 cTnI 具有诊断阈值明确、窗口期宽及检测快速等优点，已逐渐成为判断 AMI 患者心肌细胞损伤的主要生化指标。

血清 cTnI 的测定在诊断 AMI 方面的重要意义最早由美国 Cummins 等报道。大量研究证明 cTnI 是心肌损伤最特异、最敏感的实验诊断指标之一。

（二）cTnT 与 cTnI 的区别

临床应用研究表明，cTnI 和 cTnT 两者的临床应用价值基本相同，都能鉴别出微小的心肌损伤，在特异性上 cTnI 略胜出，而在稳定性及标准化等其他方面 cTnT 更为突出，并且普遍认为对长期预后预测的准确性，cTnT 优于 cTnI。各个厂家选择 cTnI 还是 cTnT 都没有问题，具体区别如下：

1. 时间维度上 cTnT 要略优于 cTnI cTnT、cTnI 分子质量小，分别为 37kDa 和 24kDa，发病后二者血中浓度迅速升高，心肌细胞损伤后，游离 cTnT 较早释放形成第一个峰，随后结合于肌纤维中的 cTnT 逐渐释放而出现第二个峰；由于细胞液中的含量较少，cTnI 释放通常只有一个峰。一般在心肌损伤后 3～6 小时外周血中 cTnT 出现增高，最高值在 12～

24 小时，增高可持续 10～14 天；一般在心肌损伤后 3～6 小时外周血中 cTnI 出现增高，14～20 小时达到峰值，增高可持续 7～10 天。上述时间点虽然在不同研究结果中略有不同，但总体来说 cTnT 与 cTnI 出现增高时间接近，但 cTnT 持续时间更长，检测的窗口期更长。

2. 稳定性上 cTnT 要优于 cTnI　cTn 释放入血后，cTnT 主要以完整的单体存在。cTnI 初以 cTnI-cTnC 复合体存在，然后分解为多种 cTnI 片段，极少以 cTnI 完整的单体存在，且极易受磷酸化、氧化等影响，以氧化型、还原型、磷酸化、去磷酸化、蛋白降解形式释放。cTnI 分子的氨基端和羧基端很容易因蛋白质水解而降解，并产生多达 8 种降解产物，因此，cTnI 分子在检测时很容易降解，直接影响测定结果。相较之下，cTnI 分子的中心区域第 30～110 氨基酸残基可能受 TnC 的保护而表现较为稳定，应用针对该区段的抗体测定 cTnI，在一定程度上可减少 cTnI 分子降解而对结果造成的影响。但有研究显示其还是会受许多干扰因素影响，主要为分子量 50～200 000 的各种抗体成分，封闭了 cTnI 30～110 区段的抗体结合位点。cTnI 的第 22 位和第 23 位的丝氨酸易受蛋白激酶 A 作用发生磷酸化反应，cTnI 的第 79 位和第 96 位的半胱氨酸容易发生氧化反应或还原反应，从而改变 cTnI 的分子结构形式和抗原性，以致影响某些抗体的识别能力，出现假阴性结果。因此，从检测的稳定性来考虑，cTnT 要比 cTnI 更稳定。

3. 特异性上 cTnI 要略优于 cTnT　cTnT 和 cTnI 都存在心肌型和骨骼肌型同源的情况。cTnI 的序列和慢骨骼肌 TnI 约有 40% 同源，和快骨骼肌 TnI 同源性小于 40%；而 cTnT 和慢、快骨骼肌肌钙蛋白 T 的同源性分别为 58.3% 和 56.6%。从序列差异性来看 cTnI 更好一些，而且其氨基末端比骨骼肌型多 31 个额外的氨基酸残基，使其更容易制备特异性单克隆抗体。罗氏公司生产的第 1 代 cTnT 检测试剂就存在非特异性地与骨骼肌 cTn 结合的缺陷，而后第 2、3 代 cTnT 检测试剂分别通过 cTnT 抗体纯化、cTnT 抗体人源化解决了非特异性问题，新一代高敏感方法 hs-cTnT 试剂以两株进行改良过的 cTnT 单克隆抗体，采用电化学发光法，其检测下限提高 10 倍，交叉反应问题也得到进一步控制。

（三）临床应用

1. 急性心肌梗死的首选指标　心肌梗死时冠状动脉闭塞，血流中断，部分心肌因严重的持续性缺血而发生局部坏死。临床上典型的症状是剧烈而持久的胸骨后疼痛，伴有发热，心肌损伤性蛋白升高及进行性心电图变化。

心肌梗死常见的原因是供应心肌的冠状动脉内有粥样化硬块等，导致血管狭窄，以至闭塞，使之供血的部分心肌组织细胞缺血而坏死。由于 cTnI 的心脏特异性，以及其在心脏受损后的快速及长时期升高，可作为诊断心肌损伤性疾病，特别是诊断心肌梗死的一种首选标志物。

2. 不稳定型心绞痛最佳血液指标　不稳定型心绞痛（unstable angina，UA）是一组介于稳定型心绞痛和急性心肌梗死之间的急性冠状动脉缺血综合征。粥样化硬块破裂诱发非闭塞性血栓形成是其主要的发病机制，而病变血管的痉挛性收缩也起着重要的作用。这些病理机制若引起病变血管的一过性堵塞，或血栓性物质造成冠状动脉小分支的栓塞，就可能引起心肌细胞的缺血性损伤，并可能与不稳定型心绞痛患者的不良预后有关。因此，对于 cTnI 检测阳性的不稳定型心绞痛患者，应积极治疗。近年来的一些临床研究报告指出，

cTnI 血液浓度的监测能为微小心肌损伤提供最敏感和最特异的诊断指标。

3. 急性冠脉综合征（ACS）患者的预后标志物 急性冠状脉综合征是动脉粥样硬化斑块脱落，血小板聚集，形成血栓，导致心肌缺血和心肌坏死等临床病理生理改变所引起的一系列临床症状。ACS 包括不稳定型心绞痛和急性心肌梗死等各种因冠脉狭窄、阻塞引起心肌缺血以至梗死的综合征。cTnI 不仅有助于早期诊断 ACS，同时 cTnI 检测对 CK-MB 正常的患者是否可能发生并发症具有预测价值，研究表明 cTnI 正常的患者 ACS 的发生率较低，无须进一步做心电图检查。cTnI 的检测对急性心肌缺血患者的危险分层也是一种有力的指标。

4. 溶栓治疗效果的判断 静脉注入溶栓药物是近年来常用的急性心肌梗死治疗方法，在治疗后判断是否出现冠状动脉血管再灌通成为临床医生最关注的问题之一。梗死开通后，血流进入病变部位，将游离的 cTnT 或 cTnI 冲洗入血液而出现第一个峰，此后可观察到较小的第二个峰。通过检测 cTnI 可以对这类溶栓药物的作用进行判断。

（四）检测方法

cTnI 检测方法目前主要有 ELISA、电化学发光法、胶体金免疫层析法、乳胶增强免疫比浊法、免疫层析法、时间分辨免疫荧光法、荧光磁微粒酶联免疫法、化学发光法等。

（五）POCT 方法展望

cTnI 是现今心肌组织损伤可在血液中检测到的特异性最高和敏感性最好的标志物，是诊断急性心肌梗死及对心脏疾病进行危险分层的最好标志物。随着检测技术的发展和医学科学的进步，操作简单、可快速得到检测结果的 POCT 方法逐步受到欢迎。cTn 特别是超敏心肌肌钙蛋白（high-sensitivity cardiac troponin，hs-cTn）的 POCT 应采用定量方式。与医院检验科室采用大中型免疫分析仪相比，POCT 方式检测 cTn 的敏感性相对不高，部分可能存在"假阴性"的结果。对于"阴性"的结果应予以科学分析。近几年出现光激化学发光分析，是一种新型化学发光分析方法，在临床实验室得到一定程度的应用。此项技术采用发光物质和感光物质两种标记，体现出"双标"和"双球"特征。两种微球之间借助抗原-抗体间结合，实现高能活性氧的传递，诱导光激发化学发光过程，从而实现"免分离"的均相免疫分析，精密度高，检测速度快。cTnI 是诊断急性心肌梗死的金标准，因此该技术在急性心肌梗死诊断中具有较好的应用前景。

五、超敏心肌肌钙蛋白 I

（一）概述

随着临床需求和检验技术不断改进，超敏心肌肌钙蛋白 I（hs-cTnI）作为新一代的检测方法，已广泛应用于临床。2007 年美国临床生化学会关于急性冠状动脉综合征（acute coronary syndrome，ACS）生化标志物的实践指南，推荐 hs-cTnI 取代肌酸激酶同工酶，成为 ACS 诊断的首选心肌损伤标志物，且提出 hs-cTnI 测定值应取表面健康人群参考范围上限的第 99 百分位值，同时要求这一点的检测允许不精密度的变异系数≤10%。临床实践发现新一代 hs-cTnI 不仅在 ACS 的早期诊断、危险分层及预后评估方面具有重要的价值，而且对心血管事件风险的预测、心力衰竭、心肌炎诊断等方面也具有重要的价值，甚至可对健康人群进行筛查。

（二）临床应用

1. 对心力衰竭诊断及预后评估　hs-cTnI 对心力衰竭的诊断及预后评估起着不可忽视的作用。hs-cTnI 升高的心力衰竭患者有更高的心血管事件发生率，且 hs-cTnI 升高的患者更容易出现不利的心室重构，因此 hs-cTnI 可作为心室重构或纤维化的生物标志物。

2. 明显改善急性心肌梗死的早期诊断　在症状出现的最初几小时，一般很难通过传统 cTn 检测确定是否为急性心肌梗死，其局限性在于检测敏感度较低，且需延时 6～12 小时，多次采集血样进行测定才能确诊。hs-cTnI 检测能明显缩短确诊时间，利于急性心肌梗死早期诊断。

3. 对心肌炎的早期诊断价值　病毒性心肌炎是临床常见的心脏器质性疾病之一，好发于青壮年和儿童，该病常伴随心肌的损伤，且近几年来该病的发病率呈显著增高趋势。因此早期诊断心肌炎对改善患者预后、延长患者寿命具有重要价值。病毒性心肌炎表现为局灶性或弥漫性炎性细胞浸润引起心肌细胞的变性、坏死和凋亡。hs-cTnI 以其对心肌细胞损伤的高度敏感性，对心肌炎的早期诊断具有重要价值。

4. 对心血管事件风险的预测价值　hs-cTnI 除了能早期诊断 ACS 外，还对心血管事件风险具有预测价值，有望成为新型的心血管风险预测因子。研究发现，检测到 hs-cTnI 增高程度与心血管事件的发病率明显相关，长期连续观察则更有价值。

5. 对 ACS 的早期诊断、预后评估　传统的心肌酶学检查因受到特异度、灵敏度和半衰期长短的制约，且在血液中出现较晚，因此在 ACS 的早期诊断和检测微小损伤时便受到限制，不利于临床的早期诊断。然而 hs-cTnI 以其高度的敏感性，明显缩短了确诊时间，实现了 ACS 的早期诊断。hs-cTnI 不仅实现了 ACS 的早期诊断，而且对 ACS 危险分层、预后评估也有很大的临床价值。

（三）检测方法

hs-cTnI 检测方法目前主要有化学发光微粒子免疫检测法、直接化学发光免疫分析法等。

（四）POCT 方法展望

目前国内外临床实践中应用的 hs-cTnI 诊断试剂有许多种，检测试剂高敏感的标准是在参考范围上限达到检测 CV≤10%。

临床医生应认识到检测样品的采集和保存对检测结果也有影响，如采血的试管、血浆样品的抗凝剂种类、保存的温度和时间，这些因素也是各个实验室建立标准操作规范时需要考虑的。cTnI 检测周期，即从采样、检测到给出报告至临床医生的时间一般要求在 1 小时内。在临床工作中，应了解所在机构使用的检测试剂的特点和检验性能，包括参考范围值、不精密度、敏感度和特异度、阴性预测值和阳性预测值。

目前很多医院使用 POCT 设备检测 cTnI，但 POCT 的敏感度可能低于医院检验部门的

hs-cTnI 检测方法，不能完全以 POCT 的阴性结果为依据排除急性心肌梗死。对 POCT 结果存有疑问时，可再次送检验科检测。

六、肌红蛋白

（一）概述

肌红蛋白（myoglobin，Myo）存在于哺乳动物Ⅰ型、Ⅱa 型骨骼肌和心肌组织细胞质中，在胸腺和甲状腺也有少量存在，占肌肉总蛋白的 2%，是一种重要的细胞内色素蛋白。Myo 由一条多肽链和一个辅基血红素构成，分子质量为 16.7kDa，含 153 个氨基酸残基。肌红蛋白可与氧可逆性结合，在肌细胞内具有转运和贮存氧的作用。

由于 Myo 分子质量相对较小，当心肌细胞发生损伤时，Myo 可从肌肉组织迅速释放入周围血管间隙，不经淋巴循环直接进入血液循环。Myo 是心肌损伤后最早进入血液循环的生物标志物，检测其扩散入血的速度比检测 CK-MB 质量或 cTnI/cTnT 能更快地反映心肌损伤。因 Myo 在骨骼肌中也有表达，骨骼肌损伤时也伴随大量 Myo 的释放，故其不具有心肌特异性。

进入血液循环的 Myo 大部分以游离状态存在，小部分与血清蛋白质结合，并且结合能力很弱，能很快被肾脏清除。因此，Myo 是一个很好的急性缺血性心肌损伤疾病的早期诊断指标。Myo 升高也可见于骨骼肌损伤和肾功能极度衰竭的患者，仅靠 Myo 升高不能确诊心肌梗死，而需要结合肌钙蛋白等其他指标来证实。但是 Myo 阴性可排除心肌梗死。

（二）临床应用

1. 在心肌梗死诊断方面的应用

（1）心肌梗死的早期诊断标志物：急性心肌梗死发生 1～2 小时血清 Myo 开始升高，4～8 小时达到高峰，24～36 小时恢复正常。在急性心肌梗死发生后 2～12 小时内检测血液中 Myo 含量，并结合心电图检查可显著提高急性心肌梗死早期诊断的准确性。

（2）急性心肌梗死的排除诊断：由于 Myo 半衰期短，胸痛发作 6～12 小时后不再升高，有助于排除急性心肌梗死的诊断。

（3）估测心肌梗死范围：可根据其动态变化曲线进行心肌梗死范围的早期估计，Myo 检测峰值小于参考值上限的 10 倍，高峰期持续时间短的患者，心肌梗死范围一般较小；而 Myo 检测峰值大于参考值上限的 10 倍，高峰期持续时间较长或呈双峰、多峰的患者，心肌梗死范围一般较大。

（4）观察有无再梗死或者梗死再扩展：由于在急性心肌梗死后血中 Myo 很快从肾脏清除，发病 24～36 小时内可完全恢复到正常水平，故 Myo 的检测有助于在急性心肌梗死病程中观察有无再梗死或者梗死再扩展。

（5）溶栓再通的判断：用 Myo 判断冠脉再通的指标：①溶栓开始后 2 小时内，Myo 增加的数值超过 150ng/ml；②溶栓开始后 Myo 和 2 小时后 Myo 相比，增加了 4.6 倍；③约 6 小时后 Myo 到达峰值。

（6）预测预后：Myo 升高程度及持续时间与心肌梗死预后密切相关，其中峰值升高显著，在血液中持续 72～96 小时的患者预后不良，死亡率较高；而峰值低，发病 24 小时即恢复正常的患者，预后良好。

2. 其他心血管疾病的辅助诊断 当心肌细胞发生损伤时，心肌细胞质中的 Myo 释放入血，从而引起血液中 Myo 含量的升高，因此对于可能引起心肌损伤的疾病，均可导致血液中 Myo 含量的升高。对于冠心病的辅助诊断：升高幅度为参考值上限的 2～4 倍。对于心肌炎的辅助诊断：升高幅度为参考值上限的 4～10 倍。另外，严重的充血性心力衰竭也可引起血液中 Myo 含量的升高。

3. 骨骼肌疾病的诊断 肌营养不良症是指一组以进行性加重的肌无力和支配运动的肌肉变性为特征的遗传性疾病群，临床上主要表现为不同程度和分布的进行性加重的骨骼肌萎缩和无力，部分肌营养不良症会导致运动受损甚至瘫痪。Duchenne 型肌营养不良症、先天性肌营养不良症、强直性肌营养不良症，以及多发性肌炎和皮肌炎均可能导致血清中 Myo 含量升高，升高程度可达参考值上限 3～30 倍，升高程度随病情和病程不同而有显著差别。

4. 横纹肌溶解症的诊断 横纹肌溶解症是指由各种原因引起的横纹肌细胞坏死后，Myo 等内容物释放进入血液循环，引起的生化紊乱及脏器功能损伤的综合征，同时引起高钾血症、急性肾衰竭等危及生命的并发症。肌细胞坏死后释放肌细胞内容物进入血循环，引起血中 CK 和 Myo 含量增加。

5. 其他疾病的辅助诊断 肾脏疾病、甲状腺疾病、脑梗死、慢性支气管炎等。

（三）检测方法

检测血液中 Myo 含量的方法有免疫层析法、免疫化学法、ELISA、乳胶凝集法、斑点免疫金渗滤法、放射免疫分析、免疫比浊法等。

（四）POCT 方法展望

Myo 的 POCT 主要可通过胶体金法、荧光免疫层析法实现，其中荧光免疫层析法结合配套的全自动免疫荧光分析仪，可实现自动化快速床旁检测，也是目前临床检验科、急诊科等采用的主要方法之一。同时小型化学发光仪的出现，解决了原有化学发光仪体积大、操作复杂等缺点，可用以检测 Myo 等心肌标志物。此外，采用新型的标记方法，或者联合其他新技术有助于该指标的 POCT 的发展。

七、肌酸激酶同工酶

（一）概述

肌酸激酶（CK）主要存在于脊椎动物中，通常存在于动物的心脏、骨骼肌及脑等组织的细胞质和线粒体中。CK 催化肌酸和 ATP 或磷酸肌酸和 ADP 之间磷酸转移的可逆反应。CK 是一个二聚体，存在 3 种形式的同工酶：2 个 B 单体（CK-BB），2 个 M 单体（CK-MM），MB 的单体混合体（CK-MB）。这 3 种同工酶分子可催化相同的化学反应，但其分子结构和来源不同，其分布见表 10-1。

表 10-1　CK 同工酶在各种组织的分布

组织	CK 活性（IU/g）	同工酶组成（%）		
		CK-MM	CK-MB	CK-BB
骨骼肌	2500	94～96	3～5	1
腓肠肌		70～82	18～30	0
脑	555	0	2.7	97.3
心	473	78.7	20	1.3
左心室		48～60	34～48	
乳头肌		46～56	40～51	
小肠	112	11～13	7～9	78～80
大肠	138	3～4	0～1	96
肾	32	8～12	0	88～92
前列腺	114	34～39	2～6	59～60
肝	0.6	0	0	100
子宫	115	5～16	2～20	64～93
胎盘		0	0	100
甲状腺		4～26	0～1	73～96

（二）临床应用

CK-MB 是迄今为止诊断心肌梗死最佳的血清酶指标。人体各组织除腓肠肌外，只有心肌含有较高的 CK-MB，可达 40% 以上，故此同工酶对诊断心肌梗死的特异性高达 100%。心肌梗死发生时，血清 CK-MB 可增高 10～25 倍，CK 总活力增高 10～12 倍。但是，其他情况下，如肌肉疾病、中毒性休克、创伤、脑血管意外、甲状腺功能低下、急性酒精或 CO 中毒、急性精神病，甚至分娩初期，也可见 CK-MB 升高。不过在这些非心肌梗死疾病中，血清 CK-MB 占总 CK 的百分比平均为 2.5%～7.5%（正常人＜2%），均低于心肌梗死的 7.5%～19.5%（CK-MB 占总 CK 的百分比因测定方法不同而差别很大）。CK-MB 被用于较早期诊断 AMI，也可用于估计梗死范围大小或再梗死。CK-MB 用于诊断 AMI 的临床灵敏度和临床特异性分别为 96.8% 和 89.6%，结合 cTnI、Myo 等心肌特异标志物能够提高临床诊断的准确度。

CK-MB 还可用于缺血性心肌损伤的危险分层、监护溶栓效果、不稳定型心绞痛（UA）的预后判断。利用 CK-MB 检测结果升高的程度对缺血性心肌损伤进行危险分层，可据此建立合理的治疗方案，减轻患者痛苦和经济负担。可通过 CK-MB 定量检测结果来判断溶栓治疗在短时间内再通与否，确定心肌再灌注及观察治疗效果等。根据血清 CK-MB 定量检测结果来判断 UA 患者的预后情况，选择最佳的治疗方案，达到最佳的治疗效果。

（三）检测方法

目前临床常用检测 CK-MB 的方法包括荧光免疫层析法、胶体金法、免疫抑制法、化学发光法及电泳法等。

（四）POCT 方法展望

CK-MB 的 POCT 主要可通过荧光免疫层析法来实现，结合配套的全自动免疫荧光分析仪，可实现自动化快速床旁检测，也是目前临床检验科、急诊科等采用的主要方法之一。同时小型化学发光仪的出现，解决了原有化学发光仪体积大、操作复杂等缺点，用以检测 CK-MB 等心肌标志物也是一大趋势。采用新型的标记方法，或者联合其他新技术有助于该指标 POCT 的发展。与此同时，进一步提升 CK-MB 检测灵敏度和特异性，实现标准化检测也是重点发展方向。

八、心型脂肪酸结合蛋白

（一）概述

心型脂肪酸结合蛋白（heart-type cytoplasmic fatty acid-binding protein，H-FABP）是一组多源性的小分子细胞内蛋白质，分子质量为 14~15kDa，广泛存在于哺乳动物的心、肝、小肠、脂肪、脑、骨骼肌等细胞中，心、肝、小肠中含量较多，FABP 在骨骼肌中的含量是其在心肌中含量的 1/10。

H-FABP 具有稳定的细胞内半衰期，为 2~3 天。H-FABP 是一种低分子可溶性蛋白质，且特异地存在于心肌细胞内。在正常生理条件下，H-FABP 并不出现在血浆或组织液中，在心肌损伤的早期释放入血，是心肌损伤时释放进入血液循环最早的标志物之一。ACS 发生后 1~3 小时开始升高，6~8 小时达峰值，12~24 小时恢复正常，作为心肌损伤早期标志物具有独特的优势。

生理情况下，血浆或细胞间液不存在 H-FABP，H-FABP 在细胞质的浓度比血中浓度高。健康人群的血浆中含有少量 H-FABP，是由骨骼肌损伤连续释放引起的，年龄、性别、昼夜节律可显著影响 H-FABP 浓度。因为男性肌肉较多，所以男性浓度高于女性，大部分 H-FABP 经肾清除，故随着年龄的增长，肾功能下降，血中 H-FABP 浓度逐渐升高，此外和肌红蛋白一样，年龄增加、缺乏锻炼会增加 H-FABP 浓度。

近年来，H-FABP、血清可溶性 ST2 蛋白（sST2）开始引起人们的注意，其在成人急性冠状动脉综合征、心肌梗死等疾病中的诊断价值已得到充分肯定，但在儿童充血性心力衰竭（CHF）中的研究尚少。有研究比较了 CHF 患儿治疗前后血清 H-FABP、sST2 的变化情况，并与氨基末端脑利尿钠肽前体、心功能分级、左室射血分数、左室短轴收缩率做相关分析，以判断其在诊断和评估心力衰竭程度中的应用价值。

（二）临床应用

1. 早期诊断急性心肌梗死　H-FABP 血浆释放特点与肌红蛋白相同，但 H-FABP 在心肌细胞内的含量高于 Mb，而在血浆内的含量远低于 Mb。当心肌损伤后，血浆 H-FABP 迅速升高并超正常上限，比 Mb 和肌钙蛋白升高得快，因而更有诊断价值。

2. 评估心肌梗死面积　H-FABP 或 Mb 可用于评估肾功能正常 AMI 患者发病 24 小时

内的梗死面积，与用 CK-MB 或羟丁酸脱氢酶（HBDH）评估梗死面积具有较好的一致性。

3. 早期诊断肺栓塞　在急性肺动脉栓塞（PE）患者中伴有心肌损害不可逆的右心室功能衰竭，H-FABP 可预测不良后果。

4. 评估再灌注损伤　溶栓后相关血管开通者 H-FABP 含量明显高于未开通者。研究者认为 H-FABP、Mb 可作为再灌注指标。

5. 评估心力衰竭严重程度及预后

6. 预测急性冠脉综合征心血管事件

（三）检测方法

常见的 H-FABP 检测方法主要有乳胶增强免疫比浊法、荧光免疫层析法、磁微粒化学发光法、胶体金法、量子点免疫荧光法等。

（四）POCT 方法展望

H-FABP 的 POCT 主要可通过荧光免疫层析法来实现，具有操作简单、使用方便的优点，检测时间在 10～15 分钟。后续采用新型的标记方法，或者联合其他新技术有助于该指标 POCT 的发展。与此同时，进一步提升 H-FABP 检测灵敏度和特异性，实现标准化检测也是重点发展方向之一。

九、糖原磷酸化酶同工酶 BB 型

（一）概述

糖原磷酸化酶是糖酵解过程中的关键酶，目前已发现糖原磷酸化酶有 3 种主要的同工酶，分别是脑型（GPBB）、肌型（GPMM）和肝型（GPLL）。糖原磷酸化酶同工酶 BB 型（glycogen phosphorylase isoenzyme BB，GPBB，也称脑型）主要存在于脑和心肌中，其在两器官中的表达量相当，当排除脑部损伤及其引起的血脑屏障损害时，GPBB 在血清中的含量增加对心肌损伤具有高度特异性。

正常条件下，肌浆网通过与含 GPBB 的糖原复合物形式的心肌细胞紧密结合，很难再分裂。线粒体内氧化磷酸化在心肌细胞缺氧缺血时会受到阻碍，动员糖原分解供能，导致结合型 GPBB 变为游离型，通过通透性改变后的细胞膜进入血液循环系统。GPBB 在心肌损伤早期（小于 4 小时）即可释放入血，是急性心肌损伤早期诊断指标，GPBB 的检测对缺血性心肌损伤的早期诊断、产科、儿科学等方面的研究颇具价值。

（二）临床应用

1. 在早期急性冠脉综合征中的诊断价值　ACS 是一种临床常见的心血管疾病。目前对胸痛患者早期诊断 ACS 是比较困难的，特别是没有明显症状、明确心电图改变或者心肌酶谱增高的患者。临床上通过检测生化标志物，如肌钙蛋白和肌红蛋白可提高 ACS 的早期诊断率，但对胸痛发生 6 小时以内的 ACS，这些标志物的诊断作用有限。由于 GPBB 对缺血低氧的敏感性，其可作为心肌损伤早期的特异性标志物应用于临床。急性心肌梗死患者胸痛发作 1~4 小时 GPBB 水平增高，并在急性心肌梗死发生 1~2 天后恢复到正常水平。因此，GPBB 对早期诊断急性心肌梗死有重要的临床指导作用。

2. 在儿科学中的应用 儿科临床危重症患儿中新生儿窒息发生率较多，新生儿窒息会影响患儿各器官的正常运转，尤其是心脏功能可能受到较大损伤。正常生理状态下，心肌细胞以有氧代谢为主，对缺氧非常敏感，而新生儿为特殊群体，其心脏相关生理功能还未发育完善，更易受机体缺血缺氧影响。窒息后缺氧可致新生儿心肌的有氧代谢受到抑制，产生的能量较少，酸性代谢产物大量堆积，致使细胞发生酸中毒，最终引起心肌损害。新生儿的心肌细胞具有很强的再生和修复能力，如果在缺氧及缺血性损害发生早期及时介入，其机体受损部分可能会逐渐康复。新生儿窒息血浆中 GPBB 水平增高明显，并有随着窒息程度加重而明显升高的趋势，且与窒息引起心肌损害的病理生理过程相一致。GPBB 可作为窒息新生儿早期诊断心肌缺血损伤的标志物，并能用于评估心肌损伤及损害程度。

3. 子痫前期中的应用价值 正常足月分娩的孕妇血浆中 GPBB 水平比非妊娠的急性心肌梗死患者高 3 倍，因此，GPBB 除在脑和心肌正常组织中大量存在外，胎盘极有可能是其另一来源。子宫胎盘缺氧导致 GPBB 转化为可溶性形式并释放至血流中，使早产子痫前期患者血浆中 GPBB 含量增高。妊娠期母亲体内 GPBB 会生理性增高，而 GPBB 显著增高是早产的子痫前期孕妇的一种异常表现。由此可见，妊娠期女性血浆中 GPBB 水平检测对于发现早发的子痫前期是一项有意义的标志物。

4. 对溶栓治疗效果的评价 GPBB 的时间窗受梗死冠状动脉是否早期再灌注的影响。早期再灌注致使的"洗脱"现象可加速心肌细胞释放 GPBB，并提前到达峰值，由此提示 GPBB 可能作为一项新的溶栓效果判别指标。

（三）检测方法

检测血液中 GPBB 含量的常用方法有酶活性测定法、免疫层析法、ELISA、化学发光免疫分析技术等。

（四）POCT 方法展望

目前，尚未见关于 GPBB 的 POCT 方法及厂家获得国家药品监督管理局注册证。相关资料显示，GPBB 的 POCT 主要可通过胶体金免疫层析法来实现，具有操作简单、使用方便的优点。此外，基于不同标志物的免疫层析技术、蛋白质生物芯片技术进行 GPBB 的 POCT 成为一大发展趋势。POCT 速度快，并能应用全血、血清和血浆样本进行分析，是一种患者首诊时快捷的检测方式，为 GPBB 的临床早期快速准确诊断提供了新的参考方法。

十、同型半胱氨酸

（一）概述

1969 年 Mccully 从遗传性同型半胱氨酸尿症死亡儿童尸检中发现了同型半胱氨酸，其体循环内存在广泛的动脉血栓形成及动脉粥样硬化的病理表现，由此提出高同型半胱氨酸血症可导致动脉粥样硬化性血管性疾病的假说。此后，各国学者对血同型半胱氨酸

（homocysteine，Hcy）与心脑血管疾病的相关性做了大量研究。Hcy 是一种含巯基的氨基酸，主要来源于饮食摄取的甲硫氨酸，是甲硫氨酸和半胱氨酸代谢过程中一个重要的中间产物，其本身并不参加蛋白质的合成。在体内，约 1/2 的 Hcy 和甲基四氢叶酸在甲硫氨酸合成酶的作用下，生成甲硫氨酸和四氢叶酸，四氢叶酸在 N5，N10-亚甲基四氢叶酸还原酶的作用下生成甲基四氢叶酸；其余约 1/2 的 Hcy 通过转硫基途径，即 Hcy 与丝氨酸在胱硫醚-β-合成酶作用下形成胱硫醚，一部分在胱硫醚裂解酶的作用下形成半胱氨酸，最后生成丙酮酸、硫酸和水，此过程需维生素 B_6 为辅酶及丝氨酸羟甲基转移酶，另一部分则生成同型丝氨酸。任何原因引起前两条代谢途径障碍时，升高的 Hcy 在氨基酰-tRNA 合成酶的作用下，生成同型半胱氨酸硫内酯（homocysteine thiolactone，HTL），HTL 是 Hcy 在氨基酰-tRNA 合成酶编辑或校正过程中形成的反应产物，属一种环硫酯。Hcy 可以直接或间接导致血管内皮细胞损伤，促进血管平滑肌细胞增殖，影响低密度脂蛋白的氧化，增强血小板功能，促进血栓形成。

Hcy 自 20 世纪在尿液中首次被发现以来，研究发现多种遗传性代谢缺陷疾病与 Hcy 密切相关，如胱硫醚-β-合成酶缺乏能够造成高同型半胱氨酸血症，Hcy 代谢异常可导致动脉粥样硬化、血栓、冠心病、静脉栓塞、老年痴呆等疾病。因此，准确、高效地测定 Hcy 的浓度具有十分重要的临床意义。

（二）临床应用

1. Hcy 与脑血管疾病 相关研究显示，Hcy 水平与脑梗死病发危险性存在密切关系，当 Hcy 浓度大于 15μmol/L 时，发生脑梗死的危险性是正常人的 6 倍，当 Hcy 浓度大于 20μmol/L 时，发生脑梗死的危险性是正常人的 10 倍。

2. Hcy 与动脉粥样硬化 有研究表明，高同型半胱氨酸血症已成为冠状动脉粥样硬化的一个独立危险因素，当 Hcy 浓度小于 8μmol/L 时，斑块较小，为 0.17～0.76mm；当 Hcy 浓度大于 8μmol/L 时，斑块明显变大，为 0.27～1.04mm，因此可以得出 Hcy 浓度水平与冠状动脉病变程度正相关。有研究表明，Hcy 能够损伤血管，Hcy 能够刺激血管成纤维细胞的增殖及活化，Hcy 还能诱导动脉粥样硬化斑块的血管平滑肌细胞增殖，从而造成动脉粥样硬化。

3. Hcy 与老年性痴呆 大量相关资料显示，Hcy 水平的升高，能够增加患病的危险性。有研究表明，当 Hcy 浓度大于 14μmol/L 时，患老年性痴呆的危险性能够增加 2 倍，对阿尔茨海默病和血管性痴呆症患者血浆中 Hcy 水平的检测发现，两组患者的血浆中 Hcy 水平明显要高于正常人组，因此可以说明，Hcy 与老年性痴呆有密切关系。

4. Hcy 与糖尿病及并发症 国内外大量研究结果表明，Hcy 水平能够作为 2 型糖尿病患者大血管疾病的独立危险因素。Hcy 升高在糖尿病伴肾脏、视网膜及血管并发症的患者更为严重，与无糖尿病但具有相同浓度的 Hcy 相比，糖尿病患者血浆总 Hcy 每增加 5μmol/L，在未来 5 年的死亡率会增加 3 倍。另外，Hcy 浓度大于 14μmol/L 时还能够导致糖尿病微血管并发症的发生与进展。

5. Hcy 与其他疾病 Hcy 与很多疾病都有关系，如慢性肾衰竭患者普遍有高同型半胱氨酸血症，其发生率是正常人的 33 倍。Hcy 还与产后抑郁症、习惯性流产、肺血栓栓塞症等有关。

（三）检测方法

Hcy 常见的检测方法主要有同位素法、色谱法、速率法、酶循环法、荧光偏振免疫测定、免疫层析法、磁微粒化学发光法等。

（四）POCT 方法展望

同位素法和色谱法、速率法检测 Hcy 具有特异性强、灵敏度高的优点，但都因操作烦琐、仪器昂贵等因素难以推广使用，荧光偏振免疫测定和 ELISA 方法检测 Hcy 虽对仪器要求不高，易普及，但其结果准确性相对较差，目前临床应用较多的方法为酶循环法，可通过全自动生化分析仪进行检测，但由于生化仪体积较大，该方法不适用于床旁检测。

Hcy 的 POCT 主要通过免疫层析法来实现，免疫层析学法应用特异性的抗 S-腺苷同型半胱氨酸单克隆技术，采用胶体金、荧光微球、量子点等进行标记，测定 Hcy，该方法快捷、操作简单、自动化程度高，可减少人为误差，具有良好的准确度与精密度，适合大多数临床实验室应用。Hcy 的 POCT 可通过采用新型的标记技术进一步提高常规荧光定量法检测的灵敏度和特异性。

第三节　心脑血管炎症疾病标志物

在心脑血管疾病中，在心搏骤停期间，长时间的缺血会造成广泛的细胞和组织损伤。即使进行了正确的心肺复苏（CPR），心搏骤停后的预后也很差，成功复苏的患者中只有不到一半在神经功能上完全恢复。在自主循环恢复（ROSC）后，许多患者会出现脓毒症样的全身炎症反应，从而导致多器官衰竭（MOF）。这种反应被认为是由心搏骤停期间发生的全身缺血-再灌注损伤触发的。在一些患者中，这种反应会导致脑外的器官衰竭，并且与增加的治疗费用独立相关。入院时前 24 小时内炎症反应的程度既与器官衰竭（特别是循环衰竭）的严重程度有关，也与应用持续的血管收缩剂以维持目标血压有关。

下文将讨论炎症反应在心搏骤停患者中的作用，以及测量这种反应的一些传统和新的炎症生物标志物。

一、可溶性生长刺激表达基因 2 蛋白

（一）概述

生长刺激表达基因 2（growth stimulation expressed gene 2，ST2）蛋白是 IL-1 受体家族成员。1989 年日本学者 Shinichi Tominaga 首次报道了 ST2 蛋白。2002 年，美国哈佛大学医学院附属布莱根妇女医院的 Richard Lee 团队首次阐述了 ST2 蛋白与心脏的关系。2005年发现 IL-33 是 ST2 蛋白的特异性功能配体。

ST2 蛋白有两个亚型直接与心脏病的进程密切相关：可溶性形式（简称可溶性 ST2 或 sST2）和跨膜受体形式（ST2L）。在心脏应激状态下，可溶性 ST2 的表达上调。IL-33 与 ST2L 结合，在心脏疾病或损伤时，引起心脏功能的保护作用。可溶性 ST2 竞争性地和 IL-33 结合，从而减少 IL-33 和 ST2L 的结合，从而降低心脏保护。

（二）临床应用

1. ST2 蛋白在调节免疫和炎症反应中起重要作用　ST2 蛋白也为细胞因子，它作为细胞信号受体，IL-1 家族被大量研究用来阐明发热和感染或炎症之间的联系。从最初的阐明开始，它的多种生理作用包括对心脏在内的器官的细胞刺激和抑制。在心脏中，ST2 蛋白在先天免疫过程中具有生物学作用，并直接参与心脏信号通路，在健康状态下，该通路可在压力超负荷或拉伸时保护心脏。可溶性 ST2 是一种新兴的生物标志物，已被证明可预测确诊的心力衰竭患者的不良结局和死亡，也是普通人群未来心血管疾病的一个强有力的预后标志物。

健康的心脏组织对损伤或机械压力的反应包括产生和结合 IL-33 到 ST2L，这刺激了心脏保护信号级联，防止纤维化、心脏硬化（心脏重构）和心力衰竭（HF）。心力衰竭是一种进展性疾病，需要持续治疗。然而，当 sST2 水平升高时，sST2 会与 IL-33 结合，从而降低 IL-33 与结合，使心肌纤维化开始发展。因此，sST2 是心血管疾病患者预后较差的生物标志物。

虽然所有个体的循环中 ST2 蛋白水平都是正常的，但 ST2 蛋白浓度升高是不良结果、死亡率或住院率的一个强有力的预测因子，不仅在心力衰竭和其他形式的心脏病患者中如此，在普通人群中也是如此。ST2 蛋白的中位正常浓度为 18ng/ml，而浓度大于 35ng/ml 则强烈提示风险增加。

ST2 蛋白浓度升高先于患者症状的明显变化，反映患者病情的恶化。因此，血浆中 ST2 蛋白水平可以预测哪些慢性心力衰竭患者正在向心力衰竭恶化和心脏重构发展，从而实施治疗以改善风险状况。

2. 无症状人群的初级疾病预防　研究结果表明，无症状的 ST2 蛋白水平升高的患者发生高血压、心力衰竭和心血管死亡的风险增加，因此成为治疗干预的候选对象。最近对弗雷明汉心脏研究队列的一项分析发现，在普通人群中，多达 25% 的无症状个体 ST2 蛋白表达上调。在平均 11.3 年后，仅 ST2 蛋白水平最高的 1/4 人群与死亡（风险增加 45%）、心力衰竭（风险增加 32%）和主要心血管事件密切相关。ST2 蛋白被证明是一个重要的缺血标志物，特别是可很好地预测高血压、心肌病和心力衰竭。

3. 心力衰竭患者诊断　宾夕法尼亚大学心脏衰竭研究说明，急性心衰和慢性心衰患者 ST2 蛋白与症状分级有直接相关性，也与一年内死亡率呈正相关，对于心脏移植手术或心衰住院患者，在 ST2 蛋白水平最高十分位人群中，一年死亡率超过 50%。PRIDE 研究表明，ST2 蛋白可预测急性失代偿性心衰 30 天的死亡率，急性发病前 30 天 ST2 蛋白就可识别出高风险患者，预测价值达一年以上。急性失代偿性心衰患者 ST2＞35ng/ml，其死亡率和因心衰再次住院风险显著增高。

相关分析显示，心力衰竭期患儿血清 sST2 水平与 NT-proBNP、心功能级别呈正相关，与反应左室收缩功能的 LVEF、LVFS 呈负相关。其他一些研究也表明 ST2 蛋白水平与心力衰竭的严重程度、LVEF、NT-proBNP、CRP、死亡率预测具有一定相关性，与年龄及体重指数无关。上述结果说明，血清 sST2 蛋白水平可反映心力衰竭的严重程度，且不受受检者及检测者主观感受的影响。多项研究显示，联合检测慢性心力衰竭患儿血清 sST2 及 NT-proBNP 水平，可对患者的危险分层起到明显的改善作用。

（三）检测方法

ST2 蛋白常见的检测方法主要有荧光免疫层析法、ELISA、磁微粒化学发光法等。

（四）POCT 方法展望

ST2 蛋白的 POCT 主要通过荧光免疫层析法来实现，操作简单快速，但灵敏度和特异性有限。磁微粒化学发光免疫分析技术综合了磁微粒载体技术和化学发光免疫检测技术，用以检测 ST2 蛋白，可以改善原有 POCT 特异性和灵敏度受限的问题，使测量结果更准确、更稳定，但其操作较免疫层析法复杂，配套仪器较大，故基于免疫层析法的 ST2 蛋白的 POCT，仍需进一步改善灵敏度和特异性，或开发出更方便、检测性能更优的方法。

二、C 反应蛋白和超敏 C 反应蛋白

（一）概述

C 反应蛋白（C-reactive protein，CRP）是由 5 个相同的非共价结合的单体组成，呈对称的环状五球体，分子质量约为 120kDa，分子代谢周期的半衰期仅为 5～7 小时。CRP 是机体应激状态下由肝脏合成的急性时相蛋白，它是一种非常敏感的炎症和组织损伤标志物，因能与肺炎链球菌荚膜 C-多糖起反应而得名。

CRP 是非特异性免疫机制的一部分，可以激活补体的经典途径，调理白细胞的吞噬作用，刺激淋巴细胞或单核/巨噬细胞活化，起调理素作用。在动脉粥样硬化斑块中也可检测到 CRP 的存在，主要结合于部分降解的低密度脂蛋白。在微生物入侵、组织损伤、免疫反应、心肌梗死、炎症过程中，CRP 在血液中含量升高，其出现快、半衰期短，血液中含量随炎症过程发生变化。在感染和非感染的许多疾病发生发展过程中，CRP 浓度的改变可以为疾病的早期诊治提供有意义的线索。

相较于检测灵敏度较低的常规 CRP 检测，超敏 C 反应蛋白（high sensitivity C-reactive protein，hs-CRP）使用高敏感的检测方法，可检测到的浓度≤0.5mg/L，并能捕捉 CRP 在更微小范围的变化。

（二）临床应用

1. 心血管疾病的预测 低水平的 CRP（0.1～10mg/L）与心血管疾病的发生有着密切的关系，是心血管炎症病变的生物标志物。个体的 CRP 基础水平和未来心血管疾病的发病关系密切。hs-CRP 是健康人群、心绞痛、心肌梗死患者发生心脑血管事件的有效预测指标，是独立于脂类之外的危险因子。hs-CRP 应与脂类指标共同检测，将 hs-CRP 纳入常规的胆

固醇筛查可以提高对心血管风险预测的水平，而不再单独依赖于低密度脂蛋白胆固醇的预测，美国一些临床医师已将 hs-CRP 检测作为每年健康体检的内容之一。血清 hs-CRP 是心脑血管疾病临床鉴别与诊断的重要指标之一，在心脑血管疾病的诊断、治疗及预后方面具有重要应用价值。

2. 感染性疾病的鉴别和病情监测　大量临床资料已经证实，在鉴别细菌和病毒感染方面，hs-CRP 同白细胞计数同样灵敏。当机体感染细菌时，血清中的 hs-CRP 浓度明显升高，升高的幅度与细菌感染的程度相符合。当机体被病毒感染时，hs-CRP 增高不明显，血清浓度正常或轻微升高。

hs-CRP 在感染性疾病发作 6 小时后含量即迅速升高，持续时间与病程相当，一旦疾病恢复，hs-CRP 含量迅速下降，起到疾病的预报作用。若 hs-CRP 持续升高或再度回升，则提示必须予以重视。因为，在病程中进行一系列的 hs-CRP 的测定，对观察病情是否加重、及早发现并发症及治疗监控等提供了有价值的信息。

3. 糖尿病的监测　临床研究表明，血浆 hs-CRP 水平与糖尿病存在协同作用，血浆 hs-CRP 水平升高的人群患糖尿病风险更高，而糖尿病患者血浆 hs-CRP 水平普遍升高。糖尿病是一种常见的内分泌疾病，特别是 2 型糖尿病，病死率和致残率较高，2 型糖尿病属于免疫和慢性炎症性疾病。糖尿病肾病是糖尿病常见的重要微血管并发症之一，近年来研究认为糖尿病肾病是一种低度炎症性疾病，慢性炎症是其持续发展的关键因素。因而 hs-CRP 作为一个低水平炎症的重要筛选指标，对于预测糖尿病并在其治疗和预后中的监测具有重要意义。

4. 颅脑损伤程度和疗效观察　张吉平等对 129 例颅脑损伤患者不同时期 hs-CRP 变化的研究显示，颅脑损伤后血清 hs-CRP 均有不同程度的升高，且伤情越重，升高越明显。这说明 hs-CRP 不仅是一种生物标志物，同时也参与创伤性疾病的致病过程，且创伤越严重，肝细胞在 IL-6 等细胞因子诱导下合成 hs-CRP 的速度越快，并释放入血液中。伤情越重，hs-CRP 的下降速度越慢。可见，颅脑损伤后 hs-CRP 升高幅度和持续时间是反映颅脑损伤严重程度和观察疗效的理想指标，对判断伤情轻重、预测预后有重要意义。

（三）检测方法

检测血液中 hs-CRP 含量的常用方法有免疫层析技术、生化免疫分析（免疫比浊法、乳胶增强免疫比浊法）、化学发光免疫分析技术、干式化学层析法等。

（四）POCT 方法展望

国家药品监督管理局现已注册的 hs-CRP 检测方法多为免疫比浊法、乳胶增强免疫比浊法和胶体金法等，但方法学本身的性质决定了这些检测方法的检测灵敏度有限。荧光免疫层析法是高灵敏的免疫层析方法，近年来量子点等新型标记物的应用也使免疫层析技术得到了进一步升华。此外，POCT 化学发光法的出现使 hs-CRP 的检测在灵敏度和准确度方面有了进一步提高。

（王路海　康　怡　王娜娜　辛苗苗）

参 考 文 献

陈丽君，袁慧，赵臻，2015. 1991 年—2013 年心血管病流行病学特征分析. 中国病案，16（3）：54-56.

巩燕，胡杰，高彬，等，2016. 心血管疾病即时检测技术的研究进展. 中国科学（技术科学），46（11）：1116-1134.

郭强忠，蔡长争，舒少为，等，2016. 心肌标志物等项目检测联合心电图检查在急性心肌梗死诊断的临床应用研究. 中国妇幼健康研究，27（1）：225-226.

李镒冲，刘世炜，曾新颖，等，2019. 1990～2016 年中国及省级行政区心血管疾病疾病负担报告. 中国循环杂志，34（8）：729-740.

刘北北，2016. 在心血管疾病诊断中心电学检测的作用分析. 科技展望，26（13）：272.

陆怡德，彭奕冰，2017. hs-cTn I 和 H-FABP 与急性冠脉综合征病变程度及危险分层的研究. 实用检验医师杂志，9（1）：41-44.

潘柏申，2003. 心肌肌钙蛋白的临床应用和检测进展. 上海医学检验杂志，18（1）：6-8.

苏雪梅，朱丹燕，1998. 全球循环系统疾病的信息. 中国慢性病预防与控制，6（1）：44-46.

田杰，2018. 动态心电图监测在预防心血管系统疾病急性发作中的应用. 医疗装备，31（14）：38-39.

王英，陈会霞，2019. 髓过氧化物酶在心血管疾病诊断中的意义. 中华临床实验室管理电子杂志，7（3）：165-168.

徐改春，王志敏，李忠，等，2016. 心血管超声对心血管疾病诊断的应用分析. 中国实用医刊，43（8）：32-33.

游志刚，黄琳，姜醒华，2015. 联合检测 CRP、BNP 和 cTnI 在急性心肌梗死患者中的临床意义. 热带医学杂志，15（1）：56-58.

张寒钰，邓彦俊，李振华，等，2018. 心肌标志物及超声心动图对高龄脓毒症患者预后的意义. 中国医师杂志，20（5）：644-648.

张学明，2014. 心血管疾病研究. 北京：学苑出版社.

周逵，2016. 心肌标志物的床边检测技术在急性心肌梗死患者中的应用价值. 吉林医学，37（7）：1638-1639.

Clerico A，Zaninotto M，Ripoli A，et al，2017. The 99th percentile of reference population for cTnI and cTnT assay：methodology，pathophysiology and clinical implications. Clinical Chemistry & Laboratory Medicine，55（11）：1634-1651.

Dupuy AM，Baillet S，Dumont R，et al，2017. Point of care cardiac troponin assay analytical performances for their use in clinical routine. Clinical Laboratory，63（4）：851-854.

Evans JDW，Dobbin SJH，Pettit SJ，et al. 2018. High-sensitivity cardiac troponin and new-onset heart failure：a systematic review and meta-analysis of 67，063 patients with 4，165 incident heart failure events. JACC Heart Fail，6（3）：187-197.

Fan J，Ma J，Xia N，et al. 2017. Clinical value of combined detection of CK-MB，MYO，cTnI and plasma NT-proBNP in diagnosis of acute myocardial infarction. Clinical Laboratory，63（3）：427-433.

Kilickap S，Barista I，Akgul E，et al，2005. cTnT can be a useful marker for early detection of anthracycline cardiotoxicity. Annals of Oncology，16（5）：798-804.

第十一章

消化系统疾病的检验

消化系统的基本生理功能是摄取、转运、消化食物和吸收营养、排泄废物，这些生理过程的完成有利于整个胃肠道的生理活动协调。食物的消化和吸收，可为机体提供所需的物质和能量，食物中的营养物质除维生素、水和无机盐可以被直接吸收利用外，蛋白质、脂肪和糖类等物质均不能被机体直接吸收利用，需在消化管内被分解为结构简单的小分子物质，才能被吸收利用。食物在消化管内被分解成结构简单、可被吸收的小分子物质的过程就称为消化。这种小分子物质透过消化管黏膜上皮细胞进入血液和淋巴液的过程就是吸收。对于未被吸收的残渣部分，则通过大肠以粪便形式排出体外。

消化过程包括物理性（机械性）消化和化学性消化两种形式。就对食物进行化学分解而言，由消化腺所分泌的各种消化液，将复杂的各种营养物质分解为肠壁可以吸收的简单的化合物，如将糖类分解为单糖、蛋白质分解为氨基酸、脂类分解为甘油及脂肪酸。然后这些分解后的营养物质被小肠（主要是空肠）吸收进入体内，进入血液和淋巴液。

消化系统疾病与全身性疾病关系密切。消化系统疾病可有消化道外其他系统或全身表现，甚至在某个时期内会掩盖本系统的基本症状，另一方面全身疾病常以消化系统症状为其主要表现或者消化道病变仅是全身疾病的一个组成部分。因此，消化专业医师必须具备坚实的临床基础，着眼于患者的整体，进行整体与局部相结合的诊治。

第一节 肝胆疾病

肝是人体内体积最大的实质性腺体，是具有重要而复杂的代谢功能的器官。它具有肝动脉和肝静脉双重的血液供应，且有肝静脉及胆道系统出肝，加上丰富的血窦及精巧的肝小叶结构，以及肝细胞中富含线粒体、内质网、核糖体和大量酶类，因而能完成复杂多样的代谢功能。

肝细胞能合成多种血浆蛋白质（白蛋白、纤维蛋白原、凝血酶原及多种血浆蛋白质）。在血浆蛋白质的处理上肝起着重要作用。

肝是合成尿素的重要器官，肝细胞功能严重障碍会引起血中多种氨基酸的含量增高，血氨浓度增高、血中尿素浓度降低。

肝脏是维持血糖浓度相对稳定的重要器官，肝有较强的糖原合成与分解的能力，可通过糖原的合成与分解调节血糖。

肝在脂类的消化、吸收、运输、合成及分解等过程中起重要作用。肝合成甘油三酯、磷脂及胆固醇的能力很强，并进一步合成 VLDL 及 HDL。肝对甘油三酯及脂肪酸的分解能力很强，是生成酮体的重要器官。

肝在维生素的吸收、储存和转化方面都起着重要作用。

肝与许多激素的灭活和排泄有密切关系，因此，当发生严重肝功能损伤时，体内多种激素因灭活而堆积，会导致相应的激素调节功能紊乱。

一、肝胆功能

（一）概述

肝在人体腹腔的右上方，占据了右上腹的大部分和左上腹的一部分。肝脏由韧带"悬挂"在腹腔内，而韧带又有一定的伸缩性，所以肝脏的位置可随腹腔压力和容积的改变而变化。肝脏最近的"邻居"是胆囊，它附在肝叶之下，其间有胆管相通。中医学认为肝主谋虑，胆主决断，它们相互作用，又相互配合，可谓"亲密无间，肝胆相照"。但是"近朱者赤，近墨者黑"，若肝脏受损，胆囊也易被影响，如病毒性肝炎患者容易合并胆囊炎、胆管炎。相反胆囊有病变时，也可波及肝脏。其次肝还与胃、胰腺、脾及十二指肠相邻，这些器官多属消化器官，共同调节人的消化功能。一旦肝受损，也可影响"左邻右舍"。例如，慢性肝炎时可有胰腺病变，重型肝炎可诱发胃及十二指肠溃疡，肝硬化可引起脾大及食管下端、胃底静脉曲张等。

肝脏最重要的功能是物质代谢，包括帮助将吃进去的各种食物进行消化、吸收，将吸收的营养物质进行合成与分解及储存，对体内的代谢废物进行分解，将有害的物质进行无害化处理。这些功能使肝脏被喻为人体"化工厂"。由于肝脏处理的是各种化学物质，包括药物等，因此，肝脏也是最容易受到损害的器官，所以无论是健康体检或门诊住院，肝功能都是必查项目。

当肝脏受到体内外各种物理、化学和生物等致病因素侵袭时，可引起肝细胞功能性或器质性改变。不同的致病因素其影响不尽相同，产生的代谢变化、发病机制和临床病程也不一样。肝病种类繁多，本章就临床上常见的一些肝病做相关化验项目介绍。肝功能在临床上检查的目的在于探测肝脏有无疾病、肝损害程度，以及查明肝病原因、判断预后和鉴别发生黄疸的病因等。

（二）临床意义

目前，在临床上开展的肝功能试验种类繁多，不下几十种，但是每一种肝功能试验只能探查肝的某一方面的某一种功能，到现在为止仍然没有一种试验能反映肝脏的全部功能。因此，为了获得比较客观的肝功能结论，应当选择多种肝功能试验组合，必要时要多次复查。同时在对肝功能试验的结果进行评价时，必须结合临床症状全面考虑肝功能，避免片面性及主观性。

1. 总蛋白

（1）总蛋白偏高：包括两方面的原因，有生理性的，也有病理性的。生理性的原因具体指的是，饮酒过量、休息不足及剧烈运动等，这种升高是暂时性的，可以自行恢复；病理性的原因是慢性肝炎、自身免疫性疾病、慢性感染等导致球蛋白升高。

（2）总蛋白偏低：这个时候肝脏损伤比较严重，肝脏合成的蛋白质减少，白蛋白的数量明显下降，导致总蛋白的数量也降低。患者需要做全面的检查，综合分析病情，制订合理的抗病毒方案及保肝护肝措施。其他如大面积烧伤、大出血、营养不良、消耗增加等也会引起总蛋白偏低。

2. 白蛋白 白蛋白是在肝脏中合成的蛋白质，如果血清白蛋白水平下降，需要考虑可能是肝功能异常、蛋白质合成能力下降所致，可进一步完善肝功能和肝脏超声检查。也有很多患者是由于长期进食量少，营养不良导致，因此白蛋白可以反映患者近期的营养状态。有部分患者进食虽然正常，但白蛋白仍然下降明显，需要考虑是否存在新发恶性肿瘤，导致营养状态迅速恶化，可进一步完善肿瘤相关检查。

3. 总胆红素

（1）急性肝炎：急性肝炎时血清总胆汁酸（TBA）显著增高，可达正常人水平的10～100倍，甚至更高。

（2）慢性肝炎：在慢性肝炎患者中，若TBA水平超过20μmol/L，可考虑慢性活动性肝炎。血清TBA测定对慢性肝炎的鉴别及监测慢性活动性肝炎的预后和治疗效果有重要意义。

（3）肝硬化：肝硬化时肝脏对胆汁酸的代谢能力减低，血清TBA在肝硬化的不同阶段均增高，增高幅度一般高于慢性活动性肝炎，即使在肝硬化的晚期亦如此。当肝病活动降至最低时，胆红素、氨基转移酶及碱性磷酸酶等指标转为正常，但血清TBA仍维持在较高水平。

（4）乙醇性肝病：乙醇性肝病时血清TBA可增高。当乙醇性肝病（包括肝硬化）发生严重的肝损伤时，血清TBA明显增高，而轻、中度损伤增高不明显。

（5）中毒性肝病：血清TBA测定对中毒性肝病的诊断优于常规肝功能试验测定。

（6）胆汁淤积：血清TBA测定对胆汁淤积的诊断有较高的灵敏度和特异性。肝外胆管阻塞及肝内胆汁淤积包括急性肝炎、初期胆管性肝硬化、新生儿胆汁淤积、妊娠性胆汁淤积等均可引起TBA增高。

4. 直接胆红素 若肝细胞受损，直接胆红素不能正常转化为胆汁，或胆汁排泄受阻，都会引起直接胆红素偏高，引起直接胆红素偏高的常见病因有肝内及肝外阻塞性黄疸、胰头癌、毛细胆管型肝炎及其他胆汁淤积综合征等。

5. 丙氨酸氨基转移酶（ALT） 增高多见于肝胆疾病：病毒性肝炎、肝硬化活动期、肝癌、中毒性肝炎、阿米巴性肝病、脂肪肝、细菌性肝脓肿、肝外阻塞性黄疸、胆石症、胆管炎、血吸虫病等。严重肝损伤时出现氨基转移酶与黄疸分离的现象，即黄疸日益加重，而ALT却逐渐下降。重症肝炎及肝硬化有肝细胞再生者，可有AFP升高，而ALT下降。其他ALT升高的疾病：心血管疾病（心肌梗死、心肌炎、心力衰竭时肝淤血、脑出血等），骨骼肌疾病（多发性肌炎、肌营养不良），内分泌疾病（重症糖尿病、甲状腺功能亢进），服用能致ALT活动性增高的药物或乙醇等。

6. 天冬氨酸氨基转移酶（AST）　血清天冬氨酸氨基转移酶测定有助于判定心和肝细胞有无坏死及损伤程度。AST 增高：常见于急、慢性重症肝炎、肝硬化、心肌炎、心肌梗死、肾炎、胆管炎、皮肌炎、胰腺炎等病症。

7. γ-谷氨酰基转移酶（GGT）　多种肝胆系统疾病均可引起 GGT 的增高，所以 GGT 对各种肝胆疾病均有一定的临床应用价值。不同的肝胆疾病血清 GGT 可有不同程度的增加。增高多见于：原发性肝癌、胰腺癌、肝胰壶腹癌极度升高；嗜酒，长期应用苯巴比妥、苯妥英钠、口服避孕药；各种原因所致肝炎、阻塞性黄疸、胆道感染、胆石症、急性胰腺炎、黄疸性肝炎、肝硬化等。

8. 碱性磷酸酶（ALP）　增高多见于：①肝胆疾病：阻塞性黄疸、急性或慢性黄疸性肝炎、肝癌等。ALP 与氨基转移酶同时检测有助于黄疸的鉴别。阻塞性黄疸，ALP 显著升高，而氨基转移酶仅轻度增加。肝内局限性胆管阻塞（如肝癌），ALP 明显升高，而胆红素不高。肝细胞性黄疸，ALP 正常或稍高，氨基转移酶明显升高。溶血性黄疸，ALP 正常。②骨骼疾病：纤维性骨炎、成骨不全症、佝偻病、骨软化、骨转移癌、骨折修复期。ALP 可作为佝偻病的治疗疗效的指标。

9. 总胆汁酸　血清总胆汁酸（TBA）是肝实质性损伤及消化系统疾病的一个较为灵敏的诊断指标。TBA 能较为特异地反映肝排泄功能，一旦肝细胞有病变或肠-肝循环障碍，均可引起 TBA 升高。

血清 TBA 增高：可见于各种急慢性肝炎、乙肝携带者或酒精性肝炎（TBA 对检出轻度肝病的灵敏度优于其他所有肝功能试验），还可见于绝大部分肝外胆管阻塞和肝内胆汁淤积性疾病、肝硬化、阻塞性黄疸等。

10. 胆碱酯酶　正常人血清胆碱酯酶用比色法测得含量为 130～310U/L。血清胆碱酯酶由肝脏合成，故此酶活性降低常常反映肝脏受损。

（1）急性病毒性肝炎：患者血清胆碱酯酶降低与病情严重程度有关，与黄疸程度不一定平行，若活力持续降低，常提示预后不良。

（2）慢性肝炎：慢性迁延型肝炎患者此酶活力变化不大，慢性活动型肝炎患者此酶活力与急性肝炎患者相似。

（3）肝硬化：若处于代偿期，血清胆碱酯酶多为正常，若处于失代偿期，则此酶活力明显下降。

（4）亚急性重型肝炎患者特别是肝性脑病患者，血清胆碱酯酶明显降低，且多呈持久性降低。

（5）肝外胆道梗阻性黄疸患者，血清胆碱酯酶正常，若伴有胆汁性肝硬化则此酶活力下降。

11. 结合珠蛋白　由于结合珠蛋白的合成与降解均发生在肝脏，并且在结合珠蛋白与血红蛋白的复合物形成与降解的过程中，结合珠蛋白不能重复利用，因此当肝脏功能出现问题时，体内的结合珠蛋白数量常发生明显的变化。合成不足则其含量减少，降解不足则其含量增多。检查血液中的结合珠蛋白含量是否减少或增加，对诊断肝脏疾病，判断疾病的预后，很有帮助。

12. 血氨　血氨增高：见于肝性脑病、肝硬化、一些先天性高氨血症等。严重肝脏疾病时，氨不能从循环中清除，引起血氨浓度升高。过多的氨可使脑细胞能量代谢紊乱，脑组织能量供应不足，影响中枢神经递质的产生与平衡，严重时可引起脑细胞中毒。血氨浓度的检测有助于肝性脑病、重型肝炎、肝硬化及某些先天性、代谢性疾病的诊断、治疗和预后。重视血氨检测，并及时采取治疗措施，可提高患者生命质量，降低病死率，在临床上具有重要意义。

（三）检测方法

目前肝功能生化检验基本上都可以通过湿式生化仪实现，主要检测方法有一点终点法，二点终点法，固定时间法（两点法），连续监测法（动力学法、速率法）等。

（四）POCT 方法展望

临床上检验的样品数目及新的检验项目不断增加，传统的手工操作已不能满足临床需求。因此各种集测试、分析及诊断为一体的全自动生化分析仪器得到了很大发展。一般来说，根据样品与实际发生化学反应是否为固相化学反应，可以将生化分析仪分为湿式生化分析仪和干式生化分析仪。湿式生化分析仪采用多层薄膜的固相试剂技术，将液体样品直接加到已固化于特殊结构的试剂载体，即干式化的试剂中，以样品中的水为溶剂，将固化在载体上的试剂溶解后，再与样品中的待测组分发生化学反应，从而进行分析测定；干式生化分析仪则是在反应容器中加入液态试剂和样品，混合后发生化学反应。

目前干式及湿式的便携式生化分析仪均已上市并应用于临床。现有的便携式微流控干式生化分析仪可实现全血上样、全自动样本稀释处理，技术性能与全自动湿式生化分析仪一致，可满足临床需求。总的来说，在保证实验结果准确度的前提下，仪器小型化、功能智能化、操作简便化是 POCT 便携式生化分析仪的发展趋势。

二、肝纤维化

（一）概述

肝纤维化是指干细胞发生坏死及炎症刺激时，肝脏内纤维结缔组织异常增生的病理过程。几乎任何能造成慢性肝损害的病因都可导致肝纤维化。也就是说，慢性乙型肝炎、慢性丙型肝炎、脂肪性肝炎（酒精性或非酒精性）、免疫性肝病、血吸虫病、药物性肝病等都可以引起肝纤维化。

肝硬化发病机制的中心关键环节是肝脏进行性纤维化，但具体演变机制未明。研究认为各种肝脏损害因素导致干细胞弥漫性反复变性坏死及发生炎症，进而大量纤维组织增生和残余肝细胞结节状再生，使得肝小叶原有结构和血液循环通路不断发生改变，从而最终形成肝硬化。

慢性肝病经由肝纤维化发展到肝硬化，后期乃至发生门静脉高压、腹水、肝性脑病甚至引起肝癌等严重并发症，如能阻断、减轻乃至逆转肝纤维化，就能在很大程度上改善肝病的预后。因此，肝纤维化的及时诊断和治疗，对于肝病患者的诊治有着重要的价值。

（二）临床应用

肝纤维化并无特殊的临床症状体征，因此其诊断主要靠病理组织学、血清标志物及影像手段。鉴于肝脏穿刺组织病理检查和影像检查两种诊断方法的局限性，人们一直致力于寻找血清学指标来监测肝纤维化的发展过程和判断抗纤维化的疗效。经过动物实验和临床病理研究发现了不少对诊断肝纤维增生有一定价值的指标，目前一般通过肝纤维化四项联合检测，对肝纤维化进程进行系统评估。

1. Ⅲ型前胶原（PCⅢ） 反映肝内Ⅲ型胶原合成，其血清含量与肝纤维化程度一致，并与血清 γ-球蛋白水平明显相关。PCⅢ与肝纤维化形成的活动程度密切相关，但无特异性。其他器官纤维化时，PCⅢ也升高。PCⅢ持续升高的慢性肝炎患者提示病情向肝硬化发展，而 PCⅢ降至正常可预示病情缓解。说明 PCⅢ不仅在肝纤维化早期诊断上有价值，在慢性肝病的预后判断上也有意义。

血清 PCⅢ水平与肝纤维化病变程度密切相关，反映肝纤维合成状况和炎症活动性，早期即显著升高，而陈旧性肝硬化和部分晚期肝硬化、肝萎缩患者血清 PCⅢ不一定增高。

2. Ⅳ型胶原（Ⅳ-C） 为构成基底膜的主要成分，反映基底膜胶原更新率，含量增高可较灵敏反映出肝纤维化过程，是肝纤维化的早期标志物之一。

（1）在肝纤维化时出现最早，适合于肝纤维化的早期诊断。

（2）能反映肝纤维化程度，随着慢性肝炎→肝硬化→肝癌病程演变，Ⅳ-C 在血清中含量逐步升高。

3. 层粘连蛋白（LN） 为基底膜中特有的非胶原性结构蛋白，与肝纤维化活动程度及门静脉压力呈正相关，在慢性活动性肝炎和肝硬化及原发性肝癌时明显增高。LN 也可以反映肝纤维化的进展与严重程度。另外，LN 水平越高，肝硬化患者的食管静脉曲张越明显。

（1）反映肝纤维化：正常肝脏间质含少量 LN，在肝纤维化和肝硬化时，肌成纤维细胞增多→大量合成和分泌胶原、LN 等间质成分→形成完整的基底膜（肝窦毛细血管化）。肝窦毛细血管硬化是肝硬化的特征性病理改变。LN 与纤维化程度和门脉高压正相关，在纤维化后期 LN 升高尤为显著。

（2）与肿瘤浸润、转移有关：癌症转移首先要突破基底膜，因此 LN 与肿瘤浸润转移有关。大部分肿瘤患者血清 LN 水平升高，尤以乳腺癌、肺癌、结肠癌、胃癌患者显著。

（3）与基底膜相关疾病有关：如先兆子痫孕妇血清 LN 较正常妊娠者显著升高，提示可能与肾小球及胎盘螺旋动脉损伤有关。血清 LN 与糖尿病、肾小球硬化等疾病有关。

4. 透明质酸酶（HA） 为基质成分之一，由间质细胞合成，可较准确、灵敏地反映肝内已生成的纤维量及肝细胞受损状况，有研究认为本指标较肝活检更能完整反映出病肝全貌，是肝纤维化和肝硬化的敏感指标。

血清 HA 在急性肝炎、慢性迁延性肝炎时轻度升高，慢性活动性肝炎时显著升高，肝硬化时极度升高。

（三）检测方法

目前临床实验室中检测肝纤维化四项的方法主要有化学发光免疫分析法及放射免疫分析法两种。

（四）POCT 方法展望

荧光免疫层析技术的问世进一步缩短了检测时间（平均每个测试仅需 10～15 分钟），成为目前检测肝纤维化四项的 POCT 主流产品。相对于化学发光、放射免疫检测技术，乳胶凝集及免疫胶体金等快速检测方法操作更为简便。但这类方法依赖于凝集反应，所以标志物的特异性及稳定性对于避免假阳性是非常重要的。高特异性、高稳定性、高灵敏度和高可重复性的荧光免疫层析检测试剂可能成为肝纤维化四项 POCT 产品的重点研发项目，但是由于透明质酸是小分子物质，需要使用竞争抑制法，而不能利用双抗体夹心法进行检测，大大增加了免疫层析方法的技术要求，这将是今后 POCT 方法研究的一个重要方向。

第二节　胰　腺　疾　病

胰腺为一尖叶形腺体，长约 12.5cm。它被胃下缘和十二指肠所覆盖。胰腺有两个主要的功能：分泌含有消化酶的胰液进入十二指肠；分泌胰岛素和胰高血糖素进入血液，胰岛素和胰高血糖素为稳定血糖所必需的两种激素。

胰腺还大量分泌碳酸氢钠进入十二指肠，以中和胃酸。碳酸氢钠经结合小管进入位于胰腺中央的胰腺管，胰腺管再与来自胆囊和肝脏的胆总管汇合成肝胰壶腹，并在奥迪括约肌处进入十二指肠。

常见的胰腺疾病为急、慢性胰腺炎和胰腺癌等。

大约 80%的急性胰腺炎住院病例是由胆结石和酗酒引起的。由胆结石引起的急性胰腺炎中，女性是男性的 1.5 倍；由酗酒引起的急性胰腺炎中，男性是女性的 6 倍。引起急性胰腺炎的胆结石可以嵌于奥迪括约肌而堵塞胰管的开口，但大多数胆结石通过此进入肠道。每日饮酒 120ml 以上并持续几年，可以造成胰腺内小管阻塞，最终引起急性胰腺炎。饮酒或暴饮暴食可加重急性胰腺炎的病情。还有一些其他原因也可引起急性胰腺炎。严重的急性胰腺炎（坏死性胰腺炎）可致血压下降，甚至引起休克。重症急性胰腺炎是致命性的疾病。

慢性胰腺炎的症状通常分两类：一类是程度不同的中腹部持续性疼痛；另一类是胰腺炎的间断发作，其症状类似于轻到中度的急性胰腺炎，有时疼痛较严重并持续数小时或几天。不管哪一类情况，随着分泌消化酶的胰腺细胞逐渐被破坏，最终不再发生疼痛。由于消化酶减少和食物吸收不充分，患者排出量多、味酸的粪便。粪便色浅、油腻，甚至含有脂肪小滴。吸收不良也导致体重减轻，最后，由于分泌胰岛素的胰岛细胞逐渐被破坏而发生糖尿病。

胰腺癌是胰腺最常见的肿瘤，绝大多数起源于胰管上皮细胞，呈富有纤维组织质地坚硬的灰白色肿块。仅极少部分胰腺癌起源于腺泡细胞。胰腺癌的相关病因尚不明确，可能与吸烟、饮酒、饮食、环境污染及遗传等因素有关。长期糖尿病患者、慢性胰腺炎患者的胰腺癌发病风险更高。胰腺癌的临床表现主要为腹痛、黄疸、食欲不振、恶心、呕吐、乏力、消瘦、腹部包块，甚至出现恶病质。由于这些症状在疾病早期并不明显，且缺乏特异性，往往会被忽视，而且胰腺癌早期即发生转移，晚期易发生治疗抵抗，预后不佳。因此，提高早期诊断水平是胰腺癌研究的重点方向。

一、淀粉酶

（一）概述

α 淀粉酶（α-AMY）在体内的主要作用是水解淀粉，它随机地作用于淀粉内的 α-1,4-糖苷键生成葡萄糖、麦芽糖、寡糖及糊精。血清中淀粉酶主要由 P 型（胰型）和 S 型（唾液型）淀粉酶及其亚型同工酶组成，P 型淀粉酶主要来源于胰腺，S 型淀粉酶主要来源于唾液腺。此外，肺、输卵管、肝胆、甲状腺等组织中也含有淀粉酶。血清还可出现由淀粉酶（一般为 S 型淀粉酶）与免疫球蛋白（IgG 或 IgA）及其他大分子血浆蛋白结合形成的大分子复合物，称为巨淀粉酶。正常淀粉酶因分子量较小，故可从肾小球滤过而由尿排出，当形成巨淀粉酶后因其分子质量较大（>200kDa），所以不能从肾脏排出，导致血中 α-AMY 活性升高，而尿中 α-AMY 活性低于正常。巨淀粉酶发生率为 0～1%，其与疾病的关系未明。

（二）临床应用

血清 α-AMY 活性测定主要用于急性胰腺炎的诊断，急性胰腺炎发病后 2～12 小时，血清 α-AMY 即开始升高，12～72 小时达高峰，3～4 天后恢复正常。血清 α-AMY 升高还见于急性腮腺炎、胰腺脓肿、胰腺损伤、胰腺肿瘤引起的胰腺导管阻塞、肾功能不全、肺癌、卵巢癌、腮腺损伤、胆囊炎、消化性溃疡穿孔、肠梗阻、腹膜炎、急性阑尾炎、异位妊娠破裂、创伤性休克、大手术后、酮症酸中毒、肾移植后、肺炎、急性酒精中毒。

α-AMY 与血清脂肪酶、胰凝乳蛋白酶联合测定可提高对急性胰腺炎诊断的特异性和敏感性，同时测定 α-AMY 清除率及肌酐清除率并计算其比值也可提高对急性胰腺炎诊断的敏感性及特异性，并可判定高淀粉酶血症是否由巨淀粉酶所致，当巨淀粉酶引起高淀粉酶血症时，该比值常低于正常。

（三）检测方法

目前通过多种方法如比色法、酶显色法、联合检测法、速率法等进行淀粉酶的检测，它们是目前常规和普遍应用的检测方法，技术性能均比较稳定。

（四）POCT 方法展望

目前干化学分析采用多层薄膜的固相试剂技术，用仪器比色，进行结果的定量读数，具有使用方便、样本量少等特点，比较适合基层推广和应用。便携式微流控生化分析仪可实现全血上样、全自动样本稀释处理，技术性能与全自动湿式生化分析仪一致，完全满足临床需求，但实际使用成本略高。总的来说，在保证实验结果准确度的前提下，仪器小型化、功能智能化、操作简便化是未来生产便携式 POCT 生化分析仪的趋势所在。

二、脂肪酶

（一）概述

脂肪酶（LPS）是一种分子质量为 48kDa 的糖蛋白，可水解长链脂肪酸的甘油酯，但它只能作用于甘油三酯的 α 位（即第一或第三位碳）的酯键，而不能水解 β 位的酯键，只有当其自发异构成 α-甘油一酯时才能被 LPS 水解，胆盐及辅脂酶对维持 LPS 的最大催化活性及特异性是必需的。LPS 由胰腺腺泡细胞合成并经胰液分泌。舌下腺、胃、肺、小肠黏膜也分泌少量 LPS。此外，白细胞、脂肪细胞及乳液中也含有此酶。血清中 LPS 主要来源于胰腺。LPS 可经肾小球滤过，但经过肾小管时，可被全部吸收，故在正常情况下，此酶在尿中不能测及。有证据表明，LPS 可能存在两种同工酶。

（二）临床应用

血清脂肪酶活力改变主要见于以下疾病。

（1）急性胰腺炎：发病后 4～8 小时患者血清 LPS 即开始上升，24 小时达峰值，8～14 天开始下降。LPS 可升高至参考值上限 2～50 倍，LPS 变化通常与 α-AMY 变化平行，但 LPS 升高更早，下降更晚，且升高幅度更大，因此 LPS 对急性胰腺炎诊断的敏感性比 α-AMY 高。另外，除急性胰腺炎外，其他急腹症如胃或十二指肠溃疡穿孔、肠梗阻、肠系膜血管梗阻等也有 α-AMY 升高，而 LPS 只在急性胰腺炎时升高，其他疾病较少升高，故 LPS 对急性胰腺炎诊断的特异性也比 α-AMY 高。

（2）慢性胰腺炎及胰腺癌或结石：慢性胰腺炎时 LPS 可升高，但疾病后期因腺泡组织的严重破坏使进入血循环中的 LPS 量减少，血清中 LPS 活力反而下降。结石或癌肿所致的胰腺管阻塞也可有血清 LPS 升高，但取决于阻塞的部位及剩余的有正常功能的胰腺组织的量。

（3）其他：急慢性肾脏疾病、内镜逆行胰腺造影术及阿片类药物治疗后也可导致 LPS 升高。

（三）检测方法

通过多种方法如比色法、酶显色法、速率法等进行 LPS 的检测，脂肪酶是目前常规和普遍应用的检测项目，检测技术性能均比较稳定。

（四）POCT 方法展望

目前脂肪酶与淀粉酶多联合检测，在一台仪器上实现两个项目的同时检测，多使用干化学方法采用多层薄膜的固相技术和微流控技术进行检测，具体应用可见淀粉酶检测章节。

第三节　胃肠疾病

胃肠一般指消化系统的胃和小肠、大肠，胃和小肠是营养吸收的核心，人体需要的营养几乎都需要经过胃肠。胃肠是消化最重要的器官，是人体最大的免疫器官，也是人体最大的排毒器官。

胃肠疾病主要指一般的炎症性胃肠疾病（急、慢性胃炎，急、慢性阑尾炎等）、消化性溃疡、胃癌、食管癌、大肠癌及肠易激综合征等。胃肠疾病发病率高，在我国有"十人九胃"的说法，病程较长、治疗较难、反复发作等均是胃肠疾病的特点。

胃肠疾病主要由以下因素所导致。

1. 饮食因素　所谓病从口入，吃了不洁或变质的食物则容易受到病原体的感染等，也往往会发生肠道病变，此因素在胃肠疾病病因占多数。

2. 消化功能紊乱　包括饮食因素如饮食不当，以及不清洁环境、气候突变、生活规律的突然改变均可以引起肠炎。肠道内感染是引起消化功能紊乱的主要原因。

3. 感染　可引发胃肠疾病，有些细菌进入到肠道进行大量繁殖并刺激肠道导致肠道发生病变，有可能患上肠炎。

4. 人体免疫功能异常　随着细胞免疫反应性的降低，胃肠疾病的发生率增高，细胞免疫功能的抑制是胃肠疾病发生发展的一个主要因素。

胃肠为人体主要的消化吸收器官，胃肠疾病将会影响整个机体的营养吸收能力和免疫力，因而胃肠疾病如不及时治疗，对全身各脏器均有一定的影响，尤其是疾病后期产生并发症时，危害更大。临床上对这类疾病的及时诊断和及时治疗很重要，不要让这类疾病从急性转为慢性，由功能性转为器质性，由较轻的单纯病变转成复杂的严重病变甚至癌变。

一、粪便隐血

（一）概述

粪便隐血检查又称粪便潜血试验，是用来检查粪便中隐匿的红细胞或血红蛋白、运铁蛋白的一项试验，这对检查消化道出血是一项非常有用的诊断指标。粪便隐血检查对消化道出血的诊断有重要价值，现常作为消化道恶性肿瘤早期诊断的一个筛选指标。

肠癌便血常伴有腹痛、腹胀等肠道症状，血液和粪便混合在一起，出血的颜色较深。痔疮便血是肛门处出血，血一般附着在大便表面且鲜红色。

（二）临床意义

粪便隐血是消化道异常的早期预警，当消化道出血量较少时，粪便外观可无异常改变，肉眼不能辨认。因此，对疑有消化道慢性出血的患者，应进行粪便隐血检查，对消化道恶性肿瘤（如胃癌、大肠癌、息肉、腺瘤）的早期筛查意义重大。

1. 上消化道有出血 粪便隐血呈阳性。

2. 消化性溃疡 阳性率为 40%～70%，呈间断性阳性，治疗至粪便外观正常时，粪便隐血阳性仍可持续 5～7 天，此后若出血停止粪便隐血可转阴；只要消化道出血大于 5ml，即可出现阳性，但不作为诊断的直接依据；若粪便隐血呈强阳性提示消化性溃疡合并出血。

3. 消化道癌症 阳性率为 95%，呈持续阳性，粪便隐血可作为消化道癌症筛选指标。

4. 流行性出血热 阳性率为 84%，粪便隐血为重要佐证。

5. 药物导致 胃黏膜损伤（如应用阿司匹林、吲哚美辛、糖皮质激素等）、肠结核、溃疡性结肠炎、结肠息肉、钩虫病等，粪便隐血显示阳性。

在有消化道溃疡性出血时呈间断性阳性；而有消化道癌症时呈持续性阳性，因此可作为良、恶性病变出血的一种鉴别。

（三）检测方法

目前隐血检查方法可分为五类：放射分析法、物理法、化学法、免疫法和血红素-卟啉试验。放射分析法是静脉注射 ^{51}Cr 标记的红细胞后检测粪便放射活性，专门用于定量分析，但该方法日常使用太复杂。物理法是通过显微镜检测粪便红细胞和血色素晶体，或通过分光仪鉴定血红蛋白及其衍生物，目前该方法主要用于学术研究。血红素-卟啉试验可检出任何形式的血红素，如游离的血红素或与珠蛋白结合的血红素及其多种衍生物，可用于定量分析大肠癌的隐性出血，但由于对上消化道出血的高灵敏性，降低了其筛检大肠癌的特异性。化学法和免疫法是目前比较常用的粪隐血检测试验，被美国胃肠病学会推荐用于普通人群大肠癌的筛检。联苯胺法受饮食、一些化学药品、铁剂等干扰，易形成假阳性或假阴性结果。

（四）POCT 方法展望

相对于化学法，免疫法具有更高的灵敏度及特异性。用单克隆胶体金显色技术，以试纸条一步法检测大便隐血，有较高的敏感性和特异性。免疫法有导致假阴性的可能，原因有以下三点：①血红蛋白或红细胞经过消化酶降解已不具有原来免疫原性；②大出血导致反应体系中抗原过剩，出现前带现象；③患者血红蛋白的抗原与单克隆抗体不配。因此，在保证免疫学方法特异、稳定性、灵敏度及可重复性的前提下，同时解决其假阴性的问题是粪便隐血 POCT 产品的主要开发方向。可行的解决方法有从检测血红蛋白与人红细胞基质扩展到测定粪便中其他随出血而出现的带有良好的抗原性而又不易迅速降解的蛋白质，如白蛋白、运铁蛋白等。

二、胃蛋白酶原 Ⅰ / Ⅱ

（一）概述

胃蛋白酶原（pepsinogen，PG）是由胃黏膜分泌，为胃蛋白酶的无活性前体，为一由 375 个氨基酸组成的蛋白多肽链，平均分子量为 42 000，人胃黏膜中有 7 组胃蛋白酶同工酶原。属于天冬氨酸蛋白酶家族，按其生化性质和免疫原性不同，可分为两个亚群，即 PG Ⅰ

（1~5 组分）和 PG Ⅱ（6~7 组分）。血清 PG 的水平可反映胃蛋白酶的分泌及胃黏膜状态和功能情况，当胃黏膜发生病变时，血清中 PG 的含量也随之发生改变。

PG Ⅰ 主要由胃底腺的主细胞和黏液颈细胞分泌；PG Ⅱ 除由胃底腺的主细胞和黏液颈细胞分泌外，贲门腺和胃窦的幽门腺的黏液颈细胞以及十二指肠上段的十二指肠腺也能分泌。胃几乎是 PG 的唯一来源，血清 PG Ⅰ 和 PG Ⅱ 反映了胃黏膜不同部位的分泌功能。胃液和血液 PG 水平与活组织病理变化结果常一致。

大部分 PG 经细胞分泌后直接进入消化道，约 1% 经胃黏膜毛细血管进入血液，除血清外，PG 还可在胃液和 24 小时尿液中测定，但血清中测定最为方便快捷，反应最广泛。PG Ⅰ 是检测胃泌酸腺细胞功能的指标。胃蛋白酶原没有日内变化和季节变化，不受饮食的影响，个体有较稳定的值。

（二）临床应用

血清 PG 水平反映了不同部位胃黏膜的形态和功能：

（1）PG Ⅰ 是检测胃泌酸腺细胞功能的指针，胃酸分泌增多，PG Ⅰ 升高，胃酸分泌减少或胃黏膜腺体萎缩，PG Ⅰ 降低。

（2）PG Ⅱ 与胃底黏膜病变的相关性较大（相对于胃窦黏膜），其升高与胃底腺管萎缩、胃上皮化生或假幽门腺化生、异型增殖有关。

（3）PG Ⅰ/PG Ⅱ 值进行性降低与胃黏膜萎缩进展相关。因此，联合测定 PG Ⅰ 和 PG Ⅱ 值可起到胃底腺黏膜"血清学活检"的作用。

（4）PG 血清测量值在各胃部疾病中均匀不同程度的改变，可为临床提供诊断价值。

（三）检测方法

目前临床检测 PG Ⅰ 和 PG Ⅱ 的方法主要是免疫学方法，有放射免疫测定法、酶免疫测定法、时间分辨荧光分析法、乳胶增强免疫比浊法。有研究表明以上四种方法的敏感性和特异性无统计学差异。放射免疫测定试剂具有放射性且有效期短，不作为首选的检测方法。时间分辨荧光分析法灵敏度最高，但费用高，不利于推广使用。酶免疫测定法需要的标本量少，具有较高的特异性和灵敏度，但检测时间较长且操作步骤较烦琐，适合基层医院使用。

（四）POCT 方法展望

目前乳胶增强免疫比浊法是应用度比较高的检测方法，灵敏度及特异度均较高，操作方便，更适合大规模筛查，是 PG 检测的 POCT 产品的研发方向之一。此外，免疫荧光层析检测试剂盒操作简便，检测速度快，稳定性好，干扰因素少，便携式的定量检测设备是未来检测 PG 的 POCT 产品的重点研发方向，目前已有不少检测系统上市。

三、胃幽门螺杆菌

（一）概述

幽门螺杆菌（*Helicobacter pylori*，*Hp*）是革兰氏阴性、微需氧的细菌，生存于胃部及十二指肠的各区域内。它会引起胃黏膜轻微的慢性炎症，甚或导致胃及十二指肠溃疡与胃癌。超过 80% 的带菌者不会表露病症。幽门螺杆菌最初被命名为幽门弯曲菌，1989年 16S rRNA 基因定序等研究显示其并不属于弯曲菌属，幽门螺杆菌便被独立归类至螺杆菌属。世界超过 50% 人口在消化系统上部带有幽门螺杆菌。幽门螺杆菌感染较盛行于发展中国家，在西方国家的影响范围在逐渐缩小。幽门螺杆菌的传染途径不明，但个体通常是于幼时被感染。

（二）临床应用

国内外流行病学调查显示，慢性胃炎患者 90% 感染幽门螺杆菌。胃溃疡患者有 40%~90% 感染幽门螺杆菌，十二指肠溃疡患者有 80%~100% 感染幽门螺杆菌。幽门螺杆菌感染除了与多种胃部疾病关系密切，最新研究显示幽门螺杆菌感染还与心脑血管疾病、皮肤病、肺癌等相关。1994 年国际癌症研究中心（IARC）将幽门螺杆菌列为 I 类致癌因子。英国牛津大学临床试验与流行病学研究中心（CTSU），在全球范围内进行的与感染相关肿瘤的调查报告中明确指出：幽门螺杆菌是恶性肿瘤——胃癌的首要致癌因子。在全球每年新发现癌症中，胃癌占 10%，这其中有 63.4% 与幽门螺杆菌感染相关。

（三）检测方法

目前可通过细菌培养法、组织病理切片、快速尿素酶法、碳 13 呼气试验、碳 14 呼气试验等进行幽门螺杆菌的检测。

（四）POCT 方法展望

目前 POCT 方法多使用胶体金法或者免疫荧光方法检测血液（全血、血清、血浆）中的幽门螺杆菌抗体或者检测粪便中的幽门螺杆菌抗原，方便、快捷、15 分钟出结果，且不受许多条件的限制，但是检测结果显示的多为继发感染。幽门螺杆菌抗原检测的是粪便中的幽门螺杆菌，它在准确性和特异性上和碳 13、碳 14 呼气试验相媲美，是一种快速、安全的检测方法。由于检测的是幽门螺杆菌抗原，因此可以很准确地反映现症感染的情况。简言之，结果阳性，表示正在感染幽门螺杆菌；结果阴性，表示没有感染幽门螺杆菌。

四、食物不耐受

（一）概述

正常情况下，各种各样食物经过消化道中各种消化酶分解成多肽、氨基酸、单糖等后被吸收，为人体提供日常所需的能量和营养。

食物不耐受是一种复杂的变态反应性疾病。有的时候人的免疫系统把进入人体的某种或多种食物当成有害物质，从而针对这些物质产生过度的保护性免疫反应，产生食物相对应的特异性 IgG 抗体。特异性 IgG 抗体与食物颗粒形成免疫复合物，大的免疫复合物会被巨噬细胞所吞噬，小的免疫复合物则会通过肾小管排出体外，可引起所有组织（包括血管）

发生炎性反应，表现为全身各系统的症状与疾病。

理论上食物在进入消化道后，应当被消化到氨基酸、甘油和单糖水平，这样才能完全转化为能量满足人体所需，但许多食物，因为缺乏相应的酶而无法被人体完全消化，以多肽或其他分子形式进入肠道，在那里被机体作为外来物质识别，从而导致免疫反应的发生，产生食物特异性的 IgG 抗体。IgG 抗体与食物分子结合形成免疫复合物，并被机体当作废物从肾脏排出。同时，由于某些中分子质量的免疫复合物无法通过肾小球滤膜，堵塞了肾脏的滤过结构，导致了肾小球滤过压升高，继发血压升高、血管壁扩张和胆固醇沉积。人体废液不能正常通过肾脏排出而潴留在组织中，尤其是脂肪细胞，最终导致水肿和肥胖。

食物不耐受现在和肠道菌群紊乱一样，是当前医疗界的研究热点，其应用正在世界范围内迅速普及。

（二）临床应用

IgG 介导的食物过敏反应属迟发性反应，多在进食不耐受的食物 2 小时或数天后发生，大多由多种食物引发，少数由单一食物引起。如果不能及时改变饮食结构，不耐受的食物会继续形成复合物加重原有的症状。免疫系统超负荷，致使人体各系统出现系列疾病，包括高血压、肥胖、头痛或偏头痛、慢性腹泻、疲劳、感染和一些不明原因的亚健康状态等。发生食物不耐受的患者可同时对 4～5 种或更多食物产生不耐受现象，而不同的人对同一种食物不耐受时出现的症状也不尽相同。长期食用也可引起慢性症状，由于其症状没有特异性，患者自我诊断比较困难。

食物不耐受是由 IgG 介导的免疫反应，可发生于人的各个年龄段，据统计，人群中有高达 45%的人对某些食物产生不同程度的不耐受，婴儿与儿童的发生率比成人还要高。其主要表现为食物不耐受引起的长期慢性症状。研究表明，食物不耐受的影响可遍及全身各系统，多数食物不耐受的患者表现为胃肠道症状和皮肤反应。常见的症状：消化道方面如腹痛、腹泻、口腔溃疡；皮肤方面如慢性湿疹、荨麻疹、痤疮；神经方面如偏头痛、头晕、睡眠障碍；精神方面如焦虑、忧郁、精神不集中；呼吸方面如慢性咳嗽、鼻炎；肌肉骨骼方面如关节炎、关节疼痛；泌尿生殖方面如尿频、尿急等；心血管方面如胸胁疼痛、高血压等；其他如高血糖、肥胖、乳腺增生等。

（三）检测方法

由于食物不耐受检测需要同时检测多种食物抗体，目前市面上的食物不耐受特异性抗体的检测多通过免疫印迹和 ELISA 进行检测，检测过程繁冗而复杂，并且操作耗时长，需要 3 小时左右才能获得检测结果，目前在医疗机构的开展普及率相对较低。

（四）POCT 方法展望

目前有新型的巢式酶联免疫吸附检测试剂盒即将面市，该试剂盒只需采集手指血，全血操作，30 分钟操作即可一次获得 46 种食物特异性抗体的检测结果，即使是新手操作，只需按照说明书指示，也可获得一样的检测结果。

由于食物不耐受的治疗方案相对简单，不需要进行任何的药物调节和干预，只需调整饮食结构，忌口或者减少不耐受食物的摄入频次，相应的症状或者亚健康状态将会得到改善或者去除，因此快速简单的反应体系，终端消费者可进行自测，将大大提高食物不耐受检测的应用性和普及度。

五、肠黏膜屏障功能

（一）概述

在消化系统疾病中，肠黏膜屏障功能受损，可引起微生态失调，致病菌和肠毒素穿过肠壁，入侵外组织，激发全身炎症反应。重者可导致全身炎症反应综合征，一旦转变为感染中毒性休克或多器官功能衰竭综合征，严重的甚至引起死亡。据统计，在我国每年由肠黏膜屏障功能损伤引起的多脏器功能衰竭占其总发生率的 40.5%，病死率为 67%。

目前肠黏膜屏障损伤的诊断主要是根据临床症状和病理学进行诊断，诊断过程复杂，患者经历痛苦的检测过程，且从准备检测到出具检测结果报告时间长。临床辅助检查是肠黏膜屏障损伤诊断的必要手段，即通过测定 D-乳酸、二胺氧化酶（diamine oxidase，DAO）和细菌内毒素等物质在血液中含量的高低评价肠黏膜通透性的变化，进而判断肠黏膜屏障的损伤程度。临床辅助检查由于技术限制，检测试验过程复杂，结果时间长，多用于实验室研究，临床使用较少。干化学技术具有测试简单、快速、准确等优点，可以解决目前肠黏膜损伤诊断方法耗时长、诊断过程复杂等问题，非常适合用于临床肠黏膜屏障损伤的诊断。

在美国，近年来平均每年由于肠黏膜屏障功能障碍引起的脓毒症和脓毒症相关的多脏器功能衰竭患者约为 10 万人，占多脏器功能衰竭总发生率的 42%，在我国，每年由肠黏膜屏障功能障碍引起的多脏器功能衰竭占其总发生率的 40.5%，病死率为 67%。

目前肠黏膜屏障损伤主要根据临床症状和病理学进行诊断：肠道功能障碍和衰竭的临床表现是主要依据。病理学诊断通常采用双导管纤维取样或遥控传感多阀检测器吞服后取样，尽管最能体现肠道损伤的实际情况，但是患者在检测时要经历痛苦的过程，且从准备检测到出具检测结果时间长。

临床辅助检查是肠黏膜屏障损伤诊断的必要手段，通常采用肠黏膜通透性和损伤程度的检查来评价，基于肠黏膜损伤后通透性增加可导致肠道中的 D-乳酸、二胺氧化酶和细菌内毒素等物质释放到外周血中，可通过测定 D-乳酸、二胺氧化酶和细菌内毒素等在血液中含量的高低来评价肠黏膜通透性的变化。

（二）临床应用

D-乳酸是肠道细菌特有的分泌产物，生理情况下，肠黏膜上皮细胞对其吸收很少，且由于人体内缺少其代谢的酶，仅通过尿液排出。当肠黏膜出现缺血缺氧、感染等损伤时，肠黏膜的通透性增加，导致大量 D-乳酸进入血液中，血液中 D-乳酸的浓度可反映肠道损伤的程度。D-乳酸的常用检测方法是酶解法。

二胺氧化酶是人类和哺乳动物肠绒毛上皮细胞胞质中具有高度活性的细胞内酶，在其他组织中含量少、活性低。肠黏膜损伤后二胺氧化酶被释放出细胞，进入血液循环中。因此，可以通过测定二胺氧化酶在外周血中的变化反映肠黏膜的不同状态，不仅可以用来反映肠黏膜上皮细胞的损伤，还可以反映肠黏膜细胞的修复情况。目前常用的检测方法是分光光度计法。

内毒素是肠道中革兰氏阴性细菌产生的一种 LPS 与微量蛋白质的复合物，因此检测外周血 LPS 水平，成为了解肠屏障功能的重要手段。肠黏膜功能正常时只有极少量的内毒素被吸收入血，但很快被肝脏库普弗细胞清除，血液中其浓度很低。一旦肠黏膜受损其通透性增大，大量内毒素会进入血液。内毒素在血液中浓度的高低可反映肠黏膜屏障损伤的程度。

肠梗阻患者、新生儿胃肠功能衰竭、新生儿缺氧缺血性脑病等都有可能引起肠道屏障功能受损，导致 D-乳酸、二胺氧化酶或细菌内毒素在血液中的水平升高。其中内毒素血症是肝硬化患者病情加重的重要因素。血液 D-乳酸、二胺氧化酶和内毒素含量的检测对评估肠黏膜屏障损伤程度及多脏器功能衰竭情况意义重大。

（三）检测方法

1. D-乳酸　目前对 D-乳酸的测定均采用改良的酶学分光光度法。已有 D-乳酸 ELISA 检测试剂盒但仅用于科研；高效液相色谱法也可用于测定 D-乳酸，多用于科研检测，过程复杂，专业要求高。

2. 二胺氧化酶　二胺氧化酶的测定方法有以下几种：①^{14}C（3H）腐胺测定法，以腐胺为底物，是一种放射性的测定方法；②液体生化双试剂速率法，具有结果稳定、重复性好的特点，需要大型仪器设备；③夹心法 ELISA 检测试剂盒，测定时间长，仅用于科研。

3. 细菌内毒素　检测方法包括凝胶法和光度法。光度法包括浊度法和比色法，以及ELISA 法。目前检测 LPS 的方法主要采用鲎试剂法，《医用输液、输血、注射器具检验方法第二部分：生物试验方法》（GB/T14233.2—93）推荐了鲎试剂凝胶法测定 LPS。采用凝胶法的多为定性检测产品，操作复杂，不适用于现场快速检测。

（四）POCT 方法展望

干式化学诊断试剂是 POCT 产品的重要组成部分，干化学技术的发展，使得即时生化检验、现场检验成为可能。有公司已针对肠黏膜屏障损伤的三项指标——D-乳酸、二胺氧化酶、细菌内毒素研制出干化学试纸，配套便携式的检测仪，实现一步加样即可完成检测，检测结果准确，过程简便、快速，无须培训，无场所限制，3～5 分钟即可出报告结果。产品不仅可用于消化内科肠黏膜屏障损伤的评估，还适用于急性胃肠功能障碍、炎症的原因分析，肝硬化患者病情加重的排查，肠梗阻、新生儿的胃肠功能衰竭、重症监护病房脓毒症等疾病的诊断。

（陈兆军　范　剑　张建兵）

参 考 文 献

曹珊，王晶桐，刘玉兰，2007. 胃肠道黏膜屏障与自身免疫性疾病. 胃肠病学和肝病学杂志，2：198-200.

丛玉隆，李文美，梁国威，2016. 临床检验装备大全 第 4 卷 即时即地检验. 北京：科学出版社.

高春芳，陆伦根，2004. 纤维化疾病的基础和临床. 上海：上海科学技术出版社.

韩硬海，李树桐，2004. 临床肝脏病学. 山东：山东科学技术出版社.

彭乃宝，2005. 维护肠道屏障功能的重要性及措施. 齐齐哈尔医学院学报，10：1082-1084.

章武战，章国东，陈俊华，2014. 胃蛋白酶原Ⅰ、Ⅱ测定在胃癌早期诊断中的研究. 中国卫生检验杂志，24（（12）：1718-1719+1722.

中华医学会传染病与寄生虫病学分会，肝病学分会，2000. 病毒性肝炎防治方案. 中华肝病杂志，8（6）：324-329.

第十二章

肾损伤的检验

    肾是人体最重要的代谢器官之一，其基本功能是生成尿液，清除体内代谢产物及某些废物、毒物，同时经重吸收功能保留水分及其他有用物质，如葡萄糖、蛋白质、氨基酸、钠离子、钾离子、碳酸氢钠等，以调节水、电解质平衡及维护酸碱平衡。肾同时还有内分泌功能，生成肾素、红细胞生成素、活性维生素 D_3、前列腺素、激肽等，又为机体部分内分泌激素的降解场所和肾外激素的靶器官。肾的这些功能，保证了机体内环境的稳定，使新陈代谢得以正常进行。

    肾的代偿潜力巨大，仅一个健康的肾足以维持人体需要。在肾单位破坏正常肾单位不足一半时，肾仍可维持接近正常的排水、排毒及内分泌功能，此时，机体可无任何自觉症状。很多肾病由于并无特殊症状，在早期往往被忽视，甚至一些原本确诊的慢性肾病患者，因为没有自觉症状而不继续复查，最终发展为尿毒症。与肝等器官相比，肾的自我修复能力差。因此，早期发现并去除损伤肾的因素，对于防治慢性肾病至关重要。

    肾早期损伤检测指标，如尿微量白蛋白、中性粒细胞明胶酶相关脂质运载蛋白、半胱氨酸蛋白酶抑制剂、尿运铁蛋白、尿免疫球蛋白 IgG、尿 β2-微球蛋白，对于 1 型糖尿病病程 5 年以上及所有 2 型糖尿病患者无论是肾小球还是肾小管的损伤都有良好的预警提示作用。

第一节　尿　液　常　规

    尿常规在临床上是不可忽视的一项初步检查，不少肾病变早期可以出现蛋白尿或者尿沉渣中有有形成分。尿异常常是肾或尿路疾病的第一个指征，也常可提供病理过程本质的重要线索。

（一）概述

    尿液常规检验俗称"尿常规"，是临床实验室三大常规之一，一般分为理学检查、化学检查及沉渣检查。检测方法有定性、半定量、定量与形态学检查，检测成分涉及常规化学、特殊化学、细胞形态学与病原微生物学等。尿液干化学分析由于操作方便、测定迅速、结果准确、可实现自动化，并且能对大批量标本进行过筛试验，因此目前广泛应用于临床。

    自从 1956 年阿尔弗来德·弗瑞（Alfred Free）博士发明了 Clinistix——尿液分析史上第一个试纸条测试方法，尿液的化学分析开始向干化学方法转变。当时有人采用单一干化学试带法测定尿中蛋白质和糖，利用肉眼观察试带中颜色的变化并与标准板进行比较，得出相应的值。尿液干化学分析仪的出现给临床实验室尿液分析带来了一个飞跃。到了 20 世纪 80 年代中期，由于计算机技术的迅速发展和广泛使用，尿液分析仪的自动化才得到迅猛发展，由半自动发展到全自动，测试项目由 8 项发展到 11 项。测定速度最高可达 300～500 个标本/小时，这使得常规检测更为普及、更加方便。目前，临床使用的尿干化学分析仪主要为 10 项或 11 项，二者之间相差维生素 C 这项指标。这些干化学仪器工作的原理：大多为尿液中相应的化学成分使尿多联试带上各种含特殊试剂的模块发生颜色变化，颜色深浅与尿液中相应物质的浓度成正比；将多联试带置于尿液分析仪比色进样槽，各模块依次受到仪器光源照射并产生不同的反射光，仪器接收不同强度的光信号后将其转换为相应的电信号，再经微处理器由公式计算出各测试项目的反射率，然后与标准曲线比较后校正为测定值，最后以定性或半定量方式自动打印出结果。尿液干化学分析仪的优势体现在：标本用量少、检测速度快、检测项目多、准确性及重复性好，特别适用于健康普查。同样的，其缺点也比较明显，体现在：不同厂家试带成分不同，呈色各异，检测灵敏度和特异性也不同，应注意批间差异；不能完全替代对病理性尿标本的显微镜检查，特别是管型、结晶、上皮细胞、淋巴细胞、单核细胞等有形成分；由于各成分检测原理的限制，干扰因素较多，假阴性、假阳性结果较多，应对结果加以综合分析。

（二）临床应用

以尿 10 项干化学分析为例，其临床应用主要体现在不同检测指标阳性时所表示的临床意义。

1. 尿液 pH 因为尿液 pH 受食物和药物等外界因素影响波动幅度较大，而正常人的尿液和患者的尿液的 pH 没有明显的差别，所以 pH 单独使用的意义不大。但与其他临床资料配合起来分析，则可成为重要的资料。在治疗泌尿系感染时临床医生可关注 pH 的变化以及时调整用药。

2. 尿蛋白 是临床尿液常规化学检查项目之一，尿蛋白试纸主要检测的是尿液中的白蛋白。正常情况下，健康成人每日排出的蛋白质含量极少，一般的常规定性方法都不能检测出来。一旦尿液蛋白质含量>100mg/L 或>150mg/24 小时，尿液蛋白质定性实验便呈阳性反应而称为蛋白尿。蛋白尿主要反映肾小球（管）损害及肾小球滤过率的增加。

3. 尿糖 生理性糖尿为一过性糖尿，是暂时性的，排除生理因素后恢复正常。主要有 3 种：①饮食性糖尿，即在短时间内服用大量糖类，引起血糖浓度过大；②应急性糖尿，在脑外伤、脑血管意外、情绪激动、剧烈运动周期性四肢麻痹等情况下，延髓糖中枢受刺激，使肾上腺激素或胰岛素分泌异常，可出现暂时性的糖尿；③妊娠中后期多可见糖尿。

病理性糖尿也可分为 3 种：①真性糖尿，既胰岛素的分泌量相对或绝对不足，使血糖浓度超过肾糖阈，尿糖检查不仅可以诊断糖尿病，还可以指导临床医生决定胰岛素的用量、判断疗效；②肾性糖尿，即肾小管对葡萄糖的重吸收功能减退，新生儿的近曲小管功能未发育完善也能出现糖尿；③其他糖尿，如生长激素过多（肢端肥大征）、甲状腺激素过多（甲亢）、肾上腺激素过多（嗜铬细胞瘤）、皮质醇（Cushing 综合征）、胰高血糖素等都可使血糖浓度高过肾糖阈而出现糖尿；另外，肥胖病、高血压也可能出现糖尿。

4. 尿胆原 与尿胆红素联合辅助鉴别黄疸类型。

5. 尿胆红素 同上。

6. 尿亚硝酸盐 正常情况下，尿液亚硝酸盐的定性实验一般为阴性。当泌尿系统受到感染时，由于大多数细菌含有硝酸盐还原酶，可以还原硝酸盐生成亚硝酸盐，因此检测结果为阳性，常见于大肠埃希菌引起的泌尿系统感染。部分细菌不含有此酶，即使存在泌尿系统感染，该指标也呈阴性。

7. 尿酮体 尿酮体包括乙酰乙酸、丙酮、β-羟丁酸。糖尿病酮症酸中毒、感染性疾病（如肺炎、伤寒、败血症、结核等发热期）、严重呕吐、腹泻，长期饥饿、禁食，全身麻醉后等都可能出现酮尿。妊娠反应呕吐多、进食少，体脂肪代谢明显增多，可出现酮尿。服用双胍类降糖药，氯仿、乙醚麻醉后，磷中毒等情况也能出现尿酮体阳性。

8. 尿潜血 也称尿隐血。阳性常见于泌尿生殖系统疾病，如肾小球肾炎、肾盂肾炎、肾结石、肾结核、肿瘤、外伤等，也可见于全身性疾病，如白血病、再生障碍性贫血、出血性疾病，以及药物作用等。

9. 尿白细胞 主要见于各种类型的细菌感染，如急慢性肾盂肾炎、膀胱炎、尿道炎、前列腺炎、阴道炎、淋病等。

10. 尿比重 也称尿比密。尿比重应属于生理学检查指标范畴，但目前干化学检查将它与化学检查指标一同联合检测。尿比重的测定可以估计肾浓缩功能。由于尿比重还受年龄、饮水量、出汗等因素的影响，故多次测定比单次测定更能反映肾浓缩功能。

（三）检测方法

尿液常规干化学检查虽然简单、快速，优势突出，但许多因素都直接影响尿液自动化分析的准确性，并且干化学分析法某些实验本身存在一定的缺陷，其局限性和影响因素较多，容易产生假阳性或假阴性，只能起到初筛作用（表12-1）。因此，必须十分重视尿干化学分析仪和多联试带质量控制。使用尿干化学分析仪应以传统法为基准，结合多联试带检测，建立符合本实验室尿液分析仪的参考范围。在必要时尿液常规检查仍以湿化学分析法及显微镜检查为诊断依据。为严格避免漏诊（假阴性），我国临床检验专家组建议：若尿液外观颜色正常、无浑浊表现再加上干化学分析法尿白细胞"阴性"、尿潜血"阴性"、尿蛋白"阴性"、亚硝酸盐"阴性"4项指标同时存在，可作为免去显微镜检查的标准。必须指出：此标准不适用于肾内科及泌尿外科的患者。另外，凡依赖显微镜检查对结石、结晶、肿瘤细胞作为诊断依据或观察疗效的尿样，也不宜使用干化学分析法。合理地将尿液干化学分析仪应用于床旁检测，不仅仅需要使用者知晓其弊端及优势，还需要监管部门发挥监督机制，避免尿液干化学分析仪在临床实验室外的机构或部门乱用、滥用，造成对肾疾病诊断的误诊、漏诊及治疗延误。

表 12-1　尿常规各项目检测原理及局限性

检测项目	反应原理	局限性
尿 pH	两步指示剂反应原理	标本内的有机物会导致细菌生长，并可能引起 pH 漂移
尿蛋白	蛋白指示剂误差原理	对黏蛋白及球蛋白敏感性差，肉眼血尿会导致检测结果假阳性偏高
尿糖	葡萄糖氧化酶法	尿中酮体浓度对尿糖检测有影响
尿酮体	乙酰乙酸与硝普盐反应	尿液颜色及尿中左旋多巴代谢产物影响检测
尿潜血	血红蛋白过氧化物酶法	卡托普利会降低测试的敏感性，某些氧化剂会产生假阳性
尿胆红素	偶氮法	Lodine 的代谢产物可能导致假阳性或不典型结果
尿胆原	Ehrich 反应	本测试垫可以与已知的 Ehrich 试剂反应，如磺胺类药物
尿亚硝酸盐	偶氮法	阴性结果不能排除显著的菌尿症；尿液在膀胱滞留时间较短，会导致假阴性
尿白细胞	中性粒细胞酯酶法	葡萄糖影响检测结果，一些药物影响检测结果
尿比重	多聚电解质中 H^+ 解离量与离子浓度相关	测试结果取决于尿液中的离子，尿液中含有的一些非离子成分如葡萄糖、蛋白会影响检测结果

（四）POCT 方法展望

目前常用干式化学法测定尿常规，只需要将蘸有样本的试纸条放入尿液分析仪即可在规定时间内得到检测结果。如果能采用类似血气的电极法测定尿常规，不仅可以简化检测操作，同时还可以内置判读程序，自动识别标注出尿液 pH 导致的其他项目检测结果异常。

第二节　肾功能常规

（一）概述

尽管肾早期损伤指标发展迅速，但传统的常用的测定项目如尿素氮、肌酐及尿酸仍然是急慢性肾疾病重要的检测指标，常用来评估肾疾病进程。

血肌酐（serum creatinine，Scr）是人体内肌肉代谢的产物，每 20g 肌肉代谢可产生 1mg 肌酐。肌酐是小分子物质，可通过肾小球滤过，在肾小管内很少吸收，每日体内产生的肌酐，几乎全部随尿排出，一般不受尿量影响。肾功能不全时，肌酐在体内蓄积成为对人体有害的毒素。在外源性肌酐摄入量稳定，体内生成量恒定（每日 20mg / kg）的情况下，Scr 浓度主要取决于肾小球滤过功能。当肾小球滤过率下降到低于正常的 50%时，Scr 才开始迅速上升，因此当 Scr 明显高于正常时，常表示肾功能已严重损害。由于肌酐清除率还受到肾小球浓缩功能的影响，在肾浓缩功能受损的情况下，Scr 就是反映肾小球功能的最可靠指标。血清肌酐在急、慢性肾衰竭，尿路梗阻，肾血流减弱，休克，脱水和横纹肌溶解症等情况下会升高。引起低血清肌酐的原因包括虚弱和肌肉量减少，运动可能会使肌酐清除率升高。如果尿量少，则肌酐清除率是不可信的。

血清尿素（serum urea）是氨基酸代谢终产物之一。通过肾小球从血液中过滤尿素到尿中，是消除体内多余氮的主要方法。血液尿素水平是肾功能及肾前状态和肾后状态的度量标准，导致尿素升高的肾相关因素有急性肾小球肾炎、慢性肾炎、多囊肾、肾纤维化和肾小管坏死。在肾小球功能异常早期此指标不敏感，只有当肾小球滤过率降低到 75%，尿素结果才发生异常。当肾小球滤过率降低到正常的 10%，尿素浓度将升高 10 倍，但必须除却肾外因素影响。在腹泻、呕吐、慢性肾衰竭多尿状态或肝衰竭的情况下，尿素水平要较预期升高少，反之在慢性肾衰竭少尿状态、蛋白质摄入过多、心力衰竭或胃肠道出血的情况下，尿素水平要较预期升高多。尿素诱导的利尿引起细胞外液量的减少，造成高钠血症。

尿酸（uric acid，UA）是鸟类和爬行类的主要代谢产物，微溶于水，易形成晶体。正常人体尿液中产物主要为尿素，含少量 UA。UA 是嘌呤代谢的产物。大部分 UA 经肾随尿液排出体外，少部分通过粪便和汗液排出。血中 UA 除小部分被肝脏破坏外，20%经肠道排出，大部分被肾小球过滤，80%经肾脏排泄。如果体内产生过多来不及排泄或者 UA 排泄功能退化，则体内 UA 潴留过多。当血液 UA 浓度大于 7mg/dl，则人体体液 pH 下降，影响人体细胞的正常功能，长期置之不理将会引发痛风。高尿酸血症在西方国家较为多见，约占 20%，男性及更年期后妇女更多见。近年来，我国的高尿酸血症也在增加。99%的高尿酸血症是由于肾 UA 清除障碍，小于 1%是由于 UA 代谢酶缺陷或活性增高引起的内源性UA 合成增高。嘌呤过剩导致继发性高尿酸血症。

（二）临床应用

1. 肌酐

（1）当急、慢性肾小球肾炎等使肾小球滤过功能减退时，Scr 可升高。同时应在已知内生肌酐清降率的基础上穿插测定 Scr 值作为追踪观察的指标。肌酐高可能会引发高钾血症、高尿酸血症、高脂血症、低蛋白血症、代谢性酸中毒等并发症。

（2）尿素与肌酐值同时测定更有意义，如二者同时升高，说明肾有严重损害。

2. 尿素

（1）器质性肾损害：①原发性肾小球肾炎、肾盂肾炎、间质性肾炎、肾肿瘤、多囊肾等所致的慢性肾衰竭。②急性肾衰竭肾功能轻度受损时，尿素水平可无变化，当肾小球滤过率（GFR）下降至 50%以下尿素水平才能升高。因此，尿素氮测定不能作为早期肾功能的监测指标。但对慢性肾衰竭，尤其是尿毒症尿素增高的程度一般与病情严重程度一致：肾衰竭代偿期，GFR 下降至 50ml/min，尿素氮＜9mmol/L；肾衰竭失代偿期，尿素氮＞9mmol/L；肾衰竭期，尿素氮＞20mmol/L。

（2）肾前性少尿：如严重脱水、大量腹水、心脏循环功能衰竭、肝肾综合征等导致的血容量不足、肾血流量减少灌注不足导致少尿。此时尿素升高，但肌酐升高不明显，尿素/肌酐＞10∶1，称为肾前性氮质血症，经扩容尿量多能尿素自行下降。

（3）蛋白质分解或摄入过多：如急性传染病、高热、上消化道大出血、大面积烧伤、严重创伤、大手术后和甲状腺功能亢进、高蛋白饮食等，但 Scr 一般不升高。以上情况矫正后，尿素氮可以下降。

（4）减低：见于妊娠期、儿童或营养不良者，摄入蛋白质较少。

3. 尿酸

（1）增加

1）肾小球功能减退引起的高尿酸血症，急性或慢性肾小球肾炎、肾结核、肾盂积水、尿毒症肾炎、肾石病、尿酸盐性肾病等，注意肾外因素。

2）见于痛风，血 UA 高达 800～1500mol/L，是嘌呤代谢失调性疾病，分为原发和继发，前者为遗传性疾病，后者见于核酸代谢亢进，如多发性骨髓瘤、白血病、红细胞增多症、氯仿和铅中毒、甲状腺功能减低、甲状旁腺功能亢进等。可引起痛风性关节炎和痛风性肾病。肿瘤化疗后血 UA 升高更明显。

3）氯仿中毒、四氯化碳中毒及铅中毒、子痫、妊娠高血压、妊娠反应红细胞增多症，均可引起血中 UA 含量增高。摄入过多含核蛋白食物、长期用利尿剂、长期服用抗结核药可导致 UA 含量升高。

（2）减低：见于急性重型肝炎、恶性贫血、Fanconi 综合征、使用阿司匹林、先天性黄嘌呤氧化酶和嘌呤核苷磷酸化酶缺乏等。

（三）检测方法

尿素（尿素氮）、肌酐、尿酸常用于评估肾功能是否受损，在医院内经常作为急诊检测项目辅助临床疾病诊断及判断预后。目前干式化学分析和湿式化学分析这三项指标都已经在临床检验中普遍运用。其中，湿式化学分析经过多年的发展与临床应用，如今已经趋于完善。而干式化学分析是最近几年才异军突起的新兴方法，它采用了多层膜试剂载体，是集现代光学、化学、酶工程学、化学计量学于一体的新方法。它具有测试时间短、方便、快捷、试剂保存时间长、稳定、干扰因素少等优点，特别适用于急诊检验。很多研究报告对干式化学分析检测尿素、肌酐进行了方法学评价，研究结果表明，干式化学分析测定尿素、肌酐准确性好，精密度好，与湿式化学分析结果均呈高度正相关。对于既有干式化学分析仪器又有湿式化学分析仪器的大型医院，由于干式生化与湿式生化相比反应的环境差别很大，而且各项目的检测原理不尽相同，这就要求在实际临床工作中，应该按时对仪器进行维护和保养，保持良好运行状态，做好室内质控和室间质评工作，便会有效地消除两种方法之间的结果差异。另外，定期进行检测结果比对，通过修改参数，消除方法学差异可能产生的误差，使干、湿式生化分析仪的检测结果具有可比性，避免检测结果不统一给临床医生带来的不便。

此外，干式化学分析可检测微量样本，不需要配制试剂，操作简便，且可在短时间报告结果，适合于临床急诊推广应用，但干试纸条依赖进口，目前价格偏高。

（四）POCT 方法展望

目前仅有少数厂家生产尿酸、尿素、肌酐三项 POCT 联合检测试剂，采用的是干式化学分析。电极法能更快速地给出检测结果，并且可以和血气等项目同时测定，因此可以作为未来研究的方向之一。

第三节　肾早期损伤

肾损伤一般是指各种致病因素造成的肾小球和（或）肾小管功能障碍，也是许多疾病发展到一定阶段所带来的严重并发症。早期症状隐匿，临床体征与常规检验指标多不典型。而很长一段时间以来，早期诊断肾损伤也大多采用化验尿常规、渗透压、Scr、尿素氮、内生肌酐清除率等几项指标，但这些指标增高时，很多肾损伤已经非常严重或已经产生了不可逆的损伤，这种诊断上的延误与传统诊断指标存在局限性不无关系。传统肾损伤标志物是肌酐、尿素氮和尿量。肌酐是骨骼肌中肌酸和磷酸肌酸代谢的终产物，是在肝脏中转化形成的。它的产生并释放入血浆有相对稳定的速率，能从肾小球滤过。少部分肌酐分泌入尿。肌酐不能在肾小管重吸收或肾代谢。如果肌酐滤过功能不佳，那么 Scr 将升高，伴 GFR 下降。不幸的是，血清肌酐作为早期肾损伤标志物有几个局限性。第一，肌酐产生因年龄、性别、饮食、肌肉情况、药物及激烈运动差异明显；第二，肌酐分泌占肌酐清除的 10%～40%，这将导致 GFR 的假性降低；第三，血清肌酐试验精确性可因假象而降低；第四，肌酐出现异常时，GFR 减少大都已超过 50%并且需超过 24 小时才能测得 Scr 浓度升高。

尿素氮是水溶性的、低分子质量的蛋白质代谢产物。它的血浓度与 GFR 相反，部分因素可影响它的产生和清除，这就限制了其评估 GFR 的可靠性。尿素氮的产生是多变的，它的值可因循环血量、蛋白质摄入、胃肠道出血等的改变而改变。肾尿素氮清除率也是变化的；40%～50%滤过的尿素氮在肾小管重吸收。因此，尿素氮是不太适合用于评估 GFR，其浓度升高需时间累积，不能及时反映 GFR 变化而耽搁诊断。

手术室和 ICU 患者中留置导尿的设备会常规统计尿量。尿量估计可用于粗测肾功能，或许比溶质清除率能更敏感评估肾血流动力学变化。但是，很多急性肾损伤的患者并没有出现少尿，很多手术及 ICU 患者出现少尿并没有出现急性肾损伤。最后，很多药物在手术室及 ICU 患者中的应用（如利尿剂和血管加压素）也可作为额外的干扰因素。

为了应对这些问题，新的技术如功能基因组学和蛋白质组学已经促进发现了数个能诊断更早期急性肾损伤标志物。这些标志物包括人中性粒细胞明胶酶相关脂质运载蛋白、半胱氨酸蛋白酶抑制剂、尿运铁蛋白、尿免疫球蛋白 IgG、尿 β2-微球蛋白。

一、尿微量白蛋白

（一）概述

白蛋白（albumin）占血浆总蛋白质量的 60%，分子质量为 69kDa，是一种带有负电荷的大分子蛋白。正常情况下只有极少量的白蛋白可以通过尿液排出体外。肾小球毛细血管基底膜具有滤过功能，膜孔直径为 5.5nm。白蛋白半径为 3.6nm。正常状态下白蛋白很难通过肾小球基底膜。任何能够引起肾小球基底膜通透性增高的病变，均可导致白蛋白排出增加。

微量白蛋白尿排出增加的机制可能与膜上的硫酸肝素（heparin sulphate）合成异常相关。硫酸肝素分子带有许多阴离子侧链，对于维持基底膜电荷和孔径的大小起重要作用。肾血流动力学的改变也是诱发微量白蛋白尿的重要原因。糖尿病患者常伴有肾小球血管调节功能障碍，肾素-血管紧张素（RAS）的变化，引起肾小球通透性改变。糖尿病伴有高血压时更容易导致肾小球血管损伤，从而产生微量白蛋白尿。另外，对正常人群尿微量白蛋白的分析表明，随着年龄增加，微量白蛋白排出有增高倾向，但是这种改变还在健康人范围之内。微量白蛋白排出量增加是疾病早期的改变，对疾病的早期诊断、早期治疗有重要的参考价值和临床意义。大量的临床研究表明尿微量白蛋白是预测糖尿病、高血压、心血管疾病血管损伤的敏感指标。

（二）临床应用

1. 尿微量白蛋白与糖尿病　糖尿病肾病没有特殊的临床和实验室表现，尿蛋白仍是诊断糖尿病肾病的主要线索。目前认为，尿蛋白排出率<20μg/min，为正常白蛋白尿期；若尿蛋白排出率20～200μg/min，为微量蛋白尿期，临床诊断为早期糖尿病肾病，目前主张用晨尿标本测定并至少应在6个月内连续查2～3次尿，平均值达到20～200μg/min方可诊断；当尿蛋白排出率持续>200μg/min或常规尿蛋白定量>0.5g/24h，即可诊断糖尿病肾病。值得注意的是，即使是大量蛋白尿，对糖尿病肾病也不具有特异性。因此，临床诊断糖尿病肾病必须仔细排除其他引起蛋白尿的原因。通过检测糖尿病患者尿微量白蛋白帮助其早期识别及监测糖尿病肾病的发生，可以作为诊断糖尿病肾病的指标之一。

2. 尿微量白蛋白与高血压　有资料表明尿微量白蛋白可预测非糖尿病非高血压患者血压的进展，尿微量白蛋白高者较尿微量白蛋白低者发展为高血压的危险性增加，且在尿微量白蛋白低于传统限值时，尿微量白蛋白可作为高血压发病的生物标志物。2005年《中国高血压防治指南》已将尿微量白蛋白作为危险因素参与对高血压患者进行心血管疾病危险分层。2007年《欧洲高血压防治指南》强调对高血压患者应进行常规尿微量白蛋白的筛查。尿微量白蛋白的测定是反映早期高血压靶器官损害敏感指标，能够反映其广泛血管内皮功能障碍程度。临床上对于高血压患者应重视微量白蛋白尿的早期筛查，这项指标既有助于及早发现高血压肾病，也可用于判断高血压肾病的病情和预后。

3. 尿微量白蛋白与心血管疾病　已有研究表明，微量白蛋白尿是心、脑、肾及血管损伤的标志物，因此它被认为能促进动脉硬化的形成，是动脉硬化的早期表现。尿微量白蛋白与心血管疾病危险增加和死亡增加密切相关。尿微量白蛋白与全身血管病变的相关性可能是因为非酶糖化蛋白质聚集在肾小球基底膜，使肾小球滤过屏障通透性增加，出现尿微量白蛋白，同时也积聚在全身大血管及微血管壁上，致大动脉中层脂质堆积和微血管病变。尿微量白蛋白的出现不仅是急性应激反应的结果，而且与全身血管功能不良，从而引起血管通透性增加有关。急性心肌梗死时应激反应引起血管急性损伤，会出现短暂性尿微量白蛋白增加。尿微量白蛋白不仅是判断临床糖尿病肾病的一个重要指标，也是心血管病变的一个预测指标。

4. 其他疾病　尿微量白蛋白升高也见于其他情况如外伤、烧伤、急性胰腺炎和大手术后，其值与病情程度呈正比。另外，肾外恶性肿瘤患者也有尿微量白蛋白升高。

（三）检测方法

检测方法包括胶体金法、免疫荧光法、免疫比浊法、化学发光法。

（四）POCT方法展望

尿微量白蛋白检测有助于早期发现糖尿病肾病、高血压肾病。目前胶体金法可以直接通过肉眼判读结果，非常适合家用。但是尿液样本的采集比较麻烦，如何优化样本采集步骤，更加方便地检测尿液样本也是 POCT 未来发展的方向之一。

二、中性粒细胞明胶酶相关脂质运载蛋白

（一）概述

中性粒细胞明胶酶相关脂质运载蛋白（neutrophil gelatinase associated lipocalin，NGAL）在 1993 年于中性粒细胞内的过氧化物酶颗粒中被发现，是脂质运载蛋白（lipocalin）超家族中的一员。最初对人型 NGAL 的认识是，它是一种 25kDa 的蛋白质，以共价键与人类中性粒细胞的明胶酶相连。在人类许多组织（如肾、肺）上均呈低表达状态，但当上皮细胞受到刺激时会呈显著高表达。NGAL 的生理功能尚不完全清楚，可能参与不同的生理、病理过程，涉及胚胎发育、细胞分化、肿瘤的发生发展、细胞凋亡、炎症免疫应答、脂质代谢等。在胚胎期，NGAL 发挥类似生长因子的作用，参与各类组织发育、生长及分化，促进乳腺癌、食管癌等肿瘤细胞增殖。NGAL 与 MMP-9 以二硫键形成 12 500bp 的复合物，延长 MMP 的蛋白水解活性，促进 MMP-9 对细胞基底膜的降解，从而浸润周围基质，介导癌细胞转移。

生理条件下 NGAL 少量合成于骨髓中性粒细胞的中幼及晚幼阶段，炎症反应和恶性肿瘤可诱使其在多种组织（如子宫、前列腺、唾液腺、肺、肾、气道及消化道上皮等）中大量生成。NGAL 因其在急、慢性肾疾病中的生物学预警作用受到重视，近年来，其在心脑血管疾病、糖尿病、脓毒血症致急性肾损伤等领域的研究也逐渐展开。

（二）临床应用

1. NGAL 与急性肾损伤　早期诊断急性肾损伤（AKI）时血、尿 NGAL 浓度通常会迅速升高，在 2 小时时最为明显（比临界值升高几十至几百倍），血清肌酐、尿酶等传统指标往往要在 24~72 小时后才明显升高，因而 NGAL 可用于 AKI 的早期诊断、预后评估、疗效跟踪。

2. NGAL 与慢性肾疾病　NGAL 在肾病领域最早被作为 AKI 新的早期诊断标志物提出，近年来研究发现慢性肾病（CKD）、继发性肾病中 NGAL 同样具有诊断及预警的意义。糖尿病肾病的诊断往往依据尿微量白蛋白，有研究发现，血清、尿 NGAL 水平在 1 型/2 型糖尿病肾病患者尿微量白蛋白升高前已显著增加，是诊断糖尿病并发肾损伤的灵敏指标。来自埃及曼苏尔大学儿童医院儿童肾病科的 Hammad 等进行了一项研究。研究结果发表于 2013 年 5 月的《狼疮》（Lupus）上。研究认为尿 NGAL 是狼疮患儿合并增殖性肾炎的一种敏感的生物标志物。生理状态下 NGAL 经肾小球滤过，大部分被近端小管重吸收，尿中基本不可见。因此检测尿 NGAL 水平可判断肾小管重吸收功能。

3. NGAL 与心肾综合征　心肾综合征（cardiorenal syndrome，CRS）是一种心脏和肾脏的病理生理紊乱，即由一个器官的功能不全导致的另一个器官的功能不全，死亡率高，共分为 5 个类型。作为肾损伤的早期诊断指标，密切监测 NGAL 水平，有利于临床医生正确评价 CRS 中的肾损伤程度，并及时采取干预治疗，减少并发症的发生。已有学者提出，可联合应用生物标志物 NGAL 和 BNP 共同诊断 CRS，以改善患者预后，降低死亡率。

4. NGAL 与肿瘤　NGAL 在肿瘤中有明确的组织特异性：在乳腺癌、结肠腺癌、卵巢癌等肿瘤中表达上调；在胸腺肿瘤、肾癌和前列腺癌则下降。即使在同一肿瘤组织，如肺癌及胰腺癌的不同亚型中 NGAL 表达也从阴性到强阳性不等。NGAL 参与了肿瘤的发生、增殖、侵袭，且在其中表现出明确的组织特异性，因此，探讨 NGAL 在肿瘤疾病中的作用有助于理解肿瘤疾病复杂的发病机制，并将其转化至应用中。

（三）检测方法

检测方法包括免疫层析法、免疫荧光法、免疫比浊法、化学发光法。

（四）POCT 方法展望

NGAL 是急性肾损伤指标，无论是尿液还是血液 NGAL，均可采用 POCT 的方法检测。未来可进一步提高 NGAL 检测的准确性和简便性，如末梢血样本检测、检测结果自动判读等。

三、胱抑素 C

（一）概述

胱抑素 C（Cys C）于 1983 年由 Anastasi 等首先从鸡蛋清中分离出来。它由 122 个氨基酸组成，等电点为 9.3，是一种碱性非糖化的小分子蛋白质，分子质量为 13.3kDa。胱抑素 C 是半胱氨酸蛋白酶抑制剂家族中的一员，编码血清胱抑素 C 的基因位于 20 号染色体短臂，长约 615kb，属于管家基因，在有核细胞中以恒定的速率转录表达。

在生理条件下，胱抑素 C 的重要功能是抑制内源性半胱氨酸酶的活性，且可影响中性粒细胞的迁移。在细胞内蛋白质的转换、骨胶原的降解、蛋白质的分离方面有重要作用。胱抑素 C 还可参与肿瘤的侵袭和转移，参与炎性反应过程和一些神经性疾病。

临床用来评价肾小球滤过功能的指标可分为外源性和内源性两大类。外源性试验包括菊粉和一些放射物的清除率试验。外源性物质清除率试验给药量可控，影响因素较少，被认为是测定 GFR 的金指标。但是，也由于这些试验操作复杂，放射性核素对人体有潜在的危害，不适用于孕妇等患者，且由于价格昂贵等原因，仅在实验研究中应用较多。内源性指标包括肌酐、尿素氮、尿酸以及 β2 微球蛋白和维生素 A 结合蛋白等低分子质量蛋白的测定，目前在临床上较为常用。胱抑素 C 能够自由通过肾小球，并且由肾小管重吸收后降解，生理情况下几乎没有影响胱抑素 C 稳定的因素。这一特点使得血清胱抑素 C 成为 GFR 评价的替代标志物。而且，近几年研究发现胱抑素 C 在心血管疾病中的预后评估方面作用巨大。

（二）临床应用

1. 胱抑素 C 在肾疾病中的应用　肾疾病是通过肾损伤检测来诊断的，而 GFR 是评价肾功能的重要指标。目前临床上传统的常规检测方法受一些肾性和非肾性的因素影响可干扰这些结果，且由于肾有强大的储备能力和代偿能力，当肾小球滤过功能下降到正常的 1/3 时，仍有很多参数可在正常范围，因而在临床上用现有检测项目评价 GFR 存在盲点。胱抑素 C 在非肾病因素影响下，血中胱抑素 C 的生成量比血肌酐清除率稳定，是简便、精确、灵敏的 GFR 评估指标，能较早地发现肾滤过功能受损，弥补了其他反映肾小球滤过功能指标的不足，为临床早期诊断肾小球滤过功能受损提供依据。在肾移植术中，移植肾的 GFR 可作为观察急、慢性排斥反应及免疫抑制剂的肾毒性的指标之一，靠缓慢升高的 Scr 往往不能及时、准确反映移植肾的 GFR 等功能，而胱抑素 C 则是监测肾移植后 GFR 等功能的良好指标。

2. 胱抑素 C 在心血管疾病中的应用　大量流行病学资料表明，血浆同型半胱氨酸（Hcy）是冠状动脉疾病的独立因素。研究者发现 GFR 轻度下降与血浆 Hcy 之间存在显著相关性，而胱抑素 C 能更简便地反映血浆 Hcy 水平；并且当 Scr 还处于正常水平时胱抑素 C 就已经提示 GFR 轻度下降。胱抑素 C 不仅是 GFR 的标志物，而且在冠心病和心血管的风险预测上可与其他指标互补。大量研究认为，在老年患者尤其心血管疾病患者胱抑素 C 水平明显升高，往往提示预后不良，是可靠的死亡预测风险因子。芬兰研究者最近对 622 名心力衰竭老年人进行研究，结果表明血胱抑素 C 对急性心力衰竭的患者预后的预测要高于脑钠素（BNP）和肌钙蛋白 T 等指标，是反映急性心力衰竭预后的一个非常敏感指标。血胱抑素 C 越高，死亡率也越高。

3. 胱抑素 C 在糖尿病中的应用　目前糖尿病肾病（DN）已成为全球范围内最常见的导致慢性肾功能不全的原因之一。尿微量白蛋白检测是目前在临床上应用最广的监测 DN 肾功能改变的指标，但是它易受昼夜排泄量、运动、尿路感染、高血压、心功能不全和急性发热等的影响，以及不能早期反映 DN 的发生。Mojiminyi 等认为血胱抑素 C 是一个比较敏感和实用的检测糖尿病肾病的指标，特异性为 100%，灵敏度为 40%。通过定期检查糖尿病患者的血清胱抑素 C，可及时发现 GFR 改变。

4. 胱抑素 C 在评价肿瘤及化疗患者肾功能方面的应用　因胱抑素 C 主要存在于细胞外液，如血液、脑脊液和精液等，不受炎性反应和恶性病变的干扰，可用来评价肿瘤患者的肾功能。化疗时，化疗药物更容易积蓄与药物代谢相关的多方面毒副作用，致 GFR 下降，早期发现肾损害有利于更改化疗疗程及药物剂量，改善预后。许多研究都比较一致地认为，对化疗患者检测胱抑素 C 比检测 Scr 更有意义。

5. 胱抑素 C 在儿科和老年人中的应用　儿童和老年人的生理结构特点与成人不同，Scr 浓度在儿童期随着年龄的增长逐步上升，直到成年才达到稳定，因此运用肌酐清除率来评定儿童的肾功能有一定困难。而 60 岁以上的老年人 GFR 均有不同程度的减退，由于老年人肌肉萎缩导致肌组织减少，内源性肌酐产生亦减少，因此 Scr 不能很好地反映其 GFR 的变化。胱抑素 C 是一个相当好的反映肾功能下降的指标，可弥补肌酐清除率评定的不足且不同性别间无明显差异。

（三）检测方法

检测方法包括免疫层析法、免疫荧光法、免疫比浊法、化学发光法。

（四）POCT 方法展望

胱抑素 C 是理想的肾小球滤过率评价指标，可采用免疫层析法、免疫荧光法等 POCT

方法检测。未来可进一步提高胱抑素 C 检测的准确性和简便性，如末梢血样本检测、检测结果自动判读等。

四、β2 微球蛋白

（一）概述

β2 微球蛋白（β2-microglobulin，β2-MG）是由 Berggard 于 1968 年在肾小管疾病的患者尿中发现的一种低分子质量的蛋白质，是由淋巴细胞、血小板、多形核白细胞产生的一种小分子球蛋白，分子质量为 11 800，为由 99 个氨基酸组成的单链多肽。β2-MG 是细胞表面人类淋巴细胞抗原（HLA）的 β 链（轻链）部分（为一条单链多肽），分子内含一对二硫键，不含糖；与免疫球蛋白稳定区的结构相似。β2-MG 广泛存在于血浆、尿液、脑脊液、唾液及初乳中。正常人 β2-MG 的合成率及从细胞膜上的释放量相当恒定，β2-MG 可从肾小球自由滤过，99.9%在近端肾小管吸收，并在肾小管上皮细胞中分解；故而正常情况下 β2-MG 的排出是很微量的；由于其分子质量小，可自由通过肾小球滤过膜，滤过的 β2-MG 在近端肾小管几乎被全部重吸收，被重吸收的 β2-MG 在肾小管被完全降解。血中 β2-MG 的半衰期为 18 小时，血循环中 β2-MG 浓度受肾脏功能（肾小球滤过率）、巨核细胞的转化及免疫激活的影响。尿中 β2-MG 排出量取决于肾小管重吸收能力和血中 β2-MG 浓度。

由于血循环中 β2-MG 从肾小球滤过后，几乎都被肾近曲小管摄取并降解。当肾小管功能受损时，β2-MG 重吸收和降解减弱，清除下降。只要肾小管重吸收减少 1%，尿 β2-MG 排除量就增加 30 倍左右，故测定尿 β2-MG 是判断肾小管病变敏感而特异的方法。

许多疾病，如肝炎、肾炎、类风湿关节炎，以及恶性肿瘤、免疫性疾病等，均可使血中 β2-MG 浓度升高。多种血液系统及实性肿瘤均可见血 β2-MG 浓度升高，以慢性淋巴细胞性白血病、淋巴瘤和多发性骨髓瘤增高多见。增高的原因可能是肿瘤细胞合成 β2-MG 的速度加快。因此，测定血 β2-MG 可用于评估这类自身免疫性疾病的活动程度，并可作为观察药物疗效的指标。血 β2-MG 升高而尿 β2-MG 正常主要由于肾小球滤过功能下降，常见于急、慢性肾炎，肾衰竭等。血 β2-MG 正常而尿 β2-MG 升高主要由于肾小管重吸收功能明显受损，见于先天性近曲小管功能缺陷、范科尼综合征、慢性镉中毒、Wilson 病、肾移植排斥反应等。

（二）临床应用

1. 反映肾小球的滤过功能　测定肾小球滤过率（GFR）的主要方法有测定肌酐（Cr）、血尿素氮（BUN）等。BUN 和 Cr 测定较简单，但其含量受饮食、肌肉含量、感染等因素的影响。肾功能不全时，肾生成的 Cr 量减少，并可从肾小管分泌及消化道排出，有昼夜变化。而 β2-MG 合成速率恒定，仅由肾小球自由滤过，滤过的 β2-MG 不再反流入血。血清 β2-MG 与血 Cr 呈正相关，与 GFR 呈负相关。GFR 下降而血 Cr 正常者，血清 β2-MG 浓度部分上升，当 GFR 下降至一半时，血清 β2-MG 浓度已增加一倍。Viberti 等证实 GFR 每分钟低于 80ml/1.73m^2 时，血 β2-MG 已开始上升，而 Cr 开始升高时，GFR 至少已降至低于每分钟 50ml/1.73m^2。因此，血清 β2-MG 比 Cr 能更好地估计 GFR 的变化。当 GFR 中度改变时，测定血 β2-MG 比 Cr 更敏感、准确，是早期诊断肾小球病变的敏感指标。

2. 判断肾小球、肾小管疾病　由于近曲肾小管是在体内处理 β2-MG 的唯一场所，一旦肾小管轻度受损，尿 β2-MG 显著升高，称肾小管性蛋白尿，区别于以白蛋白为主的肾小球性蛋白尿。因此，尿中白蛋白与 β2-MG 比值（Alb/β2-MG）可用于肾小球与肾小管性蛋白尿的鉴别，若尿中 Alb/β2-MG＞1000 高度提示原发性肾小球疾病，＜40 则提示肾小管疾病。

3. 用于鉴别上、下尿路的感染　上尿路感染时尿 β2-MG 浓度显著增高，下尿路感染时尿 β2-MG 正常。

4. 用于肾病的病情观察和疗效估计　血 β2-MG 主要反映 GFR 降低的程度，尿 β2-MG 有助于判断肾小管–间质有无损害及病情轻重，因此 β2-MG 可作为判断肾病病情进展及预后的有用的指标。在肾病综合征活动期，血、尿 β2-MG 明显高于缓解期及正常对照，提示肾小球和肾小管功能均受损，但 Cr 和 Ccr 异常者极少。在慢性肾盂肾炎，尿 β2-MG 明显升高，治疗好转后则降至正常。

5. 用于糖尿病肾病早期诊断　与尿微量白蛋白、运铁蛋白、IgG 一同作为评价肾脏早期损伤的最佳检测组合。

6. 判断是否重金属中毒　大多数重金属在肾沉积下来，尤其在近端肾小管部位。因此测定尿 β2-MG 对镉、汞、铅、金等重金属中毒有相当大的意义。

7. 监视药物对肾小管的损害　5%～10%患者经过氨基糖苷治疗后，出现严重的肾中毒反应，主要特征是近端肾小管的损害。连续估算尿 β2-MG 的排泄量对于监测肾损伤和是否终止这类对肾脏有害的药物治疗非常重要。

（三）检测方法

检测方法包括免疫层析法、免疫荧光法、免疫比浊法、化学发光法。

（四）POCT 方法展望

β2-MG 也是一种肾小球滤过率评价指标，可采用免疫层析法、免疫荧光法等 POCT 方法检测。未来可进一步提高 β2-MG 检测的准确性和简便性，如末梢血样本检测、检测结果自动判读等。

五、尿免疫球蛋白 G

（一）概述

免疫球蛋白 G（immunoglobulin G，IgG）是血清中含量最多的一种大分子蛋白，其分子质量为 160kDa。主要存在于血浆中，也见于其他体液、组织和一些分泌液中。正常情况下，由于肾小球基底膜的选择性功能，IgG 不易透过。当尿中大量出现 IgG 等大分子蛋白时，说明肾小球基底膜已丧失选择功能，此时的蛋白尿又称为非选择性的蛋白尿。尿 IgG 主要用于肾功能恶化和预后的指标。

正常人尿液中的免疫球蛋白含量极微。当机体的免疫功能出现异常或由炎症反应引起肾脏疾病时，可导致肾脏肾小球滤过膜分子屏障被破坏或电荷屏障受损，从而引起球蛋白及其他大分子蛋白漏出增多。在肾小球滤过膜损伤较轻微时，尿液中以中分子质量的尿微量白蛋白（MA）和运铁蛋白（TRF）滤出增多为主，随着肾小球滤过膜的损伤加重，尿液中开始出现 IgG，当肾小球滤过膜损伤较严重时，尿液中除 IgG 被滤出外，分子质量较大的 IgM 也可被滤出。故临床上常采用同时测定尿液和血液中 TRF 及 IgG 的含量，计算选择性蛋白尿指数（SPI），以此来评估肾小球滤过膜破坏程度及观察治疗效果和预后。选择性蛋白尿指数计算公式为 SPI=（尿 IgG/血清 IgG）/（尿 TRF/血清 TRF）。当 SPI≤0.1 时，表明肾高选择性排泄分子质量较小的蛋白质；当 SPI≥0.2 时，表明肾是非选择性排泄分子质量较大的蛋白质。微小病变型肾病的 SPI 大多≤0.1，而膜性肾病、膜增生性肾小球肾炎与肾病综合征其 SPI 通常≥0.2。

尿液中 IgG 通常采集晨尿或随机尿进行测定。测定方法一般选用速率散射免疫比浊法。

由于疾病的诊断需要定量检测 IgG，故 POCT 试剂临床应用较少，目前仅见于国内某公司生产的尿 IgG 胶体金检测试纸条。

（二）临床应用

IgG 主要由脾及周围淋巴浆细胞合成，通常不易通过肾小球滤过膜，尿中排量极少。一般在肾小球病变较重时 IgG 排量才显著增加。尿中 IgG 增多与肾小球病变严重程度有关，说明 IgG 是肾小球滤过膜筛网选择性屏障损伤的标志物，也是用于评估肾小球受损程度的蛋白。

如尿中出现的主要是小分子质量的血浆蛋白，说明肾小球滤膜的选择性好，这种蛋白尿称为选择性蛋白尿；相反，如尿中出现多种大分子质量的蛋白质，说明肾小球滤膜的选择性差，这种蛋白尿称为非选择性蛋白尿。SPI 是一项用于检查肾功能是否正常的辅助检查方法。临床上常测定两种分子质量有较大差距的血浆蛋白的肾清除率，计算其比值得出 SPI。通常用运铁蛋白（分子质量 79kDa）及 IgG（分子质量 170kDa），用免疫速率比浊法或单向免疫扩散法分别测定其在血和尿中的浓度。此方法可较客观地反映肾小球病变的严重程度，可作为肾病综合征采用激素等免疫抑制剂治疗效应的预后评估。

在成人中，膜性肾病是导致肾病综合征最常见的因素。大约有 3/4 的患者会出现蛋白尿，其中又有 1/2 最终导致肾障碍，很难治愈。一些研究者通过肾的血流动力学和测定尿液中不同蛋白的方法，分析各种参数，以寻找肾功能恶化的指标，研究发现尿 IgG 的排泄量是最有价值的参数。当尿 IgG 的排泄量＞250mg/d 时，表明肾功能在逐步恶化，说明预后不良。

（三）检测方法

检测方法主要是胶体金法。

（四）POCT 方法展望

目前只有少数公司生产尿 IgG 的检测试剂，且采用的是胶体金法。检测的是尿液并且是抗体检测，采用 POCT 化学发光法检测并且简化尿液采集方式是未来发展的方向。

（陈莉莉　赵有文）

参 考 文 献

国秀芝，吴洁，侯立安，等，2014. 五种可溯源胱抑素 C 检测系统结果的一致性评价. 中华检验医学杂志，5：365-370.

李贵星，陆小军，高宝秀，等，2003. 临床生化干化学分析与湿化学分析的初步比较. 华西医学，18（1）：69-70.

刘定海，刘利洪，薛丽，等，2007. 两种分析仪检测生化项目的比较分析. 检验医学与临床，4（12）：1164-1165.

钟政永，杨莉娜，骆国凤，2003. 干化学法测定血清尿素、肌酐的评价. 湖南医科大学学报，4：418-420.

CLSI，2005. User verification of performance for precision and trueness，approved guideline-second edition. CLSI document EP9-A2. Wayne，PA：CLSI.

Fine JM，Drilhon A，Amouch P，et al. 1964. Existence of serum groups in anguilla anguilla l. Demonstration by electrophoresis and autoradiography of several transferrin types. C R Hebd Seances Acad Sci，258：753-756.

Kamijo A，Sugaya T，Hikawa A，et al. 1999. Urinary excretion of fatty acid-binding protein reflects stress overload on the proximal tubules. The American Journal of Pathology，10：106A.

Richard KK，Donald WJ. 1967. Serum transferrin and serum esterasepolymorphisms in an introduced population of the big mouthbuffalo fish，Ictiobus cyprinellus. COPEIA，4：805-808.

Wasilewska A，Zoch-Zwierz W，Jadeszko I，et al. 2006，Assessment of serum cystatin C in children with congenital solitary kidney. Pediatr Nephrol，21（5）：688-693.

第十三章

甲状腺疾病的检验

甲状腺疾病主要分为内科治疗的甲状腺疾病和外科治疗的甲状腺疾病两大类。内科治疗的甲状腺疾病主要包括甲状腺功能亢进（甲亢）和甲状腺炎症（急性、亚急性和慢性甲状腺炎症）。外科治疗的甲状腺疾病包括甲状腺肿块和甲状腺肿瘤。两者的主要区别是内科治疗的甲状腺疾病多为甲状腺功能检查有异常，而外科治疗的甲状腺疾病多有肿块。

第一节　促甲状腺素

（一）概述

促甲状腺素（thyroid stimulating hormone，TSH）是腺垂体分泌的促进甲状腺的生长和功能的激素，为一种糖蛋白，含 211 个氨基酸。整个分子由两条肽链——α 链和 β 链组成。TSH 既可促进甲状腺激素的释放，也促进甲状腺素（T4）、三碘甲状腺原氨酸（T3）的合成，包括加强碘泵活性，增强过氧化物酶活性，促进甲状腺球蛋白合成及酪氨酸碘化等各个环节。TSH 促进甲状腺上皮细胞的代谢及细胞内核酸及蛋白质合成，促使细胞呈高柱状增生，进而促使腺体增大。腺垂体分泌 TSH，一方面受下丘脑分泌的促甲状腺激素释放激素（TRH）的促进性影响，另一方面又受到 T3、T4 反馈性的抑制性影响，两者互相拮抗，组成下丘脑-腺垂体-甲状腺轴。正常情况下，下丘脑分泌的 TRH 量决定腺垂体甲状腺轴反馈调节的水平。TRH 分泌多，则血中 T3、T4 水平的调定点高，当血中 T3、T4 超过此调定水平时，则反馈性抑制腺垂体分泌 TSH，并降低腺垂体对 TRH 的敏感性，从而使血中 T3、T4 水平保持相对恒定。骤冷等外界刺激经中枢神经系统促进下丘脑释放 TRH，再经腺垂体甲状腺轴，提高血中 T3、T4 水平。TSH 分泌有昼夜节律性，清晨 2～4 时最高，以后渐降，下午 6～8 时最低。

甲状腺激素的代谢产物主要经过肾脏排出，少部分经过胆汁排入肠道，经肝肠循环再进入血液被重新利用。甲状腺激素除脱碘代谢途径外，还有其他代谢途径，如 T4 和 T3 可被氧化脱碘生成四碘甲状腺乙酸和三碘甲状腺乙酸；T4 与葡萄糖醛酸结合、T3 与硫酸根结合排出体外。

（二）临床应用

1. 甲状腺疾病的筛查

（1）降低：常见于继发性甲状腺功能降低、弥散性甲状腺肿伴甲状腺功能亢进等疾病。

（2）升高：见于原发性甲状腺功能降低、促甲状腺激素分泌型垂体瘤、腺垂体功能减退症、亚急性甲状腺炎恢复期。

2. 甲状腺疾病治疗效果的监测　临床上甲状腺功能减退患者行甲状腺激素替代治疗，甲状腺结节患者行甲状腺激素抑制治疗，甲状腺功能亢进患者行抗甲状腺治疗时，均可通过监测血 TSH 变化从而评估腺垂体-甲状腺轴的功能状态，以调整药物剂量。

3. 非甲状腺疾病时腺垂体-甲状腺轴功能的判断　临床上一些严重的疾病如心力衰竭、肾衰竭、感染等患者常出现血甲状腺激素水平的改变。此时患者 TSH 水平下降，且 TSH 水平下降程度与疾病严重程度有关，但一般 TSH＞0.02mU/L。

4. 亚临床甲状腺疾病的诊断

（1）亚临床甲状腺功能亢进：该病以血中 TSH 水平降低而甲状腺激素水平正常为基本特征；TSH 检测方法的改进使这种疾病的检出率明显增加。

（2）亚临床甲状腺功能减退：该病以血中 TSH 水平升高而甲状腺激素水平正常为基本特征，其发病率高于亚临床甲状腺功能亢进。

5. Graves 病药物治疗的预后判断　Graves 病是甲状腺功能亢进最常见的原因，其治疗仍以抗甲状腺药物为主，但停药后复发是临床上最为棘手的问题。研究提示检测高灵敏度的 TSH 在判断其预后方面具有很高的价值。停药时 TSH 受体抗体转阴，TSH 恢复正常是甲状腺功能亢进缓解的重要标志。

（三）检测方法

常见检测方法有胶体金法、ELISA、免疫荧光法、化学发光法。

（四）POCT 方法展望

TSH 是目前临床对甲状腺疾病的诊断和治疗预后比较重视的一个参考指标，目前较常见的 POCT 检测方法为胶体金法、免疫荧光法，虽然操作非常简单，但准确度还有待提高。POCT 化学发光法有望成为未来检测此类激素的首选方法。

第二节　三碘甲状腺原氨酸和甲状腺素

（一）概述

血液中的 T4 全部由甲状腺分泌而来，故 T4 是反映甲状腺功能状态的最佳指标。在正常情况下，血液中 T4 约 99.98%与特异的血浆蛋白结合，包括甲状腺结合球蛋白（TBG，占 60%～70%）、前白蛋白（占 15%～30%）及白蛋白（占 10%），仅 0.02%为游离状态。

T3 是甲状腺激素的活性形式，80%以上的 T3 是在外周组织中通过 T4 脱碘而形成的，仅 15%～20%由甲状腺直接分泌而来。血清中 99.7%的 T3 与 TBG 结合，约 0.3%为游离状态，但 T3 不与甲状腺激素转运蛋白结合。

（二）临床应用

1. 升高

（1）T3 是诊断甲状腺功能亢进（甲亢）最灵敏的指标，甲亢时 T3 可高出参考值 4 倍。

（2）甲状腺毒症。

（3）使用过量甲状腺制剂治疗。

（4）TBG 结合力增高症。

（5）亚急性甲状腺炎。

2. 降低 常见于甲状腺功能减低（甲减）、慢性甲状腺炎、低 T3 综合征，虽有 T3 降低，但无甲减症状，可见于恶性贫血、急性心肌梗死、肝硬化、尿毒症等急重病和慢性消耗性疾病。

（三）检测方法

常见检测方法有化学发光法、ELISA、免疫荧光法。

（四）POCT 方法展望

T3 和 T4 分子量小，采用免疫竞争法进行检测，才能保证检测结果的准确度。采用一步法的免疫荧光法在检测时容易受到空间位阻的影响，导致检测结果不准确。POCT 化学发光法可进行多步反应，保证检测结果的准确性，是未来发展的方向之一。

第三节　游离三碘甲状腺原氨酸和游离甲状腺激素

（一）概述

游离三碘甲状腺原氨酸（FT3）和游离甲状腺素（FT4）：不受 TBG 的影响，直接反映甲状腺的功能状态。T4、T3 被水解后进入血液，99.98%的 T4 和 99.8%的 T3 以非共价键形式与血浆蛋白结合，其余为 FT4（0.02%）和 FT3（0.2%）。FT3、FT4 是实际进入靶细胞与受体结合而发挥作用的激素物质，故甲状腺的功能状态与循环中 FT3、FT4 的水平密切相关，可以用于区别甲亢、甲减及甲状腺功能的亚临床状态。其正常值不受 TBG 各种情况增加和减少的影响，是反映甲状腺功能的灵敏指标。

（二）临床应用

FT3 和 FT4 的临床应用同 T3 和 T4，以往认为以总三碘甲状腺原氨酸（TT3）诊断甲亢符合率最高，总甲状腺素（TT4）次之，TSH 最低，目前国内外学者一致的认识是 S-TSH（超敏 TSH 检测）、FT3、FT4 的联合检测明显优于 TT3、TT4，前者不受血清 TBG 含量的影响，可使一些 TT3、TT4 正常的早期甲亢得到确诊，S-TSH 也可使甲亢的诊断提高到亚临床水平。

（三）检测方法

常见检测方法有化学发光法、ELISA、免疫荧光法。

（四）POCT方法展望

FT3和FT4分子量小，多采用免疫竞争法进行检测，才能保证检测结果的准确度。采用一步法的免疫荧光法在检测时容易受到空间位阻的影响，导致检测结果不准确。POCT化学发光法可进行多步反应，保证检测结果的准确性，是未来发展的方向之一。

第四节　甲状腺球蛋白

（一）概述

甲状腺球蛋白（thyroglobulin，Tg）是甲状腺滤泡上皮分泌的糖蛋白，每个Tg约包含2个T4和0.5个T3分子，储存在滤泡腔中。血液循环中的Tg被肝脏的巨噬细胞清除。人的甲状腺球蛋白由2767个氨基酸残基组成，是体内碘在甲状腺腺体的储存形式，经水解可生成T4和T3。

（二）临床应用

Graves甲状腺功能亢进（甲亢）患者由于受促甲状腺激素受体抗体（TRAb）的刺激，几乎所有患者的Tg水平是升高的，少数人血清Tg水平不高或者低下，可能由于TGAb的影响，甲亢治疗后Tg恢复正常。一些难治性甲亢，即使T4、T3正常，但血清Tg也保持在高水平。血清Tg和TRAb及甲亢复发之间的关系并不十分密切。甲亢手术后第1天Tg达峰值，数月后下降到正常；同位素治疗后，Tg升高可达1~3个月。Plummer甲亢、亚急性甲状腺炎、无痛性甲状腺炎患者的血清Tg水平均升高，外源性甲状腺激素药物引起甲亢患者的Tg水平低下。

（三）检测方法

检测方法有化学发光法、免疫荧光法等。

（四）POCT方法展望

免疫荧光法检测甲状腺球蛋白具有操作简便、检测迅速的特点。Tg的POCT在未来的发展方向应该是如何实现末梢血的快速检测，并且将试剂卡与末梢血采集装置整合，只需一张试剂卡即可完成采样和检测。

第五节　尿　　碘

（一）概述

碘元素是人体不可缺少的营养物质，是人体已经明确的8种必需微量元素之一。碘缺乏产生的一系列机体功能障碍称为碘缺乏病（IDD），碘缺乏病对社会的影响很大，其对人类最大的影响是造成儿童脑发育障碍、智力低下，我国是一个 IDD 流行比较严重的国家。1994 年，WHO、联合国儿童基金会（UNICEF）、国际碘缺乏病控制理事会（ICCIDD）共同选定"尿碘"作为评价碘缺乏病、碘过量和食盐强化碘效果评价的一个生化指标。

（二）临床应用

1. 升高　即碘过量，国际上于 2001 年首次提出了碘过量的定义（尿碘大于 300μg/L），一致认为碘过量可导致甲状腺功能减退、自身免疫甲状腺病和乳头状甲状腺癌的发病率显著增加。专家认为，碘摄入的推荐剂量是成人 1100μg/d，尿碘中位数应当控制在 100～200μg/L。碘过量的主要危害如下。①高碘对甲状腺功能的影响：最常见的是碘致甲状腺肿（IH）和高碘性甲亢。②高碘对智力的影响：多项在人群中开展的流行病学调查都显示高碘地区学生的智商明显低于适碘区。大部分动物实验研究也已证明过量碘负荷确实可使动物脑重量减轻、学习记忆力下降，虽然这种影响不如碘缺乏的作用明显。③高碘对性功能的影响：美国的一项研究曾显示碘盐的摄入量与男性精子计数有一定的关系，提示美国人食用碘盐可能导致男性的精子计数减少。此外，已有碘过量对大鼠生殖力影响的多次报道。

2. 降低　即碘缺乏，碘缺乏病（IDD）指机体因缺乏微量元素碘而引起一系列疾病或危害的总称。它包括地方性甲状腺肿、地方性克汀病、地方性亚临床克汀病、流产、早产、死胎等。该病分布广，全世界约有 110 个国家都有此病的流行。在中国被列为地方病之一。碘缺乏的主要危害如下。

（1）缺碘导致智力低下等智力残疾。

（2）缺碘导致地方性甲状腺肿，俗称粗脖子病。

（3）严重缺碘可导致地方性克汀病，主要是由于胎儿期及婴儿期严重缺碘，患者呆傻、矮小、聋哑、瘫痪，呈现特殊丑陋面容。

（4）孕妇缺碘可导致早产、流产、死产、先天畸形儿、先天聋哑儿等。

（5）缺碘不严重时，虽未出现典型的克汀病症状，但仍有智力低下或发育滞后，即地方性亚临床克汀病。

缺碘的最大危害是造成智力缺陷，其最突出的表现也是智力缺陷。克汀病多是因母体妊娠期严重缺碘，胎儿随之缺碘，甲状腺素分泌不足，引起胚胎、胎儿、新生儿神经系统发育迟缓、发育分化不全或缺陷。

（三）检测方法

检测方法主要是基于砷铈催化反应的比色法。

（四）POCT 方法展望

目前尚无 POCT 的方法检测尿碘。基于砷铈试剂电化学反应的电极卡是未来 POCT 快速测定尿碘的研究方向之一。

（陈莉莉　赵有文）

参 考 文 献

陈美莲, 2007. 尿碘测定实验条件的探讨. 中国卫生检验杂志, 17 (1): 152-153.

丛玉隆, 2007. POCT 的临床应用与存在的问题. 中华检验医学杂志, 12: 1325-1328.

戴为信, 白耀, 2002. 甲状腺球蛋白的测定和临床. 国际内分泌代谢杂志, 22 (6): 364-366.

高莉莉, 任宪辉, 富宏然, 2009. 骨源性碱性磷酸酶在骨代谢疾病诊断中的应用. 牡丹江医学院学报, 1: 50-51.

刘录春, 遇婷, 2005. 丙氨酸氨基转移酶的微量检测法. 预防医学情报杂志, 21 (3): 372-373.

陆再英, 钟南山, 2010. 内科学. 7 版. 北京: 人民卫生出版社.

陶其敏, 仝文斌, 1999. 中国医学检验发展的现状及展望. 中华医学检验杂志, 22 (1): 3-5.

王君, 郑静雨, 2013. 新型碘离子选择性电极法快速测定尿碘评价. 检验医学, 28 (8): 707-710.

严继东, 曹丽军, 2008. 尿碘砷铈催化分光光度测定法的注意事项. 环境与健康杂志, 1: 48.

阎玉芹, 陈祖培, 2002. 正确和规范化使用"尿碘"这一生物学指标. 中国地方病学杂志, 6: 12-14.

杨景芝, 杨世钺, 孙衍华, 等, 1992. 用离子选择性电极快速测定尿碘. 中华预防医学杂志. 26 (3): 176-178.

杨秀平, 肖向红, 2010. 动物生理学. 北京: 高等教育出版社.

应武林, 顾国耀, 2003. 分析化学. 5 版. 青岛: 中国海洋大学出版社.

张元, 2007. 药理学. 北京: 北京大学医学出版社.

赵颖新, 王平, 王海楠, 2005. 871 例小儿骨源性碱性磷酸酶测定结果及临床分析. 中国妇幼保健, 10: 1239-1240.

朱立华, 李健斋, 1999. 新中国临床化学 50 年. 中华医学检验杂志, 22 (5): 264-269.

Cervinski MA, Gronowski AM, 2010. Reproductive-endocrine point-of-care testing: current status and limitations. Clinical Chemistry and Laboratory Medicine, 48 (7): 935-942.

Jung W, Han J, Kai J, et al, 2013. An innovative sample-to-answer polymer lab-on-a-chip with on-chip reservoirs for the POCT of thyroid stimulating hormone (TSH). Lab on a Chip, 13 (23): 4653-4662.

White GH, Farrance I, 2004. Uncertainty of measurement in quantitative medical testing—A laboratory implementation guide. Clin Biochem Rev, 25 (4): S1-24.

第十四章

恶性肿瘤的检验

肿瘤是机体中正常细胞在各种致瘤因素作用下，异常增生、分化所形成的新生物。肿瘤的发病机制十分复杂，目前主要认为是由各种因素所导致的基因突变、原癌基因激活或抑癌基因失活，进而影响调控细胞生长分化的基因表达，最终发展为组织细胞的恶变。根据肿瘤生物学特性及其对机体的影响，大体可分为良性和恶性肿瘤两类。其中，恶性肿瘤具有细胞分化和增殖异常、生长失去控制、浸润性和转移性等生物学特征，早期诊断及临床治疗困难。恶性肿瘤从组织学上主要分为"癌"和"肉瘤"两大类，来源于上皮组织的恶性肿瘤称为"癌"；来源于间叶组织的恶性肿瘤称为"肉瘤"。一般所说的"癌症"泛指所有恶性肿瘤。

2019年1月，国家癌症中心发布的全国癌症统计数据显示，恶性肿瘤死亡占居民全部死因的23.91%，2015年我国恶性肿瘤发病约392.9万人，死亡约233.8万人。我国恶性肿瘤的发病率和死亡率持续上升，近10多年来恶性肿瘤的发病率每年保持约3.9%的增幅，死亡率每年保持约2.5%的增幅。男性恶性肿瘤发病前十位（占82.20%）分别为肺癌、胃癌、肝癌、结直肠癌、食管癌、前列腺癌、膀胱癌、胰腺癌、淋巴癌、脑癌。女性恶性肿瘤发病前十位（占79.10%）分别为乳腺癌、肺癌、结直肠癌、甲状腺癌、胃癌、子宫颈癌、肝癌、食管癌、子宫体癌、脑癌。

第一节 恶性肿瘤检验项目总览

恶性肿瘤作为人类的死亡杀手之一，由于病因病机复杂，早期诊断不足，导致诊治滞后，死亡率高。目前，恶性肿瘤的诊断由临床医师通过病史、体格检查和各种辅助检查，包括实验室检查、影像学检查、细胞病理学检查等，对全部资料进行综合分析后才能明确诊断。其中实验室检查主要是对肿瘤标志物进行检测，肿瘤标志物是指特征性存在于恶性肿瘤细胞，或由恶性肿瘤细胞异常产生的物质，或是宿主对肿瘤反应而产生的物质。肿瘤标志物检测是目前临床上肿瘤早期诊断、鉴别诊断和分期、判断预后、观察疗效、判定是否复发的重要手段。

肿瘤标志物至今已有100余种，尚未有统一的分类标准，一般根据标志物的生化属性和生理功能，分为以下几类（表14-1）：①胚胎抗原；②激素类；③酶和同工酶类；④蛋白类；⑤糖类；⑥基因类；⑦其他肿瘤标志物。

表 14-1　临床常用肿瘤标志物及其分类

分类	肿瘤标志物举例
胚胎抗原	甲胎蛋白、癌胚抗原
激素类	人绒毛膜促性腺激素、促肾上腺皮质激素、抗利尿激素、胃泌素、降钙素、儿茶酚胺类物质
酶和同工酶类	神经元特异性烯醇化酶、前列腺特异抗原、碱性磷酸酶、肌酸激酶
蛋白类	组织多肽抗原、细胞角蛋白、鳞状细胞癌抗原、β2 微球蛋白
糖类	CA125、CA15-3、CA549、CA27-29、CA19-9、CA50、CA72-4、CA242
基因类	EGFR、RAS、MYC、HER-2/neu、P53、BRCA1/BRCA2

基因类肿瘤标志物的检测主要通过分子诊断，相关技术包括 PCR 技术、荧光原位杂交技术、生物芯片技术、基因测序技术等。除基因类肿瘤标志物外，大部分肿瘤标志物的检测都采用抗原–抗体的免疫学检测原理。最早采用的肿瘤标志物检测方法，是血球凝集法，后来出现电泳法，在免疫标记的基础上，又出现了 ELISA、放射免疫法和荧光免疫法。在ELISA 法原理基础上，一类是以全自动免疫分析为发展方向，产生了微粒子法、化学发光法等全自动免疫分析系统，是目前中心实验室检测肿瘤标志物的主流技术；另一类是以快速免疫分析为发展方向，将免疫层析技术与光学检测系统相结合，是肿瘤标志物最主要的快速定量检测方法。此外，国内外已涌现出许多新型的生物传感器，如电化学免疫传感器、DNA 生物传感器等，有望成为肿瘤标志物检测的新手段。目前，发展较成熟的肿瘤标志物POCT 项目有癌胚抗原、甲胎蛋白、前列腺特异性抗原检测等。

第二节　肿瘤标志物

一、癌胚抗原

（一）概述

癌胚抗原（carcinoembryonic antigen，CEA）是 1965 年由加拿大医生 Gold 和 Freedman从人结肠癌组织的提取物中发现的，此提取物的抗原也出现在胚胎细胞上，故称为癌胚抗原。CEA 属细胞表面的糖蛋白家族，这一家族基因位于 19 号染色体，由 10 个基因组成，可分泌 36 种不同的糖蛋白，主要是 CEA 和非特异的交叉反应抗原，CEA 是其中最主要的一种，它和免疫球蛋白 IgG 的 γ 重链结构相似，因此被认为是免疫球蛋白超家族中的一员。CEA 是一种富含多糖的蛋白质复合物，45% 为蛋白质，分子质量为 150～300kDa，是一条由 641 个氨基酸组成的单一多肽链，体内半衰期为 3～4 天。1989 年发现 CEA 有 5 种相互不重叠的抗原决定簇，分别命名为 Gold1～5，其中 Gold1～3 有很高的特异性，而 Gold4～5 有交叉反应。

胎儿在妊娠 2 个月后由消化道分泌 CEA，在妊娠前 6 个月升高，其后逐渐减少，出生后血清中的 CEA 含量已极低。正常组织分泌 CEA 的有支气管、唾液腺、小肠、胆管、胰管、尿道和前列腺。成人 CEA 主要是由结肠黏膜细胞分泌到粪便中，每天约 70mg，其中少量重吸收至血液。肿瘤状态下分泌增加，则进入血液及淋巴循环的量增加，引起血清中

CEA 水平的增高。

CEA 是一个无显著器官特异性的泛肿瘤标志物。在临床上，其除了主要用于结直肠癌的诊断和治疗监测外，它还在所有消化道肿瘤、泌尿和生殖道肿瘤、肺部肿瘤等几乎全身各个部位的肿瘤监测中都表现为异常升高，甚至在肝硬化、肺气肿、良性乳房疾病及溃疡性结肠炎等良性疾病时 CEA 也升高。尽管 CEA 在肿瘤早期的诊断敏感度和特异性较差而被学界普遍建议不作为肿瘤筛查标志物，但在临床上，CEA 作为一个重要的泛肿瘤标志物而普遍用于健康体检人群的肿瘤筛查是不争的事实。作为肿瘤标志物，CEA 在肿瘤早期筛查和诊断、肿瘤分期和病变程度、观察疗效、判断预后和复发等方面具有重要的临床应用价值。

大部分健康人群血清 CEA 浓度小于 2.5mg/L，吸烟者 CEA 可升高，但一般低于 5mg/L。少数肺和支气管疾病、肠道炎症和慢性肝病患者血清 CEA 浓度大于 5mg/L。

（二）临床应用

1. 肿瘤诊断　一般血清 CEA 高于参考范围上限 4 倍时，恶性肿瘤的可能性较大，高于上限 5～10 倍强烈提示恶性肿瘤特别是结直肠癌的存在。

2. 结直肠癌诊断　CEA 浓度与病理组织 Duke 分期有关，其临床诊断灵敏度分别为 A 期<20%、B 期 40%～60%、C 期 60%～80%、D 期 80%～85%。CEA 是一种细胞黏附分子，极易浸润和转移，因此当 CEA>80μg/L 时，可作为肿瘤已转移的标志物。

3. 其他肿瘤　大约 70%结直肠癌、60%胆囊癌、55%胰腺癌、50%胃癌、45%肺癌、40%乳腺癌、40%尿道癌、50%宫颈癌、25%子宫内膜癌、25%卵巢癌患者 CEA 浓度升高，不同统计资料报道的阳性率有较大差异。但需与肝硬化、肺气肿、直肠息肉、良性乳腺瘤、溃疡性结肠炎等良性疾病相鉴别。

4. 治疗监测与预后评估　恶性肿瘤术后 6～8 周，血清 CEA 浓度不能达到稳定的低水平或又逐渐升高，提示存在残留病灶。在肿瘤的放化疗过程中，血清 CEA 浓度逐渐降低，表明治疗有效。肿瘤复发或发生转移时，血清 CEA 浓度又再度升高。一般从 CEA 开始升高到临床有明显复发症状约为 5 个月，这在 90%的再手术患者身上得到了证实，是监测术后是否复发的理想指标。在监测术后复发过程中，一般在第 1～2 年内，每 2～3 个月检测 1 次血清 CEA。

5. 其他　在肝脏疾病、肺气肿、支气管炎、直肠息肉、良性乳腺瘤、溃疡性结肠炎等良性疾病时可见 CEA 轻度升高，但一般不超过参考值上限的 4 倍。

（三）检测方法

CEA 检测方法包括胶体金法、免疫荧光干式定量法、化学发光免疫法、ELISA、时间分辨荧光免疫法、放射免疫法等。

（四）POCT 方法展望

CEA 是一个泛肿瘤标志物，可在多种肿瘤中表达，在临床上主要用于恶性肿瘤的诊断、分期、疗效监测和复发预报等。目前实验室常用的 CEA 检测方法以化学发光法为主，该技术操作简单，但是需要大型仪器，且成本高，不适合大型医院的门急诊或县级以下医疗单位的单份样本检测。不过目前已有化学发光 POCT 产品用于 CEA 检测，同时具备化学发光的精准及 POCT 的便捷，大小只有传统发光仪器的 1/4 左右，可以大大节省门急诊和临床科室的空间。依据胶体金免疫层析技术可以实现对样本中 CEA 的定性检测，判定 CEA 浓度是否增高，但是该技术检测限高，灵敏度稍差，无法做到定量检测。有实验室针对该问题将免疫层析技术与电化学免疫传感器技术相结合，利用便携式读条机可以实现对胶体金试纸条检测线上 CEA 的定量。免疫荧光干式定量技术则可以做到对样本中 CEA 浓度的定量。这些 POCT 技术不需要额外的分离、洗涤等烦琐程序，避免了因为试剂而出现的问题，操作简单，试剂成本低，适合大医院的门急诊和县级以下医疗单位，尤其是偏远山区对于高危人群或肿瘤患者的长期随访。但是，上述技术均是一次检测一种肿瘤标志物，众所周知，单一肿瘤标志物存在对疾病的灵敏度和特异性差等特点，无法完全满足临床需求。目前有文献报道液态芯片技术可以高通量快速地检测 CEA 及多个其他肿瘤标志物，提高了检测的灵敏度和特异性。该方法目前在生命科学领域的研究中有广泛的应用，只是尚未在临床广泛应用，该方法顺应了临床要求，应该会有更广阔的应用前景。

二、甲胎蛋白

（一）概述

甲胎蛋白（alpha-fetoprotein，AFP）是 1956 年由 Bergstrand 和 Czar 在胎儿血清中发现的。AFP 是一条由 590 个氨基酸残基构成的单多肽链，分子质量为 70kDa，半衰期为 5~7天。AFP 和白蛋白基因都定位于第 4 号染色体 q 臂 11~22 区，两者的氨基酸顺序十分近似，高度同源。

AFP 在胚胎期是功能蛋白，由卵黄囊、胚胎肝合成，在脐带血中的含量可达 1000~5000μg/L。胎儿出生后，AFP 基本被白蛋白替代，血清 AFP 浓度逐渐降低，几个月到一年内降至成人水平（低于 20μg/L）。AFP 可通过脐带血进入母体血液中，因此妊娠期孕妇体内 AFP 含量有所升高。AFP 在孕早中期随孕周逐渐升高，在妊娠 15~16 周时孕妇血清中 AFP 急剧升高，孕 7~8 个月时达到峰值，但含量一般在 400ng/ml 以下，分娩后 3 周内恢复正常。

AFP 是目前临床应用最广泛的肝癌辅助诊断血清标志物，中国、日本及亚太肝癌诊疗指南中均将 AFP 作为肝癌的监测指标。AFP 诊断肝癌的灵敏度为 60%~70%，但在肝脏良性疾病，如慢性肝炎、肝硬化中也有部分患者会出现 AFP 升高。妇女孕期及某些生殖系统疾病时 AFP 也会升高。

1970 年，Abdel-Aziz 发现 AFP 在电泳时存在不同的迁移率，提出了甲胎蛋白异质体的概念。Okuyama 等根据 AFP 与小扁豆凝集素（lens culinaris agglutinin，LCA）结合能力不同将其分为 LCA 非结合型（包括 AFP-L1 和 AFP-L2）和 LCA 结合型（AFP-L3）。其中，AFP-L1 主要见于良性肝病，AFP-L2 主要由卵黄囊产生并多见于孕妇，而 AFP-L3 主要来源于肝癌细胞。研究表明，AFP-L3 比 AFP 具有更高的特异性，是肝癌诊断的高特异性指标，被称为新一代肝癌标志物。

（二）临床应用

AFP 是一种肿瘤相关的胎儿蛋白，临床长期被用作胎儿缺陷和肿瘤的血清标志物，以诊断及监测疾病的进展。当患肝细胞癌、卵黄囊和胚胎样肿瘤及部分肝外肿瘤时机体可重新合成 AFP，AFP 是比较有价值的诊断肝癌和生殖细胞肿瘤的指标。原发性肝细胞癌患者血清中 AFP 明显升高，血清 AFP 水平升高超过 400ng/ml 持续 4 周或 200～400ng/ml 持续 5 周以上，在排除其他因素后，综合影像学检查，高度提示为肝细胞肝癌（hepatocellular carcinoma，HCC）。AFP 可用于肝癌高危人群的普查和随访，对于肝癌的诊断、鉴别与疗效观察有价值；但也有 20%～30%的肝癌患者无 AFP 升高。多数临床研究表明，当 AFP 诊断阈值设定为 20μg/L 时，其诊断肝细胞肝癌的灵敏度和特异度分别为 41%～65%和 80%～94%。

除了肝癌，AFP 轻度而有意义的升高（20～200ng/ml）在许多慢性肝病的患者中也很常见。据报道，15%～58%的慢性肝炎患者、11%～47%的肝硬化患者血清 AFP 有所升高。因此，原发性肝癌和慢性肝病的患者血清 AFP 水平重叠很常见，这就扰乱了慢性肝病患者 AFP 检测结果的解释。

研究表明，AFP-L3 检测能够早期发现 HCC 的存在，因为 AFP-L3 为 HCC 细胞所特有，仅存在于肝癌患者血清中。AFP-L3 占 AFP 的比例具有特异性，可作为早期 HCC 的一个指标，相关报道指出准确度最高可达 94%。AFP-L3 检测能够在慢性病毒性肝炎患者及肝硬化患者等肿瘤高危人群中发现直径<2cm 的原发性肝癌。有跟踪研究显示，AFP-L3 检测能够比影像学检查提前 9～12 个月发现肝癌的存在。

对于妊娠期孕妇，母体血液或羊水中的 AFP 可用于胎儿产前监测。如在神经管缺损、脊柱裂及无脑儿等时，AFP 可由开放的神经管进入羊水而导致其在羊水中含量显著升高。胎儿在宫腔内死亡、畸胎瘤等先天缺陷亦可使羊水中 AFP 增高。部分 AFP 可经羊水进入母体血循环。在约 85%脊柱裂及无脑儿的母体，血浆 AFP 在妊娠 16～18 周可见升高而有诊断价值，但必须结合临床经验，避免出现假阳性结果。

孕妇血清中 AFP 浓度增高，主要表现为：

（1）先天性开放性神经管畸形的胎儿，母血、羊水中 AFP 含量异常增高，如果 10～16 周孕妇血清 AFP 比正常水平高 10 倍，可诊断开放性神经管缺损，其预测值可达 99.96%。21 三体综合征患儿母体 AFP 水平较正常水平降低，但 β-HCG 水平显著增高，而神经管缺陷的胎儿尤其是开放性神经管缺陷的胎儿，羊水中 AFP 会明显升高。1984 年 Merkatz 等在研究中发现母体血清 AFP 与 13、18、21 三体综合征存在一定关系，因此利用母体血清指标 AFP 建立的产前筛查 21 三体综合征的方法相继产生。1987 年 Bogart 研究发现人类绒毛膜促性腺激素（HCG）在母体血清中的浓度与 21 三体综合征相关，在此基础上建立用母体血清 AFP 和游离 β-HCG 联合应用，结合年龄、孕周等因素进行 21 三体综合征的产前筛查，检出率达 60%～80%。

（2）有胎块的葡萄胎，胎盘和羊水疾病可以导致 AFP 含量增高。

（3）高危妊娠，母儿血型不合及糖尿病可以导致孕妇血清 AFP 含量增高。

（4）异常妊娠，可通过血 AFP 定量鉴别正常妊娠和绒毛膜癌，后者血清中 AFP 不升高。

（5）无脑儿、多胎和低体重儿，母体血清 AFP 可增高。

（6）死胎、胎儿窒息，胎儿低氧症，母体血清 AFP 增高，如果孕妇血清 AFP＞800ng/ml 预示胎儿处于危境或死亡，＞1075ng/ml 后见流出死胎块，孕 15 周当母体血清 AFP≤10ng/ml 预示胎儿危险，≤5ng/ml 有 30%可能性胎儿未存活。

（7）先天性食管、十二指肠、胆道闭锁，先天性皮肤缺损，肾发育不全，染色体异常母血或羊水 AFP 增高，此项检查应在分娩前 30 周进行，如果必要可及时终止妊娠。

除了肝癌及妊娠状态，其他情况下血清 AFP 浓度也会有升高。例如，生殖性胚胎性肿瘤如睾丸癌、卵巢癌、畸胎瘤等，患者血清 AFP 浓度增高；其他恶性肿瘤如胃癌、胰腺癌、胆管癌等，患者血清中 AFP 浓度也会升高；病毒性肝炎、肝硬化患者 AFP 浓度有不同程度的升高，随着患者病情的好转而逐渐下降。重型肝炎患者在发生肝细胞炎症坏死后能否有效再生，与其预后有关，AFP 增高者，预后较好。

（三）检测方法

AFP 检测方法包括胶体金法、免疫荧光干式定量法、ELISA、时间分辨荧光免疫法、放射免疫法、化学发光法等。

（四）POCT 方法展望

AFP 的 POCT 方法目前比较成熟的是胶体金法和免疫荧光干式定量法，都已有成熟的检测试剂盒。除了快速、操作简单、稳定性好等特点，这两种检测方法还有其独特的优势，首先标志物与抗体通过静电引力和疏水作用结合在一起，不会影响抗体活性；其次无须洗涤，既简化了操作步骤，又减少了影响实验结果的干扰因素；再次，这两种技术都只有一种检测试纸条，只有一步操作——蘸取待测血清，杜绝了操作错误的可能；最后，这两种方法操作快速，而且试纸条自带质量控制线，实验成败一目了然。以上种种优点使得其容易被基层人员掌握，也能减轻患者的经济负担，同时也方便患者对病情的自我监测。另一项具有前景的 POCT 技术是微流控芯片技术。微流控芯片技术检测 AFP 目前多停留于科研阶段，其微通道结构缩小，通道内物质之间反应加快，微流控分析系统具有极高的效率，可在 20 分钟内完成 AFP 的测定，在对系统进行优化后，测定时间有望进一步缩短。由于结构的缩小，微流控分析的试样与试剂消耗已降低至数微升水平，这既降低了分析费用和贵重生物试剂的消耗，也减少了环境的污染，可广泛应用于临床快速诊断和生物学研究。

三、前列腺特异性抗原

（一）概述

前列腺特异性抗原（prostate-specific antigen，PSA）由 Ablin 等在 1970 年首次发现，是类激肽释放酶基因家族中的一种丝氨酸蛋白酶，具有 237 个氨基酸残基，分子质量为 33～34kDa。PSA 由前列腺上皮细胞产生，存于前列腺腺泡、腺管上皮和精液中，具有较高的组织特异性和敏感性。PSA 在精液中呈高浓度，可以分解精囊腺分泌的精液凝固酶，使凝固的精液再次液化。正常情况下富含 PSA 的前列腺腺泡内容物与淋巴系统间存在着由基底膜、基底细胞和内皮层构成的屏障，仅仅只有极小的一部分通过扩散作用经淋巴系统弥散到血液循环，因此外周血中 PSA 浓度很低。当患前列腺癌时，可引起正常组织结构破坏和毛细血管高度增生，最终使储存在间质中的 PSA 进入到血液中的量增多。

PSA 在血清中主要以三种不同的形式存在：以游离形式存在的 F-PSA，占总 PSA 的 10%～30%；与 α1 抗糜蛋白酶（ACT）形成复合物 PSA-ACT，占总 PSA 的 70%～90%；与 α2 巨球蛋白酶（α2M）形成复合物 PSA-α2M。PSA 在血液中主要以 PSA-ACT 存在，小部分为 F-PSA 和 PSA-α2M。由于 α2M 掩盖 PSA 抗原决定簇，故 PSA-α2M 不具有免疫活性，因此不能被现有的 PSA 检测方法检测到。现在能够定量检测的 PSA 有 F-PSA 和 PSA-ACT，血清中测定的总 PSA 为 F-PSA 与 PSA-ACT 之和。

最初由于检测方法灵敏度的限制，只在男性的血清、精液和前列腺组织中检出 PSA。随着医学研究的深入，人们发现 PSA 并非是男性前列腺所特有。人体内的许多器官、组织和体液内都含有 PSA。正常情况下，女性的一些组织器官也会产生 PSA，如乳腺、尿道旁腺、子宫内膜、卵巢、肺、胰腺、唾液腺等，只是含量甚微，仅有男性 PSA 的千分之一。

（二）临床应用

PSA 主要存在于前列腺上皮细胞的胞质，其主要功能是水解精细胞蛋白。正常情况下 PSA 分泌进入精液，在精液中对精子囊胞的分裂和精液的液化发挥生理作用。在前列腺液中 PSA 水平约高于血清 PSA 水平的 100 万倍，前列腺管上皮细胞层、基底细胞层和基底膜将 PSA 局限于前列腺管内。当上述屏障受到损害时，PSA 进入组织间隙和淋巴管的数量增多，导致血清 PSA 水平升高，所以血清中 PSA 浓度增加反映了前列腺的病理变化，包括前列腺良性增生和前列腺炎。正常男性的 PSA 浓度小于 4μg/L。

临床上以血清中 PSA 浓度为 4μg/L 作为诊断前列腺癌的临界值，但是除了前列腺癌外，还有很多因素可以影响血清中 PSA 浓度，包括 PSA 分析前的一些人为操作，不同的检测方法，PSA 水平在个体内的波动，前列腺的体积，前列腺的炎症，泌尿系统感染等。以 PSA 浓度为 4μg/L 作为诊断的临界值，并不能完全准确地做出前列腺癌的诊断。文献报道，当 PSA 浓度为 4～10μg/L 时可以预计前列腺癌发病率为 21%，当超过 10μg/L 时，可以预计发病率为 60%。因此当 PSA 位于 4～10μg/L 时鉴别前列腺增生和前列腺癌有相当大的困难，故把此区间称为前列腺癌的诊断灰区。

文献研究发现大多数前列腺癌患者的肿瘤细胞中存在 ACT 转录及表达的蛋白，而良性前列腺增生患者其前列腺增生结节产生 PSA 的上皮细胞中，ACT 转录及表达的蛋白稀少，仅为前列腺癌细胞转录及表达的 1%。前列腺癌细胞产生的 ACT 很容易同 PSA 结合形成复合物进入血液循环。相比之下，良性前列腺增生患者前列腺局部产生的 ACT 较少，PSA 多以游离形式进入血液循环，这就是前列腺癌比良性前列腺增生患者游离 PSA 与总 PSA 之比低的原因。Christenssont 等首先提出了游离 PSA 与总 PSA 之比（f/t）的概念。应用 f/t 鉴别诊断前列腺癌和良性前列腺增生，可显著提高前列腺癌诊断的特异性和敏感性，当 PSA 在 4～10μg/L 时，以 f/t 为 0.16 作为诊断临界值可以获得较高的准确性。

（三）检测方法

PSA 检测方法包括胶体金法、荧光免疫层析法、放射免疫法、化学发光法、时间分辨荧光免疫分析法等。

（四）POCT 方法展望

在多数国家，包括中国，只有少数的人能做到定期检测血清 PSA 浓度。国内 PSA 的检测流程存在一些限制，如样本检测所需时间长等。PSA 的 POCT 方法具有操作简便、成本低、单份检测、检测结果即时反馈等优势，可以节省患者就诊时间，减少患者经济负担，非常适用于基层医疗单位和社区。PSA 的 POCT 对于中老年男性体检或前列腺疾病监测都具有很好的前景。

四、胃蛋白酶原

（一）概述

胃蛋白酶原（pepsinogen，PG）是胃液中胃蛋白酶的无活性前体，由 375 个氨基酸组成，平均分子质量为 42kDa。PG 在核糖体上合成，由高尔基体分泌出细胞，被盐酸激活后变成胃蛋白酶。人胃黏膜中有 7 组胃蛋白酶同工酶原，根据生化性质、免疫原性、细胞来源及组织内分布可分成 PG I、PG II 两个亚群，1～5 组分免疫原性近似，称为 PG I（PGA），主要由胃腺的主细胞的黏液颈细胞分泌；组分 6～7 被称为 PG II（PGC），除由胃体和胃底黏膜的泌酸腺的主细胞分泌外，泌酸腺的黏液颈细胞、贲门腺和胃窦的幽门腺的黏液细胞以及十二指肠上段的 Brunner 腺也能产生 PG II，胃黏膜合成的 PG II 约为总量的 25%。胃几乎是 PG 的唯一来源，血清 PG I 和 PG II 反映了胃黏膜不同部位的分泌功能。合成后的 PG 大部分进入胃腔，在酸性胃液作用下活化成胃蛋白酶，只有少量 PG（约 1%）透过胃黏膜毛，故血清 PG 浓度可以反映其分泌水平。

PG 被 HCl 激活后变成小分子的胃蛋白酶，胃蛋白酶分子质量为 35kDa，水解蛋白质和多肽。胃蛋白酶不作用于角蛋白和黏蛋白，亦不作用于低分子量的蛋白衍生物。在复合维生素与蛋白质结合和释放上，胃蛋白酶亦起主要作用。

（二）临床应用

胃蛋白酶原在临床上可以用来判定幽门螺杆菌的治疗效果。幽门螺杆菌感染后可刺激主细胞，通过增加主细胞内钙离子流和磷酸肌醇浓度等而刺激 PG 的合成分泌，主要分泌 PG II，成功根除幽门螺杆菌后可以改善炎细胞浸润，恢复胃分泌功能。通过除菌治疗前后的 PG 变化能够判定幽门螺杆菌的治疗效果。

有文献报道称联合测定血清 PG I 和 PG I/PG II 值是判定正常胃底黏膜或慢性萎缩性胃炎和肠化乃至胃癌的合适、可靠的无创性试验，因此推断测定血清 PG I 和 PG I/PG II 值可以帮助区别良恶性胃溃疡。

另外，血清 PG I 和 PG I/PG II 值可以辅助胃癌的早期筛查。目前胃镜检查虽是胃癌确诊手段，但检查中患者较痛苦、费用也较高，患者往往难以接受定期复查。因此，急需寻找一种灵敏、特异的血清学方法替代胃镜作为胃癌筛查手段，待筛查出高危人群再行胃镜活检，有助于提高检出率。血清 PG 检测在日本、芬兰等国已得到普及，被称作血清学胃活检。80%以上的胃癌伴有萎缩性胃炎，而萎缩性胃炎可导致胃黏膜主细胞丢失，从而影响其分泌功能，由于血清PG的含量直接反映胃黏膜的功能，胃癌患者血清PGⅠ水平明显下降，表明胃癌患者胃黏膜分泌能力下降。在临床上，测定血清PGⅠ和PGⅡ的水平及其比值有助于胃溃疡及胃癌的鉴别诊断，过低的PGⅠ和PGⅠ/PGⅡ值应警惕早期胃癌。有文献报道致癌因子使胚细胞中PG基因受损突变，从而失去了分泌PGⅠ的能力；基因突变胚细胞又使PGⅠ、PGⅡ分泌持续降低。

（三）检测方法

PG检测方法包括荧光免疫层析法、时间分辨荧光免疫法、ELISA、放射免疫法、乳胶增强免疫比浊法等。

（四）POCT方法展望

由于饮食文化的影响，我国人群中胃内幽门螺杆菌阳性率较高，结合其他因素，胃癌的发病率也逐年增加。慢性萎缩性胃炎是胃癌的高危因素，早期诊断治疗可以延缓或避免胃癌的发生。胃镜检查是目前最经典的胃部检查手段，可以早期发现胃部的良恶性病变，需要相应的医疗设备，不适合作为筛查方法。PG的POCT方法现在已经在多个国家被用作胃癌的筛查手段，我国也正在积极普及。

五、核基质蛋白 NMP22

（一）概述

1974年Berezney等首次分离出核基质蛋白（nucleal matrix protein，NMP），包括自身抗原、纤连蛋白、角质样蛋白、原癌基因产物、转录因子、引物识别复合体等类型。NMP约占核蛋白总量的10%，作为细胞核三维网状骨架的重要组成部分，同外层核纤层蛋白、微孔复合体构成了细胞核基质。绝大多数的NMP存在于所有类型的细胞和组织中，仅有少数几种NMP被证实仅存在于特异的细胞和组织类型中。NMPs随着细胞有丝分裂和分化增殖的刺激，其成分和结构相应发生变化，从而影响到细胞核的形态。

目前已经证实NMP参与多种细胞生理功能，如在DNA复制、转录及mRNA的加工处理等过程中发挥着重要作用，并且决定着细胞核的形态。多项研究发现NMP上有肿瘤相关蛋白结合位点，细胞癌变时NMP发生改变。因此，NMP可作为鉴别肿瘤细胞和正常细胞的一种标志物。

NMP22于1980年由Lyderson首次发现并命名，是一种由2101个氨基酸组成的非对称结构的多肽，是众多核基质蛋白中的一种，也称为核有丝分裂器蛋白（NuMA）。NMP22分子质量为23.8kDa，等电点为5.6，作为一种有丝分裂调节蛋白，在真核细胞有丝分裂的M期位于纺锤体的两极，随着有丝分裂的进行，牵引染色单体分配至子细胞中，并与微管的组装有关。

NMP22特异性地存在于尿路细胞中，并非膀胱癌所特有。凡引起尿路上皮代谢过快、加速上皮细胞脱落的情况均可引起尿NMP22水平升高，如常见的泌尿系统感染、结石、肠代膀胱扩大术后以及其他泌尿系恶性肿瘤或侵入性操作等都会导致尿液 NMP22 水平升高。细胞发生恶变时，核内遗传物质在有丝分裂末期分配极度异常，NuMAP 合成激增。尿路上皮肿瘤细胞因凋亡或其他的机制死亡后进入尿液释放出 NMP22，NMP22 可作为膀胱癌的生物学标志物。

（二）临床应用

尿脱落细胞学检查和膀胱镜检查是临床上诊断膀胱癌最常用的手段。传统的尿脱落细胞学检查虽为无创检查，但敏感性低，易受到结石、炎症等因素的影响而出现假阳性结果。而膀胱镜检为有创检查，会给患者带来痛苦，并且对于肉眼见不到的微小肿瘤容易造成漏诊。因此，寻找高敏感性、高特异性、无创、无痛苦的膀胱癌检测方法尤为重要。尿 NMP22 检测直接采用患者尿液，标本留取简单，无创无痛且适合多次检测，更易为患者所接受。1996 年，美国 FDA 批准了 NMP22 试剂盒的临床应用，NMP22 的检测现已常见用于膀胱癌的检测。最近研究表明，检测尿液中 NMP22 对于诊断膀胱癌的敏感性和特异性分别约为 75.5% 和 86.7%。

（三）检测方法

NMP22 检测方法包括胶体金法、ELISA、放射免疫法等。

（四）POCT 方法展望

NMP22 检测目前已被美国 FDA 推荐为膀胱癌术前诊断和术后复发的检测方法之一。较成熟的 NMP22 快速检测手段依据胶体金免疫层析技术的原理，不需要大型医疗设备，操作简单，便于人员培训，适合于大中型甚至基层医疗单位对膀胱癌的快速筛查。但是，和所有肿瘤标志物一样，NMP22 对膀胱癌存在特异性差等缺点，和其他肿瘤标志物如膀胱肿瘤抗原等联合检测可以提高对膀胱癌的特异性，有望取代尿脱落细胞学检查的方法。

六、膀胱肿瘤抗原

（一）概述

膀胱肿瘤抗原（bladder tumor antigen，BTA）是由分子质量 16～16.5kD 的特异多肽组成的高分子复合物，又称人补体因子 H 相关蛋白（ human complement factor H related protein，HCFHrp）。膀胱肿瘤与基底膜接触，肿瘤细胞分泌内源性基底蛋白与基底膜表面蛋白受体相结合，释放蛋白水解酶破坏基底膜，含基本组分的基底膜碎片进入膀胱内聚成高分子复合物即 BTA。BTA 的检查包括 BTA、BTA Stat 和 BTA TRAK 三种方法。其中早期的 BTA 方法是检测基底膜降解复合物，BTA Stat 和 BTA TRAK 是 BTA 的改进方法。Konety 等曾报道 BTA Stat 对膀胱癌诊断的敏感度和特异度分别为 62% 和 74%，与尿细胞学检测方法相比，敏感度提高但特异度却降低。BTA Stat 在良性泌尿系统疾病（如炎症、结石和尿路损伤）或生殖系统其他恶性肿瘤中常呈现假阳性，而且易受膀胱灌注化疗的影响，因此在临床上的应用尚受到一定的限制。

（二）临床应用

补体因子 H 能与人类的上皮、内皮、基底膜及一些肿瘤细胞结合，并对补体的激活有保护作用，使膀胱癌细胞具有逃脱免疫监视的能力，促进肿瘤的发展。正常人的上皮角质细胞不能产生 HCFHrp。BTA Stat 的敏感度和特异度报道不一，总体敏感度约为 56.0%，特异度为 50.0%～70.0%。由于假阳性率高，BTA 检测不能单独用于高危人群筛查，也不能单独用于原发性膀胱癌的诊断，但由于 BTA Stat 的高敏感性，故可用于膀胱癌的复发监测和预后评估。

（三）检测方法

BTA 检测方法包括胶体金法、ELISA 等。

（四）POCT 方法展望

理想的肿瘤标志物应具有敏感度及特异度高、半衰期短，标志物浓度与肿瘤大小、良恶性及转移程度相关、能协助分期及预后判断，并易于检测的特点。BTA Stat 作为新的膀胱肿瘤筛查方法，操作简便，无创，患者易于接受，可以作为膀胱肿瘤的筛查和长期随访手段，且 POCT 方法不需要大型仪器，对操作者要求低，易于在基层医疗单位普及推广。但是和大多数肿瘤标志物一样，单个肿瘤标志物对疾病的敏感度和特异度都不高，不能广泛用于尿路上皮性肿瘤普查及早期诊断，只能作为辅助诊断工具，不能代替膀胱镜检查。

七、神经元特异性烯醇化酶

（一）概述

神经元特异性烯醇化酶（neuron specific enolase，NSE）由 Moore 等于 1965 年研究神经系统特异蛋白时发现，1975 年 Bock 等证实该蛋白具有烯醇化酶的活性，是烯醇化酶中的一种同工酶。烯醇化酶有五种二聚体同工酶，是参与糖酵解的关键酶，主要在肝代谢，根据亚基的不同，分别为 $\alpha\alpha$、$\beta\beta$、$\gamma\gamma$、$\alpha\beta$ 及 $\alpha\gamma$，其中 $\gamma\gamma$ 亚基组成的同工酶属神经元及神经内分泌细胞所特有，故命名为神经元特异性烯醇化酶，神经元特异性烯醇化酶在脑组织细胞中的活性最高，在外周神经和神经分泌组织中的活性水平居中，最低活性水平见于非神经组织、血清和脊髓液。神经元特异性烯醇化酶分子质量为 87kDa，参与糖酵解途径，主要作用是催化磷酸甘油变成磷酸烯醇式丙酮酸。研究发现在与神经内分泌组织起源有关的肿瘤中，特别是小细胞肺癌（small cell lung cancer，SCLC）患者中有过量的神经元特异性烯醇化酶表达，导致血清中此酶含量明显升高。

（二）临床应用

1. 小细胞肺癌　NSE 对 SCLC 诊断的敏感性为 60%～80%，特异性达 80%～90%，而非小细胞肺癌（NSCLC）患者并无明显增高，故可作为 SCLC 与 NSCLC 鉴别诊断的肿瘤标志物。血清 NSE 水平与 SCLC 的临床分期呈正相关，血清 NSE 检测对 SCLC 的病情监测、疗效评价及预测复发具有重要的临床价值，治疗有效时其水平下降，疾病复发时，其水平往往出现升高。

2. 神经母细胞瘤及视网膜母细胞瘤　患者血清中 NSE 阳性率可达 80%～90%，而神经节细胞瘤及神经胶质瘤患者中往往不出现升高，故可作为上述疾病鉴别诊断的标志物。同时，血清 NSE 水平与病期分期及预后密切相关。此外，中枢神经系统发生炎症或血管事件后也可引起 NSE 水平轻度升高。

3. 神经内分泌肿瘤　患者血清中 NSE 水平也可出现升高，如嗜铬细胞瘤、甲状腺髓样癌、胃泌素瘤、胰腺内分泌瘤等，NSE 阳性率为 10%～50%。

4. 乳腺癌及卵巢癌　患者血清中 NSE 阳性率为 20%～40%。

5. 消化系统肿瘤（如食管癌、胃癌、胰腺癌、结肠癌等）　患者血清中 NSE 阳性率为 10%～20%。

6. 透析中的终末期肾脏病　患者血清中 NSE 水平可见升高，主要原因是透析过程中一部分红细胞遭到破坏，导致红细胞内的酶释放入血。

值得注意的是，临床应用中，不应常规把 NSE 作为小细胞肺癌的常规筛查指标，而应将其应用价值放在鉴别诊断、疗效评估及预测复发方面。

由于 NSE 存在于正常红细胞及血小板中，标本溶血时会造成患者血清 NSE 水平假性增高，因此采血时应注意避免溶血，建议使用含有惰性分离胶的采血管采血，避免标本放置时间过长出现血细胞破坏，从而造成血清中 NSE 水平假性升高。如果不能立即检测，可低温冻存，–20℃冷冻时可稳定数月，反复冻融可使测定值降低。

（三）检测方法

NSE 检测方法包括胶体金法、ELISA、电化学发光法等。

（四）POCT 方法展望

传统的检测肿瘤标志物的方法对操作人员的专业要求都比较高，需要特定的测量仪器，且操作步骤比较烦琐，不容易在基层医疗机构进行。鉴于此，有研究人员依据免疫层析技术，建立了一种快速简易的肺癌肿瘤标志物的检测方法，初步可以对样本中 NSE 进行定性或半定量，随着技术的成熟，相信很快会有 NSE 定性甚至定量快速检测试纸条上市。

八、糖蛋白抗原-125

（一）概述

糖蛋白抗原-125（glycoprotein antigen-125，CA125，又称 MuCl6）是一种膜结合型细胞表面黏蛋白，1981 年由 Bast 等发现。它的分子质量为 2500～5000kDa。

CA125 是在细胞内合成的，正常情况下由于细胞间的连接和基膜的阻挡作用，CA125 不能进入血清，因此正常人血清中检测不到 CA125 或浓度很低。当组织发生恶变时，细胞内合成的 CA125 集中到细胞边缘，使局部细胞膜去极化，而转运出 CA125 抗原；浸润性肿瘤细胞可以破坏组织结构，细胞间连接和基膜遭破坏后分泌的 CA125 释放到血液中，因而在恶性肿瘤患者血清中可检测到 CA125 升高。

CA125 被认为是上皮性卵巢癌的主要标志物，常用于监控已诊断为卵巢癌患者的治疗效果及愈后情况。同时它也在前列腺癌、乳腺癌、肝癌、胃癌、膀胱癌等中呈现高表达，健康人群血清中 CA125 含量很低，参考值上限为 35kU/L。

（二）临床应用

1. 卵巢癌 患者血清 CA125 水平明显升高，其中卵巢浆液性腺癌总体阳性率可达 70%～90%，而黏液性卵巢癌患者血清 CA125 水平不升高。CA125 水平在早期阳性率小于 60%，随着疾病的进展，分期越高其阳性率越高。CA125 对监测卵巢癌疗效及预测疾病复发有较好的临床应用价值，手术和化疗有效者血清中 CA125 水平很快下降，疾病复发时 CA125 可先于临床症状出现之前升高。此外，还有 10%～30%卵巢癌患者血清中 CA125 并不升高，因此诊断时应结合其他手段综合分析。

2. 其他非卵巢恶性肿瘤 其他非卵巢恶性肿瘤也有一定的 CA125 阳性率，如乳腺癌为 40%、胰腺癌为 50%、胃癌为 47%、肺癌为 44%、结肠直肠癌为 32%、其他妇科肿瘤为 43%。

3. 非恶性肿瘤 如子宫内膜异位症、子宫肌瘤、子宫肌腺症、盆腔炎、卵巢囊肿、胰腺炎、肝炎、肝硬化等可见 CA125 水平升高。约 90%肝硬化患者出现血清中 CA125 水平升高，约 80%子宫肌腺症患者出现血清中 CA125 水平升高，心功能不全时也可引起 CA125 水平升高。

4. 良恶性疾病 在某些良恶性疾病患者的胸腹水中发现有 CA125 水平升高，羊水中也能检出较高浓度的 CA125。

5. 妊娠 早期妊娠的前 3 个月内，也有 CA125 水平升高的可能。

6. 性别 在女性中，CA125 水平升高还可能与经期相关，在月经前 10 天可见 CA125 水平偏高。

（三）检测方法

CA125 检测方法包括胶体金法、生物芯片法、ELISA、电化学发光法等。

（四）POCT 方法展望

液态芯片技术是美国 Luminex 公司于 21 世纪初研制出的后基因组时代的技术平台，又称悬浮陈列、流式荧光技术，具有高通量、多指标并行检测的特点，虽然在生命科学领域的研究中有广泛的应用，但尚未在临床广泛使用。

CA125 虽然是公认的卵巢癌肿瘤标志物，但是它在其他恶性肿瘤如乳腺癌中，甚至良性疾病如肺部感染等均会有不同程度的升高，单一结果无法提供给临床更多有效的信息，故目前临床多采用多个肿瘤标志物联合检测以提高对肿瘤诊断的灵敏度和特异度。利用液态芯片技术可以一次同时检测 CA125 等在内的多个肿瘤标志物，弥补了上述灵敏度和特异度方面的缺点，迎合了临床需要，存在广阔的应用前景。

九、纤维连接蛋白

（一）概述

纤维连接蛋白（fibronectin，FN）广泛存在于动物组织和组织液中，是一种大分子糖蛋白，分子质量约为450kDa，具有多种生物活性。大量国内外的研究结果证明，FN分子在进化过程中保守性很强，各种动物体液中的FN具有非常相近的结构、性质和生物学功能，因而不同来源的FN可以相互替代使用。FN主要分两类，一类是血浆纤连蛋白（plasma fibronectin，pFN），以可溶形式存在于血浆和各种体液中，主要由肝细胞和内皮细胞合成；另一类是细胞纤连蛋白（cellular fibronectin，cFN），以不溶形式存在于细胞外基质、细胞之间及某些细胞表面，可由成纤维细胞、星形胶质细胞、早期间充质细胞、巨噬细胞、肥大细胞、上皮细胞和多形核细胞及血小板等合成。FN具有影响细胞形态、控制细胞迁移、诱导细胞分化和影响免疫细胞功能等多种生物学作用。在泌尿系统它只存在于尿路上皮的基底膜及黏膜下层，在完整上皮表面基本无表达。尿液中FN为可溶性FN，一般认为由尿路基底膜释放。膀胱癌中基底膜FN均有不同程度的丧失，尿液中FN可能因为肿瘤诱导产生的蛋白酶增加了FN从基底膜中的释放而导致含量上升。研究表明，FN与膀胱肿瘤的浸润、转移有着重要的关系。对FN特异性亚型研究的不断深入，将有助于进一步阐明膀胱肿瘤的浸润、转移机制。

（二）临床应用

辅助诊断膀胱癌。

（三）检测方法

FN检测方法包括胶体金法、免疫比浊法、ELISA等。

（四）POCT方法展望

目前，膀胱癌患者临床诊断的金标准为膀胱镜下病理活检，它是一种有创伤性的检查，患者会经历痛苦，而且费用相对较高。用于膀胱癌早期筛查的肿瘤标志物并不多，随着FDA批准NMP22进入临床检测，越来越多的实验室指标如尿FN开始应用于膀胱癌患者的临床诊断。有文献报道的关于尿FN的POCT方法是由我国学者沈周俊等建立的，并于2008年获得国家专利。用胶体金试纸检测尿中FN，具有快速、灵敏度高、特异性强、稳定性好、操作简便、无须任何仪器设备的特点，结果判断直观可靠、易于掌握，适用于对膀胱移行细胞癌的诊断及病情的自我监测。

（梁国威　何美琳　李文美　康可人　应　乐）

参 考 文 献

何忠发，骆安德，卢彦蕙，等，2016. 胃蛋白酶原的定量检测方法及其临床应用的研究进展. 广西医学，38（3）：398-401.

李方龙，刘健，邱建宏，等，2017. 前列腺特异抗原及其相关参数在前列腺癌诊断中的意义. 现代泌尿外科杂志，22（7）：

534-536+540.

卢兴兵，石佳，李勤，等，2018. 血清肿瘤志物在诊断转移性肺癌中的临床价值. 检验医学与临床，15（2）：179-182.

庞程，邱敏捷，吴炳权，等，2016. 荧光原位杂交联合核基质蛋白 22 检测在诊断膀胱癌中应用. 解放军医药杂志，28（12）：62-64.

孙阳，赵春临，2019. 纤维连接蛋白 1 在胃癌中的表达及临床意义. 医学研究生学报，6：629-633.

田满福，韩波，2010. 检测 CA199，CA125，CA153 及 CEA 在肿瘤诊断中的意义. 临床和实验医学杂志，9（7）：483-485.

王兰兰，许化溪，2012. 临床免疫学与检验. 5 版. 北京：人民卫生出版社.

王寿明，高蕾，于乐成，等，2011. 甲胎蛋白异质体对肝癌诊断及疗效评估价值研究进展. 实用肝脏病杂志，14（6）：479-481.

徐子程，蔡宏宙，喻彬，等，2016. 膀胱肿瘤相关抗原在中国人群膀胱尿路上皮癌诊断中的应用. 临床泌尿外科杂志，31（10）：900-902.

周本霞，喻飞，王估清，等，2015. 神经元特异性烯醇化酶和癌胚抗原联合检测在肺癌与肺结核鉴别诊断中的价值. 临床肺科杂志，20（5）：951-952.

周敏巧，梁文霞，郑君珍，2015. 血清癌抗原 125，甲胎蛋白，癌胚抗原联合检测对女性恶性肿瘤的诊断价值. 中国性科学，1：55-57.

第十五章

优生优育的检验

人口战略关系国家可持续发展大计。中国正处于历史发展大机遇，但却面临复杂的人口现状。首先是人口老龄化加速，目前老龄化水平约为 17.3%（2.4 亿），预计 2025 年将达 3 亿；其次，2018 年新生儿出生率约为 1.09%，2019 年出生率约为 1.05%，低于生育率临界值；再次，不孕不育率高达 15%，不孕人数超过 5000 万，每 8 对夫妇中就有 1 对不孕不育夫妇。除国家政策层面，女性社会价值的提升导致生育年龄普遍推迟；工作和经济压力导致适龄妇女生育意愿低；环境及食品安全问题的影响；以及获取相关优生备孕的知识渠道闭塞，对自身的认识不足，错失最佳生育时间；或由于错失最佳时机，导致怀孕胚胎的质量下降。因此，倡导优生优育对完善人口发展战略具有十分重要的意义。

优生起源于英国，意思为"健康遗传"。提倡优生就是防止有遗传性疾病和先天畸形婴儿的出生。出生缺陷也称先天畸形，是指胎儿出生前即已存在的结构或功能异常。有些异常可于出生时表现，有些异常可于出生后一段时间逐步显现。产生原因包括遗传、环境或二者共同作用。我国每年有 20 万～30 万肉眼可见先天畸形儿出生，加上出生后数月或数年才显现出的缺陷，每年的出生缺陷儿总数达 80 万～120 万，占当年出生人口总数的 4%～6%。而且出生缺陷也已经成为我国婴儿死亡和残疾的主要原因。出生缺陷患儿有 30% 左右经早期诊断和治疗可以获得较好的生活质量，30% 左右出生后死亡，40% 左右成为终身残疾。

第一节　优生优育筛查项目总览

一、优生优育普查

（一）本人及家族健康史

检查主要包括是否有各种急、慢性传染病史，如肝炎、活动性肺结核等；是否患过原发性高血压、心脏病、胃炎、精神疾病等；双方直系亲属是否有精神病史及各种遗传病史；双方是否有近亲结婚，因为近亲结婚是遗传性疾病蔓延的主要原因，是威胁人类正常繁衍与健康的大敌。近亲结婚的后代比非近亲结婚的后代患遗传性疾病的概率大 150 倍。

（二）女性月经史

女性月经史是判断女性生殖系统、内分泌系统发育是否正常和诊断妇科疾病的重要依据，对婚后性生活及生育子女等有很大的关系。对男性则相应了解遗精情况。

（三）男女双方生殖器官的检查

婚前检查能使男女双方正确认识人体的生理构造和功能，了解正常的男女性生活及性生活卫生，不能正常性生活的原因，以及获得受孕知识等。

（四）全身体格检查

通过体格检查可了解男女双方的身高、体重、血压、营养、视力、淋巴结、甲状腺、四肢、心、肺、肝、脾、胃等情况。急性传染病和全身性严重疾病患者，如急性肝炎、活动性肺结核、心脏病、急性肾炎患者等均不应急于结婚，可在治愈和控制后再结婚。

（五）医学检查

优生优育五项是最常见、最重要的子宫内感染因素，被综合称为 TORCH。"T"代表弓形虫，"R"代表风疹病毒，"C"代表巨细胞病毒，"H"代表单纯疱疹病毒，"O"代表其他的感染因素。怀孕早期的原发性宫内感染可严重影响胎儿发育，并引起相似的临床症状和体征。因此，优生优育五项检查十分重要，有利于最大限度降低胎儿畸形的概率。

二、孕前、产前、产后主要检测项目及技术总览

按照时间轴，相应的检查分为孕前、产前、产后三大阶段。就目前阶段来说，为了便于普及筛查，POCT 技术已经渗透到许多检测项目之中。

优生优育孕前检查主要分为男/女性健康常规检查（表 15-1）、女性健康检查（表 15-2）、男性健康检查（表 15-3）、不孕不育健康检查（表 15-4）。

表 15-1　男/女性健康常规检查

类别	项目	常见检测方法
内外科	内外科疾病、血压等	
血常规	红细胞、血红蛋白、白细胞、血小板等	光学法
尿常规	酸碱度、亚硝酸盐、尿蛋白、尿糖、潜血、尿比重、酮体、胆红素、尿胆原等	干式化学法
肝功能	谷丙转氨酶、谷草转氨酶、直接胆红素、间接胆红素、总胆红素	干式化学法
肾功能	尿素氮、肌酐、尿酸、尿微量白蛋白	干式化学法
糖尿病	血糖	电化学法
	糖化血红蛋白	免疫比浊法、荧光免疫层析法、胶体金法、乳胶凝集法、酶法
肝炎	甲型肝炎、乙型肝炎、丙型肝炎、戊型肝炎	胶体金法、ELISA、化学发光法、PCR 法

续表

类别	项目	常见检测方法
心脏病	心脏彩超	
	心电图	心电图仪，可穿戴心电监护仪
	胸片正侧位	
	肌酸激酶同工酶（CK-MB）	荧光免疫层析法、胶体金法、化学发光法、速率法、免疫抑制法
	乳酸脱氢酶	速率法、乳酸底物法
	α-羟丁酸脱氢酶	速率法、干式化学法、连续监测法
	肌红蛋白	荧光免疫层析法、免疫比浊法、胶体金法、化学发光法
	心肌肌钙蛋白 I	荧光免疫层析法、免疫比浊法、胶体金法、化学发光法
	氨基末端脑利尿钠肽前体	荧光免疫层析法、胶体金法、化学发光法
性病	艾滋病、梅毒、淋病（淋球菌）	胶体金法、ELISA、化学发光法、PCR法
口腔	牙周炎、龋齿、智齿	
染色体异常	遗传性疾病、家族性遗传病史	

表 15-2　女性健康检查

类别	项目	常见检测方法
内分泌	促黄体生成素	胶体金法、化学发光法、荧光免疫层析法、ELISA、磁微粒化学发光免疫分析法
	卵泡刺激素	胶体金法、化学发光法、荧光免疫层析法
	泌乳素	化学发光法、荧光免疫层析法、ELISA、磁微粒化学发光免疫分析法
	雌二醇	化学发光法、ELISA、磁微粒化学发光免疫分析法、免疫荧光法
	孕酮	荧光免疫层析法、化学发光法、ELISA、磁微粒化学发光免疫分析法
	睾酮	荧光免疫层析法、化学发光法、磁微粒化学发光免疫分析法、ELISA
	人绒毛膜促性腺激素	胶体金法、免疫荧光法、ELISA、化学发光法、电化学发光法、磁微粒化学发光免疫分析法
	甲状腺功能	ELISA、化学发光法
	性激素结合球蛋白	化学发光法
	游离雌三醇	化学发光法、磁微粒化学发光免疫分析法
	雄烯二酮	化学发光法
	硫酸去氢表雄酮	化学发光法
	脱氢表雄酮	化学发光法
TORCH	弓形虫、风疹病毒、巨细胞病毒、单纯疱疹病毒	胶体金法、ELISA、化学发光法、时间分辨荧光免疫法、酶免渗滤法、PCR法
妇科	人乳头瘤病毒	PCR法
	解脲支原体	胶体金法、PCR法
	沙眼衣原体	胶体金法、PCR法
	阴道炎（细菌性、滴虫性、念珠菌）	干化学酶法、多胺法、胶体金法、pH法
卵巢功能评估	抗缪勒管激素	ELISA、化学发光法、荧光免疫层析法、免疫荧光干式定量法
	抑制素 B	ELISA、化学发光法、荧光免疫层析法

表 15-3　男性健康检查

类别	项目	常见检测方法
泌尿生殖系统	腮腺炎等病史	
	游离睾酮	化学发光法
精液	前列腺特异性抗原	ELISA、化学发光法、荧光免疫层析法、乳胶免疫比浊法
	抗精子抗体	胶体金法、ELISA、化学发光法
	精子 SP10 蛋白	胶体金法
	精子活度	显微镜镜检法
	精子浓度	比色法
	精子 DNA 碎片	瑞-吉染色法
	精子形态	快速染色法
	精子顶体	PSA-FITC 染色法
	精子顶体酶活性	酶法
	精子活率	伊红染色法
	精浆弹性硬蛋白酶	ELISA
	精浆中性 α-葡萄糖苷酶	酶法
	精浆锌	化学比色法
	精浆果糖	吲哚法
	精浆柠檬酸	酶法
	精浆酸性磷酸酶	磷酸苯二钠法
	精子核	吖啶橙染色法
	精子核蛋白组型	苯胺蓝染色法
	精子核 DNA 完整性	精子染色质扩散法
	精子膜	低渗膨胀法
	精子膜表面抗体 IgG 检测	混合凝集法
	精子膜表面抗体 IgA 检测	乳胶法
	精液白细胞过氧化物酶	正甲苯胺法
	精液乳酸脱氢酶同工酶 X	速率法
	精子尾部肿胀	低渗膨胀法

表 15-4　不孕不育健康检查

类别	项目	常见检测方法
女性不孕	泌乳素	化学发光法、荧光免疫层析法、ELISA、磁微粒化学发光免疫分析法
	抗缪勒管激素	ELISA、化学发光法、荧光免疫层析法、免疫荧光干式定量法
	抗子宫内膜抗体	胶体金法、ELISA、化学发光法
	抗心磷脂抗体	胶体金法、ELISA、化学发光法
	抗卵巢抗体	胶体金法、ELISA、化学发光法
	抗滋养层细胞膜抗体	胶体金法、ELISA、化学发光法

续表

类别	项目	常见检测方法
女性不孕	抗透明带抗体	胶体金法、ELISA、化学发光法
	抗精子抗体	胶体金法、ELISA、化学发光法
	抗人绒毛膜促性腺激素抗体	胶体金法、ELISA、化学发光法
	封闭抗体	流式细胞术
	抗凝血素抗体	ELISA
	抗磷脂酰丝氨酸抗体	ELISA
	抗磷脂酰肌醇抗体	ELISA
	抗磷脂酰丝氨酸/凝血酶原抗体	ELISA
	抗 β2-糖蛋白 1 抗体	ELISA
	蛋白 C 活性测定	发色底物法
	蛋白 S 活性测定	凝固法
	抗凝血酶 III	免疫比浊法、发色底物法
	狼疮抗凝物	凝固法
	同型半胱氨酸	酶法
精管功能障碍	抑制素 B	ELISA、化学发光法、荧光免疫层析法
细胞受损	酸性磷酸酶	化学比色法
精囊发育	精液果糖	己糖激酶法、化学比色法
附睾功能	精浆中性 α-葡萄糖苷酶活性	酶法、化学比色法
弱精无精	男性不育 Y 染色体微缺失，Y 染色体无精子症基因	PCR 法
监测精子 DNA 完整性	精子 DNA 碎片指数	流式细胞术
男性性功能减退	双氢睾酮	放射免疫法、高效液相色谱-串联质谱法（LC-MS/MS）

优生优育孕中检查主要分为常规产科检查（表 15-5）和产前筛查（表 15-6）两部分。

表 15-5　常规产科检查

类别	检查项目	常见检测方法
血常规	红细胞、血红蛋白、白细胞、血小板等	光学法
尿常规	酸碱度、亚硝酸盐、尿蛋白、尿糖、潜血、尿比重、酮体、胆红素、尿胆原等	干式化学法
TORCH	弓形虫、风疹病毒、巨细胞病毒、单纯疱疹病毒	胶体金法、ELISA、化学发光法、时间分辨荧光免疫法、酶免渗滤法、PCR 法
妇科	人乳头瘤病毒	PCR 法
	解脲支原体	胶体金法、PCR 法
	沙眼衣原体	胶体金法、PCR 法
	阴道炎（细菌性、滴虫性、念珠菌）	干化学酶法、多胺法
内外科	血压	
	妊娠糖尿病（血糖、糖化血红蛋白）	电化学法

续表

类别	检查项目	常见检测方法
内外科	心电图（建档及 36 周后）	
	彩色 B 超	
	肝功能（谷草转氨酶、谷丙转氨酶、总蛋白、白蛋白、总胆红素、胆汁酸）	干式化学法
	肾功能（尿素氮、肌酐、尿酸、尿微量白蛋白）	干式化学法
胎儿监护	胎心、胎位等	

表 15-6　产前筛查

检测项目	常见检测方法
胎儿纤维连接蛋白	胶体金法、ELISA
胰岛素样生长因子结合蛋白-1	胶体金法、ELISA、化学发光法、荧光免疫层析法
妊娠相关血浆蛋白 A	化学发光法、时间分辨荧光免疫法
甲胎蛋白	胶体金法、化学发光法、ELISA
神经管畸形	胶体金法
人绒毛膜促性腺激素游离 β 亚单位	化学发光法、磁微粒化学发光免疫分析法
游离雌三醇	化学发光法、磁微粒化学发光免疫分析法
硫酸脱氢表雄酮	化学发光法
铁蛋白	胶体金法、免疫比浊法、化学发光法

产后检查主要包括血常规、尿常规、盆腔检查、白带检查等，也可以通过精神检查、心理测验等早期检测精神疾病，及早阻止疾病发生。

新生儿筛查及出生后的家庭护理也是一个重要环节。通过血液检查对某些危害严重的先天性代谢疾病及内分泌疾病进行群体筛查，使患儿得以早诊断、早治疗。此外，新生儿抵抗力弱，易患腹泻、流感等，应及时进行相关病原体检查。

第二节　优生优育常见筛查项目

一、TORCH 五项

（一）概述

1. 弓形虫　弓形虫（TOX）是广泛存在于人类和动物体内的一种专性细胞内寄生虫，全世界有 5 亿～10 亿人口被 TOX 感染，孕妇 TOX 的感染率为 4.3%～26.1%。由猫与其他宠物传染给人的可能性较大。人体后天感染后轻型者常无症状，但血清中可查到抗体；当机体免疫功能低下时，重型者可出现各种症状，如高热、肌肉、关节疼痛、淋巴结肿大等。孕妇急性 TOX 感染时，TOX 可通过胎盘感染胎儿，直接威胁胎儿健康。TOX 通过胎盘宫内感染者，可引起死胎、早产，出生后可表现出一系列中枢神经系统症状和眼及内脏的先天损害。

2. 风疹病毒（RV） 属披膜病毒科，具单股正链 RNA，直径为 60nm，仅有一个血清型。风疹为气候温和地区的地方性疾病，是由风疹病毒引起的，发病高峰为春季至初夏。风疹病毒可通过呼吸道传播，以鼻咽分泌物为主要传染源。面部可首先出现皮疹，1 个月内遍布全身，对儿童来说是一种症状较轻的出疹性疾病。孕妇若在妊娠前 3 个月内感染风疹病毒，经胎盘垂直传播感染胎儿，可引起先天性风疹综合征，引起胎儿畸形。

3. 巨细胞病毒（CMV） 属人类疱疹病毒科，直径为 180～250nm，具双链 DNA。CMV分布广泛，引起以生殖泌尿系统、中枢神经系统和肝脏疾病为主的各系统感染，从轻微无症状感染直到严重缺陷或死亡。CMV 是最常见的先天性宫内感染的因素。CMV 生产期感染是引起胎儿畸形的主要原因之一，还可引起早产、胎儿宫内发育迟缓等。成人 CMV 感染多见于免疫功能受损者，由于临床表现缺乏特异性，故 CMV 感染的实验室检查对于该病的早期诊断与治疗至关重要。

4. 单纯疱疹病毒（HSV） 属疱疹病毒科，病毒颗粒直径为 150～200nm，具双链 DNA，根据其限制内切酶切点不同，分 HSV-Ⅰ 和 HSV-Ⅱ 两型。一般认为 HSV-Ⅰ 型主要感染腰以上部位，如咽扁桃体炎、角结膜炎及口唇疱疹等。而 HSV-Ⅱ 型常感染腰以下部位，引起生殖器疱疹等。大多数成年人都可终身有 HSV 的 IgG 抗体。

（二）临床应用

1. 弓形虫 妊娠期初次感染者，TOX 可通过胎盘感染胎儿，孕早期感染者可引起流产、死胎、胚胎发育障碍；妊娠中、晚期感染者，可引起宫内胎儿生长迟缓和一系列中枢神经系统损害（如无脑儿、脑积水、小头畸形、智力障碍等），眼损害（如无眼、单眼、小眼等）以及内脏的先天损害（如食管闭锁）等，严重威胁胎儿健康。感染发生得越早，胎儿受损越严重。

2. 风疹病毒 RV 易感人群为 1～5 岁儿童和孕妇。据统计，孕妇感染风疹者多发生在怀孕 1～6 周时（＞50%），除可致流产、死胎、死产、早产外，若胎儿存活出生，出生的婴儿则可能发生先天性风疹综合征，表现为先天性白内障、先天性心脏病、神经性耳聋、失明、小头畸形和智力障碍等。在妊娠前 8 周内感染，自然流产率达 20%，RV-IgM 抗体阳性，提示有近期感染，必要时应终止妊娠。RV-IgG 抗体阳性，表示机体已有 RV 感染，具有免疫力。RV 能通过胎盘感染胎儿，引起宫内胎儿生长迟缓、小头畸形、脑炎、视网膜脉络膜炎、黄疸、肝脾肿大、溶血性贫血等，新生儿死亡率甚高。

3. 巨细胞病毒 由于 CMV 可存在于唾液、尿、乳汁、泪液、粪便、阴道、宫颈分泌物、血液、精液中，因此病毒可通过多种途径传播。CMV 可通过胎盘感染胎儿，引起早产、胎儿发育迟缓、新生儿畸形、黄疸、肝脾大、溶血性贫血、视网膜脉络膜炎等，新生儿死亡率高。免疫功能受损者，如艾滋病、癌症、器官移植等患者 CMV 感染很常见，感染 CMV后，可发生进行性间质肺炎、肝炎、脑炎、心包炎及播散性 CMV 感染等，常威胁患者的生命，影响器官移植的存活。

4. 单纯疱疹病毒 人群中 HSV 感染非常普遍，感染率为 80%～90%，患者和健康带毒者是传染源。其主要通过分泌物传播或与易感染的人密切接触导致感染。孕早期感染 HSV

能破坏胚芽而导致流产，妊娠中、晚期感染虽少发畸胎，但可引起胎儿和新生儿发病。新生儿（小于 7 周龄）感染 HSV 后可能会引起广泛的内脏感染和中枢神经系统感染，死亡率较高。新生儿感染主要是出生过程中接触生殖道分泌物所致。为了减少胎儿和新生儿的感染，建议妊娠女性应进行 HSV 血清学检查，尽量避免在 HSV 感染期间受孕或生产。

（三）检测方法

检测方法包括胶体金法、ELISA、化学发光法、时间分辨荧光免疫法、酶免渗滤法、PCR 法等。

（四）POCT 方法展望

对孕前人群进行 TORCH 早期检测，可提高孕妇的身体健康素质，对于降低胎儿死亡率与孕妇流产率具有重要的临床参考价值。目前检测 TORCH 感染最常用的 POCT 方法是胶体金法。采用特异性基因重组抗原，结合胶体金免疫层析试验，以高度特异、灵敏的抗体捕获法定性检测人血清中抗体，检测时间仅用数分钟，步骤简单，方便单人操作。不过，胶体金法仅能定性测定，若需定量还需借助设备进行比色试验，免疫荧光技术也同样需要借助设备读数。TORCH 感染检测使用单个试纸条测定操作烦琐，以后或将有集成产品出现。总之，TORCH 感染的 POCT 将向着更加准确快速、无干扰的方向发展，如微阵列等方向。

二、卵泡刺激素

（一）概述

卵泡刺激素（follicle-stimulating hormone，FSH）又称促卵泡生成素，是由动物垂体前叶嗜碱性粒细胞合成和分泌的一种糖蛋白激素，分子质量约为 30kDa。它能促进颗粒细胞增生，刺激类固醇生成，调节配子细胞的发育和成熟，是下丘脑-垂体-性腺轴中的主要激素之一。与促黄体生成素（LH）类似，FSH 由两个非共价结合可解离的亚基组成：α 亚基和 β 亚基。α 亚基由 92～96 个氨基酸组成，β 亚基由 109～115 个氨基酸组成。两亚基通过内部二硫键维持自身正确的三级结构，C 端残基的位置决定其折叠的三维空间结构。

FSH 可以做以下项目的监测评估：辅助生育（排卵能力）、判断绝经（FSH 和雌二醇水平在绝经后范围内）、垂体功能评估（肢端肥大症）和中枢性性早熟鉴别（LH/FSH 值）。

（二）临床应用

可用于评价垂体内分泌功能、卵巢排卵情况、多囊卵巢综合征、性早熟。

1. 降低 见于雌激素和孕酮治疗、继发性性功能减退症、垂体功能减退症、希恩（Sheehan）综合征、多囊卵巢综合征、晚期腺垂体功能减退症等。

2. 升高 见于睾丸精原细胞瘤、克兰费尔特（Klinefelter）综合征、特纳（Turner）综合征、原发性闭经、先天性卵巢发育不全、使用肾上腺皮质激素治疗后、原发性生殖功能减退症、卵巢性肥胖、早期腺垂体功能亢进症、巨细胞退行性肺癌等。

（三）检测方法

检测方法包括胶体金法、化学发光法、荧光免疫层析法等。

（四）POCT方法展望

胶体金法、荧光免疫层析法操作简便，可随时监测人体内FSH的动态变化过程，从而可辅助判断女性卵巢功能是否完好、是否有闭经倾向、是否进入更年期，儿童是否有性早熟倾向等。对于儿童，末梢血样本更易取得。检测末梢血样本并保证检测结果的准确性的POCT方法是未来的研究方向之一。除了院内，目前已经在院外的家用市场出现了FSH的检测试纸。它的便捷与准确度，让女性在家即可了解自己卵巢的功能情况，在卵巢出现隐匿性衰退前尽早备孕，对提高人口的数量和质量均有帮助。

三、促黄体生成素

（一）概述

促黄体生成素（luteinizing hormone，LH）是由脑垂体前叶嗜碱性细胞分泌的一种大分子糖蛋白，亦称促间质细胞激素（ICSH），含有219个氨基酸，由α和β两个亚基非共轭结合形成，其中β亚基具有决定其分子特异性的构型特征，可以识别适当的靶组织，并与特定的受体结合，进而发挥其生理功能。

LH可与FSH协同作用促进卵泡成熟、触发排卵、促进黄体形成并分泌雌激素和孕激素，在人类生殖过程中发挥重要作用。男性中，LH作用于睾丸的间质细胞促进其分泌雄性激素，进而促进精子发育成熟。女性中，在卵泡期LH与一定量的FSH共同作用，促使卵泡成熟及雌激素的合成，继而引起排卵。

LH协同FSH一起维持卵巢的月经周期，导致排卵与黄体形成，LH的产生受下丘脑促性腺释放激素的控制，同时受卵巢的正、负反馈调控，在月经周期LH的释放高峰与卵巢排卵有着密切关系。

（二）临床应用

可用于评价垂体内分泌功能、卵巢排卵情况、卵巢储备功能、中枢性性早熟、男性不育症和继发性闭经及激素分泌紊乱监测等。

1. 监测卵巢排卵情况　LH峰值因其较客观地反映卵泡发育及排卵，是预测排卵最常用的指标。研究表明，与其他激素相比，LH峰值期距排卵最近，尿LH峰值预测排卵的准确性最高。临床上多以25mIU/ml作为参考值。LH分泌特点因人而异，若某些人的LH峰值低于25mIU/ml，其定性检测结果判定为阴性，对于此类情况简单地采用25mIU/ml灵敏度的LH试纸则不能准确预测排卵时间，所以高敏LH检测对于早期预测排卵及LH峰值偏低群体具有实际的临床意义。

排卵前血清LH的测定有利于排卵时间的估计及人工授精时间的确定，当LH≥50mIU/ml时，主卵泡将在24小时内排卵的可能性大；20mIU/ml＜LH＜50mIU/ml时，在

48 小时内排卵的可能性大；10mIU/ml＜LH＜20mIU/ml 时，将在 48 小时后排卵。

当检测灵敏度达 5mIU/ml 时，每相隔 4 小时做一次检测，可以找准卵子排出的时间，精确度可以和 B 超相近。

2. 预测卵巢储备功能 卵巢储备功能是指卵巢皮质内原始卵泡生长发育成为可受精卵母细胞的能力。随着年龄增长，卵巢内存留的可募集的卵泡数目减少，卵子质量下降导致生育能力下降，称卵巢储备功能降低。在患者进行昂贵的人类辅助生殖技术（ART）治疗前评估卵巢储备功能，预测卵巢反应性是当前研究的热点之一，它可以帮助临床医生制订个体化的治疗方案，减少卵巢过度刺激综合征和卵巢低反应的发生。研究发现，及时检测 LH 水平对提高体外受精-胚胎移植成功率具有重要意义。LH 浓度过低，说明卵巢储备功能下降，提示患者可能对超促排卵反应不良，临床上需调整用药，选择更合理的治疗方案，以期获得理想的妊娠率。

3. 在中枢性性早熟（CPP）治疗中的应用 CPP 的病因在于下丘脑提前增加了促性腺激素释放激素（GnRH）的分泌和释放，进而提前激活性腺轴功能，导致性腺发育和性激素分泌，使内、外生殖器发育，呈现第二性征。CPP 儿童如未及时治疗将严重阻碍儿童的身高发育，也会导致严重的社会问题。CPP 治疗常采用醋酸亮丙瑞林注射液。有研究表明，血清 LH＜3mIU/ml 可作为开始给药的指征。

4. 男性不育症的指标 LH 也可作为男性不育症诊断的指标。LH 参与男性生育调节，对正常生殖起着重要作用，其分泌过多或过少，均可以导致男性不育。

5. 女性继发性闭经监测及激素分泌紊乱监测 女性继发性闭经是女性常见临床症状之一。临床研究发现患有继发性闭经与 LH 水平密切相关。对于精密度比较高的 LH 检测试剂，可以及时排查多囊、不排卵等女性内分泌失调的现状。

（三）检测方法

检测方法包括胶体金法、化学发光法、荧光免疫层析法、ELISA、磁微粒化学发光免疫分析法等。

（四）POCT 方法展望

胶体金法是目前国际上公认的最为理想的检测 LH 的方法，具有特异性强、操作简便，并与 hFSH、hTSH 等无交叉反应的特点。一般胶体金法的 LH 诊断试剂盒的灵敏度在 25mIU/ml 左右，对排卵的预测能力不及其他方法高，对孕妇及医生的指导作用也会滞后。目前多家公司已将 LH 的检测灵敏度提高到 10mIU/ml 或 20mIU/ml，最高的灵敏度可达到 5mIU/ml，对预测排卵、指导同房的作用更强，对提高生育率非常有帮助。

四、催乳素

（一）概述

催乳素（PRL）是腺垂体分泌的一种蛋白质激素，它的主要靶器官是乳腺，负责其成熟和分化。垂体分泌 PRL 有昼夜变化，呈脉冲式分泌；应激状态也可引起 PRL 分泌增加。

高浓度的 PRL 对卵巢的类固醇生成、垂体促性腺激素的产生和分泌有抑制作用。PRL 主要的生理活性是促进乳腺生长发育和合成乳汁，参与月经调节，增强 LH 刺激睾丸产生睾酮。

（二）临床应用

针对孕期女性、备孕者、青春期及育龄期激素异常者，主要可用于评价垂体内分泌功能；筛查高催乳素血症、垂体催乳素瘤。

（1）女性怀孕期，催乳素含量升高，其对乳腺的刺激作用有利于产后哺乳。

（2）催乳素测定可诊断无排卵性月经周期。

（3）怀疑乳腺癌和垂体肿瘤时，也可检测催乳素含量。

（4）高催乳素血症是生殖紊乱的主要原因，高催乳素血症对生殖功能的影响：①可导致垂体促性腺激素分泌减少；②抑制 LH 介导的雄激素合成；③阻止 FSH 诱发的芳香化酶活性，降低雌激素水平；④阻止促性腺激素诱导的血清纤溶酶原激活因子上升，导致排卵难以发生；⑤直接作用于卵巢，可引起黄体功能不全。

（三）检测方法

检测方法包括化学发光法、荧光免疫层析法、ELISA、磁微粒化学发光免疫分析法等。

（四）POCT 方法展望

通过荧光免疫层析对泌乳素实现定量检测，体现出 POCT 的优势：①可全血检测，操作更便捷；②试剂常温保存，更适合临床科室及基层医院使用；③包装规格灵活，小份包装更适合样本量较少的终端使用。

五、雌激素

（一）概述

雌激素包括雌二醇（estradiol，E2）、雌酮和雌三醇，其中以 E2 生物活性最大。成年女性月经周期中，E2 呈周期性变化，95%来自卵巢。在血浆中绝大部分雌激素、性激素与球蛋白及白蛋白结合转运。雌二醇约有 2%是游离的，60%结合于白蛋白，38%结合于激素结合球蛋白。雌三醇为雌二醇和雌酮的代谢产物，在肝脏内与葡萄糖醛酸及硫酸根结合，易溶于水，大部分经肾排出。

雌激素促进青春期女性外生殖器、阴道、输卵管的生长和发育，促进卵泡发育，在周期性排卵中起核心作用；刺激并维持正常的女性第二性征，增进阴道对细菌的抵抗力，对蛋白质、糖类、脂类平衡有重要影响。

（二）临床应用

主要用于评价卵巢功能及排卵情况。

1. 升高　见于卵巢过剩刺激综合征、多胎妊娠、卵巢颗粒细胞瘤、肾上腺皮质增生（男）、肝病等，雌激素高分为绝对偏高和相对偏高两种，危害及原因如下所述。

（1）雌激素绝对偏高，有以下两种。

1）卵巢分泌的雌激素、孕激素都偏高，可表现为月经量偏多，时间偏长（周期有规律）。

危害：女性到中青年时易患子宫肌瘤。

原因：雌激素水平偏高与个人体质有关，要注意身体，不要过度劳累。

2）雌激素过高，孕激素偏低，多见于青春发育期少女或更年期妇女，由于排卵功能不稳定，卵泡持续发育而无排卵，雌激素过高，孕激素偏低，导致月经失调或功能性子宫出血，要先止血后调整周期。

（2）雌激素相对偏高，有以下两种。

1）雌激素水平正常，因排卵障碍而致孕激素偏低，伴有或不伴有雄激素偏高。

危害：单一的雌激素偏高（尤其是相对偏高）、孕激素低，易患乳腺囊性增生，如不治疗可发展为乳腺癌。乳腺癌可见于中年未育，生活质量欠佳，或长期抑郁、心理压力大者。

2）有排卵而拒绝生育，到了一定年龄，整体孕激素就偏低，雌激素是正常的。

2. 降低 会导致潮热、心悸，精神、神经症状表现异常，骨质疏松。见于卵巢功能低下症、先天性卵巢发育不全（Turner 综合征）、希恩综合征（产后垂体功能不全综合征）、西蒙（Sinmond）综合征、神经性厌食、胎儿-胎盘功能不全等。

（三）检测方法

检测方法包括化学发光法、酶联免疫法、磁微粒化学发光免疫分析法、免疫荧光法等。

（四）POCT 方法展望

E2 的 POCT 主要通过免疫荧光法实现，操作简单快速，有较好的灵敏度和特异度。此外也可通过 POCT 化学发光法实现，在灵敏度和准确度方面有了进一步提高。

六、孕激素

（一）概述

孕激素由卵巢的黄体分泌，以孕酮（Prog）为主，主要功能是促使子宫内膜从增殖期向分泌期转变。排卵前血中孕酮很低，几乎不能排出，排卵后逐渐上升，至 1 周左右达高峰，若未受孕伴随黄体萎缩而下降。月经周期中，17-羟孕酮与孕酮有类似的周期性变化。

孕酮可促进子宫内膜的增厚，使其中的血管和腺体增生并引起分泌，以便受精卵着床；降低子宫对催产素的敏感性，减少前列腺素的生成，降低母体的免疫排斥反应，维持正常的妊娠；促使乳腺腺泡与导管发育，并在受孕后为泌乳准备条件；致热作用，用于判断排卵期的一个标志物；可使血管和消化道平滑肌松弛。

（二）临床应用

孕激素主要可用于判断排卵及黄体功能；评价早期妊娠状况，鉴别异常妊娠、先兆流产及难免流产等。

1. 升高 见于正常妊娠、双胎和多胎妊娠、妊娠毒血症、先兆子痫、葡萄胎及原发性高血压。

2. 降低

（1）先兆流产、异位妊娠（宫外孕）、早产、闭经、不孕症。

（2）黄体功能不全，卵巢黄体发育不全时，孕酮含量相应降低。

（3）肾上腺、甲状腺功能严重失调也可影响卵巢功能，使排卵发生障碍，孕酮含量也会相应降低。

（4）身体出现胰岛素抵抗。

（5）慢性压力。

（6）饮食中包含大量糖分，但是缺乏足够的营养。

（7）缺乏锻炼。

（8）药物。

3. 孕酮和 β-HCG 联合辅助诊断异位妊娠

（1）尿妊娠试验。

（2）β-HCG：异位妊娠时低于正常宫内妊娠 β-HCG。

（3）孕酮：异位妊娠患者血孕酮水平偏低。孕早期孕酮值比较稳定，如孕 8 周时孕酮＜45nmol/L（15ng/ml），提示异位妊娠或黄体发育不良，敏感度达 95%。

（4）超声检查。

（5）腹腔镜检查：诊断异位妊娠的"金标准"，但有创、费用较高。

（6）子宫内膜病理检查：阴道出血较多、超声提示子宫内膜不均质增厚或伴囊区者，可行诊断性刮宫，刮出物有绒毛，可确诊为宫内孕流产。

（三）检测方法

检测方法包括荧光免疫层析法、化学发光法、ELISA、磁微粒化学发光免疫分析法等。

（四）POCT 方法展望

目前国内只有少数公司生产孕酮的 POCT 试剂，几乎都采用免疫荧光法。孕酮属于小分子物质，无论是免疫荧光法还是化学发光法，均采用竞争法进行测定，检测结果的准确性仍需要进一步提高。

七、雄激素

（一）概述

雄激素是一类促进男性附性器官成熟及第二性征出现，并维持正常性欲及生殖功能的激素，主要有睾酮（testosterone，TESTO）、雄烯二酮、硫酸脱氢表雄酮（DHEA-S），其中睾酮的活性最高。

雄激素促进精子的形成和成熟，刺激并维持正常的男性第二性征；促进蛋白质合成，使氨基酸分解减弱，呈正氮平衡；增加肾脏红细胞生成素的生成，从而刺激红细胞的生成。

（二）临床意义

主要用于判断肾上腺和睾丸功能、垂体功能亢进等。

1. 升高 见于特发性男性性早熟，家族性男性性早熟，肾上腺皮质增生，肾上腺皮质肿瘤（腺癌显著增高，腺瘤亦常增高），睾丸肿瘤，睾丸女性化，多囊卵巢综合征，卵巢雄性化肿瘤，松果体瘤，特发性多毛症，甲状腺功能减退，应用雄激素、人绒毛膜促性腺激素（HCG）和雌激素治疗等。

2. 降低 见于男性睾丸发育不全、类无睾综合征、下丘脑或垂体性性腺功能减低。此外，也见于甲状腺功能亢进、肝硬化、肾衰竭、严重创伤及久病体弱患者。

（三）检测方法

检测方法包括荧光免疫层析法、化学发光法、磁微粒化学发光免疫分析法、ELISA 等。

（四）POCT 方法展望

目前国内只有少数公司生产睾酮的 POCT 试剂，几乎都采用免疫荧光法。睾酮属于小分子物质，无论是免疫荧光法还是化学发光法，均采用竞争法进行测定，检测结果的准确性仍需要进一步提高。

八、人绒毛膜促性腺激素

（一）概述

人绒毛膜促性腺激素（human chorionic gonadotropin，HCG）是一种分子质量为 36.7kDa 的糖蛋白，由 α 和 β 两个亚单位组成，由胎盘合体滋养层细胞合成并分泌。大约在受精后 6 天，受精卵着床并开始分泌微量 HCG，其分泌量与滋养细胞的数量和活力相关。在妊娠早期其分泌量增加很快，约 2 天增长 1 倍，至妊娠 8～16 周血清 HCG 浓度达到峰值，持续约 10 天迅速下降至峰值的 10%，持续至分娩。在正常的妊娠中，受孕后 7 天便可以在尿液中检测到 HCG。

（二）临床应用

可用于早期判断妊娠状态，排除异常妊娠；早期异常妊娠诊断及预后；异常妊娠治疗疗效监察；妊娠滋养细胞疾病（葡萄胎、绒毛膜癌）的诊断和疗效随访等。

1. 诊断早期妊娠 孕后 35～50 天 HCG 可升至大于 2500IU/L，60～70 天 HCG 可达 8×10^8IU/L，多胎妊娠者尿 HCG 常高于一胎妊娠。及早诊断妊娠非常必要，孕妇可提早注意避免接触有害物质，选择对胎儿影响最小的药物治疗常见疾病，防止滥用药物。采用人工授精的人群可及早判断是否妊娠，并接受一系列的后续保胎治疗。对于不想怀孕的妇女，则可及早终止妊娠，减少痛苦。

2. 异常妊娠与胎盘功能的判断

（1）异位妊娠：宫外孕患者 HCG 水平阳性，但翻倍情况差，HCG 水平低于正常妊娠妇女。

（2）流产诊断与治疗：不完全流产如子宫内尚有胎盘组织残存，HCG 检查仍可呈阳性；完全流产或死胎时 HCG 由阳性转阴性，可作为保胎或吸宫治疗的参考依据。

（3）先兆流产：血中 HCG 仍维持高水平，患者多不会发生流产。如 HCG 在 2500IU/L 以下，并逐渐下降，则有流产或死胎的可能，当降至 600IU/L 则难免流产。在保胎治疗中，如 HCG 仍继续下降说明保胎无效，如 HCG 不断上升，说明保胎成功。

（4）在产后 4 天或人工流产术后 13 天，血清 HCG 应低于 1000IU/L，产后 9 天或人工流产术后 25 天，血清 HCG 应恢复正常。如不符合这一情况，则应考虑异常可能。

（5）生化妊娠：指精卵结合后有 HCG 分泌，但是受精卵却未在子宫内着床，未成功怀孕。一般精卵结合 7 天后开始分泌 HCG，再过 7 天用早孕试纸可以测出。生化妊娠一般发生在孕 5 周内，又称亚临床流产，在试管婴儿时更为常见。一般在早孕试纸检测时，显示淡红线，过几天后发现试纸条检测变为无色，便可考虑是否为生化流产。

灵敏度达到 5mIU/ml 的尿检试纸，除了尽早知道是否怀孕外，还可以辅助用户判读是否出现生化流产，也便于用户尽快做调理。

3. 滋养细胞肿瘤诊断与治疗监测

（1）葡萄胎、恶性葡萄胎、绒毛膜上皮癌及睾丸畸胎瘤等患者尿中 HCG 显著升高，可达十万 IU/L 到数百万 IU/L。如果男性尿中 HCG 升高，要考虑睾丸肿瘤如精原细胞癌、畸形及异位 HCG 瘤等。

（2）滋养层细胞肿瘤患者术后 3 周后尿 HCG<50IU/L，8～12 周呈阴性；如 HCG 不下降或不转阴，提示可能有残留病变，这类病例常易复发，故需定期检查。

值得注意的是，其他更年期、排卵及双侧卵巢切除术均可致 LH 升高，因 LH 与 HCG 的 α 肽链组成相同而使采用抗 HCG 抗体的妊娠试验呈阳性，此时可用 β-HCG 的单克隆二点酶免疫测定鉴别。内分泌疾病如脑垂体疾病、甲状腺功能亢进，妇科疾病如卵巢囊肿、子宫癌等 HCG 也可增高。近年来发现恶性肿瘤如卵巢畸胎瘤、胰腺癌、胃癌、肝癌、乳腺癌、肺癌等患者血中 HCG 也可升高，因此可将 HCG 作为肿瘤标志物之一，但必须结合临床情况及其他检查结果综合分析。

（三）检测方法

检测方法包括胶体金法、免疫荧光法、ELISA、化学发光法、电化学发光法、磁微粒化学发光免疫分析法等。

（四）POCT 方法展望

HCG 试剂是最早的检测尿液 HCG 的 POCT 试剂，采用的是胶体金法，可通过肉眼判读结果。免疫荧光法试剂则在检测血液样本时具有较高的灵敏度和较宽的检测范围，虽然在准确度方面不及化学发光法，但是因为检测范围足够宽，所以对于高浓度样本无须稀释即可直接检测，操作更加简便。提高 HCG 检测的准确性，是未来 POCT 方法发展的方向。目前一些新的检测方法，如循环增强免疫荧光法、化学发光法、微流控化学发光法陆续出现，在结果的准确度方面有了极大的提升，同时操作也更加简便，但是与 POCT 的要求相比，操作还是有些复杂，因此仍需要进一步的简化操作。由于胶体金试剂的便捷性，目前已经广泛用于院外的家庭自测。

九、精子 SP10 蛋白

（一）概述

《世界卫生组织人类精液检验与处理实验室手册》（第 5 版）指出，精子浓度的正常最低值为 15×10^6 个/ml，当处正常最低值时，即认为有生育困难。基于若干解剖学、遗传学和生化特征，SP10 蛋白被证实可选作精子浓度检测的分析物，其仅在睾丸中表达，是精子生成历程最后一步的分化标志物，并与精子浓度呈一定的线性关系。它存在于精子顶体上，是受精过程中不可缺少的蛋白水解酶，在精子游动时促使生殖道中激肽释放，从而增强精子的活力和促进精子的运动。SP10 蛋白是精子浓度检测分析的最佳选项，应用于男性不育症的辅助诊断和疗效观察具有很大的临床意义。

（二）临床应用

主要用于男性不育症的辅助诊断和疗效观察，为适龄夫妇的生育计划给予指导。

（三）检测方法

检测方法主要是胶体金法。

（四）POCT 方法展望

精子 SP10 蛋白可以用于初步评估男性精子质量，采用的 POCT 方法为胶体金法，可通过肉眼判读结果。由于胶体金法的便捷性，该项目除了在院内使用，也同样适用于家庭自测，更好地满足了私密性。

十、抗米勒管激素

（一）概述

抗米勒管激素（anti-Müllerian hormone，AMH）是转化生长因子-β（TGF-β）超家族成员，是一种由卵巢窦卵泡及小窦卵泡的颗粒细胞所分泌的激素。胎儿时期的女宝宝从 9 个月便开始制造 AMH，卵巢内的窦卵泡及小窦卵泡数量越多，AMH 的浓度便越高；反之，当卵泡随着年龄及各种因素逐渐消耗，AMH 浓度也会随之降低，越接近更年期，AMH 便渐趋于 0。AMH 可作为预测卵巢储备的标志物，与传统性激素（如 FSH、LH、E2 等）相比，AMH 能更早地反映原始卵泡池中的卵泡数量，更早期、准确地反映卵巢功能状态。

（二）临床应用

AMH 与窦卵泡数量具有极高的相关性，因此，AMH 在妇科内分泌疾病诊断、卵巢储备和卵巢功能评估方面有广泛的应用。在 2011 年妇科内分泌、辅助生殖领域的诊疗指南《博洛尼亚标准》中指出，AMH 是诊断卵巢功能的重要指标（表 15-7）。

表 15-7　AMH 水平的临床意义

诊断结果	参考值	卵巢低反应	绝经	多囊卵巢综合征
AMH 水平（ng/ml）	2~7	0.7~2	<0.086	>7

　　AMH 结合阴道超声检查窦卵泡计数，能全面评价卵巢储备功能；与 FSH、LH、E2 相结合可以提高诊断的准确性；AMH 除了作为卵巢储备功能评估的良好指标，进一步预测卵巢的反应性，指导临床医生选择恰当的促排卵用药方案外，还在多囊卵巢综合征、卵巢颗粒细胞瘤的诊断方面均有重要意义。

（三）检测方法

　　检测方法包括 ELISA、化学发光法、荧光免疫层析法、免疫荧光干式定量法等。

（四）POCT 方法展望

　　AMH 可以结合其他激素来进行卵巢早衰、多囊卵巢综合征和生育力评估。目前 AMH 的 POCT 方法主要有荧光免疫层析法，该方法快速、便捷、经济。在传统荧光免疫层析法的基础上，也发展出量子点荧光免疫法、时间分辨荧光免疫法，以及基于微流控芯片的荧光免疫法等，有效提高了检测灵敏度。

十一、抑制素 B

（一）概述

　　抑制素 B（inhibin-B，INH-B）由生殖系统细胞分泌产生，与生殖力有密切联系，具有调节生殖功能内分泌、旁分泌和自分泌的作用。目前已有文献证实 INH-B 是卵巢储备功能和睾丸精曲小管功能的主要标志物，可以用于卵巢因素引起的女性不孕和精曲小管功能障碍引起的男性不育检测。

　　女性中，INH-B 主要由对 FSH 敏感的窦卵泡周围颗粒细胞产生，可以直接体现卵巢储备功能及反应性。男性中，INH-B 是睾丸来源的糖蛋白激素，成年男性体内血清抑制素 B 水平与 FSH 呈显著负相关，对 FSH 起负反馈作用。生精功能低下与生精阻滞男性血清 INH-B 水平显著低于正常生精功能男性。血清 INH-B 的水平还与睾丸体积、精子总数显著相关。INH-B 水平反映了整个睾丸组织的功能，是输精管道的直接产物，成年男性血清中维持可检测的 INH-B 水平需要生精细胞的存在，INH-B 被认为是男性精子发生的血清标志物。

（二）临床应用

　　INH-B 测定可用于男性不育患者的生精功能评价，儿童隐睾、性早熟的诊断，对非阻塞性无精子症患者睾丸精子抽吸的预测，放、化疗对男性生精功能的损伤监测等。

　　对于多囊卵巢综合征患者，联合检测血清 INH-B 及 AMH 有利于早期更准确地判断颗粒细胞受损情况，及早预测多囊卵巢综合征发生风险并采取相应的预防措施。

在实施人类辅助生育技术时，INH-B 有助于医生采取最佳的促排方案，提高妊娠率，具有较大的临床价值。

（三）检测方法

检测方法包括 ELISA、化学发光法、荧光免疫层析法等。

（四）POCT 方法展望

对 INH-B 进行定量分析，对于诊治女性的多囊及男性不育有着比较大的参考价值。目前国内 INH-B 的检测几乎都采用 ELISA，个别厂家开发了荧光免疫层析法。未来开发简便易行的 POCT 方法是发展方向之一。

十二、梅毒螺旋体抗体

（一）概述

梅毒是一种由密螺旋体属苍白螺旋体种苍白亚种，即梅毒螺旋体（*Treponema pallidum*，*TP*）引起的慢性经典性传播疾病。人体在感染梅毒螺旋体 4～10 周时，血清中便会产生抗类脂抗原的非特异性抗体及抗梅毒螺旋体抗原的特异性抗体。梅毒是一种世界性的性病，据世界卫生组织统计，全球每年有近 2000 万的梅毒新发感染者。近年来梅毒在我国的发病率有上升趋势，2000～2017 年我国梅毒报告发病率已由 6.43/10 万增长到 34.49/10 万，年平均增长率为 15.59%。

梅毒感染的过程较为复杂，感染后患者的皮肤、黏膜会出现梅毒螺旋体，从而引起皮肤、黏膜损伤。潜伏梅毒患者的临床症状并不明显；一期、二期梅毒患者以硬下疳、毒疹、皮肤溃疡为主要表现，且此阶段的梅毒病毒可随血液传播至全身，引起患者淋巴结肿大，并导致患者神经系统、内脏、皮肤、心血管等多器官及组织损害；三期梅毒患者病情危重，患者的脏器、神经、心血管受损严重，若治疗不及时可导致患者死亡。若妇女在孕前或孕期感染梅毒，血中的梅毒螺旋体可引起胎儿感染，导致新生儿暴发性脓毒症甚至死亡；有的出生后虽在儿童期无症状，但感染持续存在，到青春前期表现为梅毒三期。建议育龄妇女在孕前进行梅毒螺旋体抗体筛查，阳性者应进一步确诊，及时治疗，治愈后再怀孕，防止胎儿发生先天性梅毒。若孕后感染，应于孕 16 周前开始治疗，可有效防止胎儿感染。

（二）临床应用

梅毒特异性抗体主要分为 IgM 和 IgG，IgM 多在患者发生梅毒感染 2 周后产生，IgG 多在患者发生梅毒感染 4 周后产生；在患者疾病确诊并实施治疗后，IgG 会终身存在，因此可作为诊断梅毒感染及感染史的重要指标，而 IgM 会在治疗一段时间后消失，早期患者维持时间为 3～9 个月，晚期患者可达 2 年左右。梅毒非特异性抗体多在发生梅毒感染 5～7 周后产生，且在患者疾病治愈后梅毒非特异性抗体会快速转阴，因此可通过梅毒非特异性抗体辅助诊断梅毒感染状况。

（三）检测方法

检测方法包括胶体金法、化学发光法、ELISA、免疫印迹法、快速血浆反应素试验、梅毒螺旋体明胶颗粒凝集试验等。

（四）POCT 方法展望

梅毒血清学检测是当前临床诊断梅毒的常用方式，机体感染梅毒后，梅毒螺旋体将作为抗原激活机体免疫反应，从而引起机体产生梅毒相关特异性抗体及非特异性抗体，基于此，临床可通过梅毒血清学检测辅助诊断早期梅毒。

基于胶体金法检测梅毒螺旋体抗体具有操作简单且快速，无须使用特殊的设备的优点，比较适合基层医院开展，但其灵敏度和特异性有限，在应用上存在一定的局限。化学发光法将高灵敏的化学发光测定技术与高特异的免疫反应相结合，是目前临床应用的新型免疫测定技术。POCT 类的化学发光产品，同时具备化学发光法的准确性及 POCT 的便捷性，操作简单、检测快速，具有较高的诊断灵敏度和特异度。

第三节　免疫性不孕不育筛查项目

一、抗精子抗体

（一）概述

引起男性不育的主要免疫学因素是抗精子抗体（antisperm antibody，AsAb），精子对于成年男性本身是有抗原性的，但由于血睾屏障的存在不会发生免疫反应。然而，若男性生殖系统局部的炎症、外伤及手术等损伤了这一屏障，将致使精子及其可溶性抗原漏出并被巨噬细胞吞噬，从而致敏淋巴细胞，发生抗精子的免疫反应，便可生成 AsAb。生精管道的梗阻是 AsAb 形成的最常见原因，资料表明输精管结扎后约 60% 男性会产生 AsAb；显微外科输精管吻合术可以使输精管复通术的复通率达到 99.5%，但致孕率仅为 54%，即使排除女方因素，致孕率仍然仅为 64%，这可能就是因为免疫因素导致的。因此输精管结扎后的男性也成为研究 AsAb 很好的模型，因其近睾端附睾液中的精子和输精管吻合后的精液中的精子都存在 AsAb。

对女性而言，精液属同种异体抗原，正常情况下，当精子进入女性生殖道后，由于精浆中存在一些免疫抑制因子，且女性生殖道某些蛋白成分对精子有保护作用，从而形成免疫耐受，一般不会引起免疫反应而产生 AsAb。但是，在女性生殖系统感染、炎症、手术、流产后过早性交、经期性交而损伤生殖道黏膜时，大量精子会通过淋巴进入血液循环，刺激女性对精子发生免疫反应，产生 AsAb，从而导致免疫性不孕。

AsAb 主要有 IgG、IgM 和 IgA 3 种，均存在于男女双方的血液和生殖道的分泌物中，以 IgM 与生殖功能降低关系最为密切，其在血清中以 IgG 和 IgM 为主，精浆中以 IgG 和

IgA 为主。男性体液中的 IgG 和 IgA 主要与整个精子结合，女性体液中的 IgG 和 IgA 主要与精子头部结合，而男女体液中的 IgM 主要与精子尾部结合。检测 AsAb 的方法有很多，由于精子抗原成分复杂，至今没有诊断的金标准。目前的手段主要分为两大类，一是检测附着在新鲜精液精子表面上的 AsAb（直接法）；二是检测血清、精浆、宫颈黏液等体液中的 AsAb（间接法）。直接法比较可靠，间接法得出的结果往往有效性偏低而变异性偏高。

（二）临床应用

正常人群中 AsAb 阳性率不到 2%，而男性不育患者中阳性率达 10%～30%，一般认为抗体滴度对男性生育力影响更直接。通常认为需要进行 AsAb 检测的指征包括：①精液分析显示精子出现凝集现象，精子不活动或者精子形态异常增加；②怀疑梗阻引起精子计数下降或无精子时；③不明原因的不育；④性交后 6～12 小时内宫颈黏液中出现不动或摇摆运动的精子；⑤输精管结扎后复通的患者；⑥配偶因为生育问题打算进行侵入性检查；⑦准备进行体外授精选择治疗方案前。

值得注意的是，分布于血清中的循环 AsAb 和生殖道局部 AsAb 并不是同步的，血清中循环抗体有可能进入生殖道或少量渗入生殖道，但血清中出现 AsAb 并不意味着精液和精子出现 AsAb，所以可能出现血清 AsAb 阳性，而生殖道局部及精子 AsAb 阴性；血清 AsAb 阴性时，生殖道局部及精子 AsAb 可阳性。研究表明只有结合在精子表面的结合抗体在男性不育症中起主导作用。血清中检测的结果有时与临床实际有偏差，血清中出现的 AsAb 并非都是导致不育的 AsAb。此外，体液标本的精子抗体检查，只适用于不育夫妇中的女性检查血清及宫颈黏液，以及少精、弱精及无精症的男性检查血清或精浆。

（三）检测方法

检测 AsAb 的直接法包括混合抗球蛋白反应试验、免疫串珠试验和精子-宫颈黏液接触试验等。间接法根据所用抗原的不同分为两类：一类为使用活动精子作为抗原进行检测，包括间接免疫珠试验、间接混合抗球蛋白反应试验、凝集试验和制动实验等；另一类为使用死亡精子或精子膜提取物作为抗原进行检测，包括胶体金法、ELISA、化学发光免疫分析法等。

（四）POCT 方法展望

精子抗原本身成分复杂，蛋白质、糖类及蛋白质分解产物都可作为精子表面抗原，而且不同个体、不同诱因所产生的精子抗原各不相同，对于精子抗原的认识尚不充分，从而导致检测试剂的标准化程度低，重复性和可比性差。用于抗体检测的所有方法几乎都已被试用于精子抗体的检查。但迄今为止，所有的方法都不够理想。理想的 AsAb 检测方法应该是既能确定免疫球蛋白类型，又可对抗体定量，判断抗体与精子的结合部位，且方法简便、客观性强、受检测者主观因素影响小、特异性强、重复性好等。

AsAb 的 POCT 主要通过胶体金法来实现，操作简单快速，但灵敏度和特异度有限。蛋白质芯片技术是一种新型的检测技术，集高通量、高速度、高质量和自动化等特点于一身，可实现抗精子抗体、抗子宫内膜抗体、抗心磷脂抗体、抗卵巢抗体和抗 HCG 抗体等多种标志物同时检测，可以极大地减少标本用量和检测时间，缩短报告周期，节约大量的检测成本和人力。

二、抗子宫内膜抗体

（一）概述

Mathur 等于 1982 年首次证实子宫内膜异位症（endometriosis，EM）患者血清及子宫内膜组织中有特异的抗子宫内膜抗体（endometrial antibody，EmAb）。EmAb 主要为 IgG，而 IgM 和 IgA 的阳性率极低，在 EM 的血清中的检出率为 70%～80%。子宫内膜是胚胎着床和生长发育之地，也是精子上行的必经通路。在正常情况下，育龄妇女周期性脱落的子宫内膜随月经血流出体外，一般不诱发机体产生自身免疫反应。但在病理情况下，如子宫内膜异位、经期阴道操作或经期性交，使经血逆流，可造成子宫内膜异位生长，刺激周围组织产生炎症反应，通过巨噬细胞的吞噬及腹膜的吸收等作用，使机体致敏而诱发机体产生全身和局部的免疫反应，产生 EmAb，导致不孕、死胎或流产。不少女性因在初次妊娠时做了人工流产手术，而不能再怀孕，这种继发不孕症患者多数是因为体内产生了 EmAb。EmAb 也可见于其他妇科疾病，如盆腔炎等。另外，EmAb 的产生还可能与机体免疫系统失调有关，在原因不明的不孕症患者，EmAb 的检出率高达 73.9%。

EmAb 与子宫内膜中靶抗原结合，在补体参与下，引起子宫内膜免疫病理损伤，干扰受精卵的着床和胚胎的发育，导致不孕或流产。健康妇女血清中也会出现 EmAb，有助于激活巨噬细胞清除逆流的经血，也有助于介导补体依赖性抗体的细胞毒反应，清除异位的子宫内膜和由于各种原因致使功能或结构受损的子宫内膜。

（二）临床应用

EmAb 检测作为一种无创且敏感性和特异性较高的方法，可以用于不孕及自然流产的发病原因的探讨及发病机制的实验研究和辅助诊断的指标，也可用于疗效随访和疾病预后，为临床治疗提供指导，并为免疫性避孕提供线索。另外，临床常联合应用 EmAb 及 CA125 诊断子宫内膜异位症，其特异性达 100%，敏感性为 60.4%。

（三）检测方法

检测方法包括胶体金法、ELISA、化学发光法等。

（四）POCT 方法展望

EmAb 的 POCT 主要通过胶体金法来实现，操作简单快速，但敏感性和特异性有限。蛋白芯片技术是一种新型的检测技术，集高通量、高速度、高质量和自动化等特点于一身，可实现抗精子抗体、抗子宫内膜抗体、抗心磷脂抗体、抗卵巢抗体和抗 HCG 抗体等多种标志物同时检测，可以极大地减少标本用量和检测时间，缩短报告周期，节约大量的检测成本和人力。

三、抗透明带抗体

（一）概述

透明带是被覆于卵子表面的糖蛋白。每个月经周期总有一些卵泡变为闭锁卵泡，其中的透明带如有活性，可成为抗原刺激机体产生抗透明带抗体（antizona pellucida antibodies，ZPAb），或由于感染致使透明带变性，刺激机体产生 ZPAb。在机体受到各种致病因子或者交叉抗原刺激导致透明带抗原变性的情况下，造成患者体内辅助细胞对其进行识别，以此出现损伤性免疫，在这种状况下，ZPAb 对透明带结构具有稳定性作用，防止精子穿透透明带而阻止胚胎着床。

ZPAb 是围绕在哺乳动物卵细胞外的一层透明的非细胞膜性物质。ZPAb 与透明带结合，在卵巢表面形成免疫复合物沉淀，能干扰卵子与卵泡细胞间的信号交流、卵泡和卵子的闭锁，导致排卵障碍进而不孕。ZPAb 可诱发反复自然流产的免疫学机制是：ZPAb 可引起母胎免疫识别过度，主要为自身免疫异常，增加了母体对胎儿-胎盘的免疫损伤作用，加速了对胚胎的免疫排斥反应，加之 ZPAb 对含透明带的孕卵产生直接损伤作用，使孕卵即使着床也因前期的损伤作用而不能正常发育，这种情形仅可能发生在孕早期。因此，ZPAb 的检测可辅助诊断原发性流产。

（二）临床应用

辅助诊断原发性流产。

（三）检测方法

检测方法包括胶体金法、ELISA、化学发光法等。

（四）POCT 方法展望

ZPAb 的 POCT 主要通过胶体金法来实现，操作简单快速，但灵敏度和特异性有限。发展高灵敏、高特异、高通量的 POCT 技术进行 ZPAb 的定量检测将是未来的发展方向。

四、抗卵巢抗体

（一）概述

卵巢内处于不同发育时期的卵细胞、透明带、颗粒细胞等多种组织成分，在卵巢损伤、感染、炎症等原因造成卵巢抗原外溢的情况下，都会引起机体免疫反应，导致机体产生抗卵巢抗体，引起卵巢炎症，继而引起不孕。

抗卵巢抗体（anti-ovary antibody，AOA）是一种靶抗原位于卵巢颗粒细胞、卵母细胞、黄体细胞和间质细胞内的自身抗体，该抗体的产生原因尚不明确，在感染、创伤、反复穿刺取卵或促排卵药物的作用下，造成大量卵巢抗原释放，刺激机体产生抗卵巢抗体。抗卵巢抗体可能通过阻碍卵母细胞成熟，使卵母细胞数量减少，影响胚胎细胞分裂；透明带的异常改变影响卵子的排出、精子的穿入和胚胎的着床；颗粒细胞变性坏死、内卵泡膜细胞和黄体细胞内固醇类物质代谢障碍，影响孕激素的产生，降低卵巢的生殖内分泌功能，造成孕卵种植和着床失败。

（二）临床应用

AOA 在卵巢早衰（premature ovarian failure，POF）的患者中有较高的检出率。女性在40岁以前出现卵巢功能减退的现象称为 POF。文献报道，POF 患者 AOA 阳性率可达 18%～70%。目前，临床上对 POF 的诊断主要依据 FSH、LH 及 E2 检测结果结合临床病史，对 FSH、LH 及 E2 可能正常而有卵巢功能下降临床表现的患者，AOA 也有较高的检出率。AOA 的发现提示机体的免疫功能异常，卵巢在免疫应答过程中产生自身抗体 AOA，引起卵巢免疫损伤，导致成熟前卵泡闭锁，卵子退化和妨碍细胞分裂，导致卵巢的储备功能下降及早衰。AOA 是 POF 尤其是早期诊断 POF 的特异性指标之一。

（三）检测方法

检测方法包括胶体金法、ELISA、化学发光法等。

（四）POCT 方法展望

AOA 的 POCT 主要通过胶体金法来实现，操作简单快速，但灵敏度和特异度有限。蛋白芯片技术是一种新型的检测技术，集高通量、高速度、高质量和自动化等特点于一身，可实现抗精子抗体、抗子宫内膜抗体、抗心磷脂抗体、抗卵巢抗体和抗 HCG 抗体等多种标志物同时检测，可以极大地减少标本用量和检测时间，缩短报告周期，节约大量的检测成本和人力。

五、抗滋养层细胞膜抗体

（一）概述

滋养层具有特殊的免疫特性，在整个孕期为胎儿提供特殊的植入保护。当抗滋养层细胞膜抗体水平增加后，存在于血液及生殖道内的抗体活化巨噬细胞对配子及胚胎产生毒性作用，反映了母体存在免疫功能异常。

对孕妇而言，胎儿是一个半非己的同种异体移植物。对胎儿而言，它具有来自父方和母方的基因，胎儿之所以不被排斥，主要依赖于母体对胎儿特殊的免疫调节，这种调节可以制止或改变对胚胎不利的免疫因素，以达到新的免疫平衡，如若平衡失调即可导致流产。胚胎的外层即合体滋养层是直接与母体循环相接触的部分，免疫组化证实合体滋养层不表达任何人类白细胞抗原（HLA）或 ABO 抗原，这点被认为是确保胎儿成活的保护性机制之一，但是合体滋养层浆膜上却明显存在抗原系统，并且可被母体识别。至于这些抗原的性质尚无统一定论，但它们却不容置疑地影响着孕妇与胎儿之间的免疫平衡。

目前有些学者认为，在滋养层表面存在滋养叶淋巴细胞交叉反应抗原，这是一种同种异型抗原，它产生一种保护性的封闭抗体（抗 TLX 抗体），可以通过与胎儿-胎盘滋养叶抗原结合或与母体淋巴细胞结合，防止胚胎或胎儿父系抗原被母体免疫系统识别和杀伤。如果抗 TLX 抗体减少，即可使胎儿细胞特异性抗原暴露，导致免疫性流产的发生。由于 TLX 正常机体即可存在抗原，因此对其抗体水平的检测很难作出一个有意义的判定。滋养细胞膜特异性抗原可以准确地检测，其个体水平容易判定，且研究已证实这种抗滋养细胞膜抗原抗体与妇女血中可能存在的抗磷脂抗体、抗核抗体等不存在交叉反应。通过检测抗滋养细胞膜抗体水平，证实流产妇女血清中抗滋养细胞膜抗体水平比正常孕妇明显增高。而且这种抗体的增高与流产之间有着密切的联系，很可能就是导致流产的一个重要因素。正常孕妇血清中这种抗滋养细胞膜抗原抗体的水平很低，当其水平达到一定程度，即有可能引起较强的抗原抗体反应，从而导致流产。

（二）临床应用

辅助判断流产的原因。

（三）检测方法

检测方法包括胶体金法、ELISA、化学发光法等。

（四）POCT 方法展望

抗滋养层细胞膜抗体的 POCT 主要通过胶体金法来实现，操作简单快速，但灵敏度和特异度有限。发展高灵敏、高特异、高通量的 POCT 技术进行抗滋养层细胞膜抗体的定量检测将是未来发展方向之一。

六、抗人绒毛膜促性腺激素抗体

（一）概述

人绒毛膜促性腺激素（HCG）是由合体滋养层细胞分泌的妊娠期特有的激素，在卵子受精后第 6 天即可检出。它的主要作用是维持妊娠黄体及甾体激素分泌，对受精卵着床、维持早期妊娠以及对抗母体对胎儿的排斥起关键作用。而抗绒毛膜促性腺激素抗体的产生可与 HCG 发生特异性反应进而使 HCG 被特异性灭活，引导胚胎停止发育或临床习惯性流产。

此外，HCG 化学结构及生物学活性与促黄体生成素（LH）类似，故部分抗 HCG 抗体可与其发生交叉反应，从而降低了血中 LH 水平，干扰了正常生殖内分泌功能，造成不孕或流产。有研究显示抗 HCG 抗体在反复的孕早期流产及试管授精失败的患者中具有很强的生物学活性。

对于抗人绒毛膜促性腺激素的产生，有几种推测，有报道提示在性腺功能减退并接受过 HCG 注射的妇女体内可产生抗 HCG 抗体。在以往的研究中也发现在生化妊娠的妇女中抗 HCG 抗体会被诱导产生。还有研究报道，抗 HCG 抗体阳性和流产史关系密切，具有流产史的患者比无流产史的不孕不育患者抗 HCG 抗体阳性率高 67%，但是其与妇科炎症无关。抗 HCG 抗体在正常育龄期怀孕妇女与原发不孕患者中含量很低，但在继发不孕以及原发性不孕及继发不育患者中增加 2～4 倍，且与流产方式无关。抗 HCG 抗体在流产后明显增加，可能是流产过程中绒毛组织中的 HCG 作为抗原刺激机体产生了相应的抗体，进一步导致日后不孕或胎停育。因此，任何方式的流产对于抗 HCG 抗体产生的影响都是极大的，对妊娠和胎儿孕育具有潜在危险。

（二）临床应用

辅助诊断继发不孕及原发不育。

（三）检测方法

检测方法包括胶体金法、ELISA、化学发光法等。

（四）POCT 方法展望

抗 HCG 抗体的 POCT 主要通过胶体金法来实现，操作简单快速，但灵敏度和特异度有限。蛋白芯片技术是一种新型的检测技术，集高通量、高速度、高质量和自动化等特点于一身，可实现抗精子抗体、抗子宫内膜抗体、抗心磷脂抗体、抗卵巢抗体和抗 HCG 抗体等多种标志物同时检测，可以极大地减少标本用量和检测时间，缩短报告周期，节约大量的检测成本和人力。

七、胰岛素样生长因子结合蛋白 1

（一）概述

胰岛素样生长因子（insulin-like growth factor，IGF）是一类多功能细胞增殖调控因子。在细胞的分化、增殖、个体的生长发育中具有重要的促进作用。IGF 家族由 2 种低分子多肽（IGF-Ⅰ、IGF-Ⅱ）、2 类特异性受体及 6 种结合蛋白组成。IGF 与其他的生长因子不同，在细胞外液、细胞培养液中都与特异性的结合蛋白（binding protein，BP）结合，以无活性的复合物形式存在。到目前为止，已发现 6 种胰岛素样生长因子结合蛋白，包括胰岛素样生长因子结合蛋白 1（IGFBP-1）、IGFBP-2、IGFBP-3、IGFBP-4、IGFBP-5 和 IGFBP-6，其特征性的结构构成了一个相关性分泌蛋白家族，均为低分子肽类，其 50% 结构相似。

20 世纪 80 年代中期，人们发现 IGF-Ⅰ 的作用受到一种结合蛋白的调节，命名为胰岛素样生长因子结合蛋白（IGFBP）。IGFBP-1 共有 234 个氨基酸，分子质量为 25.3～31kDa，染色体定位是 7p12—p14，其 C 端区包含一个 Arg-Gly-Asp（RGD）序列，可能是发挥作用的重要结构。IGFBP-1 主要由肝、子宫、肾等组织器官分泌，同时具有自分泌、旁分泌和内分泌的作用。IGFBP-1 主要的生物学意义是运输和调节 IGF-Ⅰ 与受体结合，其自身还有独立于 IGF-Ⅰ 之外的生物学作用。目前研究表明生长激素–胰岛素样生长因子–胰岛素样生长因子结合蛋白轴是一个复杂并有着重要作用的系统，对解释许多生理、病理现象及癌症、糖尿病治疗方面有着重要意义。

（二）临床应用

IGFBP-1 主要存在于羊水中，由蜕膜细胞合成，羊水中 IGFBP-1 浓度较血液中高 100～1000 倍，胎膜早破或临产时，蜕膜与绒毛膜分离，蜕膜细胞碎片漏到宫颈黏液中。宫颈阴道分泌物中的 IGFBP-1 可作为诊断胎膜早破的客观指标。

（三）检测方法

检测方法包括胶体金法、ELISA、化学发光法、荧光免疫层析法等。

（四）POCT 方法展望

IGFBP-1 的 POCT 主要通过胶体金法来实现，操作简单快速，但灵敏度和特异度有限。发展高灵敏、高特异、高通量的 POCT 技术进行 IGFBP-1 的定量检测将是未来的发展方向之一。

（彭运平 郭诗静 胡 霏）

参 考 文 献

邓敏，赵洪福，2019. 男性不育症患者促黄体生成素，抗精子抗体指标水平及其与精子前向运动的相关性分析. 标记免疫分析与临床，26（4）：650-653.

孔壮，王杨，刘军涛，等，2017. 用于促黄体生成素快速检测的电化学免疫传感器. 微纳电子技术，54（8）：528-532.

李妍琴，许丽娟，2017. 优生优育五项检测临床应用及其价值. 中国现代药物应用，11（14）：69-71.

连炬飞，黄瑞玉，刘紫菱，等，2015. 妊娠合并梅毒早期诊断及干预治疗对优生优育的临床意义. 中国妇幼保健，30（7）：1048-1050.

罗立梅，张彬，陈刚，2017. 化学发光微粒子免疫分析法检测性激素 6 项的性能验证. 国际检验医学杂志，38（9）：1214-1216+1219.

随笑琳，宋学茹，赵晓徽，等，2004. 尿黄体生成激素半定量测定在人工授精助孕技术中准确预测排卵的应用. 天津医科大学学报，10（2）：212-214.

吴洁，陈蓉，2016. 早发性卵巢功能不全的激素补充治疗专家共识. 中华妇产科杂志，51（12）：881-886.

吴敏，2016. 抗精子抗体在不孕不育患者诊断中的临床应用价值. 实验与检验医学，34（1）：78-79.

夏德菊，王薇，张春涛，2019. 梅毒诊断试剂的应用和发展. 中国医药生物技术，14（1）：77-82+38.

徐翠香，靳占奎，张丽洁，等，2019. 优生优育检查中 TORCH 抗体检测的临床意义. 检验医学与临床，16（12）：1650-1652.

张桔红，2017. 性激素 6 项在不孕症诊断治疗中的临床应用. 国际检验医学杂志，38（12）：1669-1671.

郑菊芬，施长根，陈小豹，等，2013. 非梗阻性无精子症和隐匿精子症与睾丸体积，血 FSH 和 AZF 基因微缺失的相关性分析. 生殖与避孕，33（12）：811-815.

第三篇

应用场景与 POCT

第十六章

急诊、ICU 与 POCT

急诊和 ICU 的患者有起病急、病情变化快的特点，患者病因未明却已经死亡的情况也时有发生。为了更好地救治这类患者，需要急诊和 ICU 的临床医师经验丰富、思维缜密，迅速、准确而全面地掌握病情、判断预后，做出相应的处理。在国内这两个科室的地位和作用尚未得到充分重视，特别是急诊科，部分医院甚至没有独立的急诊科。急诊的值班人员可能是其他科室的轮转医生、刚毕业的年轻医生等，临床水平离较好完成实际工作的要求之间，有一定的差距，这也是急诊、ICU 医疗纠纷高发的原因之一。POCT 作为医院检验发展的一种新模式，显著缩短了检测时间，提高了患者早期确诊率、最终救治率，同时提高了患者的满意度。在急诊和 ICU 工作中有效地利用 POCT，是改善医疗质量、减少医疗纠纷的新契机。本章将试述 POCT 在多种常见急危重症情况下的合理运用。

第一节 胸痛与 POCT

一、疾病概要

随着社会人口老龄化及人们生活水平的不断提高，因胸痛来急诊就诊的患者逐年递增，目前胸痛患者约占急诊就诊患者的 5%。因为其病因繁杂，临床表现各异，病情变化快，危重程度不一，因此提倡对于胸痛患者进行"早期识别、危险分层、正确分流、科学救治"。快速而有效的检测手段对于高危胸痛的早期甄别，减少不良事件的发生有着极为重要的意义。POCT 的出现有助于胸痛患者的早期识别和准确评估，使得医生在急诊甚至院前就可以鉴别出高危胸痛患者，尽早开展科学分流和救治，为挽救高危胸痛患者的生命赢得宝贵的时间，改善患者的预后。对于医护人员而言，了解各种胸痛相关 POCT 项目的意义并掌握其在各种诊疗流程中的合理应用尤为重要。

临床上胸痛主要来源于胸部疾病，根据发病部位不同可将其分为以下几类。①胸壁疾病：肋软骨炎、肋间神经炎、肋骨骨折、带状疱疹等。②呼吸系统疾病：气胸、肺炎、胸膜炎、支气管肺癌等。③心血管疾病：急性冠脉综合征（ACS）、心包炎、主动脉夹层、主动脉溃疡、肺栓塞、应激性心肌病等。④纵隔疾病：纵隔炎、纵隔气肿、纵隔肿瘤等。⑤食管疾病：食管破裂、食管炎、食管溃疡、食管癌、食管裂孔疝等。

结合患者病情的危险程度来划分胸痛的病因，又可将其分为致命性及非致命性胸痛，详见表 16-1。

表 16-1　胸痛病因分类

	心源性	非心源性
致命性胸痛	急性冠脉综合征，主动脉夹层，心脏压塞，心脏挤压伤（冲击伤）	急性肺栓塞，张力性气胸
非致命性胸痛	稳定型心绞痛，急性心包炎，心肌炎，肥厚型梗阻性心肌病，应激性心肌病，主动脉瓣疾病，二尖瓣狭窄、脱垂等	胸壁疾病，呼吸系统疾病，纵隔疾病，消化系统疾病，精神心理疾病等

在上述众多引起急性胸痛的疾病中，对于高危致死性或潜在致死性胸痛患者，需尽早识别，并给予及时、准确的救治。

二、胸痛的诊治与 POCT

（一）非外伤性胸痛诊治流程

胸痛的临床诊断应当遵循快速评估，危险分层，紧急处理危及生命的情况，优先筛查致命性胸痛的原则，根据患者的临床表现，结合 POCT 项目检测进行筛查，可以帮助我们对患者的病情进行快速评估及危险分层，详见图 16-1。

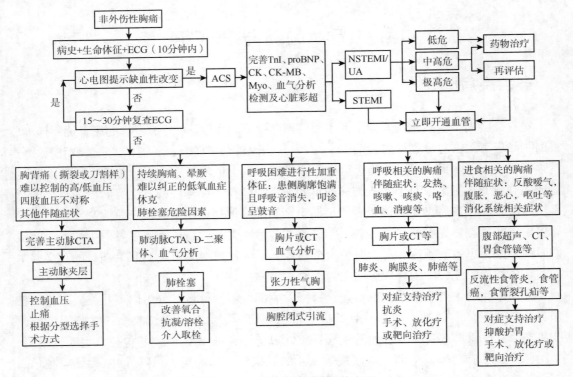

图 16-1　非外伤性胸痛诊治流程

（二）几种致命性胸痛的诊治与 POCT

1. 急性冠脉综合征（ACS）   是指冠状动脉内不稳定的粥样斑块破裂或糜烂引起血栓形成所导致的心脏急性缺血综合征，涵盖了 ST 段抬高型心肌梗死（STEMI）、非 ST 段抬高型心肌梗死（NSTEMI）和不稳定型心绞痛（UA），其中 NSTEMI 与 UA 合称非 ST 段抬高型急性冠脉综合征（NSTE-ACS）。ACS 诊治流程见图 16-2。对于急性心肌梗死的救治要以缩短总的心肌缺血时间、尽早恢复有效的心肌再灌注为根本治疗理念。早期诊断非常关键，对于疑似 ACS 的患者需尽快完成床旁心电图、床旁超声等辅助检查以助明确诊断，高危患者需在此基础上尽快恢复冠脉血流，而对于 NSTE-ACS 的患者则需结合心电图及 POCT 项目进行反复评估。

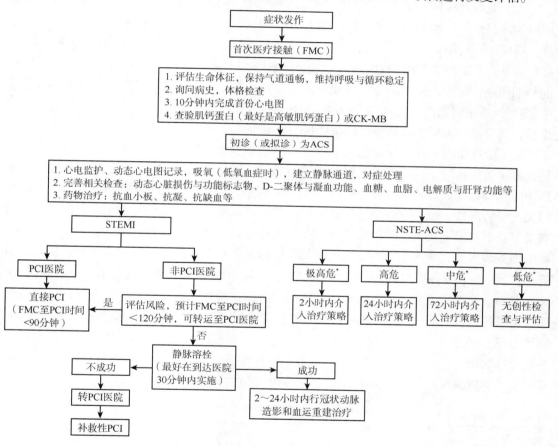

图 16-2 ACS 诊治流程
（引自《急性冠脉综合征急诊快速诊疗指南》）

（1）心肌肌钙蛋白（cTn）：心肌肌钙蛋白是心肌损伤坏死的标志物，对急性心肌梗死的诊断和危险分层有重要的临床意义。cTn 对心肌损伤具有很高的敏感度和特异度，已取代 CK-MB 成为 ACS 诊断和进行危险分层的首选心肌损伤标志物。cTn 升高提示心肌损伤，数值越高，损伤范围越广。当心肌损伤后，肌钙蛋白复合物释放到血液中，发病后 3~6 小时内即可测得。cTnI 升高的持续时间为 7~10 天（表 16-2），cTnT 为 10~14 天，有很长的诊断窗口期，动态监测 cTn 值的变化对于明确心肌损伤的诊断及判断其严重程度很重要。对临床可疑的胸痛、胸闷及其他不典型症状或包括心电图在内的辅助检查异常，临床医生需除外 ACS 时立即检测 cTn。患者来院即刻采血测定 cTn，推荐对于无法早期确诊的胸痛患者，若首次 cTn 为阴性，则可间隔 3～6 小时或在症状发作 10～12 小时后复查以排除急性心肌梗死。出现症状后 24 小时内至少有 1 次 cTn 化验值超过正常上限第 99 百分位时提示急性心肌梗死或心肌损伤。动态监测 cTn 变化还可评估急性心肌梗死患者发生再梗死及死亡的风险。cTn 并不是急性心肌梗死特有的标志物，若 cTn 检测结果阳性并动态升高，则考虑患者急性心肌损伤，但如果患者 cTn 升高但没有动态变化或缺少心肌缺血临床证据时，应考虑其他可能导致心肌坏死的病因。

（2）肌酸激酶同工酶（CK-MB）：98%～99% 的 CK-MB 存在于心肌，且主要存在于心肌细胞的外浆层。当心肌受损后，CK-MB 释放入血，4～6 小时开始升高，16～24 小时达峰，持续 2～3 天（表 16-2）。在 4～6 小时，诊断急性心肌梗死的敏感度约为 90%，特异度约为 95%。溶栓治疗时若 CK-MB 峰前移，则标志再灌注。所以 CK-MB 可用于心肌坏死的早期诊断；用于判断溶栓治疗后梗死相关动脉是否开通，一般若溶栓成功则 CK-MB 峰值前移（14 小时以内）；还可用于判断 ACS 患者的预后。CK-MB 并非心肌坏死的特有标志物，其升高还可见于皮肌炎、肌肉劳损、肾功能不全等患者。

（3）肌红蛋白（Myo）：肌红蛋白是存在于心肌和骨骼肌胞质中的亚铁血红素蛋白，心肌或横纹肌损伤时，Myo 迅速从破损细胞释放到血液中（表 16-2），1～3 小时就可在血循环中检测到其增高，6～9 小时达峰值，24～36 小时即可恢复到正常水平，具有高度敏感性，但无心肌特异性。虽然单独阳性不足以诊断急性心肌梗死，但与 cTn 或 CK-MB 联合应用有助于急性心肌梗死的早期排除诊断；在血循环中消失早（起病 24 小时内），可用于再梗死的诊断。因此，常用于急性心肌梗死的早期诊断及鉴别诊断；可判断再梗死或梗死范围有无扩展。心肌损伤后血 Myo 水平 6～9 小时达峰，如急性心肌梗死发生 10 小时后血 Myo 再次升高，应考虑发生再梗死或心肌梗死范围扩大；若在胸痛发作 2～12 小时，Myo 检测阴性可排除急性心肌梗死；可用于评估心脏手术术后患者心肌损伤程度，判断其愈合情况。除了心肌损伤之外，骨骼肌损伤（包括肌内注射、剧烈运动/创伤等）、休克、直流电复律及遗传性肌肉疾病时 Myo 也可升高。此外，多发性肌炎、肌营养不良、假性肥大型肌营养不良、严重肾脏疾病、严重充血性心力衰竭者 Myo 亦可升高。

表 16-2　心肌损伤标志物的意义

	Myo	CK-MB	cTnI
生物学特点	1～3 小时开始升高	4～6 小时开始升高	3～6 小时开始升高
	6～9 小时达到峰值	16～24 小时达到峰值	14～20 小时达到峰值
	24～36 小时恢复正常水平	2～3 天恢复正常水平	7～10 天恢复正常水平
临床意义	1. AMI 早期排除最重要的指标	1. 早期诊断 AMI 并进行危险分层	1. AMI 诊断的"金指标"
	2. AMI 复发检测、再灌注治疗检测最灵敏指标	2. 非 ST 段抬高型 AMI 最具价值的标志物	2. 判断 AMI 的梗死面积并进行危险分层

（4）脑利尿钠肽/氨基末端脑利尿钠肽前体（BNP/NT-proBNP）：BNP 是由心脏分泌的短肽激素。在心肌细胞合成的 134 个氨基酸的 PreproBNP，在进入血循环后降解产生含 108

个氨基酸的 BNP 前体（proBNP），proBNP 又在内切酶的作用下形成一个具有生物活性的 BNP 和一个没有生物活性的 76 个氨基酸片段 NT-proBNP，BNP 和 NT-proBNP 是目前最重要的反映心脏功能的生物标志物，刺激其释放的主要因素是心肌张力的增加。血浆 BNP/NT-proBNP 水平能够很敏感地反映血流动力学变化，在急性心源性（心力衰竭）与非心源性呼吸困难的诊断与鉴别诊断中的作用日益突出，具有卓越的应用价值。BNP/NT-proBNP 有助于心力衰竭严重程度和预后的评估，心力衰竭程度越重，BNP/NT-proBNP 水平越高，预后越差。连续动态的观察对于个体的病情与发展趋势的判断有很大帮助。疑似心功能受损患者均可进行 BNP/NT-proBNP 检测，用于心力衰竭的诊断及预后的评估，需动态监测，其升高还与肺栓塞患者严重不良事件和死亡相关。BNP<100ng/L 可排除心力衰竭，>500ng/L 可诊断心力衰竭，100～500ng/L 为灰区值。NT-proBNP：<300ng/L 可排除心力衰竭，诊断节点则根据患者年龄分成：50 岁以下是 450ng/L，50～75 岁是 900ng/L，75 岁以上是 1800ng/L，排除值与诊断节点之间为灰区值，是心力衰竭程度较轻或非急性心力衰竭所致，如心肌缺血、心房颤动、肺部感染、肺癌、肺动脉高压或肺栓塞等。针对慢性心力衰竭诊断，NT-proBNP 排除诊断的最佳范围在 100～160ng/L，阴性预测值为 92%～100%。BNP 的检测结果除了受患者年龄的影响，还受患者性别、肥胖、妊娠状态及肾功能等因素的影响，如表 16-3 所示。

表 16-3　BNP 及 NT-proBNP 诊断心力衰竭临界值（ng/L 或 pg/ml）

指标	年龄	排除心力衰竭	可能存在心力衰竭 （需考虑其他因素影响）	存在心力衰竭
BNP	全部	<100	100～500	>500
NT-proBNP	<50 岁	<300	300～450	>450
	50～75 岁	<300	450～900	>900
	>75 岁	<300	900～1800	>1800

2. 主动脉夹层（aortic dissection，AD）　是由于各种原因导致的主动脉内膜、中膜撕裂，主动脉内膜与中膜分离，血液流入，致使主动脉腔被分隔为真腔和假腔，真、假腔之间可以相通或不相通，血液可以在真假腔之间流动或形成血栓。凡是夹层累及升主动脉者为 Stanford A 型，相当于 DeBakey Ⅰ 型和 Ⅱ 型，夹层仅累及胸降主动脉及其远端者为 Stanford B 型，相当于 DeBakey Ⅲ 型。发病时间≤14 天为急性期，>14 天为慢性期。AD 临床表现除了胸痛外，其他症状根据血管撕裂程度不同而表现各异，如表 16-4 所示。另外血浆 CRP 的检测也可用于评估患者预后，血浆 CRP>15mg/dl 是 AD 患者低氧及预后不良的指标。图 16-3 为主动脉夹层的诊治流程。

表 16-4　主动脉夹层的高危病史、胸痛症状及体征

高危病史	高危胸痛症状	高危体征
1. 马方综合征等结缔组织疾病	1. 突发胸痛	1. 动脉搏动消失或无脉
2. 主动脉疾病家族史	2. 剧烈疼痛，难以忍受	2. 四肢血压差异明显
3. 已知存在主动脉疾病	3. 撕裂样、刀割样尖锐痛	3. 局灶性神经功能缺失
4. 已知存在胸主动脉瘤		4. 新发主动脉瓣杂音
5. 曾行主动脉介入或外科操作		5. 低血压或休克

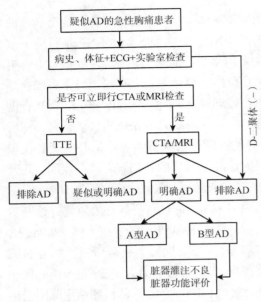

图 16-3　主动脉夹层的诊治流程
（引自《主动脉夹层诊断与治疗规范中国专家共识》）
TTE：经胸超声心动图

（1）D-二聚体：是交联纤维蛋白被纤溶酶降解的产物，在体内起着调节纤溶凝血间平衡的重要作用，主要反映纤维蛋白溶解功能。当机体血管内有活化的血栓形成及纤维蛋白溶解活动时（如急性肺栓塞、深静脉血栓形成、急性主动脉夹层、急性冠脉综合征等急危症），其质量（浓度）升高。荧光免疫层析法和乳胶免疫比浊法检测 D-二聚体因操作简便、快速、定量准确、敏感度高等优点，适用于 POCT。根据患者的病史体征，对于疑似 AD 的患者除了需要完善常规的实验室检查，还需重点关注 D-二聚体，D-二聚体快速升高时，拟诊为 AD 的可能性增大。发病 24 小时内，当 D-二聚体达到临界值 500μg/L 时，其诊断急性 AD 的敏感性为 100%，特异性为 67%，故可作为急性 AD 诊断的排除性指标。但 D-二聚体阴性也不能除外主动脉溃疡或壁间血肿的可能。

（2）C 反应蛋白（CRP）：是炎症因子（白介素-6、白介素-1、肿瘤坏死因子）刺激肝脏上皮细胞合成的，由 5 个相同的非共价结合的单体组成，合成呈对称的环状五球体，分子质量约为 120kDa，分子代谢的半衰期仅为 5～7 小时。作为一种非特异性的炎症指标，CRP 是人体急性时相反应最主要、最敏感的标志物之一。在机体出现炎症或受到组织损伤时会急剧上升，它可以通过激活补体和加强吞噬细胞的吞噬而发挥调理作用，从而清除入侵机体的病原微生物和损伤、坏死、凋亡的组织细胞，在机体的天然免疫过程中发挥重要的保护作用。它可用于鉴别细菌感染和病毒感染，监测抗炎治疗效果，还有研究表明血浆 CRP 的检测也可用于评估 AD 患者的预后，当患者血浆 CRP＞15mg/dl 时，预示着患者低氧及预后不良。

3. 张力性气胸（tension pneumothorax）　是指较大的肺气泡破裂或较大较深的肺裂伤或支气管破裂，裂口与胸膜腔相通，且形成单向活瓣，又称高压性气胸。吸气时空气从裂口进入胸膜腔内，而呼气时活瓣关闭，腔内空气不能排出，致胸膜腔内压力不断升高，压迫肺使之逐渐萎陷，并将纵隔推向健侧，挤压健侧肺，产生呼吸和循环功能的严重障碍。患者会表现出进行性加重的呼吸困难、难以纠正的低氧血症及休克。动态监测血气分析有助于评判患者病情的严重程度。血气分析的临床意义详见表 16-5。

4. 肺栓塞（pulmonary embolism，PE）　是由内源或外源性栓子阻塞肺动脉引起肺循环和右心功能障碍的临床综合征，包括肺血栓栓塞、脂肪栓塞、羊水栓塞、空气栓塞、肿瘤栓塞等。其中又以肺血栓栓塞最为常见，由来自静脉系统或右心的血栓阻塞肺动脉或其分支，引起以肺循环和呼吸功能障碍为主要病理生理特征的临床表现，占急性肺栓塞的绝大多数。深静脉血栓是其主要血栓来源。胸痛、呼吸困难是其最常见的临床表现。与肺栓塞的诊治密切相关的 POCT 项目主要有 D-二聚体和血气分析。血浆 D-二聚体的检测有助于肺栓塞的鉴别诊断，血气分析可用于判断病情的严重程度及治疗效果。在肺栓塞的诊断过程中，D-二聚体检测的阴性预测价值很高，血浆 D-二聚体水平正常多可排除急性肺栓塞和深静脉血栓，但是其他情况也可能使 D-二聚体水平升高，如炎症、肿瘤、出血、创伤、外科手术等。因此血浆 D-二聚体检测的主要价值在于排除急性肺栓塞，尤其是低度可疑患者。推荐使用快速灵敏的 D-二聚体检测方法对门、急诊疑诊急性肺栓塞的患者进行筛查。图 16-4 为可疑非高危急性肺栓塞患者的诊治流程。

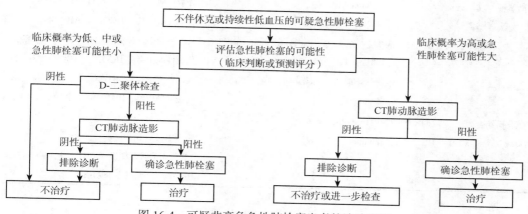

图 16-4　可疑非高危急性肺栓塞患者的诊治流程
（引自 2015 版《急性肺栓塞诊断与治疗中国专家共识》）

血气分析是指通过血气分析仪直接测定血液的 pH、PO_2、PCO_2 等指标，再利用公式（或仪器的微处理器）计算出其他指标，由此对酸碱平衡及呼吸、氧化功能进行判断的分析技术。血气分析对于急危重症患者而言是非常重要的 POCT 项目，目前的床旁动脉血气分析仪，除了可以测定 pH、PO_2、PCO_2 外，有些还可以同时测定电解质、血糖、乳酸、血细胞比容等其他项目。血气分析各项参考值及临床意义如表 16-5 所示。

表 16-5　血气分析的参考值及临床意义

项目		参考值	临床意义
动脉血氧分压	PaO_2	10.6～13.3kPa（80～100mmHg） <10.6kPa（80mmHg）缺氧	判断机体是否缺氧及程度 <60mmHg（8kPa）：呼吸衰竭 <40mmHg：重度缺氧 <20mmHg：生命难以维持
动脉血二氧化碳分压	$PaCO_2$	4.67～6.0kPa（35～45mmHg）	1. 结合 PaO_2 判断呼吸衰竭的类型和程度：PaO_2<60mmHg，Ⅰ型呼吸衰竭；PaO_2<60mmHg，$PaCO_2$>50mmHg，Ⅱ型呼吸衰竭 2. 判断是否有呼吸性酸碱平衡失调：$PaCO_2$>50mmHg，呼吸性酸中毒；$PaCO_2$<35mmHg，呼吸性碱中毒 3. 判断是否有代谢性酸碱平衡失调：代谢性酸中毒时呼吸代偿，$PaCO_2$ 可低于参考值；代谢性碱中毒时呼吸代偿，$PaCO_2$ 可高于参考值 4. 判断肺泡通气状态：$PaCO_2$↑提示肺泡通气不足，$PaCO_2$↓提示肺泡通气过度

续表

项目		参考值	临床意义
动脉血氧饱和度	SaO₂	95%～98%	
血液酸碱度	pH	7.35～7.45	<7.35：失代偿酸中毒（酸血症）
			>7.45：失代偿碱中毒（碱血症）
碳酸氢根 实际碳酸	AB	22～27mmol/L	呼吸性酸中毒：HCO_3^-↑，AB>SB
HCO_3^- 氢根			呼吸性碱中毒：HCO_3^-↓，AB<SB
标准碳酸	SB	是动脉血在 37℃，$PaCO_2$ 在 40mmHg，SaO_2	代谢性酸中毒：HCO_3^-↓，AB=SB<参考值
氢根		100%条件下，测得的 HCO_3^- 含量。AB=SB	代谢性碱中毒：HCO_3^-↑，AB=SB>参考值
全血缓冲碱	BB	指血液中具有缓冲作用的碱的总和，45～	代谢性酸中毒：BB↓
		55mmol/L	代谢性碱中毒：BB↑
二氧化碳结合力	CO_2CP	22～31mmol/L	临床意义与 SB 相同
剩余碱	BE	±2.3mmol/L	临床意义与 SB 相同
			BE 为正值时，缓冲碱 BB↑
			BE 为负值时，缓冲碱 BB↓

第二节　创伤与 POCT

一、疾病概要

（一）创伤的定义

创伤（trauma）是指机械性因素作用于人体所造成的组织结构完整性的破坏或功能障碍。导致创伤的因素还包括高温、寒冷、电流、放射线、酸、碱、毒气、毒虫、蚊咬等。由于工业、农业、交通业及体育事业的高速发展，各种事故所造成的创伤日趋增多。

（二）创伤的临床表现

创伤可以导致全身任何部位的损伤，各部位受创伤后的临床表现各不相同。例如：严重颅脑外伤可以出现意识丧失、昏迷等症状。胸部外伤肋骨骨折断端可刺激肋间神经产生局部疼痛，在深呼吸、咳嗽或转动体位时加剧，胸痛使呼吸变浅、咳嗽无力，呼吸道分泌物增多、潴留，易导致肺不张和肺部感染。严重血气胸患者可出现呼吸困难。严重腹部外伤患者主要的病理变化是腹腔内出血和腹膜炎。四肢骨和脊柱损伤者可表现为疼痛，活动时疼痛加重，甚至活动受限。脊柱损伤累及脊髓者可出现损伤阶段以下运动、感觉障碍、肢体活动障碍。骨盆骨折患者表现为骨折处疼痛难忍，骨盆骨折伴出血患者可表现出休克症状。

（三）创伤的发病机制和原因

在致伤因素的作用下，机体迅速产生各种局部和全身性防御反应，目的是维持机体自身内环境稳定。局部反应和全身反应往往同时存在，但不同的损伤，机体的反应也不相同。例如，局部软组织轻微损伤，一般以局部反应为主，全身反应较轻或持续时间短；而严重的局部损伤，特别是战伤，局部组织损伤较重，且往往有坏死组织存在，此时，不仅局部反应重，全身反应也较明显且持续时间长，两者还可以相互加重以形成恶性循环。严重创伤后，由于组织或器官损伤，局部及全身器官功能和代谢紊乱，易发生较多的并发症，可影响伤员的伤情及病程的发展和预后。

（四）临床诊断

诊断创伤主要是明确损伤的部位、性质、程度、全身性变化及并发症，特别是原发损伤部位相邻或远处脏器是否损伤及其程度。因此，需要详细地了解受伤史，仔细地进行全身检查，并借助辅助诊断措施等才能得出全面、正确的诊断。POCT 技术的快速发展，加快了创伤诊断速度，提高了严重创伤救治成功率，目前常用的 POCT 项目包括生化分析、血栓弹力图、血气分析、PCT、CRP 浓度检测等。

二、创伤的诊治与 POCT

（一）生化分析

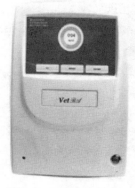

图 16-5 便携式全自动生化分析仪

严重创伤患者常常涉及多个器官损伤及血液丢失导致身体内环境紊乱，继发肝肾功能不全，水电解质紊乱。床旁快速检验有利于医生尽早了解患者肝肾功能状态及水电解质情况，对于医生制订合理的治疗计划有重要意义。目前便携式全自动生化分析仪（图 16-5）已应用于临床，该仪器可以检测临床生化、电解质等 25 个项目，12 分钟即可出结果，具有方便、快速等优点。适用于严重多发伤患者的床旁检验，提高诊断效率。

（二）血栓弹力图

血栓弹力图（TEG）是反映血液凝固动态变化（包括从凝血到纤溶的整个过程中血小板、凝血因子、纤维蛋白原、纤溶系统和其他细胞成分之间的相互作用）的指标，主要用于对凝血、纤溶全过程和血小板功能进行全面检测。因其检测时间短、数据相对准确、操作简单，被广泛运用在各类危急重症领域。对于创伤患者，TEG 可用于预测外伤患者的肺栓塞发生；同时，还可以很好地预测输血需求，更好地进行输血管理。

1. 血栓弹力图指标

（1）R 值：指血样置入 TEG 测试杯中，检测开始到第一块纤维蛋白凝块形成（描记图幅度达 2mm）所需的时间，反映参加凝血过程（内源性、外源性和共同途径所有凝血因子及抗凝系统）的综合作用。R 值能因抗凝药及凝血因子缺乏而延长，因血液呈高凝状态而缩短。

（2）K 值：从 R 值终点至描记图幅度达 20mm 所需的时间，反映纤维蛋白和血小板的相互作用结果，即反映血凝块形成的速率。K 值的长短主要受纤维蛋白原影响，K 值延长提示纤维蛋白原缺乏或功能不足。

（3）α 角（angle 角）：从血凝块形成点至描记图最大曲线弧度作切线与水平线的夹角，反映纤维蛋白和血小板的相互作用结果，与 K 值密切相关，反映血凝块形成的速率。当患者处于严重低凝状态时，血凝块幅度达不到 20mm，此时 K 值无法确定。因此，α 角比 K 值更有价值。α 角的大小主要受纤维蛋白原影响，α 角减小提示纤维蛋白原缺乏或功能不足。

（4）MA 值：TEG 描记图的最大振幅，即最大切应力系数（mm），反映最大血凝块强度。MA 值受血小板（约占 80%）和纤维蛋白原（约占 20%）共同影响，其中血小板为主要影响因素。MA 值增大提示血小板功能亢进。

（5）LY30：在 MA 值确定后 30 分钟内血凝块溶解所占比例（%），反映 MA 值确定后 30 分钟血凝块的纤溶活性。LY30 增大提示纤溶亢进。

（6）EPL：在 MA 值确定后血凝块溶解所占比例的预估值（%）。EPL 增大提示纤溶亢进。

2. 血栓弹力图相关指标参考范围和临床意义　见表 16-6。

表 16-6　血栓弹力图-快速检测

参数名称	英文或缩写	单位	参考值范围	临床意义	
				增高	降低
反应时间	TEG-ACT	秒	86～118	凝血因子缺乏/功能不足	凝血因子数量增多/功能增强
血凝块形成时间	K	分钟	1～2	纤维蛋白原缺乏/功能不足	纤维蛋白原含量增多/功能增强
血凝块形成速率	angle	度	66～82	纤维蛋白原含量增多/功能增强	纤维蛋白原缺乏/功能不足
最大血凝块强度	MA	mm	54～72	血小板数量增多/功能增强	血小板缺乏/血小板功能低下
血凝块溶解百分数	LY30	%	0～7.5	纤溶亢进	—
血凝块溶解预估百分数	EPL	%	0～15	纤溶亢进	—

3. TEG 在创伤中的应用

（1）判断外伤患者凝血状态，筛选肺栓塞高危患者：在轻微的创伤中，患者可以表现为凝血功能正常，或者高凝状态；但是在严重的创伤中，患者则表现为低凝，甚至是原发性纤溶亢进。

快速 TEG 可用于预测外伤患者的肺栓塞的发生。1225 名外伤患者接受快速 TEG 检测，2.7%的患者出现肺栓塞（33 人），MA 预示着出现肺栓塞，MA>65mm 的患者出现肺栓塞的概率是其他患者的 6 倍。

（2）指导血制品的使用：得克萨斯大学健康医学中心曾对 1975 名入院患者进行研究，ACT>128 秒，预示 6 小时内的大输血需求（超过 10 个单位）（$P=0.01$）；ACT<105 秒，

预示 24 小时内不需要接受输血（*P*=0.04）。ACT 比 PT/PTT 或者 INR 更能预测患者的出血和红细胞输注（*P*=0.03）；*α* 角比纤维蛋白原定量检测更能预测血浆的输注（*P*<0.001）；MA 比血小板计数更能预测血小板的输注（*P*<0.001）；LY30 能够很好地检测纤溶亢进。快速 TEG 能够很好地预测输血的需求，因此患者入院后可以检测 TEG-ACT，以更好地向血库或者其他医院调配血液。

（三）血气分析

在严重创伤患者的救治过程中，患者血液 pH、氧分压、二氧化碳分压、碳酸氢根、Na^+、K^+、Cl^-、Ca^{2+}、血红蛋白浓度、乳酸等指标，对于准确判断患者呼吸功能、体内酸碱平衡状态，水和电解质是否存在代谢紊乱及紊乱程度，是否存在失血及失血程度、组织灌注程度有非常重要的意义。手持式血气分析仪（图 16-6）具备快速、操作简单等优点，可广泛应用于院前急救、创伤的院内救治、术中检测等。

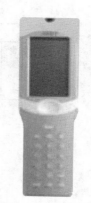

图 16-6　手持式血气分析仪

（四）降钙素原（PCT）

如果创伤患者处理不及时或者处理不当，加之免疫功能降低很容易发生感染。手术后也常继发感染，发生感染不仅会增加患者痛苦，还会延长患者住院时间，增加其经济压力和身心负担，严重感染还会增加患者死亡率。所以早诊断、早治疗对创伤患者的救治具有重要价值。患者受创伤后，多数患者会存在全身炎症反应综合征，此时患者体温和呼吸频率等指标较正常人群异常，所以检测该类指标对预测感染的临床价值不高，而进行病原学检测耗时较长，影响治疗时机。此时对患者进行快速 PCT 和 CRP 的检测就显得极为必要，可以快速而准确地掌握患者感染的情况和程度，对患者诊断和治疗有很重要的指导意义。

当机体受到严重细菌、真菌、寄生虫感染及发生脓毒症和多脏器功能衰竭时，PCT 水升高。自身免疫、过敏和病毒感染时 PCT 不会明显升高。局部有限的细菌感染、轻微的感染和慢性炎症不会导致 PCT 升高。细菌内毒素在诱导过程中担任了至关重要的作用。影响 PCT 水平的因素包括被感染器官的大小和类型、细菌的种类、炎症的程度和免疫反应的状况。PCT 检测适用于创伤术后鉴别是否发生术后感染，以便为临床医生及时抗感染治疗提供依据。

（五）C 反应蛋白（CRP）

当患者出现炎症和组织损伤时，CRP 快速升高，病情控制后可快速下降，除细菌感染外，心肌梗死、手术、放射性损伤等也可使 CRP 明显升高。手术后患者 CRP 升高，术后 7～10 天 CRP 水平应下降，如 CRP 不降低或再次升高，提示可能并发感染或血栓栓塞。创伤患者术后检测 CRP 可以预警感染的发生及鉴别感染类型，指导临床合理应用抗生素。图 16-7 为 POCT 在创伤救治中的应用流程。

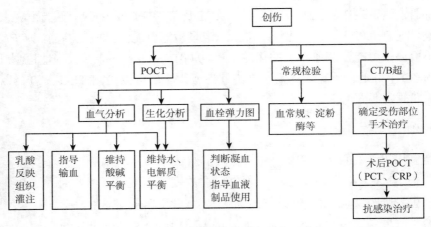

图 16-7　POCT 在创伤救治中的应用流程

第三节　休克与 POCT

一、疾病概要

（一）休克的定义

休克（shock）是机体遭受强烈的致病因素侵袭后，由于有效循环血量锐减，组织血流灌注严重不足，导致全身微循环功能不良，生命重要器官和细胞功能代谢障碍及结构损害为主要表现的综合征。此时机体功能失去代偿，组织缺血缺氧，神经-体液因子失调。其主要特点是重要脏器组织中的微循环灌流不足、代谢紊乱和全身各系统的功能障碍。简言之，休克就是机体对有效循环血量减少的反应，是组织灌流不足引起的代谢和细胞受损的病理过程。有效循环血量依赖于充足的血容量、有效的心搏出量和完善的周围血管张力三个因素。在休克的发生和发展中，上述三个因素常都累及，且相互影响。

（二）休克的临床表现

按照休克的发病过程可分为休克代偿期和休克抑制期，或称休克前期和休克期。

1. 休克代偿期　由于机体对全身有效循环血容量减少的早期有相应的代偿能力，患者的中枢神经系统兴奋性提高，交感-肾上腺轴兴奋，表现为精神紧张、躁动不安、皮肤苍白、四肢厥冷、心率加快、脉压小、尿量减少等。此时，及早识别病因，予以及时治疗，休克可得到纠正。否则，病情继续进行发展，则进入休克抑制期。

2. 休克抑制期　患者表现为神情淡漠、反应迟钝，甚至可出现意识模糊或昏迷等神经系统症状；冷汗、口唇肢端发绀；脉搏细速、血压下降。严重时，全身皮肤、黏膜明显发绀，四肢厥冷，脉搏摸不清、血压测不出，尿少甚至无尿。若皮肤、黏膜出现瘀斑或消化道出血，提示病情已发展至 DIC 阶段。若出现进行性呼吸困难、脉速、烦躁、发绀，一般吸氧不能改善呼吸状态，应考虑并发急性呼吸窘迫综合征。

（三）休克的发病机制和原因

有效循环血量锐减，组织血流灌注严重不足及产生炎症介质是各类休克共同的病理生理基础。

1. 微循环障碍 有效循环血容量不足引起休克的过程中，微循环也发生相应的不同阶段的变化。①微循环收缩期：早期有效循环血容量不足、动脉血压下降，此时通过机体的代偿反应维持生命体征。这些代偿反应通过交感-肾上腺轴的兴奋导致大量儿茶酚胺、肾素-血管紧张素、抗利尿激素等释放，可致心率增快，心排血量增加；又通过收缩外周及内脏小血管增强静脉回流，使回心血量增加。通过以上这些代偿机制，保证循环稳定及心、脑等重要器官血液的供应，但牺牲了皮肤、腹腔内脏等器官的血液供应，组织仍处于低灌注缺氧状态。②微循环扩张期：若休克继续进展，微循环收缩使原有组织灌注不足更加严重，组织缺氧处于无氧代谢状态，并出现能量不足、乳酸类产物蓄积和舒血管的介质如组胺等释放。毛细血管前括约肌舒张，而后括约肌因对其敏感性低而处于低收缩状态。导致血液淤滞、毛细血管静水压升高，使循环血容量下降，心脑器官灌注不足，休克加重处于抑制期。此时微循环广泛扩张，患者血压进行性下降、意识模糊、发绀和严重酸中毒。③微循环衰竭期：若病情继续发展，进入不可逆休克期，淤滞在微循环的血液在酸性环境中处于高凝状态，容易形成微血栓和 DIC。

2. 代谢改变 ①无氧代谢及酸中毒：组织细胞持续性缺氧，无氧糖酵解增加，乳酸生成增多，没有其他引起乳酸升高的情况下，乳酸含量可以反映患者细胞缺氧的情况。pH＜7.2 时，心血管对儿茶酚胺的反应性降低、心率减慢、血管扩张，心排血量下降，氧解离曲线右移。②能量代谢障碍：应激状态下抑制蛋白质合成、促进蛋白质分解以便为机体提供能量和合成急性期蛋白质的原料，蛋白质作为底物被消耗，当具有特殊功能的酶类被消耗后，则不能完成复杂的生理过程；促进糖异生，抑制糖酵解，导致血糖升高；脂肪分解代谢明显增强，成为机体获取能量的主要来源。

3. 炎症介质释放 休克刺激机体释放过量的炎症介质，形成"瀑布样"连锁放大反应。炎症介质包括白细胞介素、肿瘤坏死因子、集落刺激因子、干扰素和血管扩张剂 NO 等。活性氧代谢产物可引起脂质过氧化和细胞膜破裂。

（四）休克的分类

休克的分类方法很多，目前尚无一致意见，本章将休克分为：

1. 低血容量性休克（hypovolemic shock） 因快速大量失血、失液等因素导致有效循环血容量急剧减少引起的休克。常见于创伤、消化道出血、烧伤引起的休克。

2. 心源性休克（cardiogenic shock） 由于心泵功能障碍，心排血量急剧减少，有效循环血量显著下降所引起的休克。常见于大面积心肌梗死、心肌炎、心肌病、严重的心律失常、瓣膜性心脏病及其他晚期心脏疾病。

3. 分布性休克（distributive shock） 因血管舒张功能障碍引起血流分配紊乱，导致相对的有效循环容量不足，包括感染性休克、神经源性休克和过敏性休克。

4. 梗阻性休克（obstructive shock） 由于回心血和心排出通路梗阻导致心排血量减少

引起的休克，如腔静脉梗阻、心脏压塞、心瓣膜狭窄、肺动脉栓塞及张力性气胸等。

5. 分离性休克（dissociative shock）　目前国外学者在原有四种类型的基础上提出的第五种分离性休克。分离性休克是由于微循环障碍，其伴有血流分布异常或分流，或因细胞病性缺氧最终导致细胞氧利用障碍。

（五）临床诊断

1982 年 2 月全国急性"三衰"会议制订的休克诊断试行标准为 7 项：①有诱发休克的病因；②意识异常；③脉细速＞100 次/分或不能触知；④四肢湿冷，皮肤出现花纹，黏膜苍白或发绀，尿量＜30ml/h 或尿闭；⑤收缩压＜10.7kPa（80mmHg）；⑥脉压＜2.7kPa（20mmHg）；⑦原有高血压者收缩压较原水平下降 30% 以上。凡符合上述第①项，以及第②、③、④项中的 2 项和第⑤、⑥、⑦项中的 1 项者均可诊断为休克。

（六）实验室检查

1. 血常规　血红蛋白和血细胞比容的数值结合患者实际临床情况可初步判定患者失血的情况，血小板的数值是评估 DIC 的一项指标。

2. 凝血功能　休克患者疑似有 DIC 的应测定血小板和凝血因子的消耗程度及反映纤溶活性的多项指标。凝血酶原时间比对照组延长 3 秒以上，血浆纤维蛋白低于 1.5g/L 或呈进行性降低，3P 试验阳性，血涂片中破碎红细胞超过 2% 都是诊断 DIC 的标准。

3. 电解质　大量液体丢失引起的低血容量休克及休克本身引起机体代谢的改变，常常导致人体电解质紊乱，根据电解质结果合理地制订补液方案。

4. 肝、肾功能　全身有效循环血容量减少引起器官灌注不足，导致肝、肾等器官功能障碍。

5. 心电图　心电图及心肌酶的数值结合患者实际情况判断患者是否为心肌梗死、病毒性心肌炎引起的心源性休克。

二、休克的诊治（图 16-8）与 POCT

（一）血气分析

休克时因肺换气不足出现体内二氧化碳升高，相反，患者因过度换气也可导致体内二氧化碳下降，氧分压低于 60mmHg，吸入纯氧无改善者，则可能是急性呼吸窘迫综合征（ARDS）的先兆。全身有效循环血容量减少引起组织灌注不足，组织缺氧处于无氧代谢状态，乳酸产生增加。通过监测 pH、剩余碱（BB）、标准重碳酸盐（SB）和乳酸的动态变化有助于了解休克时酸碱平衡情况。乳酸和碱缺失（BD）可反映全身组织的灌注及酸中毒的情况，反映休克的严重程度和复苏状况。通过监测中心静脉血样饱和度和中心静脉-动脉二氧化碳分压 P（cv-a）CO_2 反映组织灌注情况（表 16-7）。

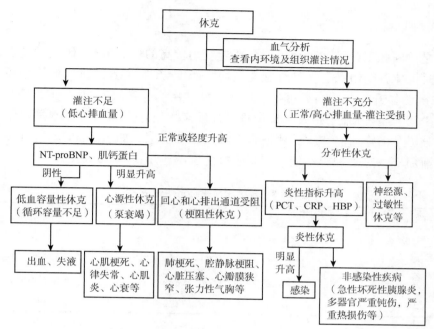

图 16-8　POCT 在休克诊疗中的应用流程

表 16-7　组织灌注指标

组织灌注指标	结果	解读与运用
血乳酸 Lac（mmol/L）	≤2	正常范围
	>2	组织灌注不足
		机体应激
		肝肾功能异常导致乳酸清除率下降
		6 小时复测乳酸，乳酸清除率下降
		乳酸清除率<10%提示预后不良
中心静脉血氧饱和度 $ScvO_2$（%）	71～89	正常范围
	≤70	呼吸功能改变导致动脉氧合下降
		全身氧消耗增加
		心排血量下降
		携氧血红蛋白减少
	≥90	全身氧消耗减少
		如：低体温
		微循环障碍
		线粒体功能障碍
		氧离曲线左移
中心静脉-动脉二氧化碳分压 $P(cv\text{-}a)CO_2$（mmHg）	2～5	正常范围
	≥6	心排血量不足导致组织低灌注

（二）降钙素原（PCT）

PCT 是诊断脓毒症的一种敏感度及特异度均较高的炎症指标。研究发现当人体发生细菌感染时机体各个组织、多种细胞类型均可产生 PCT 并释放进入血液循环系统，血清 PCT 浓度明显升高，而病毒感染、自身免疫性疾病及过敏反应时 PCT 往往升高不明显，所以 PCT 是检测细菌感染导致全身炎性反应的很好指标。PCT 水平对脓毒性休克的诊断、分层、治疗监测和预后评估有着很重要的价值，如患者 PCT 进行性上升，表明炎症逐渐加重，感染控制不佳，应调整抗生素的应用（表 16-8）。

表 16-8　降钙素原指导抗生素应用

PCT（ng/ml）	临床意义	建议
<0.1	基本没有细菌感染可能	不使用抗生素
0.1～0.25	细菌感染可能性不大	不建议使用抗生素
0.25～0.5	可能存在需要治疗的细菌感染	建议使用抗生素
>0.5	很有可能存在需要治疗的细菌感染	使用抗生素

（三）C 反应蛋白（CRP）

CRP 是由肝脏合成的急性时相反应蛋白，在免疫反应中起重要作用，炎症发生时可快速释放入血。CRP 是个非常敏感的炎症和组织损伤的系统性标志物。CRP 浓度可作为鉴别细菌感染的指标，也可以是心脑血管疾病的预测因子和监测治疗效果的指标。

（四）肝素结合蛋白（HBP）

HBP 是一种多功能的炎症介质，具有抗菌、趋化白细胞、增加血管内皮细胞通透性等重要功能。健康成人的 HBP 水平一般小于 10ng/ml，当机体中性粒细胞由于病原体感染被激活后释放出 HBP，血浆 HBP 水平可快速增高，甚至可达 100ng/ml 以上。HBP 能够介导内皮细胞骨架的重排，使血管屏障受损，通透性增加，导致水分和大分子物质渗漏，进而引发一系列恶性结果，最终导致严重器官功能障碍和循环障碍甚至休克，因此休克患者应动态监测血浆 HBP。血浆 HBP 动态上升预示病情进展，可出现循环衰竭，应注意补充血容量、增加血管活性药物的剂量；或提示抗炎效果不佳，需要考虑是否调整抗生素及其治疗方案。

（五）氨基末端脑利尿钠肽前体（NT-proBNP）

NT-proBNP 作为心室合成和分泌的一种物质，血液浓度与心功能障碍程度呈正相关；其不受体位及日常活动的影响，也不存在日间波动，具有良好的重复性，已经广泛用于多种心脏类疾病的评定。年龄、性别、肾功能、肥胖等都能对 NT-proBNP 产生影响，因此相关人群诊断性能及参考值不同。床旁即时获得血清 NT-proBNP 可用于协助诊断心源性休克，其水平随着病情加重而上升。休克患者出现 NT-proBNP 的上升应积极寻找心源性因素，纠正心源性因素，以改善患者预后，促进患者康复。

（六）D-二聚体

D-二聚体是最简单的纤维蛋白降解产物，D-二聚体水平升高说明体内存在高凝状态和继发性的纤维蛋白溶解亢进。因此，D-二聚体水平对血栓性疾病的诊断、疗效评估和预后判断具有重要的意义。休克患者 D-二聚体水平显著增高，应考虑梗阻性休克（肺梗死、腔静脉梗阻）、主动脉夹层及并发 DIC 可能。

第四节 中毒与 POCT

一、疾病概要

（一）中毒的定义与概述

进入人体的化学物质达到中毒量时产生组织和器官损害引起的全身性疾病称为中毒（poisoning）。根据毒物来源和用途分为：①工业性毒物；②药物；③农药；④有毒动植物。

根据暴露毒物的毒性、剂量和时间，通常将中毒分为急性中毒（acute poisoning）和慢性中毒（chronic poisoning）两类。急性中毒是指机体一次大剂量暴露或 24 小时内多次暴露于某种或某些有毒物质所引起急性病理变化而出现的临床表现，其发病急，病情重，病情进展快，如不积极治疗常可危及生命。慢性中毒是指长时间暴露，毒物进入人体蓄积中毒而出现的临床表现，其起病慢，病程长，常缺乏特异性中毒诊断证据，容易出现误诊和漏诊。

我国 2008 年发布的全国死因调查结果显示，损伤和中毒占总病死率的 10.7%。在我国，毒物种类以药物、乙醇、一氧化碳、食物、农药、鼠药六大类为主。其中药物中毒以镇静催眠药为主。一氧化碳中毒与家用燃煤取暖及燃气等有关。农药中毒以有机磷、百草枯为主，鼠药中毒以抗凝血类、毒鼠强、有机氟类鼠药为主。同时还应注意临床治疗药物引起的医源性急性中毒事件不断增加，包括中药制剂等。资料显示我国部分地区中毒病例占急诊科就诊人数的 1.2%～5.6%。

（二）中毒的病因与机制

中毒的病因可分为在生产、保存与运输过程中，暴露于有毒原料、中间产物或成品而引起的职业中毒；或因误食、意外接触毒物、用药过量、自杀或谋害等情况下的生活中毒。

毒物进入人体后，产生毒性作用，导致机体功能障碍和（或）器质性损害，引起疾病甚至死亡。中毒程度与毒物摄入剂量、毒理特性以及机体状况和耐受性有关，多呈剂量-效应关系，毒物的毒性越强，对机体的危害越大。

中毒机制因毒物种类繁多而不尽相同，包括以下几个方面，同时有些毒物通过多种机制产生毒性作用。

1. 腐蚀作用 强酸或强碱吸收组织中的水分，与蛋白质或脂肪结合，引起暴露部位组织细胞变性和坏死。

2. 组织和器官缺氧 刺激性气体引起肺水肿，使肺泡气体交换受阻；一氧化碳、硫化氢或氰化物等毒物阻碍氧的吸收、转运或利用。对缺氧敏感的脑和心肌易发生中毒损伤。

3. 麻醉作用 亲脂性强的毒物，如过量的有机溶剂和吸入性麻醉药，易通过血脑屏障进入含脂量高的脑组织，抑制其功能。

4. 抑制酶活性 人体的新陈代谢主要依靠酶参与催化，大部分毒物是通过对酶系统的干扰而引起中毒。有些毒物及其代谢物通过抑制酶活力产生毒性作用。例如，有机磷抑制胆碱酯酶活性，氰化物抑制细胞色素氧化酶，含金属离子的毒物能抑制含巯基的酶等。

5. 干扰细胞或细胞器功能 在体内，四氯化碳经酶催化形成三氯甲烷自由基，后者作用于肝细胞膜中不饱和脂肪酸，引起脂质过氧化，使线粒体及内质网变性和肝细胞坏死。酚类如二硝基酚、五氯酚和棉酚等可使线粒体内氧化磷酸化作用解偶联，阻碍三磷酸腺苷形成和储存。肉毒杆菌毒素，使运动神经末梢不能释放乙酰胆碱而致肌肉麻痹。

6. 竞争相关受体 如阿托品过量时，通过竞争性阻断毒蕈碱受体产生毒性作用。

（三）中毒的临床表现

急性中毒具有不可预测性和突发性，除少数有临床特征外，多数临床表现不具备特异性，缺乏特异性临床诊断指标。中毒综合征（toxidrome）是指对应特定一类中毒物质的一组症候群，并且通过归类可以提供重要信息来缩小鉴别诊断的范围。此处所列举的基本内容，在实际情况中会有很多变化，同时合并多种毒物中毒可能会使得这些综合征叠加而产生混淆。然而这种分类方法可以进一步确定病史并相互鉴别，并为临床医生就初始治疗及进行何种有用的实验室检查提供决策信息。最常见的中毒综合征包括胆碱能综合征、抗胆碱能综合征、拟交感神经综合征、阿片类/镇静剂/酒精类综合征（表 16-9）。

表 16-9 常见中毒综合征

	常见症状	常见原因
胆碱能综合征	意识错乱，中枢神经系统抑制，乏力，流涎，流泪，失禁，胃肠痉挛，呕吐，出汗，肌束震颤，肺水肿，瞳孔缩小，心动过缓/心动过速，抽搐	有机磷和氨基甲酸酯类杀虫剂，毒扁豆碱，依酚氯铵，某些毒蕈
抗胆碱能综合征	谵妄伴有喃喃自语，心动过速，皮肤干燥潮红，瞳孔扩大，肌阵挛，体温轻度升高，尿潴留，肠鸣音减弱，严重病例可出现抽搐和心律失常	抗组胺药物，抗帕金森药物，阿托品，东莨菪碱，金刚烷胺，抗精神病药，抗痉挛药，扩瞳药，肌松剂，某些植物毒素如曼陀罗毒素
拟交感神经综合征	幻想，偏执，心动过速（单纯使用 α 受体激动剂时引起心动过缓），高血压，高热，出汗，立毛，瞳孔扩大，反射亢进，严重病例可出现抽搐、低血压和心律失常	可卡因，甲基苯丙胺，麻黄碱，伪麻黄碱，在咖啡因或茶碱过量时可有类似表现
阿片类/镇静剂/酒精类综合征	昏迷，呼吸抑制，瞳孔缩小，低血压，心动过缓，低体温，肺水肿，肠鸣音减弱，反射减弱	麻醉剂，巴比妥类，苯二氮䓬类，哌替啶，乙醇，可乐定

以下情况要考虑急性中毒：①不明原因突然出现恶心、呕吐，随后出现惊厥、抽搐、呼吸困难、昏迷、休克等一项或多项表现者；②不明原因的凝血功能紊乱、多部位出血；③难以解释的精神、意识改变；④在相同地域内的同一时段内出现多例临床表现类似的患者；⑤不明原因的代谢性酸中毒；⑥突发多种器官功能不全；⑦原因不明的血细胞减少；⑧原因不明的皮肤黏膜、呼出气体及其他排泄物出现颜色、气味特殊改变。

（四）中毒的病情分级与评估

1998 年欧洲中毒中心和临床毒理学家协会（European Association of Poisons Centres and Clinical Toxicologists，EAPCCT）联合国际化学安全计划和欧盟委员会推荐了中毒严重度评分（poisoning severity score，PSS）（表 16-10）。

表 16-10　中毒严重度评分

器官与系统	无症状	轻度	中度	重度	死亡
评分	0	1	2	3	4
消化系统		轻度，一过性，自限性症状或体征 ·呕吐、腹泻、腹痛 ·激惹、口腔小溃疡、Ⅰ度烧伤 ·内镜下可见红斑或水肿	明显、持续性症状或体征，器官功能障碍 ·明显或持续性的呕吐、腹泻、梗阻、腹痛 ·重要部位的Ⅰ度烧伤或局限部位的Ⅱ度或Ⅲ度烧伤 ·吞咽困难，呃逆 ·内镜下可见黏膜溃疡	严重威胁生命的症状或体征，器官功能严重障碍 ·大出血、穿孔 ·大范围的Ⅱ度或Ⅲ度烧伤 ·严重的吞咽困难，呃逆 ·内镜下可见透壁性溃疡，伴周围黏膜病变	
呼吸系统		·咳嗽，轻度支气管痉挛 ·胸部 X 线片轻度异常或无异常	·持续性咳嗽，支气管痉挛 ·胸部 X 线片出现异常伴有中度症状	·明显呼吸功能障碍，低氧需要持续供氧（如严重支气管痉挛、呼吸道阻塞、声门水肿、肺水肿、急性呼吸窘迫综合征、肺炎、气胸） ·胸部 X 线片出现异常，伴有严重症状	
神经系统		·头昏，头痛，眩晕，耳鸣 ·烦乱不安 ·轻度锥体束外系症状 ·轻度胆碱能或抗胆碱能症状 ·感觉异常 ·轻度的视觉和听力障碍	·嗜睡，对疼痛反应正常 ·兴奋，幻觉，谵妄 ·中度锥体束外系症状 ·中度胆碱能或抗胆碱能症状 ·局部麻痹但不影响重要功能 ·明显视觉和听力障碍	·意识丧失 ·呼吸抑制或功能障碍 ·极度兴奋 ·癫痫持续状态 ·瘫痪 ·失明、耳聋	
心血管系统		·偶发期前收缩 ·轻度或一过性血压过高或过低 ·窦性心动过缓 　成人 50～60 次/分 　儿童 70～90 次/分 　婴儿 90～100 次/分 ·窦性心动过速 　成人 100～140 次/分	·窦性心动过缓 　成人 40～50 次/分 　儿童 60～80 次/分 　婴儿 80～90 次/分 ·窦性心动过速 　成人 140～150 次/分 ·持续性期前收缩，房颤房扑，Ⅰ度、Ⅱ度房室传导阻滞，QRS 和 QT 间期延长，心肌缺血，明显高或低血压	·窦性心动过缓 　成人<40 次/分 　儿童<60 次/分 　婴儿<80 次/分 ·心动过速 　成人>180 次/分 ·致命性室性心律失常，Ⅲ度房室传导阻滞，心肌梗死，急性心功能不全，休克，高血压危象	

续表

器官与系统	无症状	轻度	中度	重度	死亡
代谢系统		·轻度酸碱平衡紊乱 碳酸氢根 15～20mmol/L 或 30～40mmol/L，pH 7.25～7.32 或 7.5～7.59 ·轻度水电解质紊乱 钾 3.0～3.4mmol/L 或 5.2～5.9mmol/L ·轻度低血糖 成人 50～70mg/dl 或 2.8～3.9mmol/L ·一过性高热	·酸碱平衡紊乱明显 碳酸氢根 10～14mmol/L 或 >40mmol/L，pH 7.15～7.2 或 7.6～7.69 ·水电解质紊乱明显 钾 2.5～2.9mmol/L 或 6.0～6.9mmol/L ·低血糖明显 成人 30～50mg/dl 或 1.7～2.8mmol/L ·持续性高热	·严重酸碱平衡紊乱 碳酸氢根 <10mmol/L，pH<7.15 或 >7.7 ·严重水电解质紊乱 钾 <2.5mmol/L 或 >7mmol/L ·严重低血糖 成人 <30mg/dl 或 <1.7mmol/L ·致命性高热或低热	
肝脏		·轻度血清氨基转移酶升高（AST、ALT 为参考值 2～5 倍）	·中度血清氨基转移酶升高（AST、ALT 为参考值 5～50 倍），无其他生化异常（如血氨、凝血异常）或严重肝功能障碍的临床证据	·重度血清氨基转移酶升高（AST、ALT >50 倍参考值），其他生化异常（如血氨、凝血异常）或肝衰竭的临床证据	
肾脏		·轻度蛋白尿/血尿	·大量的蛋白尿/血尿 ·肾功能障碍 少尿、多尿、血清肌酐 200～500μmol/L	·肾衰竭 无尿，血清肌酐 >500μmol/L	
血液系统		·轻度溶血 ·轻度高铁血红蛋白血症（10%～30%）	·溶血 ·明显高铁血红蛋白血症（30%～50%） ·凝血异常，但无活动性出血 ·中度贫血，白细胞减少，血小板减少症	·重度溶血 ·重度高铁血红蛋白血症（>50%） ·凝血异常并伴活动性出血 ·重度贫血，白细胞减少，血小板减少症	
肌肉组织		·肌肉痛，压痛 ·磷酸肌酸激酶 250～1500U/L	·僵硬，痉挛肌束震颤 ·横纹肌溶解，磷酸肌酸激酶 1500～10 000U/L	·严重肌痛、极度僵硬、广泛痉挛、肌束震颤 ·横纹肌溶解症 ·磷酸肌酸激酶 >10 000U/L ·骨筋膜间隔综合征	
局部皮肤		·不适，Ⅰ度烧伤（发红）或小于体表面积 10%的Ⅱ度烧伤	·占体表面积 10%～50% 的Ⅱ度烧伤（儿童 10%～30%）或Ⅲ度烧伤小于体表面积 2%	·占体表面积 >50%的Ⅱ度烧伤（儿童 >30%）或Ⅲ度烧伤大于体表面积 2%	
眼部		·不适，发红，流泪，轻度眼睑水肿	·剧烈不适、角膜擦伤 ·轻度角膜溃疡	·角膜溃疡或穿孔，永久性的损伤	
叮咬处		·局部瘙痒，肿胀 ·轻微疼痛	·明显的水肿，局部坏死，疼痛明显	·明显水肿，接连部位水肿，广泛坏死 ·重要部位的水肿阻碍气道 ·剧烈疼痛	

中毒严重程度评分标准分五级。无症状（0 分）：没有中毒的症状体征；轻度（1 分）：

一过性、自限性症状或体征；中度（2分）：明显、持续性症状或体征，出现器官功能障碍；重度（3分）：严重威胁生命的症状或体征，出现器官功能严重障碍；死亡（4分）。

在目前已知的所有急性中毒种类中，除非已有明确的针对该种中毒的严重程度分级标准，其余急性中毒均推荐参考PSS，实行急性中毒病情分级并动态评估。

（五）毒理学检查

急性中毒时，应常规留取剩余的毒物或可能含毒的标本，如呕吐物、胃内容物、尿液、粪便和血液等，以进行毒物分析，确定中毒物质，常用毒物检测步骤包括筛检和确认，筛检是提供一个快速的方法，来找出阳性反应的对象，目前常用的筛检方法包括薄层色谱法、气体层析法以及免疫法。筛检反应阳性对象则需经专业中毒检测机构采用相关方法进行。毒物鉴定比率越高，其治疗合理性与疗效就越高。

此外，对于急性中毒患者，在等待全面毒理学检查结果的数小时至数十小时内往往经历病情的变化，需重大临床决策。同时，全面毒理学检查费用昂贵，检出率却不理想，这主要源于以下三方面原因：①实验室并不具备筛查很多毒物的能力，即使其中某些是常见的、可引起危重病情的毒物。②通常是在毒物进入人体之后不久便进行尿液毒理学检查，这时药物浓度非常低以至于不足以被检出，如三环类抗抑郁药；而另一些药物如γ-羟丁酸在尿液及血液中能检出的时间窗短，即使当天检测也有可能呈阴性。③即使是筛查发现的毒物，也不一定是引起初始症状的毒物，尤其是当这些被检出毒物各自剂量不确定时，如苯二氮䓬类药物与可卡因混合中毒时。对于慢性中毒患者，检查环境中和人体内有无毒物存在，有助于确定诊断。全面毒理学检查可能对初次出现精神症状的急性中毒患者或病情危重但原因不明的患者有重要意义，检出结果将对治疗产生积极影响。

目前可以检测的常见毒物种类如下：

1. 醇类　乙醇、乙二醇、甲醇。

2. 合成药物　镇静催眠药如巴比妥类、苯二氮䓬类等，部分抗精神病药物如吩噻嗪类、抗癫痫药，解热镇痛药，抗肿瘤药如秋水仙碱等，部分抗生素。

3. 天然药物或毒物　植物毒素包括乌头碱类、钩吻碱类、颠茄草、莨菪碱类、雷公藤碱类、氰化物、蓖麻毒素等。动物毒素包括河鲀毒素、蛇毒、斑蝥素等。菌类或藻类毒素包括肉毒毒素、鹅膏毒素、神经性贝类毒素、麻痹性贝类毒素、腹泻性贝类毒素等。

4. 毒品或滥用药物　中枢神经抑制剂如阿片类。中枢神经兴奋剂如安非他明类、可卡因。致幻剂如大麻、氯胺酮。

5. 杀虫剂及除草剂　杀虫剂如有机磷杀虫剂、拟除虫菊酯类杀虫剂、杀虫脒等，除草剂如百草枯等。

6. 杀鼠剂　毒鼠强、无机磷化物杀鼠剂、香豆素类杀鼠剂、茚满二酮类杀鼠剂、有机氟杀鼠剂。

7. 气体毒物和挥发性毒物　气体毒物包括一氧化碳、氯气、磷化氢、硫化氢、氰化物，苯系物如甲苯、二甲苯等，含氯类化合物如三氯丙烷、二氯乙烯等，苯胺类如硝基苯胺等。挥发性毒物包括小分子醇类如甲醇、乙醇，醛类如甲醛、水合氯醛，醚类如乙醚，卤代烃如四氯化碳、氯仿等。

8. 金属毒物 如铅、汞、镉、铊等。

全面毒理学检查的替代选择包括：①分别测定几种常规毒物的浓度，如苯二氮䓬类或苯巴比妥类药物，对于服毒自杀患者均应考虑是否合并服用以上镇静催眠药。②成瘾性药物的快速筛查，如吗啡、甲基苯丙胺。③根据临床表现经验性治疗，同时对怀疑的药物进行定性分析，如躁动或抽搐的患者进行水杨酸、茶碱的测定。

二、中毒的诊治与 POCT

中毒常用的 POCT 包括以下几项。①检气管：可以快速检测有毒气体，辨别有毒气体种类。②便携式气体测定仪：用于现场有毒有害气体检测。③毒物测定箱：主要采用化学法进行常见毒物的测定。④快速综合毒性检测仪：主要用于快速检测污染饮用水中的化学毒物和病原体。⑤便携式乙醇测试仪：检测乙醇中毒。⑥便携式醇类速测箱：检测甲醇、乙醇中毒。⑦常见食物中毒快速检测箱：可检测有机磷农药、有毒气体、亚硝酸盐、毒鼠强、敌鼠钠、安妥、氰化物以及部分动植物毒物等。

急诊中经常收治一些病患，除了身体有急诊收治症状，甚至还伴有神志不清、精神恍惚、幻觉等精神症状，这些多与饮酒、精神类药物使用或滥用、甚至毒品使用有关。而一般该类患者不愿说明这些情况，这需临床急诊医师判明下面两种状况：首先，患者是否有乙醇、药物或毒品的使用史；其次，乙醇、药物或毒品的使用与急诊症状的关联。例如，乙醇中毒合并颅脑损伤患者，第一点需要明确的，是其症状、体征是外伤引起为主还是酒精中毒因素为主，要明确判断，此时体内乙醇含量是判断的关键因素之一，利用 POCT 仪器检测乙醇可使临床迅速明晰其饮酒量，帮助评估该患者病情中乙醇的影响。乙醇检测试纸可用于快速检测人体唾液中的乙醇含量，无须借助仪器设备，通过与标准色卡对照，凭肉眼直接判读。测定灵敏度可达 0.01%（10mg/100ml），此外还有手持式呼出气乙醇检测器（图 16-9），同样可以达到快速检测乙醇中毒的目的。

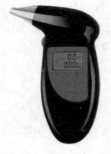
图 16-9　手持式呼出气乙醇检测器

一般来说，毒品均有以下 4 个特征：①不可抗力，强制性地使吸食者连续使用该药，并且不择手段地去获得它；②连续使用有不断加大剂量的趋势；③对该药产生精神依赖性及生理依赖性，断药后产生戒断症状（脱瘾症状）；④对个人、家庭和社会都会产生危害后果。各类毒品，根据不同的标准有不同的划分。联合国麻醉品委员会将毒品分为吗啡型药物（包括阿片、吗啡、可卡因、海洛因和罂粟植物等），其是最危险的毒品；可卡因、可卡叶；大麻；苯丙胺类等人工合成兴奋剂；安眠镇静剂（包括巴比妥类药物和甲喹酮）；精神药物，即地西泮类药物。吗啡是由阿片提炼的一种阿片生物碱，为纯粹的阿片受体激动剂，有强大的镇痛作用。该类物质于使用初有欣快感，无法集中精神，会产生梦幻现象，过量使用会造成急性中毒，极易产生耐受性和导致成瘾。吗啡主要经肾排泄，吗啡原型占 2%～12%，大部分（60%～80%）为吗啡-葡萄糖酸苷。阿片类毒物（包

括阿片、海洛因、吗啡、可待因）进入体内后主要
经肝代谢并快速去酰化生成 6-单乙酰吗啡，进一
步分解为吗啡。因此，尿中吗啡或其代谢物的存在
并超过阈值表明曾经使用过阿片类毒品。POCT 尿
检方法（Syva Rapid Test）可在 10 分钟左右测定苯
丙胺类、苯巴比妥类、苯二氮䓬类、大麻酚类、可
卡因类、阿片类毒物，价格相对低廉且灵敏度高，
可用于急诊对吸毒或药物中毒患者的快速筛查
（图 16-10）。

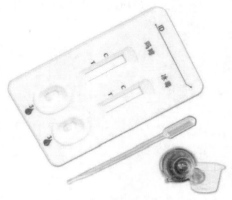

图 16-10　POCT 吗啡、冰毒检测盒

　　食物中毒快速检测箱可以对各种农药如百草
枯、乐果等进行检测，具有与国家标准检测方法相
同的准确度，优势主要在于设备简单、操作简便，可迅速得出有效的检测结果，符合急诊
需求，适合急诊临床应用（图 16-11）。

　　中毒病情的评估多依赖于器官功能评估，早期的、动态的器官功能评估指标能在一定
程度上预测病情发展及预后，以及指导临床治疗决策的制定。同时，通过结合病史、临床
表现及器官功能障碍的临床证据能作为毒物判定的间接依据，从而进一步确定毒物或缩小
可能的毒物范围。肝功能、肾功能、心肌酶等常用的 POCT 生化指标（图 16-12）在中毒患
者的早期诊断、救治中可以起到重要作用。

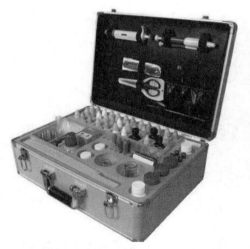

图 16-11　食物中毒快速检测箱

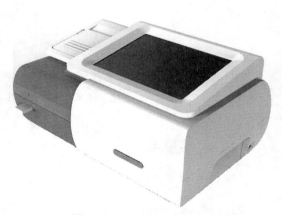

图 16-12　干式生化分析仪

　　血气分析：中毒时肺或呼吸道损伤，肺换气不足，出现体内二氧化碳潴留、氧分压下
降，氧分压低于 60mmHg、吸入纯氧无改善是 ARDS 的先兆。组织灌注不足，缺氧处于无
氧代谢状态，乳酸升高。一氧化碳中毒，血气分析可以提示碳氧血红蛋白升高，升高范围
与病情严重程度相关，是确诊与预后评估的最重要方法。

　　C 反应蛋白：是非常敏感的炎症和组织损伤的系统性标志物，可评估中毒患者所引起
的全身炎症反应综合征及其程度。

图 16-13 为 POCT 在中毒诊断中的应用流程。

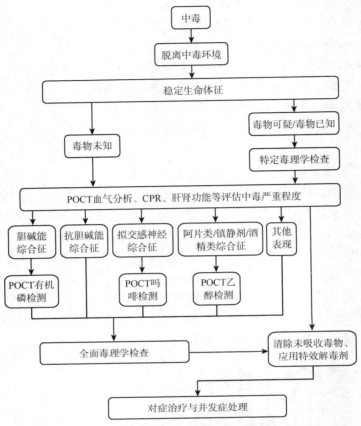

图 16-13　POCT 在中毒诊断中的应用流程

第五节　出血性疾病与 POCT

一、疾病概要

（一）出血性疾病的定义

出血性疾病（hemorrhagic disorder）是指因先天性或遗传性及获得性因素导致血管、血小板、凝血、抗凝及纤维蛋白溶解等止血机制的缺陷或异常而引起的以自发性或轻度损伤后过度出血为特征的疾病。

（二）出血性疾病的临床表现

出血性疾病的临床表现主要为不同部位的出血。临床表现常因发病机制的不同而异。

1. 皮肤黏膜下出血　各种出血性疾病特别是血管及血小板疾病，最常见、最容易发现的症状和体征是皮肤、黏膜下出血。其表现因出血程度、范围及出血部位不同而呈现下列类型。

（1）出血点：指皮肤上直径 2mm 以内的出血，多如针头大小，通常不高出皮面，按压不褪色。早期呈暗红色，1～2 周内完全吸收。出血点可散在分布全身各部位，以四肢较多见，躯干下部较常见。

（2）紫癜：为直径 3～5mm 的皮下出血，不高出皮面，按压不褪色，其性质、特点、部位及临床意义与出血点相同。

（3）瘀斑：为直径 5mm 以上的皮下片状出血，分布部位与出血点、紫癜相同。单发及多发小片状瘀斑，一般提示为血管或血小板疾病；大片瘀斑常见于严重血小板减少或功能缺陷及严重凝血功能障碍。

（4）血疱：口腔黏膜血疱常为重症血小板减少的表现。

（5）鼻出血：血小板疾病、遗传性毛细血管扩张症常见。但在高温、气候干燥情况下，正常人也可出现鼻出血。如只有一侧鼻腔出血，局部血管因素要比凝血功能障碍的可能性大。

（6）牙龈出血：是血小板疾病和血管性疾病的常见症状。

2. 深部组织出血　深部组织出血常见于较深皮下、肌肉、关节腔及浆膜腔等部位。

（1）血肿：较深部皮下、肌肉及其他软组织出血。血肿较大时可引起胀痛，压迫邻近组织器官引起疼痛及功能障碍等。轻度外伤或自发血肿常见于凝血机制障碍，如血友病等。

（2）关节出血：常见于负重关节如膝关节、踝关节、肘关节、腕关节及髋关节等。早期可见关节肿胀、疼痛，关节穿刺可抽出不易凝固的陈旧性血液。反复关节出血可导致关节永久性畸形及严重功能障碍。关节出血常见于凝血机制障碍，如血友病等。

（3）浆膜腔出血：主要见于腹腔、胸膜、心包及睾丸鞘膜出血。原因不明或自发性浆膜腔出血多见于凝血机制障碍，如血友病等。

（4）眼底出血：多见于严重血小板减少及严重血管病变者，其他出血性疾病较少见。

3. 内脏出血　内脏出血临床表现可为咯血、呕血、便血、血尿及中枢神经系统出血，出血量较大。除相应器官、系统症状外，还可伴有失血引起的循环障碍，甚至休克等症状。主要见于重症血小板减少症及凝血因子缺乏症。

（三）出血性疾病的分类及发病机制

1. 血管壁异常

（1）先天性或遗传性：遗传性出血性毛细血管扩张症；家族性单纯性紫癜；先天性结缔组织病（血管及其支持组织异常）。

（2）获得性：感染，如败血症；过敏，如过敏性紫癜；化学物质及药物，如药物性紫癜；营养不良，如维生素 C 及维生素 PP 缺乏症；代谢及内分泌障碍，如糖尿病、库欣病；其他，如结缔组织病、动脉硬化、机械性紫癜、体位性紫癜等。

2. 血小板异常

（1）血小板数量异常

1）血小板减少：①血小板生成减少，如再生障碍性贫血、白血病、放疗及化疗后的骨髓抑制；②血小板破坏过多，发病多与免疫反应等有关，如免疫性血小板减少症（ITP）；③血小板消耗过度，如弥散性血管内凝血；④血小板分布异常，如脾功能亢进等。

2）血小板增多（伴血小板功能异常）：原发性血小板增多症。

（2）血小板质量异常

1）先天性或遗传性：血小板无力症，巨大血小板综合征，血小板颗粒性疾病。

2）获得性：由抗血小板药物、感染、尿毒症、异常球蛋白血症等引起。获得性血小板质量异常较多见，但未引起临床上重视。

3. 凝血异常

（1）先天性或遗传性

1）血友病 AB 及遗传性 FⅥ缺乏症。

2）遗传性凝血酶原、FⅤ、FⅦ、FⅩ缺乏症，遗传性纤维蛋白原缺乏及减少症。

（2）获得性

1）肝病性凝血障碍。

2）维生素 K 缺乏症。

3）抗凝血因子Ⅷ、Ⅸ抗体形成。

4）尿毒症性凝血异常等。

4. 抗凝及纤维蛋白溶解异常　主要为获得性疾病：

（1）肝素使用过量。

（2）香豆素类药物使用过量及敌鼠钠中毒。

（3）免疫相关性抗凝物增多。

（4）蛇咬伤、水蛭咬伤。

（5）溶栓药物使用过量。

5. 复合性止血机制异常

（1）先天性或遗传性：血管性血友病（vWD）。

（2）获得性：弥散性血管内凝血。

（四）临床诊断

患病的病史和临床表现常可提示出血的原因和诊断。

1. 病史

（1）出血特征：包括出血发生的年龄、部位、持续时间、出血量、有无出生时脐带出血及迟发性出血、有无同一部位反复出血等。一般认为，皮肤、黏膜出血点、紫癜等多发为血管、血小板异常所致，而深部血肿、关节出血等则提示可能与凝血障碍等有关。

（2）出血诱因：是否为自发性，与手术、创伤及接触或使用药物的关系等。

（3）基础疾病：如肝病、肾病、消化系统疾病、糖尿病、免疫性疾病及某些特殊感染等。

（4）家族史：父系、母系及近亲家族有无类似疾病或出血病史。

（5）其他：饮食、营养状况、职业及环境等。

2. 体格检查

（1）出血体征：出血范围、部位，有无血肿等深部出血、伤口渗血，分布是否对称等。

（2）相关疾病体征：贫血，肝、脾、淋巴结肿大，黄疸，蜘蛛痣，腹水，水肿等。关节畸形、皮肤异常扩张的毛细血管团等。

（3）一般体征：如心率、呼吸、血压、末梢循环状况等。

病史及体检对出血性疾病的诊断意见见表 16-11。

表 16-11　常见出血性疾病的临床鉴别诊断

项目	血管性疾病	血小板疾病	凝血障碍性疾病
性别	女性多见	女性多见	80%～90%发现于男性
阳性家族史	较少见	罕见	多见
出生后脐带出血	罕见	罕见	常见
皮肤紫癜	常见	多见	罕见
皮肤大块瘀斑	罕见	多见	可见
血肿	罕见	可见	常见
关节腔出血	罕见	罕见	多见
内脏出血	偶见	常见	常见
眼底出血	罕见	常见	少见
月经过多	少见	多见	少见
手术或外伤后渗血不止	少见	可见	多见

3. 实验室检查　出血性疾病的临床特点仅有相对的意义，大多数出血性疾病都需要经过实验室检查才能确定诊断。实验室检查应根据筛选、确诊及特殊试验的顺序进行。

（1）筛选试验：包括毛细血管脆性试验、血小板计数、出血时间、凝血时间、活化部分凝血活酶时间、凝血酶原时间、凝血酶时间等。

（2）确诊试验

1）血管异常：包括毛细血管镜检查和血管性血友病因子（von Willebrand factor，vWF）测定等。

2）血小板异常：血小板黏附和聚集试验等。

3）凝血异常：包括各种凝血因子的抗原及活性测定、凝血酶生成及纠正试验等。

4）抗凝异常：包括抗凝血酶Ⅲ抗原及活性或凝血酶-抗凝血酶复合物、蛋白 C、狼疮抗凝物测定等。

5）纤溶异常：包括鱼精蛋白副凝试验、纤维蛋白原降解产物、D-二聚体、纤溶酶原测定等。

（3）特殊试验：对一些遗传性疾病及一些少见的出血性疾病，还需进行一些特殊检查如蛋白质结构分析、基因测定及免疫病理学检查等才能确诊。

4. 诊断步骤　按照先常见病、后少见病及罕见病，先易后难，先普通后特殊的原则，逐层深入进行程序性诊断。①确定是否属出血性疾病范畴；②大致区分是血管、血小板异常，抑或是凝血障碍或其他疾病；③判断是数量异常还是质量缺陷；④通过病史、家系调查及某些特殊检查，初步确定为先天性、遗传性或获得性；⑤如为先天性或遗传性疾病，应进行基因及其他分子生物学检测，以确定其病因的准确性质及发病机制。

二、出血性疾病的诊治与 POCT

（一）血液分析仪

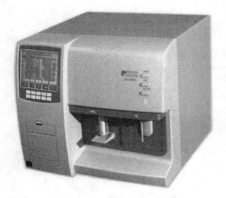

图 16-14　血液分析仪

血液分析仪临床上又称血细胞分析仪，能够对红细胞、血小板、白细胞进行准确的测定，对各种贫血、出血性疾病的临床诊断发挥着重要的作用，可提供各种异常报警信息，有效帮助医生筛查异常样本，提供可靠的诊断依据。对疾病的诊断和鉴别诊断起了重要的作用。血液分析仪（图 16-14）是医院临床检验应用非常广泛的仪器之一。

（二）全自动凝血分析仪

止血与血栓分子标志物的检测指标与临床各种疾患有着密切联系，全自动凝血分析仪适用于临床上对患者的血液进行凝血和抗凝、纤溶和抗纤溶功能分析的检测。同时需要手术的患者也可用全自动凝血分析仪（图 16-15）进行检测，以避免在手术过程中发生大出血。

（三）血栓弹力图检测仪

血栓弹力图（TEG）是反映血液凝固动态变化的指标，能连续监测凝血全貌，可动态反映凝血、血小板聚集和纤溶功能，每个阶段可用不同参数表示，根据参数的变化，可准确分析凝血异常的原因。目前，TEG 已在多个国家的输血、麻醉、重症、心脏外科等指南里被建议使用，广泛应用于这些过程中凝血、纤溶和血小板功能的监测（图 16-16）。图 16-17 为 POCT 在出血性疾病中的应用流程。

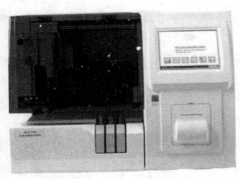

图 16-15　全自动凝血分析仪

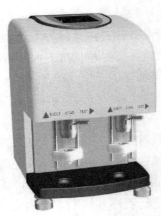

图 16-16　血栓弹力图检测仪

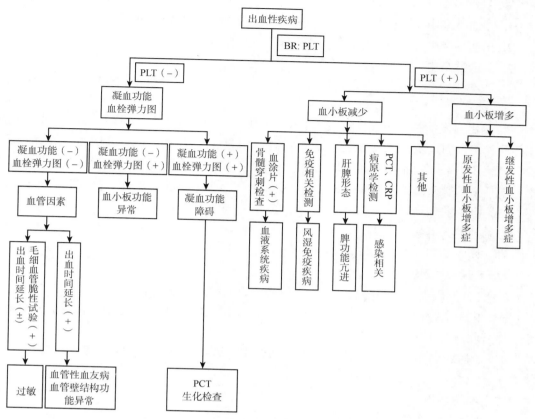

图 16-17　POCT 在出血性疾病中的应用流程

第六节　卒中与 POCT

一、疾病概要

(一)卒中的定义

卒中(stroke)是一组急性脑血管疾病,由于脑部血管突然破裂或因血管阻塞导致血液不能流入大脑而引起脑组织损伤,包括缺血性和出血性卒中。脑卒中具有高发病率、高致残率及高病死率的特点,近年来已跃升为世界范围内第二大死因,仅次于恶性肿瘤,也是我国首位死亡原因。据统计,我国每年新发卒中约 200 万例,现有卒中幸存者 700 万例,且大部分幸存者遗留不同程度的功能障碍,给患者、家庭乃至社会带来沉重的负担。

(二)卒中的临床表现

卒中的最常见症状为一侧脸部、手臂或腿部突然感到无力,猝然昏倒、不省人事,其他症状包括突然出现一侧脸部、手臂或腿麻木或突然发生口眼歪斜、半身不遂;神志不清、说话或理解困难;单眼或双眼视物困难;行走困难、眩晕、失去平衡或协调能力;无原因的严重头痛;昏厥等。临床上分类很多,常按病理性质分为三种类型。

1. 缺血性卒中（脑梗死） 可分为脑血栓、脑栓塞、腔隙性梗死。

2. 出血性卒中 可分为脑出血、蛛网膜下腔出血。

3. 混合性卒中

（三）卒中的发病机制与原因

1. 脑出血发病机制 在发病机制上，实际上每一例脑出血并不是单一因素引起，而可能是几种综合因素所致。高血压形成脑出血的机制有许多说法，比较公认的是微动脉瘤学说。一般认为单纯的血压升高不足以引起脑出血，脑出血常在合并脑血管病变的基础上发生，包括微动脉瘤破裂、脂肪玻璃样变或纤维坏死、脑动脉粥样硬化、脑动脉的外膜和中层在结构上薄弱等因素。

2. 缺血性卒中发病机制

（1）栓塞

1）动脉-动脉栓塞。

2）任何原因引起的颅内及颅外大血管病变，动脉粥样硬化最常见。

3）非粥样硬化性疾病（肌纤维发育不良、夹层、血管迂曲、血管炎/动脉炎，血管痉挛、血管收缩等）。

4）任何原因引起的主动脉弓异常（动脉粥样硬化、夹层/动脉瘤、结缔组织病、感染等）。

（2）心源性栓塞

1）心律失常（心房纤颤常见）。

2）心瓣膜病：风湿性心脏病、人工心脏瓣膜病、心内膜炎（感染性、非细菌性、栓塞性）。

（3）局部闭塞

1）任何原因引起的小血管病变：①多种原因相关（高血压、糖尿病、高血脂、吸烟、喝酒等）；②脑动脉炎；③脑淀粉样血管病。

2）凝血异常：①恶性病；②激素性，如妊娠和产褥期、口服避孕药、激素替代治疗等；③遗传性凝血病；④血小板功能异常，如肝素诱导的血小板减少症、血栓性血小板减少性紫癜等；⑤高黏滞综合征，高纤维蛋白血症，镰状细胞血症，红细胞增多症。

3）低灌注：任何原因引起的，一过性或长时间的有效循环血量不足。

二、卒中的诊治与POCT

（一）实验室及特殊实验室检查

1. 血糖 糖尿病作为脑血管病特别是缺血性卒中/短暂性脑缺血发作（TIA）的危险因素已经得到公认。卒中患者中15%～33%患有糖尿病，且9.1%的卒中再发可归因于血糖。对于急性缺血性卒中/TIA患者，应尽快测量并监测血糖，当血糖高于10.0mmol/L时应该给予降糖治疗，急性期首选胰岛素，并注意防止低血糖发生。同时，对于血糖低于3.3mmol/L的患者应该尽快给予补糖治疗，因为发生低血糖时，脑组织最先受损，纠正血糖的目标为正常血糖即可，避免血糖过高。对于任何类型的重症卒中患者，推荐当血糖持续大于 10.0mmol/L 时应该给予持续静脉泵入胰岛素治疗，推荐目标血糖浓度为 7.8～10.0mmol/L。目标血糖越接近以上范围低值可能获益越大，对于部分患者，只要不发生严重低血糖，6.1～7.8mmol/L 的血糖可能是合理的。可采用快速血糖仪对血糖进行检测（图 16-18）。

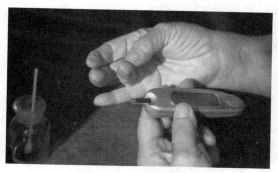

图 16-18　快速血糖仪

2. 胰岛素/C 肽　早期的胰岛素抵抗和糖耐量异常也可增加缺血性卒中的发病风险。而且卒中急性期血糖过高或过低均可对卒中预后产生不良影响。卒中患者接受规范的血糖管理，做好卒中的二级预防，能降低卒中患者的再发风险。

3. 血脂　血脂异常是缺血性卒中/TIA 的重要危险因素，而对不同类型卒中进行分析发现，血清总胆固醇水平升高与缺血性卒中的发生密切相关。在冠心病人群中，随着血清胆固醇水平增高，其缺血性卒中的风险相应增加，胆固醇每增加 1mmol/L，缺血性卒中的风险增加 25%。

4. 脂蛋白相关磷脂酶 A2（Lp-PLA2）　是磷脂酶超家族中的亚型之一，也被称为是血小板活化因子乙酰水解酶，由血管内膜中的巨噬细胞、T 细胞和肥大细胞分泌。动脉粥样硬化斑块中 Lp-PLA2 表达上调，并且在易损斑块纤维帽的巨噬细胞中强表达。在动脉粥样硬化性疾病患者中，Lp-PLA2 水平与 LDL 亚组水平呈正相关。同时多项研究表明，Lp-PLA2 是缺血性卒中发病的独立危险因子，可以成为预测缺血性卒中的病情严重程度的重要指标。

5. S100-β 蛋白　具有广泛的生物学活性，在细胞增生、分化、基因表达、细胞凋亡中具有重要作用。生理状态下脑中 S100-β 蛋白在胚胎期第 14 天就有微弱表达，随后与神经系统生长发育呈平行增加，成年后相对稳定。正常成人血清中 S100-β 含量小于 0.2ng/ml，生理状态下 S100-β 是一种神经营养因子，影响神经胶质细胞的生长、增殖、分化，维持钙稳态，并对学习记忆等发挥一定作用，促进脑的发育；当人在脑梗死、脑外伤或心脏外科手术时，S100-β 蛋白从胞液中渗出进入脑脊液，再经受损的血脑屏障进入血液，从而导致血液中 S100-β 蛋白浓度升高。研究表明，S100-β 蛋白浓度越高，说明脑损伤越严重，相应的预后也更差。同时有研究认为在现有的脑损伤标志物中，S100-β 蛋白体现脑损伤程度的特异性是最高的，总之，作为脑损伤的生化标志物之一，S100-β 蛋白比其他标志物有着更为出色的敏感性和特异性，其浓度与脑组织损伤的严重程度及预后判断关系密切，能够可靠地反映病情。

6. 同型半胱氨酸　该物质是体内 3 种含硫氨基酸之一，是甲硫氨酸循环和半胱氨酸代谢的重要中间产物。正常空腹状态下，同型半胱氨酸血浆浓度为 5～15μmol/L。血液同型半胱氨酸升高，是动脉粥样硬化发生的独立危险因子，它能使 3/4 的高血压患者脑卒中死亡风险增加 12 倍。研究表明，同型半胱氨酸可通过内皮毒性作用、刺激血管平滑肌细胞增生、致血栓等机制，增加心脏病发作及卒中风险，加重卒中患者神经功能缺损程度。积极控制同型半胱氨酸的水平，可通过促进缺血半暗带血管新生及侧支循环开放进而加速脑组织的修复，从而促进神经功能恢复。同时，检测同型半胱氨酸水平还可能帮助我们判断脑梗死病变程度和预后。

（二）应用场景与注意事项

1. 快速血糖仪 在各级医院各大临床科室可以有着不同的应用。临床上主要应用于监测糖尿病患者血糖，筛查新入院患者血糖，监测胰岛素瘤患者围术期的血糖，监测危重患者血糖，监测新生儿血糖等。

2. 脂蛋白相关磷脂酶 A2 主要用于以下情况（表 16-12）。

表 16-12 Lp-PLA2 的应用场景

科室	适应证	临床应用
体检中心	肥胖、烟酒过度、缺乏运动、高工作量、高精神压力者	识别无症状人群中心脑血管栓塞性疾病的高危人群
老年科	高血压、糖尿病、慢性疾病	识别无症状人群中心脑血管栓塞性疾病的高危人群
心内科	冠心病、高血压	稳定冠心病患者危险分层，病情严重程度评估，治疗评估
神经内科	卒中患者	缺血性卒中高危人群识别，卒中再发患者评估
门诊	冠心病、高血压、糖尿病	心脑血管疾病人群健康管理

3. S100-β 蛋白 是脑损伤的特异性指标。通过检测脑卒中患者的血清 S100-β 蛋白的水平，可以判断患者是否存在脑损伤，脑损伤的严重程度，帮助医生评估患者预后并做出合理的治疗决策。常用于以下情况（表 16-13）。

表 16-13 S100-β 蛋白的临床应用

科室	适应证	临床应用
儿科	手足口病、脑炎或脑膜炎	中枢神经系统感染的早期诊断、病情评估和治疗监测
新生儿科	新生儿（早产儿）窒息，缺血缺氧性脑病	脑损伤的早期诊断和病情评估
神经内/外科	卒中、脑部肿瘤、颅脑损伤	脑损伤的早期诊断和病情评估
急诊科	颅脑损伤、一氧化碳中毒、卒中、心搏骤停后心肺复苏、房颤	脑损伤的早期诊断，急性一氧化碳中毒迟发性脑病的早期诊断
老年科	高血压、高脂血症、糖尿病、卒中	脑损伤的早期诊断和病情监测
精神科	抑郁症、精神分裂症	抑郁症、精神分裂程度评估
肿瘤科	脑部肿瘤、黑色素瘤	黑色素瘤分期、发展、转移、治疗、愈后评估，放疗致脑损伤的诊断，脑肿瘤致脑损伤诊断

4. 同型半胱氨酸 临床上主要应用于心血管疾病、脑血管疾病、慢性肾衰竭、糖尿病等相关疾病。

脑卒中是临床常见疾病，当患者表现出典型的肢体活动或感觉障碍时，诊断一般不难，但若患者出现昏迷，无法自述病史及配合查体，诊断则相对困难。导致昏迷的病因很多，且为病情危重的征兆，因此掌握昏迷的诊断思路十分重要。图 16-19 是针对意识障碍卒中患者的诊断流程。在接诊非外伤的意识障碍患者时，首先完善肢体坠落试验和脑膜刺激征，若其一为阳性，大多提示患者颅内疾病可能，随即在完善头部影像学检查的同时，通过检测一些脑损伤相关 POCT（如 S100-β 蛋白）及感染的相关指标（PCT、CRP）来对病情的诊断、程度及预后进行评估。若肢体坠落试验、脑膜刺激征均阴性时，常提示中毒或者代谢性脑病可能，实验室相关检查如快速血糖、血气分析、快速生化等对病情的诊断可提供更大帮助。

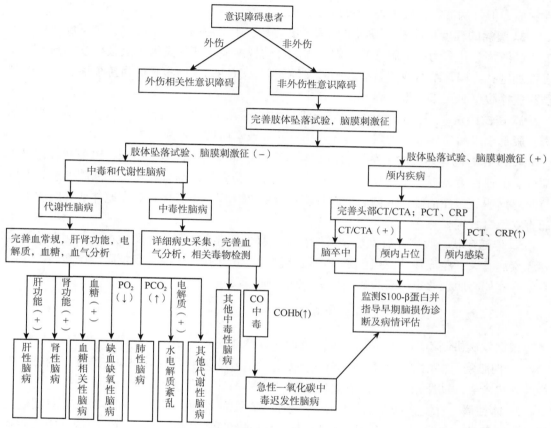

图 16-19　POCT 在意识障碍卒中患者中的应用流程

第七节　急腹症与 POCT

一、疾病概要

（一）急腹症的定义

腹痛是常见的临床症状，约占急诊就诊患者的 10% 以上。多数为腹部脏器疾病所引起。病变性质可为器质性，也可为功能性。急性腹痛具有起病急、变化快、病情重等特点。引起腹痛机制各不相同，因此需要将症状、体征及实验室检查结合起来综合分析，才能得出诊断，从而进行正确的救治。

（二）急腹症的临床表现

1. 腹痛的部位　腹痛的起始部位和疼痛最明显处通常是病变所在部位。例如，胃、十二指肠、胰腺疾病的疼痛多在上中腹；肝脏、胆囊疾病疼痛在右上腹部；盆腔和异位妊娠疼痛多在下腹部。根据疼痛所在部位可做出病变器官的初步判断；但有些疾病虽表现为急性腹痛，但发病器官在腹腔外，如心肌梗死。

2. 腹痛的程度和性质　腹痛可分为轻度疼痛、中度疼痛、重度疼痛三种程度。胃、十二指肠溃疡穿孔多为中上腹部剧烈刀割样、烧灼样疼痛；胰腺炎为中上腹持续性剧痛或阵发性加剧；泌尿系结石或胆石症多为阵发性绞痛；急性弥漫性腹膜炎为持续性、广泛性剧烈腹痛伴腹壁肌紧张或板状腹。

3. 诱发因素　进食油腻食物易导致胆囊炎或胆结石发作，酗酒或暴饮暴食易诱发胰腺炎；腹部手术后易导致肠梗阻，腹部外伤容易导致实质性脏器受损等。

4. 发作时间与体位的关系　餐后痛者可能由于胆囊、胃部病变所致；饥饿痛发作呈周期性、节律性者，提示十二指肠溃疡；子宫内膜异位者腹痛与月经相关；胰腺癌患者仰卧位时疼痛明显，而前倾位或俯卧位时减轻；反流性食管炎患者烧灼痛在躯体前屈时明显，而直立位时减轻。

5. 伴随症状　腹痛伴有发热、寒战者提示有炎症存在；腹痛伴黄疸可能与胆系疾病或胰腺疾病有关；腹痛伴休克可能是腹腔脏器破裂、肠穿孔、绞窄性肠梗阻、肠扭转等。腹腔外疾病如心肌梗死也可有腹痛与休克，应特别警惕。

（三）急腹症的发病机制和原因

根据发病机制不同，分为内脏痛、体性痛和牵涉痛。

1. 内脏痛　多由平滑肌痉挛，管壁突然扩张，化学刺激及脏器缺血等作用于内脏传入神经末梢产生冲动所致。临床表现为定位模糊的弥散性钝痛。

2. 体性痛　脊髓感觉神经分布在壁腹膜、肠系膜、系膜根部及膈肌等处，当脏器病变累及脊髓感觉神经时，上行传导达丘脑，再交换神经元达大脑皮质，引起尖锐、定位明确的局部疼痛。

3. 牵涉痛　由于病变器官与牵涉疼痛部位（皮肤）具有相同神经支配，刺激体壁内面引起远隔部位疼痛。

二、急腹症的诊治与 POCT

对于急腹症在临床实践中应仔细询问患者病史，进行准确而全面的体格检查、必要的辅助检查，将患者的信息用医学知识进行正确的临床思维、分析、综合，是急腹症正确诊断的重要步骤。POCT 能帮助临床医生更加快速而准确地获取患者信息。

急性腹痛患者通常就诊于急诊，首先应评估生命体征是否平稳，除外如急性胃肠穿孔、急性肠坏死、急性肝脾破裂等危及生命的急症。其次，完善检查，其中影像学检查如 X 线检查的目的在于观察膈下有无游离气体、肠积气和气液平面；B 超检查可提示腹腔内积液、肿块,胆道与泌尿系结石的影像;多普勒检查可排查血管内病变;CT 检查以明确病变部位、性质等。实验室检查中可能涉及的 POCT 相关检查有血常规、肝肾功能、凝血功能、血气分析、感染指标、尿常规等。白细胞计数和分类有助于诊断炎症及其严重程度;血红蛋白下降提示可能有腹腔内出血;血小板进行性下降,应考虑有无合并弥散性血管内凝血,提示需进一步检查;尿中有大量红细胞提示泌尿系结石或肾损伤;血尿淀粉酶增高提示急性胰腺炎;严重水、电解质和酸碱平衡紊乱提示病情严重;血直接胆红素升高,伴氨基转移酶升高,提示胆道阻塞性黄疸;尿素氮、肌酐增高可能是原发病合并急性肾功能障碍或尿毒症性腹膜炎。

(一)血常规、血型和凝血功能

腹部病变患者临床表现差异很大,可以从无明显症状到出现休克甚至死亡。实质性脏器破裂如肝、胆、胰、脾、肾等器官可出现腹腔出血,腹痛呈持续性,一般不很剧烈,腹膜刺激征不重。但肝、胆、胰损伤由于消化液外漏刺激腹膜,可出现明显腹痛及腹膜刺激征。当患者病情发生变化,在积极完善腹部彩超、CT 等相关检查明确诊断的同时,完善血液相关的检查,此时 POCT 显得尤为重要。血液检查可以为医生提供诊断与治疗依据,并能协助临床判断病情、监测治疗效果。POCT 可为患者在短时间内完善血常规、肝肾功能、电解质、血型、凝血功能等相关检查,为之后的药物及手术治疗争取时间。通过 POCT 行血常规检查可立即了解患者血红蛋白含量,判断患者是否存在失血及失血程度。通过 POCT 血型卡,可快速了解患者血型,为患者快速输血提供了可能。外伤后导致血容量不够及外伤后凝血因子消耗导致凝血功能异常,通过使用 POCT 顺磁性铁氧化物颗粒/干化学技术行凝血功能检查,检测凝血酶原时间、活化部分凝血酶时间、凝血酶时间、纤维蛋白原及各凝血因子的活性,可快速了解凝血功能状态,是否存在凝血因子缺乏,为快速补充血容量及凝血因子提供了条件。

(二)C 反应蛋白(CRP)和降钙素原(PCT)

对于腹部胃肠道、胆道、膀胱等空腔脏器破裂可表现出明显的弥漫性腹膜炎,严重的患者可出现感染性休克。空腔脏器破裂也可出现腹腔出血,但出血量一般不多。腹部空腔脏器破裂的患者在完善上述检查的同时可行 CRP 和 PCT 检查,以快速了解感染是否存在及其严重程度。

1. CRP 在感染性相关的急腹症中具有重要意义。例如,急性腹膜炎、肝脓肿、急性化脓性胆管炎等感染性疾病中有助于炎症严重程度的判断。POCT 金标数码定量分析仪(图 16-20)通过使用胶体金法定量试剂盒快速定量测定 CRP,快速得出检测值,可帮助临床医师指导抗生素使用,以及判断疾病转归。

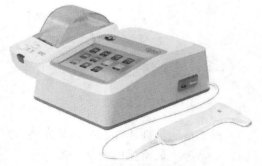

图 16-20 金标数码定量分析仪

2. PCT 在健康人体内含量低。细菌、真菌和寄生虫感染时,PCT 可明显升高,升高程度与感染的严重程度及预后相关，高水平 PCT 表明全身炎症反应非常严重，死亡风险很高，应结合临床尽早应用抗生素及进行其他针对性治疗。对于急腹症的患者如腹腔感染、肝脓肿、肠道坏死、胆管炎等，除早期检测 PCT 指导抗生素的及时应用外，还可动态监测 PCT 水平，协助判断急腹症患者病情进展情况，调整或终止抗生素治疗。PCT 的 POCT 通常可采用免疫荧光双抗体夹心法定量快速地检测 PCT 浓度。

（三）血生化

由于腹腔内包含有多个脏器，急腹症患者常合并各种器官功能障碍。完善血液生化检查非常必要。POCT 血生化检查可快速检测存在于血液中的各种离子、糖类、脂类、蛋白质及各种酶和机体的多种代谢产物的含量，在临床的各阶段有重要的指导价值。例如，梗阻性黄疸患者，通过 POCT 仪器检测胆红素及氨基转移酶等指标，能够使临床医师迅速评估患者病情严重程度，进而决定下一步治疗方案；急性胰腺炎的急腹症患者，在完善腹部 CT 的同时，通过 POCT 快速检测尿及血清淀粉酶，医师能够更快速地诊断疾病；检测胆固醇、血清钙离子浓度及 CRP、乳酸等指标，可以帮助评估患者预后。部分 POCT 血气分析仪通过离子交换法能在最短时间内检测出钠、钾、钙离子浓度，pH、二氧化碳分压、氧分压、乳酸和血糖、酮体等指标，POCT 血气分析仪显示出极大的优越性。

（四）尿妊娠实验

育龄期女性的急腹症患者，尤其需要详细询问月经史，即使月经周期规律，仍难以排除宫外孕可能。此时尿妊娠试验极为重要。妊娠试验是用实验室方法检测妇女尿液中 HCG 的水平。除了正常妊娠外，宫外孕、不完全流产、绒癌、恶性葡萄胎、畸胎瘤等也可出现阳性。在完善彩超检查的同时，行尿妊娠实验。快速免疫分析仪通过双抗夹心时间分辨荧光免疫方法可快速完善早孕标志物检查，提高检测性能并帮助医生快速做出临床诊断。

图 16-21 为 POCT 在急腹症诊治中的应用流程。

第八节　发热与 POCT

一、疾病概要

（一）发热的定义

发热指病理性体温升高，是人体对致热原的作用使体温调节中枢的调定点上移而引起的，是临床上最常见的症状、疾病进展过程中的重要临床表现。发热可见于多种感染性疾病和非感染性疾病。当晨起或休息时体温超过正常体温范围或一日之间体温相差在 1℃以上时称为发热。

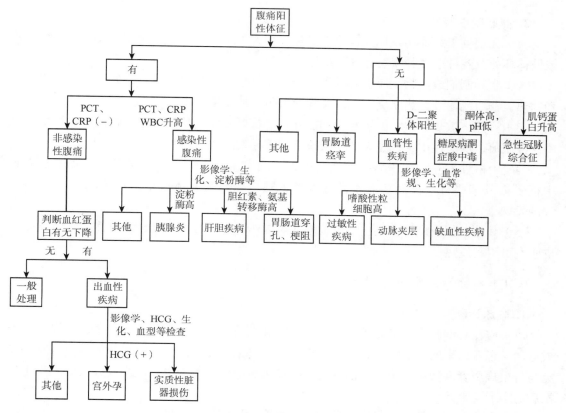

图 16-21　POCT 在急腹症诊治中的应用流程

（二）发热的临床表现

1. 体温上升期　产热大于散热，临床上表现为疲乏、不适、肌肉酸痛、皮肤苍白、干燥无汗、畏寒，有时伴寒战等症状。体温上升有两种方式。

（1）骤升型：体温在几小时内达 39～40℃或以上，常伴有寒战，小儿可有惊厥。见于肺炎球菌肺炎、疟疾、败血症、输液反应等。

（2）缓升型：体温缓慢上升，在数日内达高峰，一般不伴有寒战。见于伤寒、结核病等。

2. 高热期　产热与散热在较高的水平上趋于平衡。体温维持在较高的状态。临床表现为皮肤潮红而灼热，呼吸、心率增快。此期持续时间因病情和治疗效果而异，可为数小时、数天甚至数周不等。

3. 体温下降期　由于病因的消除或药物的应用，散热大于产热，体温恢复正常。临床表现为患者大量出汗和皮肤温度降低。

（三）发热的发病机制和原因

发热根据致病原因不同可分为两大类：感染性疾病和非感染性疾病。

1. 感染性疾病　包括病毒、细菌、支原体、衣原体、立克次体、螺旋体、真菌、原虫等病原微生物感染导致的疾病。

2. 非感染性疾病

（1）无菌性组织损伤及坏死产物性发热：如大手术后、骨折、大面积烧伤；内脏梗死或肢体坏死及各种恶性肿瘤引起的组织坏死等。

（2）生物制剂或药物反应引起的发热：主要见于异种蛋白性发热，如注射马血清等；药物热；输血或输液的热原反应，以及各种预防接种疫苗等。

（3）产热、散热异常：如甲状腺功能亢进、惊厥及癫痫持续状态所致的产热过多，因广泛性瘢痕、广泛性皮炎、先天性汗腺缺乏症等导致的散热异常。

（4）中枢性发热：如中暑、安眠药中毒、脑出血、颅骨骨折、脑震荡等使体温调节中枢受损，某些自主神经功能紊乱导致的低热，以及婴儿体位中枢调节功能失常等导致的发热。

（5）其他：如免疫性疾病、红斑狼疮、风湿热、类风湿关节炎、结节性动脉周围炎、皮肌炎可引起发热。

（四）诊断与实验室检查

1. 临床诊断

（1）应注意询问与感染有关的病史、诱因和发病情况。例如，有无畏寒、寒战、大汗或盗汗，患病以来的一般情况，包括精神状态、食欲、体重改变、睡眠及大小便情况；有无与传染病患者密切接触史、不洁饮食史、疫水接触史、手术史、流产或分娩史。并注意发病的季节与地区。

（2）发病时间的长短与起病缓急和发病程度。长期发病多见于伤寒、结核等病。起病急，多见于感染、中暑、中毒、脑出血等。感染时发热较高，而无菌性坏死物质的吸收、自主神经功能紊乱等多导致低热。

（3）体温变化规律并分析热型。根据热型来协助判断疾病的种类。

（4）伴随症状。

2. 实验室检查

（1）一般实验室检查。

1）血液检查：白细胞计数及分类。白细胞总数及中性粒细胞升高，提示为细菌性感染，尤其是化脓性感染，也可见于某些病毒性感染，如出血热病毒、EB 病毒；白细胞总数减少见于病毒感染（肝炎病毒、流感病毒等）及疟原虫感染。

2）尿液检查：尿中白细胞增多，尤其是出现白细胞管型，提示急性肾盂肾炎；蛋白尿伴或不伴有管型尿提示为系统性红斑狼疮。

（2）特殊实验室检查。

3. 放射学检查 包括 X 线胸部摄片，胸部或腹部 CT 扫描，借以明确胸腹部有无病变及病变性质，如肺炎、肺结核、肺脓肿、肺癌、胸膜炎、肝脓肿、肝癌、肾癌等，并有助于了解胸腹腔内及腹膜后有无淋巴结肿大。

二、发热的诊治与 POCT

（一）肝素结合蛋白

在急重症的发热患者中，肝素结合蛋白有如下运用。

1. 预测脓毒症、器官功能障碍、低血压 欧洲多中心研究结果显示在脓毒症发生前 72 小时，即可在患者体内检测到肝素结合蛋白浓度增加；在脓毒症发生前 10.5 小时（中位数），大部分患者出现肝素结合蛋白浓度增加。与其他生物标志物相比，肝素结合蛋白是发生器官功能障碍的最佳预测指标，AUC 为 0.8。此外 Fisher 及 Linder 指出在一些重度脓毒症患者出现低血压症状之前，肝素结合蛋白浓度会升高。其中一些患者甚至在低血压发生之前的 12 小时就出现血浆肝素结合蛋白浓度的升高。

2. 诊断脓毒症 《中国严重脓毒症/脓毒性休克治疗指南（2014）》指出肝素结合蛋白作为诊断脓毒症的敏感性为 0.80，特异性为 0.81，AUC 为 0.87，提示肝素结合蛋白是重症患者严重脓毒症/脓毒性休克早期诊断的有效指标。

3. 评估、监测疾病预后 肝素结合蛋白半衰期小于 1 小时，可以快速反映治疗效果。研究发现，ICU 中感染性休克患者的肝素结合蛋白浓度大大高于轻度感染患者。在感染性休克患者中，肝素结合蛋白浓度与 28 天死亡率高度相关，在肝素结合蛋白浓度高于建议的 CO 值的患者中，28 天死亡率升高了 4 倍。此外，对肝素结合蛋白浓度的连续监测具有潜在价值，随着治疗的进行，肝素结合蛋白浓度下降往往预示着患者预后良好，因此动态检测血浆肝素结合蛋白浓度更有意义。

4. 药物作用靶标 肝素结合蛋白既是感染的标志物，也是致病因子。中性粒细胞脱颗粒抑制剂、肝素、辛伐他汀、硫酸葡聚糖和替唑生坦等药物可有效降低脓毒症患者中的血浆肝素结合蛋白水平。

5. 其他应用 除血浆外，还可以在不同体液中检测肝素结合蛋白，以辅助诊断其他细菌感染性疾病。检测脑脊液可以鉴别诊断细菌性脑膜炎、病毒性脑膜炎。研究发现急性细菌性脑膜炎中肝素结合蛋白升高，病毒性脑膜炎中肝素结合蛋白几乎不升高。此外，检测尿液可以诊断细菌性尿路感染和肾盂肾炎，研究发现当尿液肝素结合蛋白≥32ng/ml 时，诊断尿路感染的灵敏度和特异度均超过 90%。尿液肝素结合蛋白对尿路感染的诊断价值高于尿白细胞酯酶、尿亚硝酸盐、尿白细胞计数。

（二）降钙素原

降钙素原在医院不同临床科室可以有着不同的应用，血清降钙素原含量正常应＜0.1μg/L，＞0.5μg/L 为阳性，影响人体内降钙素原水平的因素具体包括细菌的种类、被感染器官的类型和大小、免疫反应的状况和炎症的程度。降钙素原在严重细菌感染（1～3 天）早期即可升高，因此具有早期诊断价值；在局部感染、病毒感染时，人体内降钙素原的含量浓度不增加或轻微增加，而只在严重的全身系统性感染时才明显增加，这就说明了降钙素原的极大特异性，因此也可用于各种临床情况的鉴别诊断。另外降钙素原浓度和炎症严重程度呈正相关，其对于鉴别发热的原因及观察感染严重程度意义重大。

（三）C反应蛋白

C反应蛋白是非特异性急性时相反应蛋白，在组织损伤、出现炎症后几小时内迅速升高，48小时达到高峰，疾病消退后又快速降至正常水平。血C反应蛋白浓度的升高为炎症和组织损伤的标志物，而病毒感染导致的发热升高不显著。C反应蛋白与许多疾病的发病机制有关，应用科室广泛，C反应蛋白对机体许多疾病的早期诊断、鉴别诊断、疗效观察、预后评估以及指导临床抗生素的合理应用等有重要的意义。C反应蛋白是一种经典炎症反应急性期蛋白，其升高表现为非特异性，在多种组织受到侵犯时，其浓度都可升高，如在感染性疾病、风湿性关节炎、心肌梗死等，测定C反应蛋白对于追踪随访和监测这些疾病，以及在某些情况下鉴别诊断都非常有用。

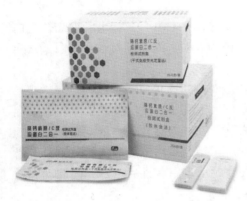

图16-22　C反应蛋白（hsCRP+常规CRP）/降钙素原（PCT）定量联检试剂

（四）白细胞介素6

不同炎症性疾病，IL-6的水平具有显著性差异；细菌感染导致IL-6升高的水平显著高于非细菌感染；IL-6的水平随炎症和感染严重程度的增加逐渐升高；测定血中IL-6的水平对评估病情严重程度及判断预后有重要意义，并且IL-6的水平来评估患者的预后要优于降钙素原和C反应蛋白；与降钙素原和C反应蛋白相比，IL-6能更好地评估脓毒症患者的预后，能更快地反映抗生素治疗的效果。图16-22为C反应蛋白（hsCRP+常规CRP）/降钙素原（PCT）定量联检试剂。

（五）血清淀粉样蛋白A

血清淀粉样蛋白A（SAA）是由肝细胞产生后被分泌到血清中的一种急性时相反应蛋白，当机体发生感染或损伤时，可在5~6小时内迅速升高约1000倍，当机体抗原清除后则迅速降至正常水平。SAA是诊断病毒、细菌感染的敏感指标，在细菌感染性疾病中，SAA与C反应蛋白相比优势是上升早、幅度大、灵敏度高，尤其是在急性细菌感染早期，检测SAA的优势更加显著；在病毒感染性疾病中，SAA显著升高，C反应蛋白几乎不升高或升高不明显，因此SAA可以作为诊断病毒感染的敏感指标；SAA联合C反应蛋白检测，可鉴别诊断细菌、病毒感染，又能提供新依据，可靠性更强，动态观察疗效并可指导临床用药；SAA联合C反应蛋白、降钙素原检测，有利于小儿感染性疾病（新生儿败血症、脓毒症）的早期诊断。

对于不明原因发热患者，应早期完善血常规、C反应蛋白、降钙素原及SAA检查，如其中一项明显升高提示感染可能性大，在革兰氏阴性菌感染及患者免疫力低下时白细胞可不升高，但C反应蛋白及降钙素原仍会升高，而SAA的升高时限较C反应蛋白更快；如均阴性或C反应蛋白、SAA仅轻度升高，则应考虑肿瘤、风湿性免疫疾病、血液疾病、中枢性高热等非感染性疾病，但在中暑的情况下可出现降钙素原大致正常，其余三者均升高，需结合病史、体格检查等综合判断。在明确感染性疾病的基础上，真菌、病毒及其他非典型病原菌感染的情况下降钙素原可表现为正常或无明显升高，可针对性地完善痰结核培养、PRP、HIV、CMV、EBV、ASO、G/GM 试验等检查；在某种病毒流行期间，发热患者查白细胞、CRP、PCT 时均无明显升高，而 SAA 显著升高，需要进一步完善相关病毒的 POCT，如流感病毒、新型冠状病毒检测；当降钙素原＞5ng/ml 时应高度怀疑细菌感染，降钙素原水平与感染的严重程度呈正相关；如降钙素原明显升高则继续完善肝素结合蛋白、IL-6 等检查进一步确诊细菌感染并动态复查以了解感染控制情况及预后。以下将介绍发热的常规处理流程和新型冠状病毒肺炎疫情期间发热的排查流程。

图 16-23 为 POCT 在发热诊疗中的应用流程。

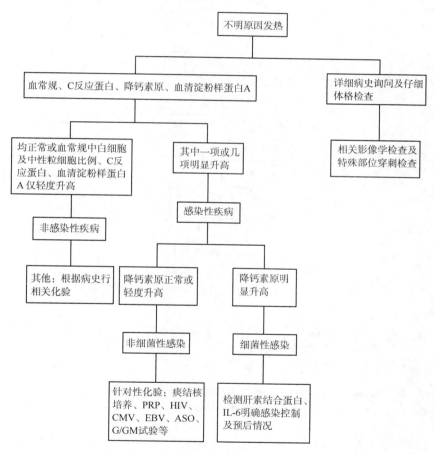

图 16-23　POCT 在发热诊疗中的应用流程

图 16-24 为新型冠状病毒肺炎疫情期间的发热排查流程。

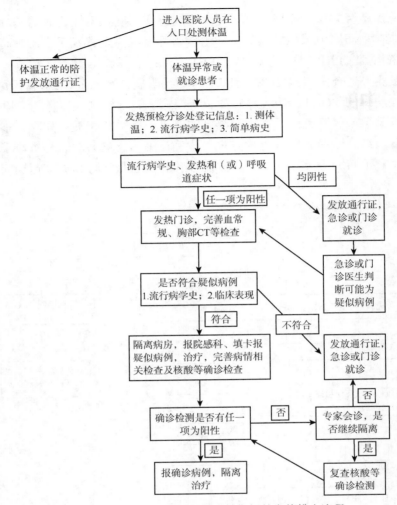

图 16-24　新型冠状病毒肺炎疫情期间的发热排查流程

（裴艳芳　谭　正　周　威　徐一笑　田晶晶　聂羚兢　周　舟　刘丽蕾　王惠芳　韩小彤）

参 考 文 献

陈南晖，张仕萍，彭红，2010. C-反应蛋白对感染性和非感染性发热鉴别价值. 重庆医科大学学报，35（11）：1722-1724.

邓宽国，韩相卿，王立民，2018. 血清肝素结合蛋白检测对 ICU 危重患者细菌感染的评价价值研究. 中国临床医生杂志，46（2）：169-171.

金艳，张春和，刘景霞，等，2012. 脂蛋白相关磷脂酶 A2 与急性缺血性脑卒中的相关性研究. 国际检验医学志，33（1）：29-30.

王琨，李彦敏，2009. NSE、S-100 蛋白与脑损伤关系的研究. 脑与神经疾病杂志，17（5）：396-398.

吴巍，2018. 床旁即时检验在重症创伤患者围术期凝血功能监测中的应用效果分析. 中国卫生检验杂志，28（5）：638-640.

张新超，于学忠，陈凤英，等，2019. 急性冠脉综合征急诊快速诊治指南. 临床急诊杂志，20（4）：253-262.

赵永强，2017. 出血性疾病的诊断思路. 中国实用内科杂志，37（5）：369-372.

中国医师协会心血管外科分会大血管外科专业委员会，2017. 主动脉夹层诊断与治疗规范中国专家共识. 中华胸心血管外科杂志，33（11）：641-654.

中华医学会心血管病学分会肺血管病学组，2016. 急性肺栓塞诊断与治疗中国专家共识. 中华心血管病杂志，44（3）：197-211.

邹秀丽，马朋林，吴铁军，2018. 降钙素原在脓毒症/感染性休克鉴别诊断中的应用. 中华内科杂志，57（8）：605-606.

第十七章

院前急救中的 POCT

现代急救医学要求快速转运患者的同时完成基本的医疗救治。随着胸痛中心、卒中中心、创伤中心的发展，越来越多的救护车、救护直升机上安装了 POCT 移动检测设备，可以在转运途中通过 POCT 设备在最短时间内获得相关信息，快速得到相关的检查数据，尽快明确诊断，合理及时地制订医疗决策，抢救患者生命。各种生物样本如尿液、唾液、血清、血浆等均可用于 POCT 的快速诊断，特别是在资源有限的环境下。

第一节 概 述

POCT 是在灾难处置中先遣急救者的首选。在传染病突发疫情处置、灾害医学救援、食品安全事故、生物反恐应急、检验检疫和违禁药品筛查等应急条件下，POCT 为相关管理部门应急处置、急救实施、环境检测和预警启动等决策提供了科学依据，为制订相应的预案奠定了基础。POCT 满足了现场快速检测与应急处置的需求，即在"最短的时间"于"事发现场"实现可疑样品中"未知靶标"的快速定量检测，从而能够提高生物应急的处置能力与标准。

紧急突发事件和自然灾害的现场常与外界隔绝，生命维持线如电力、水源及氧气供给中断，通信系统、运输系统瘫痪。在灾难现场的医疗救治中，依赖水、电及大量试剂的中心实验室分析仪器无法使用，而临时的、可移动的、便携式实验室成为紧急医疗的首选，特别是体积小且便于携带的 POCT 仪器、无液体试剂分析仪器及 POCT 检验试纸条等成为最有价值的检验工具，最常检测的项目包括血糖分析、尿液分析、血细胞计数和血气分析、干化学检测、心肌标志物、凝血检测、感染及传染性检测、毒物检测等。多年来，全球范围内处置突发事件和灾害事件的经验证明了 POCT 的作用和可行性。

院前急救及灾害现场急救中使用 POCT 可大大缩短患者的诊断时间，提高急救复苏效率，对改善患者预后起到不可估量的作用。

POCT 还可通过 4G/5G 等信息网络传输系统将获得的检测结果传输至医院，以便医院提前做好救治准备，做到患者未到信息先到，患者未到医生先到，从而减少危重症患者的救治环节，优化救治流程，缩短有效救治时间。随着物联网技术的发展，其在医疗中的应用也不断扩展，尤其在急救医学领域中的作用日渐突出。近年来，欧美发达国家已经将基于物联网技术的远程医疗技术引入院前急救中，将"急诊室"部分功能前移，变以前的被动式救治为主动式救护，进一步提高急救速度和质量。

部分急救中心还建立了"一键报警多人联动式院前急救云平台",将救护车上的车载POCT设备及车载心电监护传输系统与云平台对接,将患者的重要信息及POCT检验结果快速传输至院内,实现院前急救与院内抢救"现场"协同救援(图17-1)。

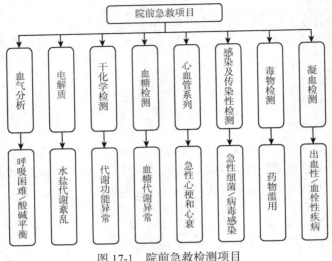

图 17-1 院前急救检测项目

在严重危及生命的情况下,除了空中和地面转运院前的患者至医院,越来越多的危重患者也需要院间转运。临床研究的结果表明,在运送危重患者过程中进行相关指标的检测(表17-1),可帮助保障患者转运的安全。陆地和空中救护时的POCT项目包括动脉血气分析和葡萄糖、Na^+、K^+、Ca^{2+}、血细胞比容/血红蛋白测量。运送危重患者过程中的实时检测结果必须被视为患者护理过程的一个组成部分,重症监护病房、紧急医疗服务和实验室之间需要良好的沟通渠道。随着检测技术和计算机技术的进步,POCT在重症监护转运中的应用在未来肯定会越来越广泛。

表 17-1 干式生化分析仪配套项目

检测盘	检测项目	临床适用检查范围
常规生化	TP、ALB、GLOB*、A/G*、TBIL、ALT、BUN、CREA、UA、TC、Ca^{2+}、PHOS、Glu	肝胆系统、泌尿系统、水盐代谢、糖代谢
	AMY、BUN、CREA、eGFR*、K^+、Na^+、Cl^-、Glu	胰、泌尿系统、水盐代谢、糖代谢
电解质	K^+、Na^+、Cl^-、Ca^{2+}、PHOS、Mg^{2+}	水盐代谢
肝功能	TP、ALB、GLOB*、A/G*、TBIL、DBIL、IBIL*、ALT、AST、GGT、ALP	肝胆系统
肾功能	ALB、BUN、CREA、eGFR*、UA、Ca^{2+}、PHOS	泌尿系统
肝肾功能	TP、ALB、GLOB*、A/G*、TBIL、DBIL、IBIL*、ALT、AST、GGT、ALP、BUN、CREA、eGFR*、UA	肝胆系统、泌尿系统
糖脂生化	TC、HDL、LDL*、VLDL*、TG、Glu	脂代谢、糖代谢
急诊生化	ALT、AST、BUN、CREA、eGFR*、AMY、CPK、K^+、Na^+、Cl^-、Ca^{2+}、PHOS、Mg^{2+}、Glu	肝胆系统、泌尿系统、胰、心血管、水盐代谢、糖代谢

1. 血气及电解质检测 应用便携氏的血液分析仪测定人体血液中 Na^+、K^+、Mg^{2+}、Ca^{2+}、pH、PCO_2、PO_2、HCO_3^- 等指标，判断水和电解质及酸碱是否存在代谢紊乱及其紊乱程度。

2. 血液干化学检测 血液生化检测，即对体内血糖、肝脏功能（ALT、AST、胆红素、总蛋白等）、肾脏功能[尿素氮（BUN）、肌酐（CREA）、尿酸（UA）等]、心肌酶学[乳酸脱氢酶（LDH）、羟丁酸脱氢酶（HBDH）、肌酸激酶同工酶（CK-MB）]等进行检测，以了解人体各系统的代谢功能是否正常，给灾难和突发事件现场医疗急救医生提供诊断、鉴别诊断和治疗措施的依据。

3. 血糖检测 血液葡萄糖检测、酮体检测（糖尿病酮症酸中毒）。

4. 心血管系列疾病检测

（1）心梗标志物：肌钙蛋白 I（TnI）、肌酸激酶同工酶（CK-MB）、肌红蛋白（Myo）、心型脂肪酸结合蛋白（hFABP），肌钙蛋白 T（TnT）。

（2）心衰标志物：脑利尿钠肽（BNP）、氨基末端脑利尿钠肽前体（NT-proBNP）、可溶性生长刺激表达基因 2 蛋白（ST2）。

5. 感染系列检测 C 反应蛋白（CRP）、降钙素原（PCT）、肝素结合蛋白（HBP）、血清淀粉样蛋白 A（SAA）。

目前感染系列也是国内应用 POCT 较多的项目系列。配套的设备多为操作简单的 POCT 设备，具有方便携带、操作简单等特点。目前大部分厂家都能检测 CRP、SAA、PCT，也有厂家能检测新型的脓毒症标志物 HBP，且能对脓毒症进行预测，对危重患者的用药和监护具有指导意义。其中，POCT 设备检测 CRP 与 SAA 仅需 $10\mu l$ 全血，可直接采用指尖血进行测量，3～5 分钟出具结果，极适用于急救车上的检测。HBP 项目可以辅助诊断脓毒症，同时也可以预测脓毒症的发生，检测结果能有效地指导患者抗生素的使用，降低脓毒症患者的死亡率。

6. 传染病系列检测 艾滋病、丙肝、梅毒、流感、结核、细菌性肺炎。目前该系列检测的 POCT 试剂多为胶体金试剂，可肉眼直接判读，无须相应的配套设备。

7. 毒物检测 麻黄碱、阿片、大麻酚、安非他命、可卡因、苯巴比妥、苯二氮䓬类、五氯酚类迷幻药、三环类抗抑郁药。目前该系列检测的 POCT 试剂多为胶体金试剂，可肉眼直接判读，无须相应的配套设备。

8. 凝血检测 D-二聚体可用于急性肺栓塞的快速排除诊断，溶栓治疗效果评估。

第二节 急性胸痛与院前急救 POCT

急性胸痛是最常见的急症，病因复杂，病情严重程度悬殊，处理时效性要求高。其中，急性心肌梗死（AMI）、急性肺栓塞、主动脉夹层、张力性气胸等高危胸痛，必须尽早识别、争分夺秒救治；约 70% 的胸痛患者为非心源性低危胸痛，应及时、安全分流以节约医疗资源。因此，应用高效筛查手段，将诊断窗口前移，对于急性胸痛早期识别、危险分层、合理分流及科学救治至关重要。

对于 AMI 患者来说，行溶栓或经皮冠状动脉介入治疗（percutaneous coronary

intervention，PCI）有着严格的时间要求，早期接受溶栓治疗或 PCI 对 AMI 患者的血管再开通有着非常关键的作用。诊断及鉴别诊断是做好 AMI 患者救治工作的第一步，如果抵达医院后才开始进行诊断与鉴别诊断，那将会浪费患者在转运中的时间，贻误治疗时机。院前不比院内，诸多医疗资源的使用受到限制。做好胸痛患者的院前诊断及鉴别诊断的前提应包括接诊医生的胸痛诊治意识、床旁快速检查项目和心电图、超声检查。院前接诊医生具有胸痛诊治意识便可快速识别出疑似 AMI 患者而不会延误治疗。胸痛生物标志物联合检测能够缩短胸痛诊断时间，心电图和超声检查也可快速诊断胸痛。POCT、心电图和超声检查都是能够快速得到检查结果，并且都是能够在院前环境中使用的。因此，在院前医疗资源受到限制使用的情况下，院前 POCT 和心电图、超声检查联合将在胸痛患者的诊断及鉴别诊断中发挥独特优势。Hilker 等对 6 例通过体外膜肺氧合（extracorporeal membrane oxygenation，ECMO）进行现场治疗的难治性心搏骤停患者进行了研究，发现 ECMO 能够成功地应用于现场治疗，减轻患者遭受的不可逆转的脑缺氧损伤。ECMO 走向院前，使胸痛的超早期干预和高质量抢救成为可能。随着先进抢救设备在院前的不断应用与推广，胸痛诊断车、胸痛治疗车等先进设备也必将应运而生。

院前急救人员应在首次医疗接诊 10 分钟内完成心电图，20 分钟内完成 POCT 的心梗标志物（TnI、CK-MB、Myo、hFABP、TnT）检测并将心电图传输到相关医院，结合心肺超声可以协助高危胸痛的诊断及鉴别诊断，能为院内确定性干预做好准备。如果心电图有相关导联的 ST 段上抬，合并 POCT 心梗标志物尤其是肌钙蛋白的升高，即可考虑为 ST 段上抬型心肌梗死（STEMI），这也是 STEMI 患者能够顺利在最短时间内进行治疗的一大关键。STEMI 患者转运途中签署知情同意书后可由救护车直接将患者送入导管室行 PCI 治疗，从而实现患者在急诊零停顿及绕行冠心病监护单元（CCU）的流程优化，减少中间环节，减少因患者到院后才签署知情同意而可能导致治疗时间延误的风险。不仅如此，转运途中甚至能够对确诊的适合溶栓治疗的 STEMI 患者进行溶栓治疗。

此外 POCT 心力衰竭标志物 BNP、NT-proBNP、ST2 检测结果升高则提示胸痛患者合并有心力衰竭可能，可在院前给予相应处理。

救护车转运途中若患者心电图无明显 ST 段抬高，或有典型的 Q I S Ⅲ T Ⅲ心电图改变，伴/不伴有氧饱和度的降低，应进行心脏超声、D-二聚体检测和血气分析，有助于院前发现急性肺栓塞的胸痛，如果心脏超声提示右心明显增大呈现出"D"字征表现，结合 POCT 示 D-二聚体水平明显升高，和（或）血气分析有低氧表现，则提示患者胸痛可能为急性肺栓塞所致。对于合并有休克和严重低氧的适合溶栓的肺栓塞患者，在签署知情同意书后，可进行溶栓治疗。

救护车转运途中若胸痛患者有高血压病史，心电图无明显 ST 段改变，或者查体时血压升高或降低和（或）两侧血压不对称或有足背动脉搏动消失，结合 POCT 结果示 D-二聚体水平明显升高则应高度怀疑主动脉夹层可能，此时患者应该予以适当镇痛治疗以缓解患者紧张焦虑的情绪，血压升高的患者应控制血压和心率，将收缩压目标值控制在 120mmHg 以下，心率控制在 60~80 次/分。

急救人员首次接触胸痛患者伴有明显的呼吸困难，心电图无明显 ST 段改变，体查一侧胸廓隆起，叩诊呈过清音，气管移位伴有氧饱和度下降，结合超声有气胸的平流层征和肺点征表现，POCT 血气分析有低氧表现则考虑张力性气胸可能，应立即行胸腔闭式引流术。

信息化建设是院前急救不可忽视的一个方面，通过实时传输共享心电图、心脏超声、POCT 等数据，可将院前胸痛患者救治信息及时传递到院内，院前院内互通信息，共同分析病情。同时院内接诊医生也能及时掌握胸痛患者的信息，为患者院前院内的无缝衔接做好准备。研究也证实，通过建立胸痛专车与导管室无缝衔接模式，简化 STEMI 患者的救治流程，能够明显缩短 STEMI 患者发病至再灌注时间，最终有效提高 STEMI 患者早期救治率及改善近远期预后。信息化体系建设，是 120 救护车真正实现与手术室无缝衔接的前提。应用信息化技术，加强信息化建设可以帮助医务人员最大限度地实施标准化、规范化的胸痛救治，同时也是确保预警–接警–出警运行的自动化、科学化的关键。

图 17-2 为院前急救胸痛患者处置流程，图 17-3 为配备了 POCT 设备和心电图机的救护车。

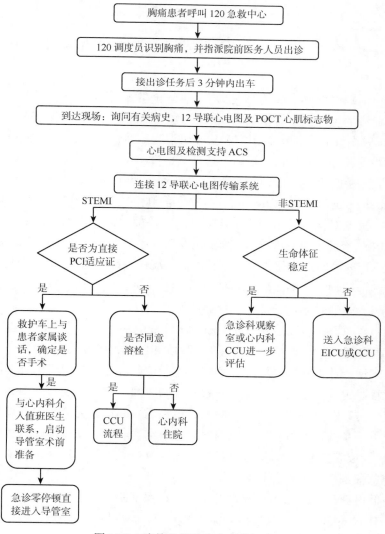

图 17-2　院前急救胸痛患者处置流程

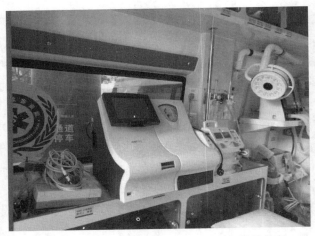

图 17-3　配备了 POCT 设备和心电图机的救护车

第三节　卒中与院前急救 POCT

急性卒中包括缺血性卒中和出血性卒中，是一种发病率高、致残率高、病死率高、复发率高及并发症多的急性脑血管疾病。缺血性卒中的发病率高于出血性卒中，占卒中总数的 60%～70%。颈内动脉和椎动脉闭塞和狭窄可引起缺血性卒中，年龄多在 40 岁以上，男性较女性多，严重者可引起死亡。目前，急性缺血性卒中（acute ischemic stroke，AIS）最有效的治疗方法是时间窗内给予血管再通治疗，包括重组组织型纤溶酶原激活剂（recombinant tissue plasminogen activator，rt-PA）静脉溶栓和机械取栓，救治成功率与发病时间密切相关。群众对该疾病早期识别认知度低、院前救治能力不足、院内急诊延误等情况导致我国 AIS 救治延迟以及溶栓率较低，在发病 3 小时时间窗内到达急诊科的 AIS 患者只有 21.5%，适合溶栓治疗者仅 12.6%，而进行了溶栓治疗的患者只有 2.4%；从患者进入急诊科到接受溶栓药物治疗的间隔时间平均为 116 分钟，较发达国家显著延长。因此，我国缺血性卒中患者救治效率仍不理想，形势严峻。

研究表明，卒中发病后到治疗时间（onset-to-treatment time，OTT）每缩短 1 分钟，患者无残疾生存期就可增加 1.8 天，且无论卒中程度和性别，均可从缩短 OTT 中获益，因此对于卒中患者来说，时间就是"大脑"！急性卒中救治生存链包括患者前往医院的院前转运过程，这一过程一定程度上决定了院内急救的开始时间，如果院前与院内有良好的沟通，院前的医生完全可以在见到患者的第一时间，根据患者的情况完成必要的评分并向家属告知病情及解释下一步的诊治过程，与院内急诊及时沟通联系，使患者的救治时间从进入医院后的 30 分钟变成院前急救医护人员接触患者后 30 分钟，这可能使患者的抢救成功率大为提高。院前急救是卒中患者急救生命链的重要环节，所有疑似卒中患者都应进行血糖监测以便及时与低血糖、高血糖昏迷的患者相鉴别，保证院前能够早期鉴别卒中患者。低血糖（葡萄糖低于 45mg/dl）患者应该接受葡萄糖治疗。规范化的院前医疗救治和最大限度缩短运转时间，将直接影响卒中患者后期治疗效果和生存质量（图 17-4）。

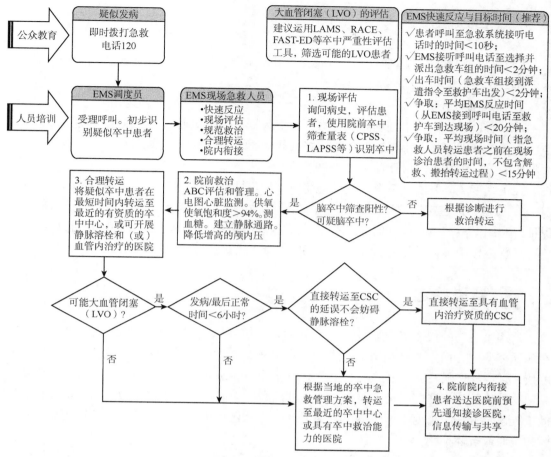

图 17-4　院前急救卒中患者处置流程

第四节　灾害事故与院前急救 POCT

人类面临的灾难不断扩大，恐怖袭击、核爆炸、非常规战争、世界范围传染病大流行和化学物质的排放污染等都在危害人类社会安全。随着社会现代化进程的加快，各种突发事故也在急剧增多，自然灾害、交通事故、恐怖事件以及急性传染病疫情等正在急剧增多，医疗急救任务繁重。面对繁重的急救任务，研究出创新的紧急医疗救治模式与系统，成为当务之急。

POCT 可在患者身边或就近进行，不需要太多的时间，也不需要特定的实验室。POCT 方法快速简便、效率高、检验周期短、取样及样品处理便捷，特别是检验器材便于保存和携带，非常适用于地震这类突发事件应急救治。针对地震这类灾害来说，POCT 的应用主要集中在判断伤员出血程度、感染鉴定、血液生化分析、尿液分析以及血气、电解质快速检测等方面。

一、出血程度

1. 血红蛋白检测 这种 POCT 产品携带方便、操作简便，检测快速，少量末梢血即可达到样本检测需求，且结果准确可靠。

2. 血液细胞分析

（1）着色后显微镜下细胞图像计数：此类仪器不仅可对血液中白细胞总数、三分群计数，还可对红细胞和血小板进行计数，并且其检测结果有良好的重复性（CV<12%）和与大型血液分析仪结果的可比性（$r>0.99$）。

（2）密度离心方法：整个系统结构简单，稳定性好，可同时检测多个样本。

3. 血型快速鉴定 大量伤者因失血需要及时输血，而血型鉴定是开展安全输血的必要保证。利用微流控技术设计的芯片不仅可快速鉴定 ABO 及 Rh（D）血型，而且可以用于鉴定日常工作中不太常见的 A 血型亚型和不易鉴定的弱凝集血型。

二、感染鉴定

致病微生物的快速鉴定是对感染、传染性疾病诊断、治疗、预防和控制的前提。POCT 在病原体鉴定方面主要是利用免疫层析（胶体金等）技术。该方法受环境影响小、检测速度快，且特异性强。也有报道用上转换发光材料（up-converting phosphor，UCP）作为新型标记物替代胶体金建立的免疫层析方法，可提高目标物质检测灵敏度 100 倍，但其特异度低于胶体金方法。目前基于免疫层析的 POCT 方法已用于鼠疫、炭疽、布鲁氏菌病等致病菌的抗原或抗体检测。

新型冠状病毒肺炎疫情期间，除了基于免疫层析的新型冠状病毒抗原或抗体检测之外，基于分子诊断 POCT 技术的病原体核酸快速检测方法也受到了极大关注。传统的核酸检测需要专业的 PCR 实验室和大量的检测设备，并且依赖于专业的检测人员操作，限定了应用场景是高等级疾控中心、高等级医院等有资质机构。分子 POCT 集成了分子诊断技术和 POCT 技术，是一种对环境要求更低、检测时间更短、手段更便捷、使用更安全的核酸检测迭代技术，可以赋予基层或者特殊的应用场景中新型冠状病毒核酸检测的能力。在新型冠状病毒肺炎疫情中，除了对新型冠状病毒快速检测的需求，常见病原体的鉴别诊断也十分重要。呼吸道感染的致病病原体种类较多，不同的时期、不同的人群、不同的季节都有不同的病原体，对多种不同的呼吸道病原体进行鉴别诊断，有利于快速明确病因，及时展开救治。

三、血液生化项目快速检测

血液生化分析有助于了解机体各个系统的生化代谢功能是否正常，为疾病诊断、鉴别诊断和治疗措施提供依据。目前利用干化学技术检测生化项目已比较成熟。

四、尿液快速分析检测

尿液快速分析有助于判断肾脏疾病和评价肾脏功能，也常用来作为排查诸如感染、炎症等疾病的重要指标。利用呈色检测技术，可实现同时对尿中红细胞、白细胞、蛋白质等若干项的检测。

五、血气、电解质的快速检测

伤员特别是重伤员血液 pH，氧、二氧化碳等重要气体，碳酸根、乳酸、钾、钠、氯、钙等物质分析，对于准确判断其呼吸功能、体内酸碱平衡状态，水和电解质是否存在代谢紊乱及紊乱程度，以及鉴别不同类型的酸碱平衡失调和呼吸功能障碍及休克的严重程度等，都具有非常重要意义。

在灾害救援现场，医务人员可以为每位有需要的伤员配备一个或多个采集器，将采集到的血压、心电图、B 超、血糖、尿常规的数据通过移动网关实时传送到应急实时监控平台。移动网关既可以安装在应急救护车上，也可以安装在医护人员的手持医护仪上。这样，监控平台收到实时生理数据的同时，后方的大量医疗人员就可以借助这个平台实时掌握伤员的生命体征、准备治疗方案、指导现场医护人员的操作。

POCT 可以不受地点、时间的限制，24 小时全方位使用。另外，它也不需要专业的临床检验师操作，可以省去许多样本处理的烦琐步骤，为医师进一步诊治赢得宝贵的时间。POCT 是院前急救的有力工具，随着更多先进科技的融合，POCT 正朝着互联网整合模式发展，逐渐实现智能化、共享化、云端化，从而推动移动医疗、远程医疗的发展，实现个性化的服务。

（韩小彤　樊麦英）

参 考 文 献

丛玉隆，李文美，梁国威，等，2016. 临床检验装备大全 第 4 卷 即时即地检验. 北京：科学出版社.

急性非创伤性胸痛生物标志物联合检测专家共识组. 2015. 急性非创伤性胸痛生物标志物联合检测专家共识. 中华急诊医学杂志，24（9）：940-951.

汤璐佳，李雪菁，潘曙明，等，2019. 院前急救信息采集程序对卒中患者院前与院内急救衔接的影响. 中华急诊医学杂志，28（9）：1159-1162.

王伟，吕传柱，王金忠，等，2018. 院前急救与胸痛. 实用休克杂志，2（2）：67-70.

伍琼，洪李锋，罗松辉，等. 2016. 胸痛专车急救对急性 ST 段抬高型心肌梗死早期再灌注的临床价值. 中华临床医师杂志：电子版，10（19）：2978-2982.

张中琳，陈远卓，彭沪. 2014. 急诊超声在高危胸痛患者中的应用. 国际心血管病杂志，（6）：378-380.

中国卒中学会急救医学分会. 2017. 脑卒中院前急救专家共识. 中华急诊医学杂志，26（10）：1107-1114.

Di Serio F, Petronelli MA, Sammartino E, 2010. Laboratory testing during critical care transport：point-of-care testing in air ambulances. Clin Chem Lab Med, 48（7）：955-961.

Hilker H, Philip A, Arlt M, et al. 2013. Pre-hospital cardiopulmonary resuscitation supported by ECMO-a case series of 6 patients. Thoracic & Cardiovascular Surgeon, 31（4）：255-261.

Lei R, Huo R, Mohan C. 2020. Current and emerging trends in point-of-care urinalysis tests. Expert Rev Mol Diagn, 20（1）：69-84.

Linder A，Christensson B，Herwald H，et al. 2009. Heparin-binding protein：an early marker of circulatory failure in sepsis. Clin Infect Dis，49（7）：1044-1050.

Meretoja A，Keshtkaran M，Saver JL，et al. 2014. Stroke thrombolysis：save a minute，save a day. Stroke，45（4）：1053-1058.

Yancy CW，Jessup M，Bozkurt B，et al. 2017. 2017 ACC/AHA/HFSA focused update of the 2013 ACCF/AHA guideline for the management of heart failure：a report of the American college of Cardiology/American heart association task force on clinical practice guidelines and the heart failure society of America. J Card Fail，23（8）：628-651.

Yucel O，Gul I，Zararsiz A，et al，2017. Association of soluble ST2 with functional capacity in outpatients with heart failure. Herz，43（5）：455-460.

第十八章

社区、乡村及居家慢性病管理与 POCT

POCT 具有快速、简便、可在床旁或患者身边操作的优势。在大中型医院，POCT 可帮助急诊科、ICU 等科室快速识别急危重症患者，从而更快地开展救治，有助于提高患者的生存率，改善患者的预后。POCT 可 24 小时开展，并且对人员的专业性要求相对较低，几乎所有的医护人员经简单培训后都能操作，因此 POCT 在临床科室得到了广泛应用，目前国内的大中型医院大多已开展 POCT 项目。在基层医院，无论是急危重症患者快速识别，还是慢性疾病患者的管理，POCT 也都能发挥重要作用。基层医院往往检验人才缺乏、经费不充裕，操作简便且无须大型设备的 POCT 无疑是最佳选择。

近年来，我国慢性病发病呈快速上升趋势。慢性病管理需要基层医疗机构和患者共同参与，以减轻大医院的门诊压力、减少费用和时间支出。在基层开展 POCT，还存在质量管控、结果判读等方面的问题，因此需要通过培训和教育进行完善和提高。此外，一些新的技术也被应用到基层医疗中，如远程诊断、AI、一体机、健康管理 APP 等，随着 5G 的普及、基层医疗条件的改善，居家慢性病管理将会使患者大大受益，不仅降低支出，还能提高患者的满意度和慢性病管理效果，从而进一步提高全民健康水平。

第一节　基层医院慢性病管理与 POCT

慢性病又称慢性非传染性疾病，不是特指某种疾病，而是对一类起病隐匿，病程长且病情迁延不愈，缺乏确切的传染性生物病因证据，病因复杂，且有些尚未完全被确认的疾病的概括性总称，包括心脑血管疾病、癌症、糖尿病、慢性阻塞性肺疾病（COPD）、慢性牙病（龋齿、牙周病）、骨质疏松症、神经精神疾病、慢性肝肾疾病、慢性骨关节病、良性前列腺肥大和先天性疾病等。心脑血管疾病、癌症、糖尿病、慢性呼吸系统疾病相对比较常见，其中心脑血管疾病包括高血压、卒中和冠心病。

随着生活物资的丰富和医疗水平的提高，人类寿命延长，社会老龄化加剧。慢性病的发病率也随之升高，2003～2013 年慢性病的发病率增加了 1 倍。同时，慢性病也开始成为我国居民的死亡主因。根据《中国居民营养与慢性病状况报告（2015 年）》显示：2012 年全国居民慢性病死亡率为 533/10 万，占总死亡人数的 86.6%。其中，心脑血管疾病、癌症和慢性呼吸系统疾病为主要死因，占总死亡人数的 79.4%。

慢性疾病往往起病隐匿，病情迁延不愈，并伴有各种并发症。以 2 型糖尿病为例，此类疾病常见于中老年人及肥胖者，常可伴有高血压、血脂异常、动脉硬化等疾病。起病隐匿，早期无任何症状，或仅有轻度乏力、口渴，部分血糖增高不明显。血清胰岛素水平早期正常或增高，晚期低下。患者多是在体检时或者出现并发症时就医才诊断为糖尿病。糖尿病的并发症包括慢性并发症和急性并发症，其中慢性并发症包括糖尿病肾病、糖尿病视网膜病变、糖尿病神经病变、糖尿病下肢病变、糖尿病足，急性并发症包括高血糖高渗状态（HHS）、酮症酸中毒（DKA）。患者大多需要终身服药以控制病情进展。

对于慢性病，如能在疾病早期开始干预，并根据患者病情变化适时调整治疗方案则能最大限度延缓病情进展，提高患者生活质量，这就需要患者定期进行复查。患者往往会选择医疗水平较高的医院就诊，这无疑增加了大中型医院的接诊压力，患者也会因拥挤、长时间排队等导致较差的就医体验。另一方面，由于大量患者涌向大中型医院，导致基层医院患者数量不足，盈利减少，造成专业人才流失，同时难以改善软硬件建设和提高诊疗水平，然后患者进一步减少，形成恶性循环。

与急危重症不同，慢性病患者不会马上有生命危险，仅需要定期地复查和调整治疗方案，并且多数慢性病有明确的指南建议，基层医院医生也能诊治。在老龄化加剧、慢性病患者增多的情况下，只有基层医院参与到慢性病的管理中，才能更好地解决大医院人满为患、患者就医困难的情况。原因如下：基层医院包括乡镇卫生院、村卫生室和社区医院。这些医院数量众多，相对来说距离患者较近，患者在"家门口"就能完成复查或治疗方案的调整，能极大限度分担大医院门诊压力。而且患者基本无须排队，就医体验好，定期复查的依从性高，治疗效果相应也会提高。

然而，目前基层医院也存在一些问题，如人手不足，检查、检验水平相对落后，同时缺乏资金购置大型检查、检测设备，甚至缺乏场地安装设备。即使购置了大型设备，前期也可能会因患者太少，试剂消耗慢，出现过期浪费的情况。

POCT 是一种利用便携式设备在短时间内得出检测结果的方法，具有以下优势：①操作简便，非专业人员经过简短培训即可掌握操作；②可以检测大多数基础项目，如血糖、血脂、血压、性激素等；③多数 POCT 设备价格较为便宜，基层医院基本都能负担得起；④多数 POCT 试剂都是室温储存，无须额外购置冰箱；⑤另外，POCT 试剂多采用单人份包装，不存在大包装试剂开瓶后有效期的压力。该技术很早就应用到了人们的日常生活中，如早早孕试纸、排卵试纸、血糖仪等就属于 POCT 的范畴，并且已经在基层医院使用多年。但是，血脂、血凝、肾脏功能、心脏功能相关的检测指标尚未大面积普及，POCT 有望能解决目前基层医院在慢性病管理中遇到的问题。

总之，慢性病管理需要基层医院来协助完成，而基层医院需要 POCT 来提高其诊疗水平，更好地完成慢性病管理。

第二节　居家慢性病管理与 POCT

顾名思义，居家慢性病管理就是患者在家中自我或在家人的协助下按照医嘱进行慢性病的治疗和监测，主要包括按时按量服用药物、定期复查某些指标，以及饮食控制、运动、生活方式调整等。其中，定期复查的指标往往与病情相关，如糖尿病患者定期复查血糖，这有助于评估治疗方案的疗效，为治疗方案的调整提供依据。

以往，定期复查疾病相关指标，基本上需要前往大型医院。患者需要排队并等待才能拿到检测结果，然后再从医生那里得到调整治疗方案的建议。POCT 平台出现后，这种情况得到了极大改善。患者可以到配备 POCT 平台的基层医院检测相关指标，基本无须排队，可以节省大量时间和精力。对于那些每个月或每半年监测一次的指标，如糖化血红蛋白、尿微量白蛋白等，基层医院的 POCT 已经基本满足需求。但是，还有一些指标需要每周甚至每天进行监测，如血糖。糖尿病患者每天至少要完成 2 次血糖监测，以更好地根据血糖调整饮食和胰岛素治疗方案。对于这种情况，即使选择社区医院往往也不够便捷，特别是在患者行动不便的情况下。家用 POCT 设备就是在这种背景下应运而生。家用 POCT 设备的出现，使得居家检测疾病相关指标成为现实。

血糖是最早推广的居家检测项目。这得益于家用 POCT 设备——快速血糖仪的出现。传统的血糖只能检测血清样本，检测需要半小时以上，并且只能由专业的检验人员完成。这显然无法满足糖尿病患者每天监测的需求。快速血糖仪可直接检测末梢血样本，仅需一滴末梢血即可在 5 秒内给出血糖的检测结果，并且操作简单，患者自己就可以完成，完全满足每天多次复测的需求。

同时，血糖仪也是目前唯一一种市场中较成功的家用 POCT 设备。主要原因有三个方面：①定期复测血糖已进入相关指南，能给糖尿病患者带来直接的益处；②可检测末梢血，操作简单，检测迅速且结果准确；③家用血糖仪发展较早。其他家用 POCT 设备，如血压仪、血脂仪、尿酸检测仪、眼压仪等的接受度没有血糖仪高，原因有很多，比如半自动血压仪的操作相对复杂，全自动血压仪的成本则太高；其他指标无须每天监测，如尿酸每两周检测一次即可，血脂每 3～6 个月检查一次即可。当然，如果未来家用 POCT 平台的成本进一步降低，这些检测频率不是很高的项目也会进入到居家检测项目列表中。

家用 POCT 平台给慢性病管理带来的便利是毋庸置疑的，但同样也存在一些问题。首先是质量控制问题。家用 POCT 平台的使用者是患者或其家属，他们在使用前仅经过短暂培训，无法关注到每一个影响检测的因素。末梢血样本、尿液样本采集是否合格，试剂保存是否满足要求，加样量是否充足，设备是否定期校准和维护等均可能影响检测结果的准确性。其次是检测结果的判读和治疗指导。与专业的医生相比，患者对检测结果的理解往往不是那么透彻。如何调整治疗方案，是否需要考虑患者肝肾功能都将影响方案的治疗效果。很多生产厂家也在探寻解决的方法，如与社区医院、乡村诊所联合，发放操作和常见问题解答小卡片、定期培训并线上解答各种疑问；定期校正家用 POCT 平台，以保证检测结果质量等。这些探索均为后期制订家用 POCT 平台质量控制规范性文件提供了参考。

第三节　慢性病管理相关 POCT 技术平台选择

一、POCT 平台选择原则

目前市面上的 POCT 产品种类繁多，功能各异，质量参差不齐。如何选择合适的 POCT 平台？建议考虑以下几个方面。

选择 POCT 平台前应判断 POCT 平台会给诊治患者带来哪些影响（有利或不利的），这应该是选择 POCT 平台的首要考虑因素。采用或接受 POCT 平台应重视与提高患者的医疗护理水平相关联，与医疗结果的改进相关联，与医疗费用水平相关联。选择时应考虑所在医疗机构的实际需求。

选择 POCT 平台后体现的效益（即应用 POCT 平台后使医疗效果得到有效提高）可以从多个方面评估。例如，明显有助于临床治疗，有助于降低再就诊率或再住院率，有助于提高医生和患者的满意度，有助于提高患者的生命质量等。选择 POCT 平台应评估临床的实际需求，哪些患者将受益？有哪些益处？这些 POCT 是用于诊断还是疗效监测？是用于危险评估还是人群筛查？采用 POCT 平台会给患者的医疗费用（单次费用和总费用）产生什么影响？选择 POCT 仪器的检测项目时应注意 POCT 项目的设置（尤其是组合项目）是否合适？不适当的组合项目有可能提供给临床一些没有更多价值的信息，无谓地增加费用，甚至可能误导临床。分析费用的评估也很重要。

选择 POCT 平台应考虑仪器使用要求。例如，环境要求（包括空间要求、空气的温度和湿度要求、海拔要求）、电源要求、维护要求、样品处理要求、废弃物处理的要求、数据传输要求、质量控制要求、与医院网络的连接要求、试剂的储存要求等。选择 POCT 平台应评估人力资源要求。谁是应用这一 POCT 平台的总负责人？哪些人员是使用人员？需要几位使用人员？

一旦确认临床确实有需要，选择合适的 POCT 平台尤其是费用评估就很必要。费用包括直接费用和间接费用，并应考虑医疗费用支付方（医疗保险部门和患者）的承受能力。比较费用时应考虑临床效果和操作测定中的各种利弊。

应对 POCT 仪器的检测性能进行评价，包括检测的不精密度；准确性或检测结果与其他方式（中心化检测）的比对；可检测范围；参考范围；可能的检测干扰和抗干扰能力等。还应考虑 POCT 仪器的操作方式，质量要求，文件要求，政策法规和认可的要求等。

总之，选择 POCT 平台之前应从多方面（检验、临床诊疗、医疗保险和社会经济学等）认真评估，选择合适的 POCT 仪器。POCT 的检测项目和费用应符合当地有关医疗质量管理和费用支付政策的要求。

二、常见的 POCT 技术平台

市面上常见的 POCT 产品大体上可分为检测类和检查类两种。本章介绍的检测类 POCT

产品根据方法学不同，主要分为免疫、生化、凝血和分子诊断四个板块。

（一）免疫诊断 POCT 产品

免疫诊断是应用免疫学的理论、技术和方法诊断各种疾病或测定免疫状态，免疫诊断 POCT 产品实现了将免疫诊断技术应用于 POCT 场景，其中免疫诊断技术可分为胶体金免疫层析技术、荧光免疫层析技术、化学发光免疫分析技术等。

1. 胶体金免疫层析技术　胶体金指胶体状的一种金颗粒，是氯金酸（$HAuCl_4$）在还原剂作用下聚合成纳米尺寸的金颗粒，由于静电作用而形成稳定的胶体状态。胶体金在弱碱环境下带负电荷，可以与蛋白质分子的正电荷基团通过静电结合。胶体金免疫层析是以胶体金作为示踪标记物应用于抗原抗体的一种新型免疫标记技术，因胶体金本身为红色，抗原抗体在检测区的特异性反应会导致胶体金积聚，使得该区域显示一定深度的颜色，通过眼睛观察就可以获得定性结果。

传统胶体金试剂（第一代的定性 POCT）仅用于定性检测，随着胶体金技术发展与胶体金免疫层析分析仪的配套使用，由仪器替代人工对检测结果进行判读，结合标准曲线，实现了胶体金免疫层析分析的半定量测定，发展为第二代的半定量 POCT。

胶体金免疫层析的优点：①快速，数分钟即可得出结果；②操作简单，操作人员不需要特殊训练；③试剂长期稳定，适用于单份测定；④几乎可以标记所有的蛋白分子，且基本不改变被标记蛋白活性。然而，胶体金免疫层析在使用中也存在明显不足：①采用物理吸附的方法结合，抗原/抗体容易从金颗粒表面脱离，标记物不稳定；②只能给出定性或者半定量结果；③即使是同一批生产的试剂，也很难保证试剂的同一性，难于进行质量控制。

2. 荧光免疫层析技术　是利用荧光物质标记的抗体进行抗原定位或抗原含量检测的技术，通过检测板条上激光激发的荧光，可定量检测板条上浓度级别为 pg/ml 的单个或多个标志物。对于蛋白、病毒、致病菌等带有多个抗原决定簇的大分子抗原，通常采用"三明治"型双抗夹心免疫层析方法，即待测物在流动相作用下先与荧光标记抗体结合，当到达检测线时再与包被抗体结合形成双抗夹心的"三明治"型。

作为新型免疫检测技术，荧光免疫层析既保留了胶体金免疫层析的现场快速检测优点，又继承了荧光检测技术的高灵敏度特点，已成为目前广泛应用的免疫学测定技术之一，在心脏标志物检测、感染性疾病检测、激素检测、肿瘤标志物检测、毒品检测等领域具有广阔的应用前景。

荧光免疫层析具有灵敏度高、特异性高、稳定性好、受自然荧光干扰低等优点。目前，用于荧光免疫层析分析的标记物主要包括荧光素、量子点、上转换纳米粒子等，具体内容可参见第三章。

3. 化学发光免疫分析技术　将具有高灵敏度的化学发光测定和高特异性的免疫反应结合起来的一种技术，是目前世界上公认先进的标记免疫测定技术。因为其灵敏度高、特异性强、线性范围宽、试剂稳定和无放射性污染等优点，已被广泛用于机体免疫功能、传染性疾病、内分泌功能、肿瘤标志物、性激素、甲状腺功能等的检测。

化学发光 POCT 主要指小型化学发光或基于微流控的化学发光，是将化学发光检测技术应用于 POCT 场景，这种结合的主要驱动力来自胶体金免疫层析、荧光免疫层析的检测结果无法满足日益增长的检测灵敏度、检测精密度的要求。与大型化学发光不同，化学发光的 POCT 仪器大多是半自动的，检测通道较少，且结合 POCT 场景需求设计了急诊插入功能。

（二）生化诊断 POCT 产品

生化诊断指利用化学反应或酶促反应确定待测样本中小分子物质或蛋白类、酶类物质浓度的一种手段。常用生化诊断往往采用大型的自动化设备，在比色杯中完成检测反应。生化诊断 POCT 则通过整合膜层析或微流控或酶-电极技术实现了生化检测反应的小型化、便捷化。根据反应方式，生化 POCT 试剂可分为试纸条类、盘片类和试剂条/卡类。

1. 试纸条类 此类试剂利用单层或多层涂膜技术，将含有试剂的试纸固定在塑料基片支持层上，或者增加光漫反射层、多孔胶膜过滤层等，实现血糖、血脂、电解质、尿酸等单个或多个项目的定性或定量测定。

（1）血糖试纸：可定性或定量检测血液中葡萄糖，其测量技术经历了基于葡萄糖氧化酶的光反射技术和电化学技术两个阶段。目前大多数血糖仪（表 18-1）采用电化学法技术，利用电流计读取酶与葡萄糖反应产生的电子的数量，进而转换为待测血液葡萄糖的浓度，相较光反射技术，在精准度、采血量、疼痛程度、操作和便携性上都有了极大提升。

表 18-1　血糖仪发展过程

	名称	特点	技术
第一代	水洗血糖仪	1979 年推出，在试纸上滴血，一分钟后用水洗去红细胞，再将试纸插入仪器内，以读取结果，比较烦琐	
第二代	擦血式血糖仪	1980 年推出，血样与试纸反应后将试纸上的血细胞轻轻擦去就可以读数，反应时间短，结果准确。1986 年推出了带有记忆功能的血糖仪	光反射技术
第三代	比色血糖仪	1987 年推出，不需擦血，操作方便	
第四代	电化学法血糖仪	1986 年推出，随后电化学法取代了比色法。电化学法血糖仪体积小、方便、反应时间短	
第五代	微量血检测血糖仪	多部位采血血糖仪，可以在上臂、前臂、大腿、小腿、手掌等部位采血，仅需 0.3μl。鼓励患者检测血糖，减少并发症，节省费用	电化学技术
新一代	无创动态血糖仪	无须采血、贴在皮肤表面，连续采集数据，无线传输数据，实时监测	

（2）尿液干化学分析试纸：利用尿液样本中待测物与试纸中特定试剂层反应呈现的颜色不同，判断待测物的大致浓度，检测项目基本包含了尿液常规分析的内容，如 pH、尿比重、尿蛋白、尿糖、酮体、胆红素、尿胆原、亚硝酸盐、白细胞、红细胞等。尿液干化学分析试纸与尿液分析仪配套使用，可自动判断检测结果。

（3）其他：除了血糖、尿常规外，其他项目如尿酸、血红蛋白、尿微量白蛋白等也有相应的 POCT 生化检测试剂，具体检测项目有尿酸、肌酐、β-羟丁酸、血红蛋白、胆碱酯酶、丙氨酸氨基转移酶、尿微量白蛋白、钙离子、脂肪酶、血脂、大便隐血、幽门螺杆菌、尿素酶、乙醇、α-淀粉酶、尿素、α-羟丁酸脱氢酶、阴道炎相关项目等。

2. 盘片类　该类方法将生化反应使用的化学物质或酶类以干粉形式预先包埋在一个圆形盘片的反应室内。反应室分布在盘片圆周上，然后在盘片中间的样本室加入血液样本，样本室与反应室相通。通过离心，使血液样本从样本室进入到反应室，溶解其中的反应物并发生化学反应，从而实现对待测物的定量检测（图 18-1）。

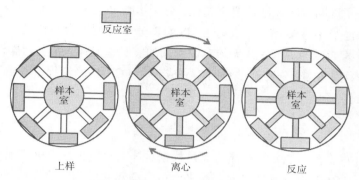

图 18-1　盘片类试剂反应过程示意

3. 试剂条/卡类　将液体试剂分装成单人份，从而实现单样本的快速检测也是生化POCT 的一种形式。比较有代表性的是尿微量白蛋白/肌酐联合检测试剂。首先在塑料试剂条的凹槽中预先封装单人份的尿微量白蛋白检测试剂和肌酐检测试剂，使用时再利用仪器内的移液系统完成反应并测量吸光度，从而计算出尿微量白蛋白、肌酐的浓度及它们的比值。其中，尿微量白蛋白采用荧光散射法（白蛋白蓝），肌酐采用 Benedict-Behre 法进行检测。

酶-电极法或者电化学法是检测生化指标如血糖、乳酸等常用的检测方法。将酶-电极检测系统固定在试剂卡的样本池底部，样本与酶-电极检测系统直接接触反应，检测出待测物的浓度。该方法不依赖于试纸条，多在形成流道或腔室的试剂卡中进行，在血气检测中比较常用。

（三）凝血诊断 POCT 产品

凝血四项归属于血栓性疾病检查，为手术前必查项目、血栓前检查项目，可用于监控临床上口服抗凝药物的患者。患者住院做手术前，医生总会要求患者取血做凝血四项检查，凝血四项包括凝血酶原时间（PT）、活化部分凝血活酶时间（APTT）、凝血酶时间（TT）、纤维蛋白原（Fib）。特别是对于急危重症（如急性心梗、卒中等），患者可能需要安装支架或者进行溶栓治疗，因此必须要检测凝血项目，而这种应用场景特别符合 POCT 产品的定位。

与中心实验室凝血检测不同，部分 POCT 凝血检测一般只测一项指标：PT/INR，主要用于服用抗凝药物患者的用药监测。采用 INR 使不同实验室和不同试剂测定的 PT 具有可比性，便于统一用药标准。对于接受长期抗凝治疗（如口服维生素 K 拮抗剂）的患者来说，可通过使用 INR 在一定程度上达到标准化。INR 值越高，血液凝固所需的时间越长。

（四）分子诊断 POCT 产品

分子诊断作为技术含量最高的 IVD 细分领域，近年来以黑马之姿迅速占领市场。POCT凭借即时检测的特点，受到广泛的关注并得到了快速发展。当分子诊断遇上 POCT，这意味着基因检测也能够拥有即时检测的特点，同时也意味着分子诊断 POCT 需要克服更加高的技术壁垒。

随着高新技术的发展和医学科学的进步，以及高效快节奏的工作方式，结合时下最火热的精准医学、个体化诊疗等概念，分子诊断 POCT 越来越受到关注。

与传统的分子诊断方法及硬件要求相比，分子诊断 POCT 实现了"样本进-结果出"的全新核酸检测方法，其主要特点：①小型 POCT 分子检测平台，移动方便，节省空间；②无须建立专业的 PCR 实验室；③无须专业受训的实验室操作人员；④隔绝了外界污染源；⑤检测时间短，往往在 30 分钟至 2 小时内完成整个 PCR 检测流程；⑥由于"一机一盒"的设计，通量较低。

（五）健康一体机

健康一体机并非新的 POCT 产品，而是根据具体需求将常用 POCT 平台整合到一个面板上，形成一个 POCT 设备管理平台。该平台可自动建立检测、检查档案并采集面板上各 POCT 设备的检测数据用于后续分析，类似于小型的检验、检查单元，非常适合基层医院使用。此类平台可根据使用者需求进行定制，并可为新的 POCT 设备预留位置。对于有能力开展多种检测项目的基层医院，选择该平台可省去很多麻烦。

（六）其他

除了前文提到的检测类 POCT 平台外，很多检查类项目也有相应的 POCT 设备，如血压仪、耳（额）温枪、肺功能测试仪、眼压仪、掌式心电仪等。

1. 血压仪 按测量血压的设计原理来区分，主要有听诊法血压仪和示波法血压仪。

（1）听诊法血压仪：听诊法也叫柯氏音法，是临床医学无创血压测量的金标准，分为人工听诊法（如传统的水银血压仪）和自动听诊法。目前市面上也有自动听诊法的设备，检测结果和人工听诊法一样准确，自动完成加压和减压过程，减少人为误差。

（2）示波法血压仪：采用振荡波来设计的血压仪，利用电子压力及振荡波来判断血压。其优点是操作简便，读数直观，只需按一下按钮就会自动进行测量，但对个体的差异性很难识别，检测结果准确度低于听诊法。

2. 耳（额）温枪 属于非接触遥测式的温度测量仪，通过测量鼓膜（相当于下视丘）或额头所发出的红外线，并根据红外线与温度的关系反推出耳温或者额温。与传统的水银温度计相比，具有操作简便、检测迅速、数字显示、安全性高等优势。

3. 肺功能测试仪 用于测量由肺部吸入和呼出的空气体积的一种医疗器械。可以进行肺功能测试并追踪肺部健康情况，可测量包含 FVC、FEV1、FEV1/FVC 等常用肺功能检测参数。

4. 眼压仪 根据是否直接接触眼球，分为接触式和非接触式。

（1）接触式：又分为压陷式、压平式两种。压陷式：以一定重量的砝码通过放在角膜上的压针压陷角膜中央，根据角膜被压陷的深度计算眼压。测出的数值受眼球壁硬度的影响。压平式：以可变的重量压平一定面积的角膜，根据所需的重量来测量眼压。基本不受眼球壁硬度和角膜弯曲度的影响，是目前最准确的眼压计。

（2）非接触式：利用一种可控的空气脉冲，将角膜中央部恒定面积压平，借助仪器上的微电脑将所得数据转换成眼压值。其优点是避免了通过眼压计引起的交叉感染，并能应用于表面麻醉或过敏患者，但眼压的准确性在 8mmHg 以下和 40mmHg 以上者误差较大。

5. 掌式心电仪 根据具体使用方式，可分为手持式、穿戴式、贴片式和卡片式等。基本原理与医用心电图机相同，但是导联数少，仅检测少数导联信息，尤其是心律。优势在于操作简单，自带电池，可随身携带或穿戴。

第四节　常用的 POCT 项目

不同的 POCT 平台检测项目不同。因此在选择检测平台时，要先确定好需开展的检测项目。在选择检测项目时，需要考虑两个问题：①所需样本是否易于采集；②是否为常用的检测项目。末梢血、尿液等样本易于采集，而静脉血、动脉血则需要受过专业训练的护士来完成。如果医院无离心机，且无法完成静脉采血，建议选择可以检测末梢血、尿液等样本的项目。慢性病中糖尿病、心血管疾病、慢性炎症、肾脏疾病比较常见，此外呼吸系统疾病以及眼部疾病也较多，可优先选择慢性病相关的检测项目。

（一）糖尿病的监控

1. 血糖 是糖尿病患者长期监测指标，易受饮食、温度、药物、情绪、抽血时间和体内代谢产物等多种因素的影响，需多次测定。目前市面上的血糖仪可直接检测末梢血样本，适合居家使用，也可在诊所、社区医院中使用。采用生活方式干预控制糖尿病的患者，可根据需要有目的地通过血糖监测了解饮食控制和运动对血糖的影响来调整饮食和运动；使用口服降糖药者可每周监测 2～4 次空腹或餐后 2 小时血糖；使用胰岛素治疗者可根据胰岛素治疗方案进行相应的血糖监测：使用基础胰岛素的患者应监测空腹血糖，根据空腹血糖调整睡前胰岛素的剂量；使用预混胰岛素者应监测空腹和晚餐前血糖，根据空腹血糖调整晚餐前胰岛素剂量，根据晚餐前血糖调整早餐前胰岛素剂量，空腹血糖达标后，注意监测餐后血糖以优化治疗方案；特殊人群（围术期患者、低血糖高危人群、危重症患者、老年患者、1 型糖尿病患者、GDM 患者等）的监测，应遵循以上血糖监测的基本原则，实行个体化的监测方案。

2. 糖化血红蛋白 反映过去 2～3 个月血糖平均水平，每 3 个月检测一次即可；可用于评估控糖方案疗效及并发症风险。部分设备可直接检测末梢血样本，适合社区医院、乡村诊所使用。居家情况下无须单独购置此类检测设备。

3. 胰岛素/C 肽 均能反映胰岛 B 细胞分泌胰岛素的能力，可作为糖尿病分型和是否开始使用胰岛素的参考。一般检测全血、血清样本，可在社区医院和乡村诊所使用。该项目应在患者首次确诊后检测一次，作为基础值。后期每 3 个月检测一次。外用胰岛素与人体自身的胰岛素存在交叉反应。对于使用胰岛素的患者，可检测 C 肽来评估胰岛 B 细胞的分泌能力，因为该指标与人体自身的胰岛素不存在交叉反应。

（二）肾脏疾病的检测

1. 尿常规 一般包括尿 pH、尿蛋白、尿糖、尿酮体、尿潜血、尿胆红素、尿胆原、尿亚硝酸盐、尿白细胞、尿比重等项目，对各种肾脏疾病、肝脏疾病都有一定的提示作用。检测样本为尿液，适合社区医院、乡村诊所使用。

2. 尿微量白蛋白肌酐比值 用于糖尿病肾病、高血压肾病的早期发现及肾病的严重程度评估。检测样本为尿液，适合社区医院、乡村诊所使用。对于检测结果阳性的患者，每 3 个月检测一次，而对于检测结果阴性的患者，每年检测一次。

3. 尿酸 用于痛风、高尿酸血症患者尿酸水平的测定，有助于尿酸治疗效果的实时评估。检测样本为末梢血，适合社区医院、乡村诊所及居家使用。治疗初期，每两周或者每个月测一次，控制趋于稳定后，可每 3 个月检测一次。

（三）慢性炎症指标

1. C 反应蛋白 反映炎症严重程度。可检测末梢血样本，目前主要在社区医院、乡村诊所及居家使用。对于精神状态不佳的儿童，家长也可以通过检测 CRP 判断是否存在感染。对于服用抗生素的患儿，也可每日检测 CRP 水平。医生可通过各种远程手段（如电话、微信等）为家长提供指导。另外，对于肺炎患者，治疗期间，可每周检测 CRP，稳定后可每个月监测 CRP，以了解肺部炎症的状态，如果加剧，及时到医院就诊。

2. 血清淀粉样蛋白 A 可用于病毒感染的早期诊断和疗效评估，与 CRP 联用可鉴别病毒感染和细菌感染，避免抗生素滥用。可检测末梢血样本，可在社区医院、乡村诊所中使用，也可在家中使用。对于明确有病毒感染的患儿，每日检测 SAA 水平，可为调整治疗方案提供依据。

（四）心脑血管疾病相关指标和仪器

1. 脑利尿钠肽/氨基末端脑利尿钠肽前体（BNP/NT-proBNP） 为心力衰竭标志物，可反映心室功能变化；对于稳定型冠心病人群，建议每 6～8 个月检测一次；对于急性呼吸困难人群，可用于鉴别心力衰竭与呼吸系统疾病；对于先天性心脏病患儿或做过心脏手术者，可用于评估心室功能恢复情况，建议出院后每 3 个月检测一次。可检测末梢血或者全血样本，适合社区医院和乡村诊所使用。

2. 血脂 可检测总胆固醇、高密度脂蛋白胆固醇、低密度脂蛋白胆固醇、甘油三酯，用于降脂疗效评估。饮食与非调脂药物治疗 3～6 个月后，应复查血脂水平，如能达到要求即继续治疗，但仍需每 6 个月至 1 年复查 1 次，如持续达到要求，每年复查 1 次。药物治疗开始后 4～8 周复查血脂及 AST、ALT 和 CK，如能达到目标值，逐步改为每 6～12 个月复查 1 次，如开始治疗 3～6 个月复查血脂仍未达到目标值，则调整剂量或药物种类，或联合药物治疗，再经 4～8 周后复查。达到目标值后延长为每 6～12 个月复查 1 次，TLC（治疗性生活方式改变）和降脂药物治疗必须长期坚持，才能获得临床益处。对心血管疾病的高危患者，应采取更积极的降脂治疗策略。检测末梢血样本，更适合社区医院、乡村诊所和居家使用。

3. 肌酸激酶（CK） 可及早识别他汀类药物导致的肌病。建议患者在服用他汀类药物期间出现肌肉不适或无力症状及排褐色尿时应及时报告，并进一步检测 CK。如果发生或高度怀疑肌炎，应立即停止他汀类药物治疗。其他情况的处理如下：如果患者报告可能的肌肉症状，应检测 CK 并与治疗前水平进行对比。由于甲状腺功能低下患者易发生肌病，因此，对于有肌肉症状的患者，还应检测促甲状腺素水平。若患者有肌肉触痛、压痛或疼痛，伴或不伴 CK 升高，应排除常见的原因如运动和体力劳动。对于有上述症状而又联合用药的患者，建议其适度活动。一旦患者有肌肉触痛、压痛或疼痛，CK 高于 $10×ULN$，应停止他汀类药物治疗。当患者有肌肉触痛、压痛或疼痛，CK 不升高或中度升高[$(3\sim10)×ULN$]，应进行随访，每周检测 CK 水平直至排除了药物作用或症状恶化至上述严重程度（应及时停药）。如果患者有肌肉不适和（或）无力，且连续检测 CK 有进行性升高，应慎重考虑减少他汀类药物剂量或暂时停药。然后决定是否或何时再开始他汀类药物治疗。可通过血清、血浆样本检测 CK，应在可制备血浆或血清样本的社区医院或乡村诊所进行。

4. 凝血四项 可反映患者的止凝血功能。冠心病、房颤、心脏瓣膜病等疾病患者，往往需要长期服用抗凝药物，防止血栓形成，而服用这类药物，极易损伤胃黏膜，引起消化道大出血。服用此类药的患者必须定期复查凝血功能，随时观察并监测胃肠道的不适反应和出血，一旦出现黑便、呕血，应第一时间到医院就诊，切勿拖延。目前只能检测血浆样本。住院患者口服华法林 $2\sim3$ 天后开始每日或隔日监测 INR，直到 INR 达到治疗目标并维持至少两天。此后，根据 INR 结果的稳定性，数天至 1 周监测 1 次，根据情况可延长，出院后可每 4 周监测 1 次。门诊患者 INR 稳定前应数天至 1 周监测一次，在 INR 稳定后，可以每 4 周监测一次。如果需调整用药剂量，应重复前面所述的监测频率直到 INR 再次稳定。由于老年患者华法林清除率减少，合并其他疾病或合并用药较多，应加强监测。长期服用华法林患者 INR 的监测频率受患者依从性、合并疾病、合并用药、饮食调整等因素影响。服用华法林 INR 稳定的患者最长可以每 3 个月监测一次 INR。服用阿司匹林、氯吡格雷等抗凝药物，也应定期检测凝血功能，建议初期每周监测一次，稳定后每 3 个月监测一次。该项目只能监测血浆。

5. 血压仪 用于监测血压变化，评估降压效果。检测血压的方法分为示波法和听诊法。社区医院、乡村诊所和居家均可配备。

6. 心电仪 用于监测心律变化或者心电图，可识别心律异常事件和各种心脏疾病。居家可使用只监测心律的心电仪，社区医院和社区诊所可配备具有诊断功能的心电图机，并通过网络由上级医院协助读图。

（五）慢性呼吸系统疾病的监测

肺功能分析仪：用于哮喘、慢性阻塞性肺疾病（COPD）、囊胞性纤维炎（CF）等确诊患者的复诊与健康管理；可提醒患者定时服药，定时做肺功能检查，定时做医嘱规定的肺部呼吸练习。社区医院、乡村诊所和居家使用均可配备。

（六）眼部疾病相关指标

眼压仪：用于青光眼患者眼压测定，评估疾病进展的风险。社区医院、乡村诊所和居家使用均可配备。一般情况下每个月测一次，如果眼压只是轻微升高，每 3 个月测一次，如果发现眼压升高明显，及时就诊。

第五节　POCT 在社区医院、乡村诊所和居家使用中的质量管理

在使用 POCT 的过程中，医生或患者会根据检测结果选择相应的治疗方案。如果检测结果不准确，则可能导致病情延误。因此，如何保证检测的质量，提高检测的准确性就显得非常重要。

一、影响 POCT 质量的关键要素

（一）人员培训

（1）专门负责 POCT 操作的人员必须经过培训，经考核通过并获得上级机构或者厂家颁发的合格证后才能上岗。

（2）居家使用的 POCT 设备或试剂应由厂家配备简易操作流程，如能提供操作视频更好。

（3）社区医院、乡村诊所以及厂家应对居家使用 POCT 的人员进行集中培训或上门培训或远程视频培训。

（4）无论是专门负责 POCT 操作的人员还是居家使用 POCT 的人员应定期考核操作，确保 POCT 操作人员切实掌握操作。

（5）培训内容应包括样本采集、上机检测、结果判读及注意事项。

（6）培训记录应建档留存。

（7）厂家或社区医院、乡村诊所可将培训素材上传到网络（如 APP），以便于随时获取。

（二）设备维护

（1）厂家应提供明确的维护流程、维护周期、维护记录表。

（2）操作人员应按照厂家要求定期对 POCT 设备进行维护并保留维护记录。

（3）对于居家使用的 POCT 设备，厂家应提供定期的维护服务并保留维护记录。

（4）如在使用过程中发现设备异常应及时上报并解决，避免影响检测。

（三）样本采集与保存

（1）明确患者在受检前要注意或禁忌的事项。

（2）要了解在检验原理上对标本有哪些具体要求。例如，光学法检测的仪器多数会受到标本中溶血和乳糜血的干扰，化学显色法会受到外源性氧化还原物质的影响。

（3）采血对象要处于空腹平静的状态。饱食和油腻食品会干扰血小板因子和纤溶成分的测定；情绪紧张、激烈运动也将导致测量的偏差。

（4）采血时，务必清洁、消毒、待干燥，尽量快速穿刺，采血中不可用力挤压，以免组织液混入血液，使血液易于凝固和稀释，出现误差。

（5）避免从损伤部位采集血标本，婴儿可取自脚后跟两侧处，一般不取自手指。

（6）尿液样本应选择晨尿，并且留取中段尿液样本。尿液标本对保存条件要求高，容易受细菌干扰，所以尽可能在 4～8℃下保存，保存时间不宜超过 6～8 小时。如超过 8 小时，需要加入防腐剂，防腐剂对检测结果可能存在影响，所以建议标本采集后宜尽早测定。

（7）必须保证标本新鲜，并核实患者是否服用药物。利尿剂可导致亚硝酸盐试验出现假阳性，尿液被甲醛污染等可使白细胞检验出现假阳性。

（8）末梢血稳定性较差，如果样本未抗凝，应立即检测。已抗凝标本如不能立即检测应放入 2～8℃保存，但保存时间不宜过长，不能超过 4 小时。

（9）其他影响因素：血细胞比容的不同可能导致全血和葡萄糖含量测定的差异，试剂中酶（氧化酶、脱氢酶、己糖基酶）的差异可能在方法学之间被进一步反映出来，甚至毛细管、静脉和动脉之间的含氧量差异也可能影响某些仪器的检测结果。

（四）试剂的保存

（1）基于免疫层析、色谱和干化学技术的各种试剂条和仪器都会因温度、湿度和 pH 的不同影响反应基质中微蛋白的活性，进而影响检测结果。特别强调试剂条的干燥，试纸应随取随用，不要长时间暴露在空气中，以防试纸受潮或污染。

（2）不同的试剂条保存条件不同，保存时应严格按照保存条件进行操作。

（3）应注意检查试剂的有效期，及时处理过期试剂，避免试剂过期导致的结果异常。

（五）设备放置与操作

（1）潮湿空气附着在仪器光路系统上会影响结果，所以应用光学原理检测的仪器（如光学生物传感器）在测量葡萄糖、电解质或动脉血气时要特别注意干燥。

（2）一般情况下，仪器均需要放置在水平、无振动的台面上。不能处于阳光暴晒、潮湿及制热或制冷设备的出风口处。

（3）仪器操作应严格按照标准的操作流程执行，不能随意改动操作。严格遵照使用说明操作：检查试剂有效期；确保正确采集标本；正确辨识患者和检验项目；进行室内质控，室间质评；准确记录，对异常情况追溯分析；对使用者进行持续评价；评估环境的安全性。

（4）原则上设备校准每周至少 1 次。可参照厂家提供的校准说明。

（5）仪器使用过程中，可使用厂家提供的质控剂绘制质控图，对质控图进行统计学分析，以确定仪器在使用期间是否出现异常。

（6）每台设备应有使用指南，指南中要注明的内容：检测项目；操作特点；使用局限；样本种类和收集样本的要求；测试试剂盒样本的保存；试剂的有效期；质量保证；使用中的健康防护。

（7）检测应建立质量保证制度，涉及如下内容：正确的患者辨识；选择合适的检测项目；收集满意的标本；正确和及时分析与记录；操作程序正确；结果正确评价；记录完整；不良事件的报告。

（六）废弃物处理

（1）安全：POCT 的使用过程要保证患者和使用者的安全。

1）一定要严格按照使用说明进行操作。

2）在使用前要检查电子设备的安全状态。

3）每次使用前后，被血液或其他体液污染后，要严格按照使用说明进行清洁和消毒。

（2）废弃物的处理

1）在接触患者前后、接触血液或体液后、摘脱手套或手套破损后，要严格按照院内感染要求，清洁双手。

2）使用 POCT 设备时应戴手套，为另一位患者操作或手套破损后，要洗手，并更换手套。

3）操作周边的环境要每日清洁，如果遇到血液或体液污染后要及时清洁。

4）采血针要按照锐器使用管理要求进行处理。

（七）使用 POCT 质量管理软件

为实现 POCT 设备的远程管理，可使用专门的 POCT 质量管理软件。POCT 质量管理软件通过无线或有线传输的形式采集各个 POCT 平台的检测结果、质控记录、校正记录等信息。然后通过分析，发现使用过程中出现的质量问题。相关负责人可及时联系设备操作人员进行针对性解决，最终保证 POCT 设备检测结果的质量。

POCT 质量管理软件一般需实现以下功能：

（1）接口开放：支持所有具备数据接口的检验设备，无品牌限制，无种类限制。支持医院的信息系统对接，HIS、LIS、移动护理等双向连接。

（2）质控数据实时采集、设备状态实时监控，可定制仪器的失控处理规则。

（3）具备质控品管理功能，对不同品牌、浓度和批次的质控品进行入库、使用、报废等流程化管理。

（4）检测数据实时上传、远程监控、结果差异处理、危急值管理。

（5）可以定制医院统一报告模板及打印格式，屏蔽仪器间差异。

（6）提供检测报告在线审核功能。

（7）数据统计分析：项目阳性率统计分析、检验结果动态分析、设备质控分析。

二、POCT 的质量保证

POCT 的质量保证要完成分析前、分析中和分析后 3 个阶段共十多个步骤。

（一）分析前质量保证

标本采集前患者的准备不适当会影响检测结果的准确性。影响检测的患者因素包括营养状况、情绪状态、体力活动、是否吸烟、应用某些药物或营养品、食用添加剂等。

POCT 仪器应有适当标注，提醒使用者注意避免影响检测结果的干扰因素。标本采集方式的不当也会影响检测结果。例如，外周毛细血管血标本检测时刺破手指后应立即将血滴在检测纸条上，否则，将可能使血小板或 INR 等检测结果出现假性降低。

建议：应重视影响检测结果的分析前因素，避免干扰。标本的采集方式应适当，应符合 POCT 的检测要求。

（二）分析中质量保证

POCT 的质量保证包括完善的操作程序、对检测人员进行培训、合适的质量控制方式等。

应用 POCT 仪器应有完善、合适的操作规程，包括标本采集要求、适用的标本类型、标本储存要求、仪器检测前的准备、质量控制要求和措施、检测的具体操作步骤和检测后废弃物的处置等。操作规程应符合厂商和管理部门相关规定的要求。

（1）POCT 仪器生产厂商应保证如果严格遵从厂商认可的操作规程，可以得到准确可靠的检测结果。

1）应制订完善的 POCT 操作规程，以保证操作过程准确规范。

研究表明，POCT 的分析误差在相当程度上是由于使用人员引起的。因此，所有检测人员在操作 POCT 仪器之前都应得到良好的培训并考核合格，使他们有能力正确操作 POCT 仪器。国外已有报告对使用者进行适当培训后，应用 POCT 的临床效果要明显优于未经有效培训的人员。这类经验值得重视。

2）POCT 应用人员应接受必要和适当的培训，以保证操作正确和检测质量。操作人员检测能力应得到确认。

（2）质量控制对检测质量的保证起重要作用。应用 POCT 应有严格有效的质量控制方式。无论是标本采集、加样方式，还是检测方式，POCT 均不等同于其他检测方式。因此，POCT 的质控方式不能完全照搬一般的模式，有必要认真研讨如何科学合理地开展 POCT 质量控制，根据 POCT 的特点设计合适的质量控制方式。

提倡使用适当的液体型的室内质控品，虽然费用可能相对较高，但有利于监测检测全过程。有些 POCT 仪器采用内置式的质控方式。内置式的质控方式监测的往往只是 POCT 仪器内的电子检测系统，并不能完全了解检测全过程情况。有时轻微的电子检测系统问题或电池不足会导致检测结果不准确却不易被内置式的质控方式发现，此时采用液体型的室内质控品就容易发现问题。

1）POCT 应有必要的质量保证制度和方式，以减少医疗差错。应根据 POCT 的特点制订合适的质量控制方式，科学合理地开展 POCT 质量控制活动。

POCT 仪器的定期校准十分重要，尤其是操作者为非检验专业人员时。应该认识到不准确的检测结果比没有结果有时对临床诊治的影响更坏，而校准和定期维护对保证检测结果的准确性至关重要。校准和维护需要一定的专业化知识，要严格按照生产厂商规定的要求和操作程序进行，有疑问时应请检验专业人员协助解决。

2）应按照生产厂商的要求，定期对 POCT 仪器进行维护保养和校准。

由于检测结果的标准化还存在一些技术上的困难，检测项目的不同检测方法（技术）之间存在差异，因此 POCT 仪器检测结果与中心化检测结果之间往往存在差异。临床应用时，POCT 仪器检测结果应定期与中心化检测进行比对，以保持医疗单位内检测结果的一致性。

3）POCT 仪器检测结果应定期与中心化检测进行比对，以保持医疗单位内检测结果的一致性。

（三）分析后质量保证

应尽快让相关医务人员得知 POCT 的检测结果（通过网络），以便及时采取适当的医疗措施。对患者生命安全有重要意义的检测项目的危急值应有警示标志，提醒使用者出现这类情况时应立即进行适当处理。检测结果应有适当的管理和保存方式。

对数据（结果）进行管理应该成为提高 POCT 质量的一个重要方面。

第六节　展　　望

基层医院参与到慢性病管理中是大势所趋。新的检测模式的探讨，新的检测方法的出现也在一定程度增加了慢性病患者对基层医院的认可度。

"流动乡村医疗车"就是一种新的探索，是由全科医生和检验师至少两人组成的微型"流动诊所"，他们自行驾驶着装备了基本检测手段（主要是 POCT 设备）、基本临床治疗手段的"流动乡村医疗车"按事前告示的时间和地点去农村经济欠发达和偏远地区为那些求医困难、缺乏"疾病预防、健康管理、保健咨询"的基层民众提供初级医疗服务，并对急诊、重症、慢性病、疑难病患者提出分诊建议。这种主动送医基层的初级医疗服务新模式，是对目前定点式医院"等人就医"医疗服务模式的补充和拓展，能进一步解决患者就诊难的问题，同时缓解大医院的就诊压力。

对于慢性病患者，检测信息的管理非常重要。与单个检测结果相比，监测指标的变化能为医生评估病情和调整治疗方案提供更多信息；而与其他检测指标联合解读则能进一步提高病情评估的准确性。

目前一些家用 POCT 平台（如血糖仪）已开始通过蓝牙将检测数据传入患者的手机端。患者可以利用 APP 自动汇总检测结果并转发给医生以获取治疗参考。这种方式解决了数据传输的问题，但是又产生了另外的问题。每个 POCT 平台都需要一个对应 APP 接收并管理相应的数据。如果 POCT 平台比较多，就需要安装多个 APP。而这些数据往往不能很好地整合在一起，只能按照检测项目单独分析。通用的检测数据管理软件是未来发展的一个方向，通过数据整合，可以为患者提供更科学的治疗建议，同时也可整合在线问诊功能，使患者能快速获得专业的诊疗咨询服务。

在未来，POCT 设备可能会发生天翻地覆的变化，如从半自动到全自动检测，从有创检测变为微创或无创检测。日本曾推出一款智慧马桶，使用者可以边上厕所边做健康检查，除了量血压、心律以外，马桶的高科技配件还可以做尿液分析，旁边的磅秤也可以测量体重、分析体脂率，可以算是一台迷你医疗站。同时也有企业在尝试通过大小便时间、颜色等评估患者的消化系统和肾脏系统的状况。

糖尿病患者每天都需要检测血糖，多采用刺血针刺破手指测血糖。患者每天都要多次承受刺破手指的痛苦。人们一直都在无创血糖检测技术的研发上而努力。Google X 实验室曾研发一款可以检测血糖的隐形眼镜，该隐性眼睛采用两层柔软的镜片材料，中间植入无线芯片和微型葡萄糖传感器，镜片可测量泪液中的葡萄糖含量；美国布朗大学科学家也研制出一种生物芯片传感器，利用一系列特定的化学反应，结合电浆子光学干涉法（即用光线来探测目标的化学特征的方法），分析出人类唾液等复杂溶液中的葡萄糖浓度。某公司研发的 GlucoTrack 无创血糖仪，通过测量人体代谢产生的热量、血液流速、血氧饱和度，利用数学函数可以推算出血糖浓度。事实上，这些项目还不太成熟。

除此以外，皮下植入式血糖检测也是目前比较常用的动态血糖监测方式，但是依然需要刺破皮肤。该种方法未来的发展方向：①全植入型；②微针阵列皮肤贴；③无创持续监测。

无创血糖检测或多或少都存在干扰因素多、相关性差、生理意义不明确等问题。在实际研发和生产中，还需要考虑更多因素，这里举出几个代表性的因素：

（1）实际应用中，为达到更高的精度，必须考虑组织液血糖值与指血糖值存在一定的延时，人体在日常活动中产生的传感器-组织界面变化对传感器信号的影响，环境温度带来的仪器系统误差的影响。

（2）血糖浓度在不同组织区域和不同血液循环部位是有差异的，体液比值（细胞液、组织液和血浆）受到一些因素的影响，如活动程度、新陈代谢和药物的影响，从而影响血糖测定。

（3）体液中葡萄糖浓度与血液中葡萄糖浓度的相关性，这也是一个值得探讨的问题。

（4）还要考虑材料是否对人体造成刺激，是否会因为长期工作而失灵；此外，还要考虑佩戴舒适、安全等诸多因素。

这些因素导致无创血糖监测走向生活是很难的一件事，无论是在理论研究上还是生产研发中。

来自清华大学的团队研发了一套新方法，无须刺破手指，只使用一个非常薄的皮肤样贴片，不会刺激皮肤表面，也不会产生疼痛或炎症，贴近皮肤表面就可以进行测量。它利用了反离子电渗透技术，通过在皮肤表面施加一个小的恒电流，形成离子流，并利用离子流将皮下组织液中的葡萄糖携带到皮肤的表面，继而通过只有 3.8μm 厚的超薄柔性生物传感器进行高精度测量。虽然从理论走向实践还有很长的路要走，但这个成果实现了在人体皮肤表面进行无创血糖检测，并达到了医疗级别精度，在医学上有很大的意义。在未来，它能帮助人们更准确、方便地测量血糖。

人类呼出气体中含有多种物质，包括 H_2O、CO_2、H_2、乙醇、氨气、硫化物、乙醛、丙酮等。这些物质可反映我们的健康信息。例如，人类呼吸排出的氨气与肝脏代谢、幽门螺杆菌感染（胃癌风险因素）、尿毒症存在关联；1 型糖尿病患者呼出的空气中丙酮含量很高；减肥过程中燃烧脂肪也会引起丙酮含量升高。瑞士研究人员开发出一种新的呼气式检测仪，实时监测呼气中丙酮的含量，从而筛选出 1 型糖尿病患者。Fujitsu Laboratories 应用溴化亚铜的氨气吸附特性开发了一款能够检测微量氨气的传感器，用于检测人类呼出气体中氨气的含量，这款传感器对氨气的灵敏度高于其他气体约 2500 倍。未来这些设备也会进入到基层医院甚至家庭中，用于患者身体状况的监测。

静脉采血是限制基层医院，特别是没有专业采血护士的社区医院或诊所无法开展更多检测项目的一个重要因素。由于每个人体质不同，即使是经验丰富的医生采血也有不顺利的情况。不过在未来，采血这项工作或许可以由机器人帮助完成。有报道一研究团队曾开发了一种自动采血机器人，该机器人能使用超声波自动识别患者的静脉并完成血液采集，该系统还能完成采血后包括离心式血液分离、后续分析等一系列操作，这将大大减轻医生的负担，同时也能让基层医院开展更多检测项目。

除了 POCT 外，执行治疗方案（按时按量用药、饮食调整、运动、定期复诊）也是慢性病管理中非常重要的一环。慢性病患者有时难以完全按照治疗方案配合治疗。如果有专业的家庭护理人员提醒和督促，上述环节可以轻松完成。目前国内家庭护理行业尚处于发展初期，从业人员紧缺，收费较高，所以并不是所有的慢性病患者都能享受到上述服务。目前已有基于自动配药箱和智能语音提醒的健康管家面市，可按照医嘱自动配药，并通过 13 条通道通知患者和家属服药，解决患者不按医嘱服药的难题。不仅如此，健康管家还能实时采集生活环境信息（温度、湿度等），结合用药情况和健康指标，为患者打造专属的健康管理方案。例如，患者正在服用止咳药，而恰巧当时的气温又很低，不适合大量运动，因此可适当调整运动方案，以避免加重病情。通过收集整理、分析患者的服药信息、身体指标、环境变化、生活习惯、运动记录、管理方案等信息，健康管家可建立起准确、详尽、完整的个人电子健康档案，从而为就医诊断提供客观、全面的数据，有助于医生制订更加合理的治疗方案。近年来，AI 技术发展迅速，健康管家将会变得更加贴心和智能，甚至会有健康管家机器人面市。

目前，中国慢性病人数超过 2 亿，并且伴随老龄化的持续加剧，这个数字还会继续增加。我国有大中型医院约 3.4 万个，基层医院约 96 万个。这些基层医院距离患者最近，更方便为他们提供定期复诊服务。POCT 设备的普及使得基层医院的诊疗水平不断提高。同时家用 POCT 平台不断升级，定期复查也会变得更加经济、方便和智能。但如果不能保证检测质量，并提供专业的指导建议，患者依然会选择大中型医院作为定期复诊的首选，所以在诊疗技术不断更新换代的同时仍然需要持续完善质量管理和咨询服务体系。

（陈莉莉　赵有文）

参 考 文 献

陈璐，陈湘玉，2012. 国内外居家护理概况及对我国居家护理发展方向的思考. 中国护理管理，12（7）：94-96.

丛玉隆，2007. POCT 的临床应用与存在的问题. 中华检验医学杂志，30（12）：1325-1328.

贾伟平，陈菊明，2018. 中国 2 型糖尿病防治指南（2017 年版）. 中华糖尿病杂志，10（1）：2-3.

宋海波，戴立忠，邹炳德，等，2020. 中国体外诊断产品发展蓝皮书 2018 年卷. 上海：上海科学技术出版社.

孙宁玲，郭晓蕙，林善锬，等，2012. 高血压与糖尿病患者微量白蛋白尿的筛查干预中国专家共识. 中华高血压杂志，20（5）：423-428.

王兰兰，2010. 医学检验项目选择与临床应用. 北京：人民卫生出版社.

张安玉，孔灵芝，2005. 慢性病的流行形势和防治对策. 中国慢性病预防与控制，（1）：1-3.

张腊红，陈兆军，2013. 心血管疾病相关指标 POCT 的现状与发展趋势. 中华检验医学杂志，36（6）：494-497.

中华医学会检验分会，卫生部临床检验中心，中华检验医学杂志编辑委员会，等. 2012. POCT 临床应用建议. 中华检验医学杂志，35（1）：10-16.

中华医学会心血管病学分会，中国老年学学会心脑血管病专业委员会，2013. 华法林抗凝治疗的中国专家共识. 中华内科杂志，52（1）：76-82.

诸骏仁，高润霖，赵水平，等，2016. 中国成人血脂异常防治指南（2016 年修订版）. 中国循环杂志，16（10）：937-953.

第十九章

人工智能产品、可穿戴设备与 POCT

人工智能应用于临床医疗研究已经成为现代科技的前沿。全球包括中国的一流医院都开始了人工智能方面的探索，希望能有效地分配医疗资源，降低医疗成本，同时提高全社会的医疗保健水平。在检验医学领域，人工智能在样本的处理，医学形态学智能识别，以及基于基因组学、转录组学、代谢组学的疾病模型构建，检验流程的管控和结果审查等过程中发挥着重大作用，能有效减少工作人员的主观性误差，提高工作效率。同时，基于人工智能的诊断决策支持系统能够联合检验数据、疾病影像数据、病史及临床症状，为医生提供疾病辅助分析，条件成熟时可以代替医疗人员的部分功能，缓解医疗人员的不足。本章以检验医学为契合点，探讨了人工智能在疾病诊断和疾病监控领域的实际应用，希望加深读者对该领域的认识。

第一节　人工智能概论

一、人工智能基本内容

人工智能（artificial intelligence，AI）是指基于逻辑学、统计学、认知心理学、决策理论、神经科学、语言学、控制论和计算机工程等多学科交叉的技术科学。现代人工智能的概念始于 1956 年的达特茅斯学术研讨会。人工智能核心内容是用机器模拟人类的心理过程和智力活动，使机器能够像人一样思考并解决问题。在信息时代，人工智能被广泛应用于医学领域，如辅助诊断。机器学习（machine learning）是人工智能的一个子集，从概念上来说，机器学习可以被看作是在大量的候选对象中进行比对以找到最优对象的一种算法程序。深度学习（deep learning）是实现机器学习的技术方法，同属人工智能范畴，三者之间的逻辑关系如图 19-1 所示。

机器学习是一种基于样本数据构建数学模型的方法，其依赖于模式计算和推理，并使用数据而不是计算机的指令来执行各种任务，因此可在没有明确计算机指令的情况下执行对样本进行预测或决策的任务。按照学习的形式分类，机器学习可分为有监督学习和无监督学习。有监督学习是指从带有标注的训练数据中学习到如何对训练数据的特性进行判断，不同于有监督学习，无监督学习算法是从没有标注的训练数据中学习数据的特征或信息。传统的机器学习算法主要以统计学习方法为主，包括决策树（decision tree）、BP（back propagation）神经网络、支持向量机（support vector machine，SVM）、随机森林（random

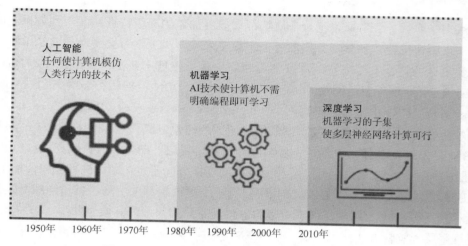

图 19-1　人工智能、机器学习和深度学习之间关系

forests）和朴素贝叶斯（naive Bayesian）等。传统的机器学习方法出现后，由于理论简单易懂，应用中没有复杂的训练方法，很快被应用到数据分析挖掘、语音识别、模式识别等各个领域中。机器学习最终都是完成对特征的学习，简单特征可人工提取，但在一些复杂问题上，对于抽象特征的选择耗时且需要具备专业领域的知识。机器学习模型本身只是根据特定的表征进行分类或预测，而特征又是人为决定的，故机器学习在一定程度上掺杂了人的思维。机器学习一般流程如图 19-2 所示。

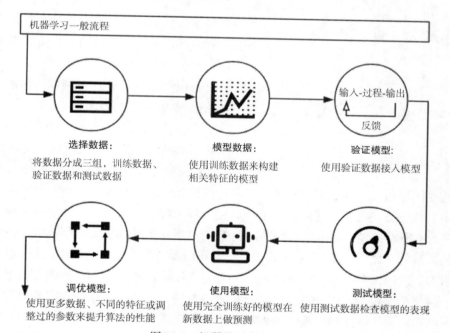

图 19-2　机器学习一般流程

区别于传统的机器学习，深度学习允许由多个处理层组合的计算机网络结构处理抽象复杂数据，可克服传统浅层机器学习在复杂分类问题中的局限性。深度学习通过使用反向

传播算法来学习特征，并通过组合低层特征形成更抽象的高级特征从而得到数据集的关键特征，实现了让机器自动学习并提取特征。简单来说，深度学习会自动提取简单特征并组合成抽象复杂的特征。当前常用深度学习网络包括受限玻尔兹曼机（restricted Boltzmann machine，RBM）、深度置信网络（deep belief network，DBN）、卷积神经网络（convolutional neural network，CNN）和循环神经网络（recurrent neural network，RNN）等。

玻尔兹曼机（BM）是源于物理学的能量函数的建模方法，能够描述变量的高层相互作用。RBM 是 BM 的变体，包括可见层、隐藏层和偏置层。RBM 结构特点为层内神经元无连接，层间神经元全连接，在可见层和隐藏层间连接方向不定（即可进行双向传播）。DBN 是由 RBM 堆叠起来形成的。DBN 结构中只有一个可视层和一个隐层，层间相互连接但层内单元不会互相连接。DBN 在训练模型的过程主要分为预训练和微调两步。第一步，预训练，通过逐层无监督方法来训练每一层 RBM 网络，对网络参数进行初始化，使得模型比较靠近某个较优局部点。第二步，微调，基于预训练模块得到的初始化网络，在 DBN 的最后设置 BP 网络，其作用是接收 RBM 的输出特征向量作为它的输入特征向量，实现对实体关系分类器有监督地训练。每一层 RBM 网络只能确保自身层内的权值对该层特征向量映射达到最优，所以反向传播网络会将错误的信息传递至下方每一层 RBM，以达到微调整个 DBN 网络的目的。通过训练 DBN 网络各个神经元间所占的比例，可以使其以最大概率生成数据。DBN 既可用于无监督学习（如自编码机），也可用于有监督学习（如分类器）。如今 DBN 算法广泛应用于写字识别、语音识别和图像处理等领域。BM、RBM、DBN 架构如图 19-3 所示。

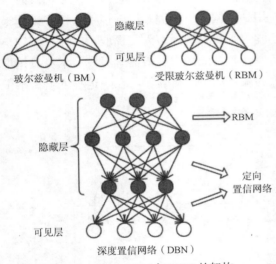

图 19-3　BM、RBM 与 DBN 的架构

CNN 最大限度利用了图像的局部信息，其基本结构包括特征提取层和特征映射层。在特征提取层，每个神经元的输入与前一层的局部感受区域相连并提取局部特征。局部特征被提取后，它与其他特征间的位置关系便随之确定。在特征映射层，网络的每个计算层由多个特征映射组成，每个特征映射为一个平面，平面上所有神经元所占比例相同。CNN 通过感受区域和权值共享减少了神经网络需要训练的参数的个数。并且 CNN 中的每一个卷积层都紧跟着一个计算层，用来求局部平均与二次提取，这种特有的双重特征提取结构减小了特征分辨率。CNN 的核心思想是通过权值共享、特征分区提取、时间或空间采样规则等方法，实现将完整输入信息切分为子采样层，随后将提取到的特征和权重值作为输入参数传导到下一层的整个过程。CNN 可应用于多种场合，如图像识别、自然语言处理、灾难气候预测甚至围棋人工智能程序，但其最主要的应用还是在图像识别领域。

RNN 是一类专门用于处理序列数据以进行预测的神经网络，对可变长度的序列数据有较强的处理能力。RNN 在隐藏层之间的神经元建立连接，隐藏层的输入来自输入层的数据以及上一时刻隐藏层的输出，即每步操作与之前的计算结果相关联，当前输入的信息与之前信息在短时间内共享相同的权重。可以认为 RNN 记忆了到当前为止已经计算过的信息。理论上，RNN 可以记忆任意长的序列信息，但实际中，辅助 RNN 决策的主要还是最后输入的信号（短时记忆），因为更早之前输入的信号会随着时间的推迟而强度变低，辅助作用越来越弱。为了减轻短时记忆的影响，研究者发明了长短时记忆网络（long sort term memory，LSTM），在文本分类、语音识别、机器翻译和自动对话等自然语言处理任务上，LSTM 表现不俗。图 19-4 所示为 CNN 与 RNN 的架构直观图。

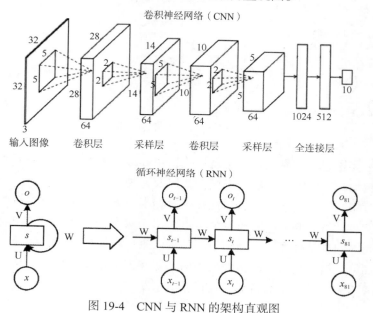

图 19-4 CNN 与 RNN 的架构直观图

二、深度学习发展简史

深度学习由 Geoffrey Hinton 等于 2006 年提出，是机器学习的一个分支。深度学习来源于神经科学，深度学习方法能够具备提取抽象特征的能力，也可看作从生物神经网络中获得了灵感。深度学习发展简史如图 19-5 所示，自 2006 年崛起之前所经历的两个低迷期。神经网络概念可以追溯到 20 世纪 40 年代，当时 McCulloch 和 Pitts 试图通过称为神经元的互连基本细胞来了解大脑复杂运作的模式，称为 MCP 人工神经元模型。1958 年，Rosenblatt 提出的第一代神经网络单层感知器（即 Perceptron），能够区分三角形、正方形等基本形状。1969 年，作为人工神经网络创始人的美国数学家 Minsky 在其著作中证明感知器功能有限，只能处理线性分类问题，其本质上是一种线性模型，对最基本的"异或"（XOR）问题都无法准确分类，并且其对多层网络模型也持悲观态度。这些论点使关于神经网络的研究停滞了近 20 年。直到 1986 年，Geoffrey Hinton 发现误差反向传播算法（BP）可系统地解决多层神经网络隐含层连接权值的问题，并给出了完整的数学推导，BP 神经网络因此成为神经网络发展史上的重要转折点。2006 年，Hinton 提出在无监督预训练前初始化权值然后再在有监督训练中进行微调的方法，解决了深层网络训练中梯度消失问题。该解决办法是先用自学习的方法学习到数据的结构，然后通过有监督训练对习得的结构进行微调。2011年，人工神经网络中常用的可有效抑制梯度消失问题的 ReLU 激活函数被提出。2012年，斯坦福大学人工智能实验室和谷歌合作，用上万台计算机搭建出当时最完善的模拟人脑的神经网络，并用训练好的模型识别了史上的第一只被 AI 识别的猫，成为经典案例。

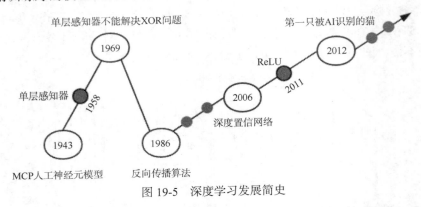

图 19-5　深度学习发展简史

深度学习主要思想是依靠大量初级特征构造出高级抽象的特征，从而获取样本数据的结构特点，其包括神经网络、分层概率模型，以及各种无监督和有监督的特征学习算法。与常规机器学习相同，深度学习方法根据样本数据学习方式不同也分为有监督学习和无监督学习。卷积神经网络是典型的有监督学习算法，而深度置信网络是常用的无监督学习算法。一般根据问题的难易程度不同采用不同的算法来构建模型。深度学习通过多层计算模型学习来完成抽象数据的表示，模仿大脑如何感知和理解多模态信息，从而隐含地捕获大规模数据的复杂结构，随着技术的发展，其应用越发广泛。

第二节　检验医学、POCT 与人工智能

本节对检验医学与人工智能、液体活检与人工智能及 POCT 与人工智能进行阐述。

一、检验医学、液体活检与人工智能

精准医疗基于个体差异进行定制，整合基于基因组学的技术平台（如 RNA、蛋白质、代谢物的检测）和医学前沿技术以实现对疾病进行生物标志物分析，对不同状态疾病进行精确分类，确定精准治疗的靶点并预测治疗效果。其形成新的疾病分子分类学基础，提供了更精确的方法来筛选和检测疾病的生物标志物，从而辅助靶向治疗药物的选择。精准医疗的发展很可能会将医疗保健体系从治疗疾病转变为侧重于评估健康状况，预防疾病。在政府大力推动精准医疗的背景下，并获益于基因测序成本的下降以及测序量的增加，检验医学检测范围得到扩展，不仅限于处理传统的检测血、尿、便等常规检验数据，并且要处理基因组学、蛋白质组学、代谢组学等高通量组学数据。基于机器学习的人工智能构建的多参数诊断模型，为高通量组学数据处理提供了解决方案。

组织活检是指从患者体内取出病变组织进行病理学检测。通过分析组织的形态学信息从而做出诊断，这是大多数疾病，特别是癌症诊断的金标准。但取出病变组织的过程是侵入性的，对于体积小的肿瘤甚至需要进行多次操作以获取足够的活检组织，过程中可能引起感染、内出血等并发症。随着高通量测序技术的发展，对于肿瘤发展的分子机制研究逐步深入，组织活检存在的局限性开始显现。肿瘤的异质性是指导临床治疗的重要因素，肿瘤细胞在生长分化过程中遗传信息的改变，使肿瘤在生长速度、转移能力、药物敏感性、预后等各方面产生差异，而组织活检只能反映肿瘤的部分遗传信息，并且组织样本保存不当可能导致某一遗传信息表达过量而造成癌症诊断的假阳性。单次组织活检获得的分子信息有限，难以完全对肿瘤定性。再者由于组织活检是侵入性操作，通过连续的组织活检来检测肿瘤的变化也不现实。

液体活检是对非固体生物组织，如血液、尿液等体液样本进行取样和检测，以获得疾病相关信息的非侵入性快速检测方法。与组织活检一样，液体活检主要用作癌症等疾病的诊断和监测工具。液体活检非侵入性检查的优势，使其可以在一段时间内通过多次采集样本进行分析，实现对肿瘤实时遗传信息分析，验证治疗药物的有效性，以及预测有效的预后治疗方案。理论上，利用人工智能算法检测液体活检样本中的肿瘤生物标志物甚至可实现癌症的早期诊断。从检测对象来看，液体活检主要检测样本中存在的生物标志物，如图 19-6 所示，包括循环肿瘤细胞（CTC）、循环肿瘤 DNA（ctDNA）、游离 DNA（cfDNA）及外泌体等。

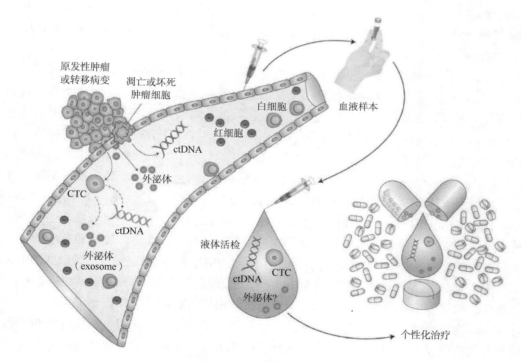

图 19-6　液体活检示意

改编自　Alix-Panabières C，Pantel K，2017. Clinical prospects of liquid biopsies. Nat Biomed Eng，1（4）：0065

CTC 是指由原发肿瘤进入到外周血系统中的各类肿瘤细胞的统称。由 Thomas Ashworth 于 19 世纪 60 年代使用显微镜检测外周血时发现。实体肿瘤细胞可以通过被动和主动两种途径进入外周血中。大多数 CTC 因外力（肿瘤生长、外科手术期间的机械力或摩擦）被动进入外周血后凋亡或被血液系统清除。少数 CTC 能够锚定到身体另外的部位继续增殖形成转移（或继发性）肿瘤。监测外周血中 CTC 含量变化，已被证明可在转移性结直肠癌、乳腺癌、前列腺癌、肺癌和卵巢癌等患者的疾病复发、总生存率和评估治疗效果方面提供指导信息。

1948 年 Mandel 和 Metais 发现了血浆中 cfDNA 的存在。17 年后，Bendich 在 1965 年假设，癌症衍生的 cfDNA 可能参与癌症的转移。在 1977 年，Leon 用放射免疫化学方法证明，至少有一半的癌症患者血液中的 cfDNA 水平显著高于正常对照组。cfDNA 是指释放到血浆中的降解的 DNA 片段，其释放到血液中的原因不同，有可能是正常细胞类型，如造血细胞和基质细胞凋亡释放，也可能是肿瘤细胞凋亡，或者 CTC 释放。癌症细胞衍生的 cfDNA 即 ctDNA。与 CTC 类似，ctDNA 也分为主动及被动释放两种途径。被动途径是指死亡的肿瘤细胞将 DNA 或 RNA 释放到血液循环系统中，而主动途径是指某些肿瘤细胞株可以主动地将 DNA 片段释放到血液中。Garcia-Olmo 等发现结肠癌细胞衍生的 ctDNA 可以诱导小鼠胚胎成纤维细胞的致癌转化和转移，这表明 ctDNA 可作为肿瘤发展过程的生物标志物。在健康个体中，凋亡细胞和 cfDNA 几乎被血液系统中的浸润性吞噬细胞完全清除，cfDNA 水平非常低。而在恶性肿瘤患者中，慢性炎症和过度细胞死亡导致细胞碎片积累。这一机制为在肿瘤患者中观察到的 cfDNA 浓度的增加提供了合理的解释。ctDNA 监测可指导肿瘤特异性治疗、肿瘤耐药机制的研究及癌症预后诊断，ctDNA 的减少可在某种程度上表明肿瘤治疗有效。

外泌体是由细胞（正常或病理状态）分泌的 30～140nm 的细胞外囊泡（extracellular vesicles，EV）。几乎所有类型的细胞如上皮细胞、造血细胞、神经元细胞、脂肪细胞和肿瘤细胞等均可分泌外泌体，故其广泛存在血液、尿液、唾液等体液中。由于细胞来源的不同，外泌体呈现特定的生物标志物，具有异质性。目前普遍认为外泌体产生过程是细胞膜内陷形成管腔内膜泡（intraluminal vesicles，ILVS），然后形成多囊体（multivesicular body，MVB），MVB 在分子马达的牵引下与细胞膜融合，使 ILVS 分泌到胞外形成外泌体。外泌体的大小受到母体 MVB 的限制，故比大多数其他 EV 小，其携带母细胞多种物质（蛋白质、DNA 和 RNA 等）的信息，可通过膜囊泡运输在不同细胞间交换分子信息参与细胞间的信号传导。从某些细胞如树突状细胞和 B 细胞分泌的外泌体，在介导病原体和肿瘤的适应性免疫应答中发挥功能性作用。外泌体作为在液体活检中生物标志物之一，其与 CTC 相比更容易富集，与 ctDNA 相比更稳定，不容易降解。最新研究表明肿瘤细胞通常以较高速率分泌外泌体，结合外泌体具有异质性的特点，分析外泌体含有的生物学信息可实现对肿瘤生长转移、药物敏感性、疾病治疗有效性的实时监控。外泌体还可应用于癌症的早期检测及新型靶向药物治疗方法的开发。因其在疾病诊断和治疗等领域的潜力而受到广泛关注，外泌体成为液体活检中的"新贵"。

在液体活检中，常用基于人工智能开发的模型对低水平数据进行统计学分析，这些机器学习算法可破译血液中的微弱信号从而实现癌症早期筛查，并且可获悉癌症治疗的实时反应。随着更多数据被输入模型，其会微调自己的算法以提高诊断敏锐度。目前已有公司开发人工智能模型用以分析来自多个液体活检测试的 cfDNA 突变，以评估患者当前治疗的有效性，在数据集上进行测试时，其算法可以比普通检测手段早 7 个月检测到癌症复发。将液体活检与人工智能相结合，可以帮助临床医生更迅速准确地诊断治疗癌症。

目前，有研究者开发了一种人工智能平台 DELFI 来评估基因组范围的 cfDNA 片段长度分布模式，根据血液中 cfDNA 片段长度分布模式的不同来区分癌症患者和健康人。该团队用这种方法分析了 236 例乳腺癌、结直肠癌、肺癌、卵巢癌、胰腺癌、胃癌或胆管癌患者和 245 名健康人的 cfDNA 片段化情况。包含全基因组 cfDNA 片段化特征的机器学习模型在 7 种癌症类型中的检测灵敏度为 57% 到 99%，特异性为 98%。健康个体具有相似的全基因组 cfDNA 片段图谱。癌症患者的 cfDNA 与健康人的 cfDNA 相比，有明显的基因组差异，存在不同区域的片段大小差异。对每个癌症患者样本由短到长的 cfDNA 片段比例与健康人的 cfDNA 片段长度分布进行全基因组关联分析，发现健康人的 cfDNA 片段总长度的中位数大于癌症患者。考虑到 GC 含量导致的偏差，研究人员使用了局部加权线性回归，发现片段差异在调整后仍存在，健康人的 cfDNA 片段长度分布规律而癌症患者的分布不规律。

基于此，研究人员用梯度提升树模型（gradient tree boosting machine learning model）开发了 DELFI，模型整合了经过 GC 调整的 cfDNA 片段长度覆盖特征、染色体臂特征、包括线粒体在内的拷贝数变化、突变等位基因等以提高其准确率，实现通过全基因组 cfDNA 片段模式不同来区分健康人和癌症患者。如图 19-7 所示其可区分癌症类型。区分 6 种癌症类别时，其准确率为 61%，区分健康人和癌症患者时，准确率提高到了 75%。虽然准确率有待提高，但其作为一种筛查方法可显著减少后续检测步骤。

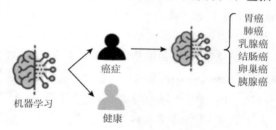

图 19-7　DELFI 平台区分 cfDNA 的来源

二、POCT 与人工智能

20 世纪 50 年代，自动化技术的发展使得临床实验室可低成本进行大量检测，常见的情况是把样本送到实验室几天后得到检测结果。如今，随着对更快检测结果的需求以及某些检测设备便携性的增加，在实验室外、患者身边进行检测并快速得到检测结果成为可能。POCT 是在患者旁边使用便携式分析仪器对标本即刻进行分析快速得到检测结果的一种移动检验系统。POCT 运用了生物传感芯片，融合了免疫学、电化学、光学、微电子学及信息学等方面的成熟技术，省去了标本耗时处理过程，使待查样品直接和质控品一同检测，快速得出可靠的检测结果。

机器学习的快速发展为 POCT 提供了新的数据处理方法，使传统分析工具更客观准确。特别是深度学习，其在许多基于视觉和图像处理的诊断医学领域中实现了专家级别的疾病分类。例如，深度卷积神经网络模型在厚血涂片中的疟疾诊断，痰样本中的结核菌和粪便样本中的肠道寄生虫卵的诊断方面都具有非常高的准确率，明显优于更具代表性的传统医学成像技术。

　　生物传感器的开发、功能材料的集成和深度学习是 POCT 生物分析性能最关键的组成部分。例如：POCT 的传统光学透镜成像系统小型化技术由集成微流体通道和互补金属氧化物半导体（CMOS）图像传感器的无透镜血细胞计数系统构成，该技术具有有限的分辨率。而基于极端学习机的 SR（ELMSR）和基于卷积神经网络的 SR（CNNSR）的 CMOS 图像传感器将细胞分辨率提高了 4 倍且细胞计数结果良好。由于提高了测试精度，完善了数据连接和管理，基于人工智能的 POCT 逐渐成为医疗领域的重要组成部分。移动健康管理设备可时刻监测每个人的健康状况，人类的健康水平将再度提高。除人工智能外，微流控技术、芯片实验室技术、系统集成、设备自动化和信号输出等辅助技术为 POCT 性能的持续改善提供了理想的推动力。

　　如今，POCT 设备趋于便携、可穿戴化，在疾病预防和慢病管理等方面应用广泛。在哥伦比亚大学医学中心，用于 POCT 测试的平台数量从 1995 年的 7 个增加到 2015 年的 29 个，患者测试的次数从 1995 年的大约 50 万次增加到 2014 年的 200 多万次。POCT 与人工智能结合的智慧 POCT（iPOCT）成为研究热点。iPOCT 集成诊断检测、专家系统、远程医疗及个人健康记录等一系列流程于一体，其实现智慧医疗的大致流程如下：样本检测，与患者个人医疗记录整合，人工智能辅助分析结果提供诊疗建议，软件访问云端实现远程医疗。随着智能电子设备的普及，iPOCT 更多以智能手机作为平台设备，通过智能手机 APP 与医院系统连接可实现医疗机构之间信息共享，便于医生诊断并对患者健康状况实时评估，实现更精简迅速的工作流程。以糖尿病管理为例，无创型血糖监测仪通过传感器监测皮下组织间液的葡萄糖数据，然后利用人工智能模型分析患者数据并比对到历史治疗方案上，得出实时治疗指导意见并传输到智能手机等移动电子设备。未来可能还可在此基础上加装人工智能调控的胰岛素输送装置，实现"仿生胰腺"。

第三节　POCT 与便携式设备、智慧医疗

　　在临床领域，POCT 的驱动理念在于缩短样本检测周转时间，将检测结果快速反馈给患者、医生和护理团队，满足临床医生对检测指标快速准确的迫切需求，以达到即时诊断的目的。随着对个体化医疗需求日益增加，以医院为核心疾病诊疗模式逐步向家庭日常保健医疗模式发展。iPOCT 与远程医疗、可视化医疗等有机融合提供人性化的精准医疗服务。POCT 通常通过使用便携式和手持式仪器（例如血糖仪、血气检测仪）和测试试剂盒（例如 CRP、HbA1c、Homocystein、HIV 唾液化验等）来完成检测。当手持设备不可用时，也可以使用小型台式分析器或固定设备实现，目的是短时间内在患者所在位置或附近收集标本并获得检测结果，以及时调整治疗计划。成本低、更便携、更智能化的 POCT 设备的发展，使其在许多疾病中（如糖尿病、腕管综合征、急性冠脉综合征）得到广泛应用。此外，可在同一标本中同时测量不同分析物的多路复用 POCT（XPOCT），可实现更快速、

低成本、准确度高的检测，在过去的十年中发展迅速。POCT 系统多以易于使用的基质实现，如用于检测病原体纸基的 POCT 系统及风湿病诊断测试系统。这些测试只需要一滴全血、尿液或唾液，便可以在 5 分钟内得到检测结果。本节将介绍几种常用的 POCT 便携式设备及基于手机强大的计算能力和内置传感器而开发的移动检测诊断工具的最新研究进展。

一、POCT 便携式血糖仪与糖尿病管理平台

糖尿病是一种慢性代谢性疾病，其特征是血糖水平升高，因糖代谢紊乱引发的各种急慢性并发症严重危害人类的健康。而糖尿病尚不能根治，需要进行长期治疗使血糖控制在一定水平，故血糖监测在临床中对糖尿病患者的治疗非常重要。全自动生化分析仪是检测血糖的重要仪器，该检测方法具有很高的准确性，但其缺陷是必须由医务人员抽血且检测时间较长。而 POCT 血糖仪具有操作简便、携带方便、需血量少、准确度高等优点，能及时了解患者血糖变化情况从而制订个体化治疗方案，提高患者的生活质量，目前已在临床及糖尿病患者自我监测中得到广泛使用（图 19-8）。

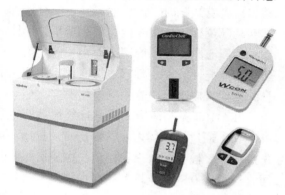

图 19-8　全自动生化分析仪与几种常见 POCT 便携式血糖仪

为了评价便携式血糖仪的准确性，即评价其精密度、准确性。研究人员根据国家对血糖检测系统测量重复性的要求，用不同品牌的便携式血糖仪检测不同浓度水平标本的血糖平均值变异系数，均符合国家要求，具有良好的精密度。将便携式血糖仪结果与全自动生化分析仪检测的结果比对也具有很好的一致性。但不可否认便携式血糖仪的检测结果受采血方法、环境湿度、环境温度、仪器性能等外界因素的影响，加之血糖仪还会受到检测范围的限制，血糖值过低或过高均不能准确显示，测出的血糖值波动也比较大。因此目前便携式血糖仪可作为糖尿病患者血糖的自我监测，但并不能取代全自动生化仪的葡萄糖测定。在临床使用中，仍需建立便携式血糖仪使用标准规范，即时发现、校准、替换不合格的便携式血糖仪。

移动电话和可穿戴设备的迅速普及促使了个性化的医疗保健系统发展。美国的一家医疗公司研发的糖尿病管理平台于 2015 年通过了 FDA 审评，成为首个获 FDA 批准的可辅助医生开具优化的个性化处方的移动医疗手机应用平台（图 19-9）。该应用基于云端大数据及人工智能可为 2 型糖尿病患者提供指导建议。将糖尿病患者的药物和碳水

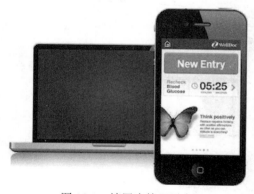

图 19-9　糖尿病管理平台

化合物摄入量、血糖水平等数据输入到移动设备，该平台则会为患者提供实时个性化指导建议，包括提醒血糖检测时间、药物的调整及膳食建议，同时将诊断建议传输给医护人员使其可根据情况调整患者的治疗方案。

二、POCT 便携式血小板功能检测仪

人类的血小板在正常止血、病理性出血和血栓形成中都有重要作用。在血管壁损伤部位，血小板迅速参与功能反应，包括血小板激活的各种步骤：黏附、铺展、聚集、释放反应、暴露促凝剂表面和凝块回缩。这些过程致使活化的血小板形成止血栓止血。当血小板减少或者有缺陷时，出血的风险可能会增加。血小板数量增加，会促使动脉粥样硬化，而其在动脉粥样硬化病变内黏附和聚集，形成闭塞的动脉血栓，可能导致血栓栓塞性疾病，如卒中或心肌梗死。应用抗血小板药是治疗血栓类疾病的主要方法，不同个体对抗血小板药物的差异性较大，临床迫切需要血小板功能检测指导个体化用药治疗，以下介绍几种常见的便携式血小板功能检测仪。

PFA-100 是临床应用较早且最为常见的全血快速测定血小板功能的仪器（图 19-10）。PFA-100 通过模仿体内血管损伤时的止血环境，可定量测定高剪切应力下的血小板相关的止血功能，检测与血小板初期止血障碍相关的疾病，也可监测抗血小板药物治疗效果。使用流程：将 0.8ml 枸橼酸抗凝血加到一次性反应杯内，在反应杯中间放置一层包被胶原蛋白和二磷酸腺苷（Col/ADP）或者胶原蛋白和肾上腺素膜（Col/Epi），利用真空吸力使抗凝的全血通过一个直径 200μm 的不锈钢毛细管，流经膜上直径为 150μm 的微孔。在 5000～6000/s 的高剪切速度和诱导剂的作用下，血小板通过黏附到膜上的胶原蛋白，然后聚集，然后被 ADP 或肾上腺素进一步活化，形成血小板栓子，阻碍血液穿过微孔，最终将微孔阻塞。仪器自动记录微孔完全阻塞时间，即封闭时间（closure time，CT）。PFA-100 测试最初是用 Col/Epi 进行的。Col/Epi 封闭时间＜180 秒为正常，则排除了显著的血小板功能缺陷的存在。如果 Col/Epi 封闭时间＞180 秒，则会自动执行 Col/ADP 测试。如果 Col/ADP

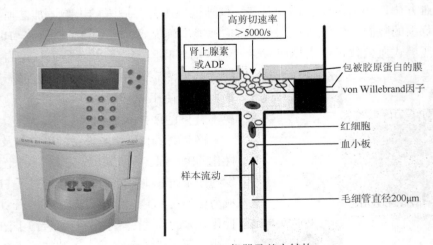

图 19-10　PFA-100 仪器及基本结构

结果正常（＜120 秒），则最有可能是阿司匹林诱导的血小板功能障碍。两个测试结果的延长（Col/Epi＞180 秒，Col/ADP＞120 秒）可能表明以下情况：贫血（血细胞比容＜0.28），血小板减少症，除阿司匹林药物影响以外的显著血小板功能缺陷。PFA-100 操作简便易行、重复性好，并且能检测血小板功能失调是原发性因素还是药物影响所致。

血栓弹力图分析仪的发展先后出现了两次大的技术和应用理念的更新，但其结果的判读仍是通过图形量化来检测血液体外凝集（和纤溶）过程中的血块动力学变化。其主要检测部件包括一个恒温槽和一根连接传感器的金属探针。当反应杯放入槽中加载样本后，恒温槽以 4°45′的角度和每 9 秒一周的速度转动。杯盖有一个圆柱体向下伸出，杯盖上方插在金属探针上，金属探针由螺旋丝悬挂着浸泡在血样中，用来监测凝固状态；如果探针因受到血块凝固产生的力量而发生运动，那么将切割磁力线产生相应电流，被传感器转换为电信号并以 2mm/min 的速率记录在配套程序上形成相应的图形（图 19-11）。反应杯旋转时，如杯内血液未凝固，探针与血液无任何旋转切应力产生，图形为直线；血液开始出现凝固或血凝块开始时，形成凝集曲线。纤维蛋白-血小板复合物的强度能影响探针运动的幅度，牢固的血凝块使探针运动与反应杯同步进行。因此，探针的运动幅度与已形成的血凝块强度有直接关系。探针与血液之间的切应力随血凝块形成速率和强度的增大而增大，因恒温槽往复旋转，故使凝集曲线为音叉形。当血凝块溶解时，探针与血凝块的切应力逐渐减小，音叉形曲线逐渐收拢。所以说，血栓的弹力图的凝集曲线可以用来检测血凝块形成、溶解及整个过程的动态变化。其中各个参数有不同的临床意义，R 时间是检测凝血因子的指标，而 K 时间和 Angle 均为检测纤维蛋白原功能的指标，MA 值可评估因血小板功能异常造成的血栓或出血的风险，LY30 是检测纤维蛋白溶解的指标。

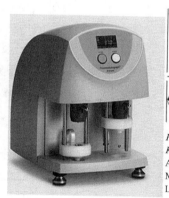
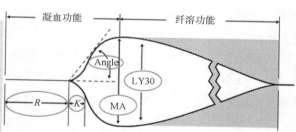

R 时间：反映凝血启动过程中凝血因子综合作用。
K 时间：从 R 时间终点至描记幅度达 20mm 所需时间。
Angle：从血凝块形成至描记图最大曲线弧切线与水平线的夹角。
MA 值：最大振幅，反映了血凝块的最大强度。
LY30：MA 值确定后 30 分钟时血凝块溶解的百分比。

图 19-11　血栓弹力图分析仪以及基本参数解释

凝血与血小板功能分析仪（Sonoclot）（图 19-12）同样也是一款基于血块形成过程中黏弹性变化的检测仪器，不同的是其没有使用弹性螺旋丝传感器，而是用管形探针悬插入血液标本中，并以低于 1mm 的振幅、200Hz 的频率做垂直运动。测量时血液标本保温在 37℃；当血液凝集时，血液黏滞度发生变化，探针垂直运动的阻力增大；这种变化被检测电路探知，经处理后最终转变为输出信号，在配套程序中或记录纸上反映出来。

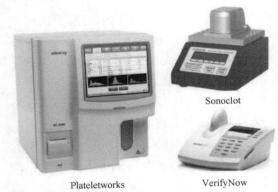

Sonoclot

Plateletworks　　VerifyNow

图 19-12　血小板相关分析仪器

VerifyNow 抗血小板治疗检测仪是一种基于光学比浊法的快速便携式血小板功能检测设备，属于床旁检测设备。其前身为 Ultegra 快速血小板功能分析仪（Ultegra RPFA），结合 P2Y12 试剂可直接检测药物对 P2Y12 受体的作用。若药物未能起到正确抑制作用时，血小板被激活剂激活后与纤维蛋白原包被的粒子结合从而聚集、沉降。VerifyNow 以每秒 16 次测定样本的光吸收来获得血小板诱导的凝集率和凝集程度，整个过程仅需 3 分钟，是目前所有血小板功能检测方法中耗时最短的。

Plateletworks 也是一种使用全血作为样本的血小板功能检测仪，其简单快捷，用血量小检测中使用 Plateletworks 工具包和 Ichor 血液计数器（Helena Laboratories），通过比较 EDTA 抗凝对照管、含胶原或 ADP 激活剂的枸橼酸盐抗凝管的血小板活化数目，来获得血小板的聚集率和抑制率。

三、POCT 便携式心脏监护设备

心血管疾病每年造成 1730 万人死亡，预计到 2030 年这一数字将增长到 2360 万以上。患者一旦觉察到有心绞痛、呼吸困难、心悸、晕厥等心血管症状，应尽快去就医并进行治疗。心电图（ECG）通过记录心电信号可检测到心脏的某些异常变化，是治疗心血管疾病的主要依据。常规心电图监测通常在医院或者诊所进行，由专业医护人员操作心电图仪记录患者的心电活动。整个过程仅几秒至几分钟，只能获取少量有关心脏状态的信息，所以在这段时间内即使发生心律失常被监测到的概率也很低，如果能延长至 24 小时记录，诊断率可提高 15%～39%。并且心脏病具有突发性，有必要研发相应的便携式心电监测产品，通过便携监护装置对患者进行实时监护，记录患者的实时心电数据，达到预防和早期诊治的效果。

传感器技术的创新使得在没有传统心电检测仪器的情况下记录心脏的电信号成为可能。便携式心电监护仪与医院用监护仪相比具有以下优点：操作简便，无须专业人员操作，携带方便并且可连续不间断测量以便及时监测到异常信号，超低功耗，即便出门在外也能随时了解自身心脏情况。并且可以立即传输获得的心电图给医护人员获得专家解释。如图 19-13 所示，为几种常见的相关研究已证实其有效性的便携式心脏监护设备。

Alivecor Kardia 是一款智能手机心电检测设备。可将心电信号传输到兼容的智能手机或平板电脑上。Alivecor Kardia 具有的增强滤波器使其可提供平滑的 ECG 轨迹。Alivecor Kardia 目前已获准在超过 25 个国家使用。在一项研究中，该设备检测心房颤动的灵敏度为 98%，特异性为 97%。另一项研究中获得了类似的准确性估计（灵敏度为 98.5%，特异性为 91.4%），证明了其用于检测心房颤动和 QT 间期的有效性。

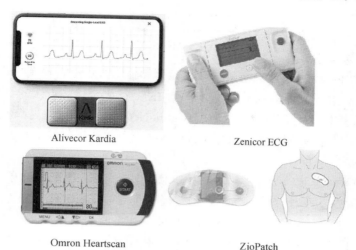

图 19-13　便携心电监护设备

Omron Heartscan 通过手指和胸部传感器得到的高分辨率屏幕显示心电图。其在心房颤动的检测准确性已在五项研究中心得到证明。Marazzi G 等的一项研究显示，Omron Heartscan 在检测心房颤动时，具有 100%的敏感性、92%的特异性和 95%的准确性。Kearley K 等的研究显示了类似的结果（敏感性 98.7%，特异性 76.2%）。在 Gerrit Kaleschke 等的一项研究中，Omron Heartscan 对心房颤动的诊断灵敏度为 99%，特异性为 96%。Asmundis C 等的一项研究显示，与医用心电监护仪相比，Omron Heartscan 对症状相关心律失常的检出率更高。

Zenicor ECG 是一种手持的，通过手指传感器和云服务实现心脏监测的设备，可向智能手机传输数据并且内置充电池，能够存储大量的 ECG 记录。Zenicor ECG 的实用性已在 2 项研究中得到证实。在 Doliwa PS 等的一项研究中，心房颤动检测的敏感度和特异度分别为 96%和 92%。在 Usadel 等的一项儿童研究中，Zenicor ECG 对室上性心动过速的诊断敏感性为 92%，在识别异常心电图时敏感性为 77%，特异性为 92%。

ZioPatch 是一种应用于患者左胸廓区域的动态心电图监测黏合剂贴片，属于导联 ECG 设备，防水，无线贴片，不需要电池充电，可实现长达 14 天的心脏监测过程。在佩戴该贴片规定的一段时间后，从 ZioPatch 中分析数据。ZioPatch 的有效性已在各项研究中得到证实。Barrett PM 等的一项研究表明，黏合剂贴片监视器在总磨损时间内检测到更多心律失常事件（$P<0.001$）。Schreiber D 和其同事在他们的研究中发现，在检测心房颤动时，ZioPatch 诊断率为 63.2%。对 28 岁儿童进行的一项大型研究结果显示，首次发现心律失常和首次症状诱发心律失常的平均时间分别为 2.7 天±3.0 天和 3.3 天±3.3 天。ZioPatch 可监测 14 天的心电活动，故可监测到传统心电监护仪无法监测到的心律异常信号。这也被 Christine 等的一项研究证明，大约 15%的首次阵发性心房颤动发生在 48 小时后，传统的心电监护仪无法检测到，但 ZioPatch 可以检测到。

另外，在 2012 年美国研究人员开发了便携式门诊心电遥测网络（CardioNet）（图 19-14）。CardioNet 通过小型传感器监测患者心电信号。当监测到异常信号时，患者活动数据会自动传输到 CardioNet 监测中心进行分析。医生可以通过传真或互联网接收 CardioNet 中心提供的信息并做出即时诊断。

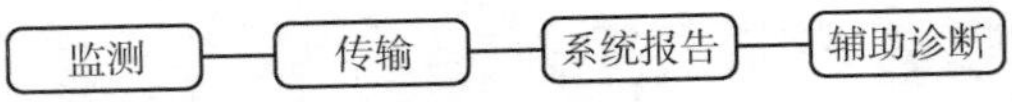

監測 ─── 传输 ─── 系统报告 ─── 辅助诊断

图 19-14 CardioNet 系统流程

　　CardioNet 具有高检测率、紧急提醒效果显著和辅助医疗诊断效果好等优势。其优势经过临床数据验证，显示其监测效果是另一种常用的心律失常检测方法的 3 倍，其他方法没有检测出来的患者中，有 53%的患者通过 CardioNet 系统检测出了心律失常，20%～30%的患者触发了紧急提醒系统，医生根据 CardioNet 监测中心提供的信息，调整了对 67%的患者的治疗方案。

　　智能手机或平板电脑等智能终端设备的迅猛发展，使得心电监护可穿戴设备得到发展。这些心电监护系统充分利用智能移动终端，结合获取心电数据的装置、蓝牙接口、无线网络等，完成对实时心电数据的采集、分析及传输，如果监测到异常信号则通知医生进行干预，降低了心电监护成本并提高了便捷性。连接智能终端设备的心电图装置，可以夹在手指或置于胸前，贴片内置的传感器还可监测用户心跳、呼吸、体温、行走步数等，实现了医疗设备的可穿戴。

四、新型生物传感器定量检测一滴血中代谢物浓度

　　疾病或损伤会导致血液中的代谢物（即人体新陈代谢产生的化合物）浓度发生显著变化。例如，苯丙酮尿症中的苯丙氨酸，缺血性卒中期间的谷氨酸，半乳糖血症中的半乳糖，枫糖尿症中的亮氨酸，以及酪氨酸血症中的酪氨酸等。监测代谢物的变化即可从某种程度辅助疾病的诊断及治疗。然而，目前监测血液中代谢物水平方法通常需要将血液样品送到实验室监测，几天后才可得到结果。这种数据的延迟使医生难以对疾病进行实时诊断治疗。如果能够即时测试血液中疾病相关代谢物的浓度，则可实现对多种疾病的即时诊断治疗。为了解决这个问题，研究人员开发出一种新型生物传感器，能在几分钟内测量低至 0.5µl 血样中的代谢物浓度。该方法已得到相关临床数据验证，其检测结果与传统检测方法得到的结果一致性高，并且操作简便、耗时短等优点使其可能成为诊断多种疾病的首选工具。相关研究结果发表于 Science 期刊上。

　　研究人员开发出一种新的分子工具，用于纸基代谢测定的半合成发光蛋白。该发光蛋白在还原的烟酰胺腺嘌呤二核苷酸磷酸（NADPH）的存在下会改变颜色。而 NADPH 会在某些代谢物特异性的酶催化反应中生成，这意味着可通过分析发光蛋白发出的光颜色来确定相关代谢物。代谢物被 NADPH 氧化，而传感器在还原的辅因子存在时会改变颜色，使得能够用数码相机等设备对代谢物进行量化。如图 19-15 所示，该 NADPH 传感器由三个部分组成：NADPH 依赖的受体蛋白，荧光素酶 NanoLuc（NLuc），以及与受体具有 NADPH 依赖亲和力的荧光标记配

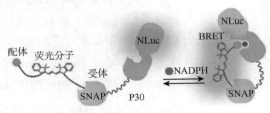

图 19-15 生物传感器构成

改编自 Yu Q, Xue L, Hiblot J, et al, 2018. Semisynthetic sensor proteins enable metabolic assays at the point of care. Science, 361 (6407): 1122-1126

体。荧光配体通过自标记蛋白 SNAP-Tag 与受体蛋白共价连接。在 NADPH 存在下，配体与受体结合，使荧光团靠近荧光素酶，从而增加生物发光共振能量转移（BRET），NADPH 浓度为 NLuc 和荧光团的发光强度之比，可用数码相机在纸基分析中测量。

原则上，任何可被辅助因子氧化的具有临床意义的代谢物都可通过该方法进行分析。通过不同的酶催化反应，这种新型的生物传感器可准确对苯丙氨酸、谷氨酸、葡萄糖、半乳糖和胆固醇等多达 42 种代谢物进行定量测定。以苯丙氨酸为例，测定过程如图 19-16 所示，将 50 倍稀释后的血样添加到含有这种生物传感器的试纸上。当苯丙氨酸被消耗和 NADPH 产生时，这种生物传感器发出的光由蓝色变为红色，这种变化可通过日常的数码相机或智能手机加以检测。随后这种颜色变化可被用来计算苯丙氨酸浓度。研究者用一个相机镜头分析了 96 个含有不同浓度苯丙氨酸的全血样本，证明了该代谢物检测方法的可扩展性。该检测可使 POCT 诊断和许多疾病的管理成为可能，如今研究者正在寻求进一步简化的方法，使患者可实现自我监测。

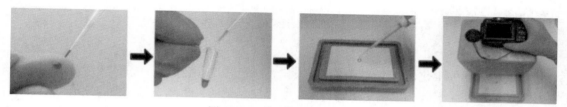

图 19-16　苯丙氨酸监测流程

改编自 Yu Q，Xue L，Hiblot J，et al，2018. Semisynthetic sensor proteins enable metabolic assays at the point of care. Science，361（6407）：1122-1126

五、可快速检测传染病的发光试纸

与上述的传感器检测原理类似，有研究人员开发出一种快速准确的纸基检测传染病的方法。这种测试方法通过捕获血液中对病毒或细菌做出反应而产生的抗体来揭示传染病的存在。利用生物发光共振能量转移（BRET）将抗体传感蛋白整合到设备中，进行抗体识别和比色信号识别。该设备设计实现了无试剂操作，除相机外不需要精密移液器、液体或分析设备，用户仅需将单滴（20~30μl）样品（血清、全血）导入设备，20 分钟后即可获取照片。目前该设备以三种不同的抗体（抗 HIV1、抗 HA 和抗 DEN1）为模型靶标，实现了全血同时检测。由于操作的简单便捷，这种基于 BRET 的传感器设备被认为是应用于 POCT 的理想选择，相关研究结果发表于 *Angewandte Chemie* 期刊上。

微流控纸质分析设备（microfluidic paper-based analytical device，μPAD）首次由 Whitesides 提出，其特点是低材料成本、容易操作及便携。μPAD 将密集型的临床检测转化成在纸上可操作的相关研究取得重大进展，然而仍有因素阻碍 μPAD 成为 POCT 应用。例如：定量比色分析需要消除环境光的影响，而基于荧光的检测需要使用激发光源并且可能受到纸面自荧光或光散射的影响。再者 ELISA 和 LUMINEX 方法需要多个液体处理步骤（移液、培养、洗涤、信号产生等），如何将这些分析设备从专用的实验室仪器转换为简单的纸基设备成为首要问题。研究人员引入了一种新型的基于 BRET 的 LUMABS 蛋白免疫分析方法，这种方法将抗体结合和信号产生集成在称为 LUMABS 的单个蛋白质开关中，成功解决了经典异质免疫分析方法的缺点，LUMABS 工作原理如图 19-17 所示。在不存在目标抗体的情况下，LUMABS 为绿色发光，若存在目标抗体，LUMABS 中发生与抗体结合反应会导致发射的生物发光从绿色变为蓝色。

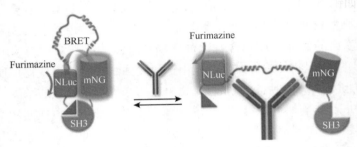

图 19-17　LUMABS 工作原理示意

改编自 Tenda K，van Gerven B，Arts R，et al，2018. Paper-Based Antibody Detection Devices Using Bioluminescent BRET-Switching Sensor Proteins. Angew. Chem. Int. Ed. Engl，57（47）：15369-15373

Furimazine：NLuc 荧光素酶底物

检测过程中的生化反应会致使试纸条发出蓝绿色光。颜色越蓝，抗体浓度越高。该颜色特征明显，使用数码相机就足以确定颜色并得到测试结果。蓝光与绿光的比值可用于分析血液中的抗体浓度，故这种传感器实现了定性及定量分析。与其他类型传感器相比，该传感器流动路径短，故可实现低样品体积的快速分析，可直接在装置上实现从全血中去除血细胞，以及可同时检测多个目标的图案信号层。为了验证该装置应用于生物样品中抗体检测的适用性，研究人员成功使用该设备同时测试了针对 HIV 的抗体、针对流感病毒的抗体及针对登革热病毒的抗体。μPAD 与实际测量的平均抗体浓度值之间存在一致性，并且μPAD 的应用不限于基于 LUMABS 的抗体检测，可以与任何基于 BRET 的传感器结合。因此，这种简单的测试方法是 POCT 领域的一个重要进展，使纸基分析设备从学术研究实验室转移到市场，该方法也适用于定期监测使用抗体作为药物的剂量，并且根据数据可及时调整治疗方案。

六、基于手机的 HIV-1 检测平台

人类免疫缺陷病毒 HIV-1 通过攻击健康的免疫细胞（T 细胞特别是 CD_4^+ T 细胞）、巨噬细胞和树突状细胞）削弱人体的免疫系统，当 CD_4^+ T 细胞数量下降到临界水平以下时，细胞介导的免疫力丧失，导致机体容易受到感染，导致获得性免疫缺陷综合征（AIDS）。早期进行 HIV 检测并开展抗逆转录病毒治疗（ART），是阻止 AIDS 进展和传播的关键。在一项研究中，研究人员运用纳米技术、微芯片技术及催化马达等，开发出一种符合世界卫生组织标准的便携式诊断工具，可在医疗资源有限的区域用于检测 HIV-1。这种基于手机的诊断平台实现了快速、准确诊断急性病毒感染性疾病，降低病毒传播风险，证明了手机系统具有作为病毒及其他疾病的快速、低成本诊断平台的潜力。相关研究结果发表于 *Nature Communications* 期刊上。

研究人员使用该平台检测出一滴血中存在的 HIV-1 RNA。该系统集成了基于手机的光学传感器、环介导等温扩增（LAMP）技术及微电机运动（CALM）。其中 CALM 中使用的自推进纳米颗粒（self-propelling nanoparticle，NP）具有独特的性质，催化、磁力或声力都可为它们的运动提供动力，在疾病诊断和治疗监测方面具有巨大的潜力。CALM 通过使用酶或过渡金属（如铂、银、金、铜、镍和铁）来驱使 NP 产生特定的催化反应。与基于荧光的传感器相比，基于催化运动的传感设备具有集成简单、便携及稳定等优点。此外，基于运动的光学传感只需手机即可完成。与常规核酸检测方法相比，CLAM 可进行更迅速的检测。

如图 19-18 所示，LAMP 反应被用来扩增 HIV-1 及一些大尺寸环状扩增子的核酸。扩增产物与 DNA 修饰的金属纳米颗粒，即铂纳米颗粒（PtNP）和金纳米颗粒（AuNP）混合，微珠捕获扩增产物形成具有马达催化头和 DNA 尾的运动组件。最后组件的运动（CALM）可用芯片上的手机系统进行 HIV-1 检测。

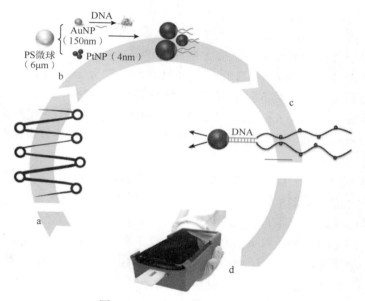

图 19-18　CALM 检测平台流程

改编自 Draz MS，Kochehbyoki KM，Vasan A，et al，2018. DNA engineered micromotors powered by metal nanoparticles for motion based cellphone diagnostics. Nat Commun，9（1）：4282

研究人员评估了 CALM 系统在 HIV-1 检测中的特异性和灵敏度。所开发的系统可以定性地区分病毒载量低于世界卫生组织建议的 1000 拷贝/毫升的临床相关阈值（阴性样品）的样品和病毒载量高于 1000 拷贝/毫升（阳性样品）的样品。首先使用添加不同浓度的 HIV-1 RNA 样品校准系统。使用 LAMP 对制备的样品进行扩增，使用 CALM 系统捕获和检测目标运动速度。结果显示，1000 拷贝/毫升的样品的平均速度为 0.705μm/s±0.082μm/s，并且在 1000 拷贝/毫升的阈值以下和高于阈值的样品中添加靶 RNA 浓度的样品的平均速度之间存在显著差异（$P<0.0001$）。因此，使用 0.705μm/s±0.082μm/s 的速度值校准手机系统，以允许对添加了病毒粒子的 PBS 和血清样品进行定性测试。结果表明，当阈值浓度为

1000 个粒子/毫升时，系统的灵敏度为 94.6%，特异性为 99.1%。

CALM 系统每次测试所使用的配件、微芯片、试剂总成本低于 5 美元。1 小时内可对 1000 拷贝/毫升的病毒阈值 HIV 感染进行定性分类，准确率达到 90% 以上。基于其快速、准确、低成本及便携等优点，可轻松使用该系统开展 HIV 测试和监测工作，潜在地防止了病毒意外感染及传播，在传染病控制管理中具有广阔的应用前景。

七、利用手机摄像头检测血液中超低浓度蛋白

医学诊断的前沿之一是开发更敏感的血液测试方法。可检测超低浓度蛋白质生物标志物的诊断方法在许多情形下可挽救生命，如创伤性脑损伤、HIV 和早期癌症检测。数字酶联免疫吸附试验（dELISA）和数字聚合酶链式反应（dPCR）已经成功地实现高灵敏度检测和针对靶标的高水平多路复用。与传统检测方法相比，数字检测方法的灵敏度提高，可以测量以前无法检测到的临床生物标志物的浓度，为改进诊断和预后等提供了新的机会。由于数字检测方法的高灵敏度，其无须校准即可进行绝对量化的能力，以及数字检测对反应条件的稳健性，特别适合应用于 POCT。数字液滴分析方法中生物样品被划分成数百万微滴，每个微滴单独反应使其具有检测单分子超低浓度生物标志物的能力。在一项新的研究中，研究人员开发出一种使用手机摄像头、频闪 LED 灯及微流控液滴生成器（microdroplet megascale detector，μMD）的光流控平台，将数字液体分析小型化到移动设备中，能够在几分钟内检测出单个蛋白质。相关研究结果发表于 *PNAS* 期刊上。

μMD 平台（图 19-19）基于三项关键创新：①将 100 个液滴发生器集成和并行到单个芯片上，比单个液滴生成器速度快 100 倍以上；②液滴荧光检测速度比使用传统检测快 100 倍；③芯片上延迟线和微珠处理单元的集成，实现了低成本并具有超高灵敏测量能力的可手持检测平台。图 19-19 所示，（A）常规 dELISA 工作流程示意图，需要多个动手步骤并受到液滴生成和单个液滴荧光连续检测的速率限制。（B）μMD 并行化液滴生成、液体孵化和荧光液滴检测，将 dELISA 小型化集成到移动平台上，其吞吐量提高 100 倍。（C）抗体功能化，不同荧光染料编码的微珠用于多通路 dELISA 试验，其中颜色与其抗体靶向蛋白质相对应。

现有的数字液滴检测可以检测微液滴是否含有荧光标记物结合的蛋白质，其检测过程是将微液滴排成一行，以一次一个微液滴的方式测量。这样的检测器数据准确但通量有限。让微液滴流进数百个允许摄像头同时经过的通道有望解决这个问题，但手机摄像头每秒最多可拍摄约一百张图片，并且在曝光时间内，相邻微液滴的信号会因为相机的帧率而重叠。为了能在移动平台上实现高通量、多色、荧光液滴检测，研究人员借鉴雷达技术，以一种特殊方式对光信号进行编码。当光信号经过屏幕时，使用信号对微液滴闪光进行编码，这样即使微滴信号彼此重叠也可区分开来。

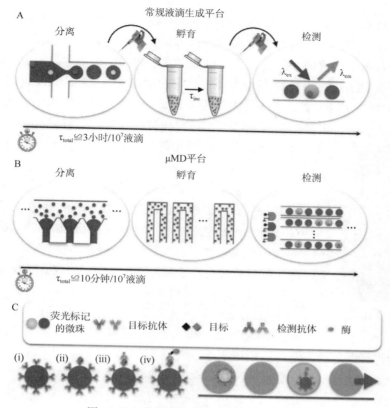

图 19-19　常规液滴生成平台与 μMD 平台

改编自 Yelleswarapu V，Buser JR，Haber M，et al，2019. Mobile platform for rapid sub-picogram-per-milliliter, multiplexed, digital droplet detection of proteins. Proc. Natl. Acad. Sci. U.S.A, 116（10）：4489-4495

　　为了验证 μMD 平台的有效性，研究人员使用绿色荧光染料编码的微珠在血清中进行了双重细胞因子（GM-CSF 和 IL-6）分析，其中带有完全免疫复合物的微珠液滴呈红色。在复杂培养基（牛血清）中同时准确地测定了 IL-6 和 GM-CSF，检测限低至 0.004pg/ml，比标准 ELISA 提高了 1000 倍，且测量结果与当前的标准数字液滴检测平台结果一致。该平台完成了包括每个样品的液滴生成、液滴孵化和荧光液滴检测的整个工作流程，1000 万个液滴的总处理时间仅需 10 分钟，且一次性测量成本低至 5 美元。

第四节　POCT 可穿戴设备的现状及展望

　　POCT 便携式设备中涉及部分可穿戴设备，如 Alivecor Kardia、Omron Heartscan、Zenicor ECG，可通过手指和胸部传感器得到心电信号并将其传输到兼容的智能手机或平板电脑上，对心电信号进行分析得到 ECG 轨迹。而 ZioPatch 是一种应用于患者左胸廓区域的动态心电图监测黏合剂贴片，可实现长达 14 天的心脏监测过程。这些小型可穿戴心电监护设备监测到异常信号时，患者活动数据会自动传输到监测中心进行分析。医生可以通过传真或互联网接收检测中心提供的信息以做出即时诊断。

随着数字技术逐渐融入医疗实践，可穿戴医疗设备在不断发展。据统计，每 6 个消费者中就有 1 个使用某种形式的可穿戴设备，从智能手表到心率检测器等。到 2023 年，可穿戴医疗设备市场的价值预估将达到 244 亿欧元（约 1860 亿人民币）。可穿戴设备和智能应用程序提供了一种可监测多种生理特征的便捷方法，为消费者以及医生提供了多种医疗解决方案，可用于制定个性化治疗方案，不仅便于消费者使用，还可提供实时数据供医生分析。从 Apple Watch 的 EKG 功能到新的连续血糖监测系统，可穿戴医疗技术在医疗保健方面应用越加广泛。下文对在可穿戴技术方面的几大创新及新用案例进行介绍。

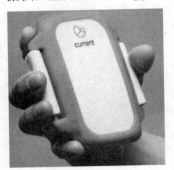

图 19-20　Current Health 可穿戴设备

Current Health 的人工智能可穿戴设备（图 19-20），用于测量多种生命体征，且已通过 FDA 批准，可供患者在家使用。Current Health 为医生提供有关患者健康的实时数据，通过无线可穿戴设备监测患者的脉搏、呼吸、氧饱和度、温度等生命体征，并且应用机器学习来分析收集到的数据以检测数据的异常，使医生能够迅速应对疾病的相关并发症，并做出及时诊断。Current Health 提供有关呼吸和脉搏的准确数据，目前最常用于慢性阻塞性肺疾病和心力衰竭患者，有效地降低了医疗成本，还可以方便地将数据自动集成到电子健康记录中。

阿尔茨海默病患者行走数据监测（图 19-21）。在阿尔茨海默病患者中，步态、对称性和步长通常会降低，并且他们的行走速度变化大，可通过便携式设备对患者行走数据进行监测。智能手机、手表和其他可穿戴设备中的传感器可记录关于患者步态的准确数据，提供一种持续监测患者行走习惯的方法。通过在鞋或袜子中增加压力读数的接触式传感器可以进一步获得更具体的行走数据信息。这些技术许多已经通过临床验证，可以测量阿尔茨海默病患者的具体受损情况，分析监测的数据可以发现阿尔茨海默病的早期迹象，用于预测疾病。

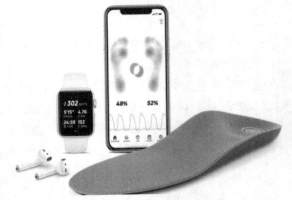

图 19-21　行走数据监测智能鞋垫

可穿戴式汗液传感器可用于感知运动员水分和电解质损失（图 19-22）。一项在 8 个耐力项目中对 2000 多名运动员进行的研究发现，1% 的运动员在比赛后短时间补充太多的水，会导致低钠血症。研究人员最近开发了一种防水的绷带状汗液传感器，可无线充电，贴片直径为 1.5 英寸，粘在使用者皮肤上即可分析汗液成分，告诉佩戴者何时应补充电解质，将报告传输到用户的智能手机上。这个创新的补丁收集和分析运动员在任何运动，甚至是游泳时产生的汗液。其工作原理：贴片中心的微孔收集汗液样本，然后填满设备表面缠绕的通道；汗液样本与这些微通道内的化学物质混合并相互作用，导致液体发生颜色变化；当蛇纹状通道呈现蓝色外观时，蓝色的通道长度表示佩戴者损失了汗液的多少，表明水合作用减少；另一蛇纹状通道也经历类似的过程，颜色从浅粉红色变为暗红色，即表明电解质流失。佩戴者用智能手机拍摄贴片，相应的应用程序则会反馈给使用者具体的补水信息。有了这种独特的汗液分析贴片，可以让运动员确切知道运动后应补充的水分及电解质的量。

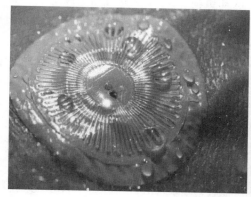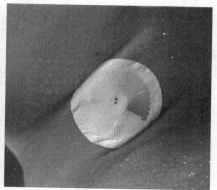

图 19-22　汗液传感器贴片

　　iTBra（图 19-23）由一对"智能"贴片组成，每个贴片都有 8 个嵌入式数字温度传感器，可将温度数据传输到支持蓝牙的数据记录设备。为了能够在所有患者群体中使用，贴片有 6 种不同的尺寸。该设备使用机器学习和预测算法分析乳房组织的昼夜温度模式（四维系统），可监测乳房组织中的任何异常变化，并将有关的数据直接发送给智能手机应用程序或医疗保健提供商。为了确保系统能够处理大量传入的患者数据并将结果直接报告给用户，iTBra 采用了基于云的后端架构，并通过了严格的全球数据安全和隐私规定。数据记录设备存储测量数据，可以与安装了 Cyrcadia Mobile Application 应用程序的智能手机（或类似的支持互联网的设备）建立本地蓝牙连接。iTBra 是女性人群的乳房组织筛查替代方案，减少了不必要的活检。私人、基于家庭以及非侵入性的乳腺筛查数据收集方法，有望改变女性乳房健康管理方式。

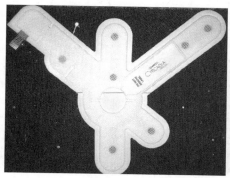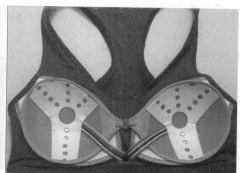

图 19-23　iTBra 示意

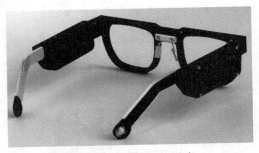

图 19-24　AttentivU 示意

麻省理工学院媒体实验室开发的 AttentivU（图 19-24），外形类似于一副眼镜，它可以感知大脑活动（脑电图-EEG）及眼球运动（眼电图-EOG），以实时测量不同的认知过程，包括认知负荷、疲劳、参与和聚焦等。该设备可用于被动或主动调整佩戴者的状态，当用户注意力较少时提供温和的音频或触觉反馈，在检测到认知过载时通知用户使其适当休息。该系统以独立的、非联网的方式运行，以保障用户隐私。初步实验研究表明，佩戴该设备的受试者注意力和理解水平显著提高。研究人员正致力于将该设备制作成一副儿童可佩戴的眼镜，使其应用于提高患有注意缺陷多动障碍（ADHD）的儿童的生活质量。

在传感器技术领域，有三个主要方面受到特别关注：长期稳定性、可恢复性能和生物相容性。在基于纺织品的传感器中，洗涤过程会导致传感器受到不同程度的损害，因此需开发更具可恢复性能的传感器，以增加使用时间。随着纳米材料和电子技术的发展，开发更小体积的传感器成为另一个重要发展方向，以增加传感器的功能性和便携性，并且利用纳米材料可更好地实现传感器收集信号的放大，提高传感器灵敏度。同时，生物相容性也需考虑，用抗菌或保护性涂层覆盖传感器，以防止在使用过程中纳米材料对人体的任何潜在毒性。可穿戴健康设备能够监测人体的大量生命体征指标，需要密切监测健康状况的人可以利用可穿戴设备跟踪每天的主要健康指标。在可穿戴设备的帮助下，患者可以与他们的医疗保健提供者共享数据，以便医生对他们的病情有更详细的了解。医疗保健行业已采用部分这些互联医疗可穿戴设备，以降低运营成本，并提高诊疗效率。随着新材料及电子信息技术的新进展，可穿戴设备将持续发展，克服挑战，在未来几年以更大的影响力进入市场。

（杜　岗　晏小冰）

参 考 文 献

Bansal A，Joshi R，2018. Portable out-of-hospital electrocardiography：a review of current technologies. J Arrhythm，34（2）：129-138.

Cristiano S，Leal A，Phallen J，et al，2019. Genome-wide cell-free DNA fragmentation in patients with cancer. Nature，570：385-389.

Draz MS，Kochehbyoki KM，Vasan A，et al，2018. DNA engineered micromotors powered by metal nanoparticles for motion based cellphone diagnostics. Nat Commun，9（1）：4282.

Howard J，2019. Artificial intelligence：Implications for the future of work. Am J Ind Med，62（411）：917-926.

Nayak S，Blumenfeld NR，Laksanasopin T，et al，2017. Point-of-care diagnostics：recent developments in a connected age. Anal. Chem，89：102-123.

Quinn JA，Nakasi R，Mugagga PKB，et al. 2016. Deep convolutional neural networks for microscopy-based point of care diagnostics. Proceedings of the 1st Machine Learning for Healthcare Conference，in PMLR，56：271-281.

Schmidhuber J，2015. Deep learning in neural networks：An overview. Neural Netw，61：85-117.

Tenda K，van GB，Arts R，et al，2018. Paper-based antibody detection devices using bioluminescent BRET-Switching sensor proteins. Angew Chem Int Ed Engl，57：15369-15373.

Yu Q，Xue L，Hiblot J，et al，2018. Semisynthetic sensor proteins enable metabolic assays at the point of care. Science，361：1122-1126.

Zhang W，Xia W，Lv Z，et al，2017. Liquid biopsy for cancer：Circulating tumor cells，circulating free DNA or exosomes? Cell Physiol Biochem，41：755-768.

第二十章

军事医学中的 POCT

POCT 作为军事医学检验领域新兴的一种检测技术，在军事和灾害应急救援中的应用越来越受到重视。随着战争形态的变化和尖端科技发展，要求未来的军队卫勤保障达到快速救治、送治结合、连续进行的救护目标，对救护人员和卫勤装备提出了更高的要求，这其中就包括了 POCT。

为满足军事和灾害应急救援中对 POCT 的需要，POCT 具备以下特点：

（1）获得检验结果快速，通常可在几分钟或十几分钟内完成，这在未来军事和灾害应急救援中对危重伤员的救治非常重要。根据 POCT 提供的信息，救护人员对患者情况作出及时诊断，迅速拟定出救治方案，给伤病员争取更大的生存空间。

（2）小型便携，快速展收。POCT 可配置在方舱医院、医院船、舰艇卫生室、卫生飞机、卫生列车、军医背囊等卫勤装备上，方便救护人员近距离地靠近伤病员进行检测，免除了标本的转运过程，并减少标本的污染及在采送过程中可能产生的错误。

（3）极佳的易用性，无须样本预处理，设备易安装维护。若使用血液标本，通常仅用微量全血或末梢血即可，不需配备离心机分离血浆和血清。POCT 主要采用便携的干式分析仪器和干式试剂卡，减少了非核心的液路和机械部分，无须清洗液路和定标工作，便于在没有水源的严酷环境和边远地区进行快速安装、运作和维护。

（4）应对军事和灾害应急救援中复杂多变的外部环境。结合军用装备环境适应性标准的相关要求，具备环境适应性强的特点，以满足在高热、高寒、高海拔、高盐雾等环境里使用。

目前被逐步应用于军事医学领域的 POCT 分析技术包括胶体金免疫标记技术（传染病快速检测）、免疫荧光技术（心脑肾指标、感染指标、血栓指标快速检测）、电化学生物传感器技术（血气、电解质和糖代谢快速检测）、干式化学技术（蛋白质、糖类、脂类、酶的快速检测）、分子诊断技术（血流感染、呼吸道传染病快速检测）、微流控芯片技术（生化、凝血等指标的快速检测）。成熟的 POCT 产品包括胶体金免疫层析试纸、干式免疫荧光分析仪、干式血气分析仪、干式凝血分析仪、干式生化分析仪、干式核酸检测分析仪、血糖仪等。

第一节　军队常见疾病与 POCT

（一）军队传染病

传染病是致病性病原体在人与人、动物与人及动物与动物之间相互传播的直接危害人类健康的主要疾病。感染的病原体包括病毒、细菌、真菌、衣原体、支原体、寄生虫等。

军队生活高度集中、驻训及远程机动频繁、野外活动多、野外环境恶劣，除了容易患平时常见的传染病，如病毒性肝炎、肠道传染病、呼吸道传染病，也易患一些不常见的自然疫源性传染病，加之高负荷训练或作战任务造成体能消耗，导致身体免疫功能下降，可能使传染病的感染率和发病率上升，对部队战斗力产生严重影响，因此传染病防控一直是军队卫生防病工作的重点。

（二）军队常见传染病与 POCT

1. 病毒性肝炎　主要有甲型肝炎、乙型肝炎、丙型肝炎、丁型肝炎和戊型肝炎五种，是由肝炎病毒感染引起的，以肝细胞坏死或肝脏炎性病变为主要表现的一种肝脏疾病。病毒性肝炎在军内的发病率较高，一直处于我军报告传染病的前列，是我军重点防控的传染病之一。其中，乙型肝炎仍是部队病毒性肝炎发病的主要类型，甲型肝炎发病率大幅度减少，丙型肝炎发病率有逐年增多趋势。

对病毒性肝炎的防治工作，要力争做到六早，即早发现、早诊断、早隔离、早报告、早治疗和早处理疫点，防止流行，提高疗效。近年来，基于胶体金免疫标记技术开发的病毒性肝炎检测试纸得到了广泛应用，其操作简单，不需要特殊培训，在现场检测，肉眼判断结果，可用于军队中大规模现场流行病学调查及快速检验。

2. 肠道传染病　是一类由病毒、细菌、寄生虫等多种病原体导致的疾病，其主要临床症状有腹泻、呕吐、腹痛、发热等，其致病的细菌病原体主要有致泻性大肠杆菌、沙门菌、志贺菌、弧菌，病毒病原体主要有肠病毒、柯萨奇病毒、轮状病毒等，其中以细菌性病原体为主。随着部队营房居住环境、卫生设施、卫生管理的极大改善，肠道传染病防治取得了明显成效。部队是人群相对密集和封闭的特殊群体，官兵同工作同生活，饮食饮水途径极易传播肠道传染病，要保持肠道传染病疫情稳定在较低水平并不容易，防治工作稍有疏漏即可出现聚集性疫情。此外，在野外驻训、抢险救灾、战争等情况下，饮食时若消毒处理不彻底，极易导致肠道传染病的暴发流行。

胶体金免疫层析试纸在肠道传染病病原体的检测中应用广泛，与传统检测方法如ELISA 相比，胶体金免疫层析试纸具有花费低、操作简单、适用于非专业人员对大量样本进行检测的特点。联合 POCT 荧光免疫分析仪，对炎症性指标 CRP、SAA、PCT 进行定量检测，可鉴别细菌或病毒感染，评价感染严重程度，评估抗生素疗效。

3. 呼吸道传染病　是通过人咽喉、支气管、鼻腔和气管等呼吸道途径入侵的病原体所致疾病。呼吸道传染病由于传播途径的独特性，一经感染极易迅速扩散造成大面积暴发。流感病毒、腺病毒、副流感病毒、合胞病毒和冠状病毒等均是急性呼吸道传染病常见的病原体。近年来，军队急性呼吸道传染病呈现高发和频发的态势，其构成比超过肠道传染病，严重影响军队战斗力，对官兵健康构成威胁。

在呼吸道传染病检测中，除了已被广泛普及的胶体金免疫层析试纸外，近年来随着微流控技术和核酸恒温扩增技术在核酸检测方法学上的发展，国产分子诊断 POCT 设备取得了长足进步，具有便携易展收、操作方便、检测用时短、特异性好、灵敏度高的特点，适合在军事活动中使用（图 20-1）。

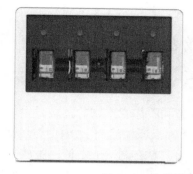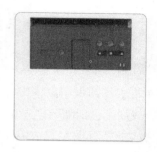

图 20-1　分子诊断 POCT 设备

第二节　军队环境卫生学与 POCT

　　军队环境卫生学是军队基础军事医学学科之一，是研究军队环境与军队之间的关系，包括军队平时或战时环境中各种有害因素（如物理、化学、生物因素等）对军人的危害及预防措施的科学。良好的军事环境卫生条件可减少和防止军队环境污染，降低部队间感染的发病率。

　　军队环境卫生学包括空气与气象卫生、给水卫生、土壤卫生与污物处理、环境污染与人群健康等内容。由于部队人口密集，且流动性大，战斗时常伴有极端或恶劣环境，常常需要快速完成周边环境卫生情况分析。POCT 技术因快速检测的优点而被广泛用于军事环境卫生学的检测。以检水检毒箱（图 20-2）在军事环境卫生学应用为例，军事行动和突发事件发生后现场环境的改变，极易导致各种病原微生物的传播，从而导致痢疾、甲型肝炎、伤寒等传染病的发生和流行，而水源中致病微生物和有毒试剂的快速鉴定是对感染和传染

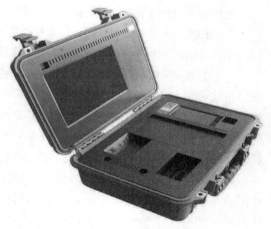

图 20-2　数字化检水检毒箱

性疾病诊断、治疗、预防和疫情控制的前提。检水检毒箱可检测饮用水的一般理化指标（包括温度、色、臭、味、浑浊度、肉眼可见物、pH、氨氮、亚硝酸盐氮、总硬度、总铁、氯化物、硫酸盐、漂白粉有效氯、总余氯、游离氯、结合氯等），可检测常见毒物指标 10 项（包括氟化物、六价铬、酚类、砷、氰化物、汞、镉、铅、钡、硼），特别是可以检测军用毒剂，如神经性毒剂、芥子气、失能剂、路易氏剂、砷、氰、汞等。检水检毒箱亦可供饮用水卫生管理部门、野外作业的油田、勘探、建设施工单位、水处理单位等进行水资源选择、水质评价、判断水处理效果，或作为饮水卫生监督的检验设备。

第三节　生物战剂与POCT

（一）生物战剂

生物战剂是在军事行动中用以伤害人、畜和毁坏农作物的致病微生物及生物毒素的统称，可分为细菌类战剂（包括细菌、立克次体和衣原体战剂）、病毒类战剂、真菌类战剂和毒素类战剂。生物战剂具有极大的杀伤破坏力，具有制造成本低、施放方式多样、污染面积大、传染性强及影响时间长的特点。面对这些威胁，对生物战剂的快速检测与预警是提早发现生物武器并及时采取防御措施的关键。

（二）应用于生物战剂的POCT分析技术

传统的生物战剂检测主要通过分离培养、动物实验、生化鉴定等方法，存在着操作步骤烦琐、检测周期长、应用范围窄、分辨能力差等缺点，无法满足快速准确检测生物战剂的要求。随着现代生物、计算机和光电等技术的快速发展，生物战剂检测技术有了较大突破，基于新思路、新方法的检测手段不断出现，并开始向小型化、集成化、自动化方向发展，甚至实现了在战场条件下对生物战剂的快速检测与鉴定。

免疫学检测方法是利用抗原抗体特异性免疫反应来定性、定量检测致病微生物及毒素，其中以 ELISA 为典型代表。几乎所有的生物战剂均可采用 ELISA 测定，通常检测限可达 $10^2 \sim 10^3$ cfu/ml，其缺点是步骤烦琐，费时费力。近年来，新的生物战剂免疫学检测方法层出不穷，甚至有些已经应用于战场条件下的生物战剂检测，如免疫磁珠分离法、胶体金免疫层析法和时间分辨荧光免疫分析法等。目前已经应用在生物战剂免疫学检测的实例，包括胶体金免疫层析法检测炭疽芽孢杆菌芽孢、口蹄疫病毒及相似病原体；免疫磁珠分离法检测沙门菌属、白色假丝酵母（念珠菌）等，并与其他检测技术（如 PCR、ELISA、免疫荧光分析等）联用，有助于降低原有生物战剂检测手段的检测限。

微生物基因组内均含有特异的，有别于其他种或属的核酸序列，利用分子生物学技术检测微生物样品中的特征序列及丰度即可实现微生物的鉴别与定量。已经广泛应用于生物战剂检测的分子生物学技术包括核酸杂交技术、PCR 技术等，如利用核酸杂交技术检测致病微生物，如病毒、细菌、立克次体等多种生物战剂。利用 PCR 技术检测沙门菌属、丝状病毒、马尔堡病毒和埃博拉病毒各种亚型具有显著的特异性，随着自动化与集成化程度的提高，基于 PCR 技术的生物战剂检测装备已开始应用于战场。例如，某公司研制的耐用型病原菌检测装备能够在 30 分钟内实现炭疽菌、肉毒梭菌、布鲁菌属、沙门菌属和李斯特菌属等的检出，目前已有 40 多个国家的军队配备了该装备。

此外，集合了生物、信息、微电子等许多现代先进技术的生物传感器，以其高选择性、高灵敏度及高集成化等优点，在生物战剂检测与鉴定领域具有广阔的应用前景。

（三）生物战剂检测装备

1. UPT上转发光免疫分析仪　利用免疫层析原理，用上转发光材料作为示踪物，使用上转发光免疫分析仪检测上转发光材料标记的抗原和抗体，用于现场生物有害因子及传染病的快速检测。UPT 上转发光免疫分析仪曾服务于 2008 年北京奥运会、2010 年上海世博会的生物安全保障，目前广泛应用在国家安全部门、军队系统、中国疾控系统、海关系统等，可定量检测布鲁菌（*Brucella abortus*）、抗鼠疫菌抗体（Plague-Ab）、类鼻疽菌（*Burkholderia pseudomallei*）、鼠疫菌（Plague）、炭疽芽孢（Anthrax）、土拉菌（*Francisella tularensis*）等生物烈性微生物。

2. 便携式生物战剂快速检测箱（图 20-3）　便携式生物战剂快速检测系统是国内使用最广泛的生物安全检测系统，能够快速针对炭疽杆菌、鼠疫菌、土拉弗朗西斯菌、布鲁菌、类鼻疽菌等多种生物战剂进行快速侦检，广泛用于军队、疾控系统、检验检疫系统、消防系统及专业应急反应部门，并为各系统的医疗卫生、特勤、反恐及公共安全保卫提供一流的安全监控保障。检测箱检测快速、灵活，可兼容多种样品，具有良好的样品耐受性，可检测腐败、高盐等复杂样品，小巧便捷，支持现场应用，检测结果可靠准确。

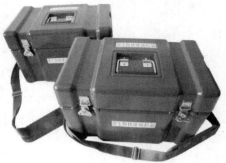

图 20-3　便携式生物战剂快速检测箱

第四节　军事野战与 POCT

（一）军事野战

野战是指军队野外作战，是现代战场不可缺少的一部分。野战任务中由于环境恶劣、情况紧急等因素，常伴随军队人员受伤，伤情复杂，如火器伤、冲击伤、化学伤、烧伤、冻伤、呼吸衰竭等，战伤以严重的复合伤或多脏器损伤为主。受野战行动中战争或突发事件发生地点的地理环境、伤员伤情的影响，要求野战医疗装备轻便且能够快速完成伤员病情检测。伤员检验项目的快速开展和尽早完成是伤病员能够得到早期、及时诊治的重要保证，其对伤病类型鉴别、伤情轻重判断和伤病预后评估具有十分重要的价值。

（二）军事野战卫生装备

野战卫生装备是对伴随部队机动、供部队实施战救和应对突发事件救援保障任务所编配的伤病员急救、治疗、运输、卫生防疫、防护等设备器材的总称。野战卫生装备建设是军队机动卫勤力量建设的重要组成部分，是形成应急机动保障能力的物质基础。其中，野战卫生装备中的检验装备能够提高机动卫勤分队的适应能力、缓冲能力和再造能力，符合现代战争卫勤保障"灵活机动、快速高效、保障有力"的基本要求，对于提高分队救治质量，降低伤残率、伤死率，巩固和提高部队战斗力起着至关重要的作用。新时期多样化野战任务和战争形态的变化，对我军卫勤保障提出了更高的要求。功能齐全、机动化、便携化的 POCT 野战检验装备成为军队遂行非战争军事行动卫勤保障的重要发展方向，是野战卫生装备中的重要一环，主要的检验系统包括：①干式凝血分析系统；②干式电化学分析

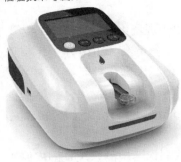

图 20-4　干式凝血分析仪

系统；③干式免疫分析系统；④干式生化分析系统；⑤血常规、尿常规、便常规分析系统。

1. 干式凝血分析系统　作为"死亡三联征"的重要组成部分，凝血病是严重战创伤伤员死亡的重要原因，因而在干式凝血分析仪（图 20-4）的指导下进行更有效的战现场损伤控制复苏，可以减少凝血病的发生率，提高伤员救治的成功率。凝血检测的常见指标有 PT、APTT、Fib、TT等。凝固法技术是干式凝血分析仪的常用方法，通过检测血液在凝固过程中一系列物理量的变化，来反映相关因子活性。凝固法又分为光学法、磁珠法、电流法、超声分析法四种（以前两种最常用）。其中，光学法是检测血浆凝固过程中光信号的变化，磁珠法是检测该过程中磁电信号的变化或磁珠运动规律的变化。

2. 干式电化学分析系统　目前主要应用于血气、电解质和糖代谢分析，对军事野战中常见的呼吸衰竭、严重创伤、大量失血、休克或昏迷患者的生理状态进行监测。干式电化学分析系统是利用电化学分析技术和传感技术而设计的临床分析仪器。电化学分析技术是建立在溶液电化学性质基础上的分析方法，溶液的电化学性质是指溶液通电时，其电位、电流、电导、电量等特性随化学组分和浓度的改变而变化的性质。电化学分析技术就是利用这些性质，通过电极这个信号转换器，将被测物质的浓度转变为电学参数而进行测量的方法。

3. 干式免疫分析系统　主要应用了免疫荧光技术和胶体金免疫标记技术。

（1）免疫荧光技术，应用最广泛的是荧光抗体技术，即用荧光染料与抗体结合形成荧光标记抗体，通过抗原抗体反应进行组织或细胞内抗原物质定位（图 20-5）。免疫荧光技术具有快速、高灵敏、高特异性的特点，可用于多种抗原或抗体的定性及定量检测，目前主要应用在心脑指标、肾指标、感染指标、

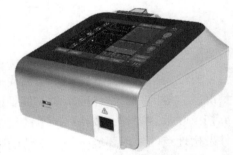

图 20-5　干式荧光免疫分析仪

血栓指标检测，尤其在抢救多发伤、急危重症患者中发挥重要作用。

（2）胶体金免疫标记技术，主要有胶体金免疫层析法和斑点金免疫渗滤法，二者皆用胶体金标记技术。此法是 POCT 中最简单、应用最广泛的方法，无须配套仪器使用，如术前四项、新型冠状病毒肺炎、流感、疟疾等传染病定性检测试纸。

4. 干式生化分析系统　其设计基于干式化学技术，将反应试剂干燥后固定在固相载体上，用被测样品中所存在的液体作为反应介质，被测成分直接与固化在载体上的干试剂进行呈色反应，使得反应区对特定波长光的吸收率发生变化，以此计算样本中被测物浓度。干式生化分析仪可检测大多数血液化学成分如蛋白质、糖类、脂类、酶（图 20-6）。

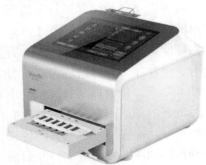

图 20-6　干式生化分析仪

第五节 军队灾害救援与 POCT

灾害救援中的医学救援是指军队机动卫勤力量对灾害实施救援。由于灾害的突发性和不确定性，医学救援存在筹措时间短、工作环境差、人员少、任务重等问题。医学检验工作是医学救援的重要组成部分。在军事活动中，灾难现场的医疗救治受环境影响，常常依赖水、电及大量试剂的中心实验室分析仪器无法使用，而可移动的、便携式实验室成为灾难救援医疗的首选，尤其是体积小、便于携带的 POCT 仪器，无液体试剂分析仪器及 POCT 检验试纸条等成为最有价值的检验工具，最常使用的检测包括血糖检测、尿液分析、血细胞计数等。

因此，用于灾害救援的医学检验装备，应以小型化、便携、快速移动、科技含量高、适应环境能力强为特点。为便于检验试剂的携运和储存，检测方法应选择干化学法、金标法、电极法等，淘汰湿化学法手工操作，避免使用交流电、水、玻璃器皿、离心机等辅助设备，提高救援实用性和机动性。此外，装备还要求模块化水平高，组合方式灵活，力求在实际灾害救援中，检验单元既能满足地面和水上快速输送或工作，也能适应空中模块化投送，充分发挥医学检验在灾害医学救援中的作用。

1. 便携式血液分析仪 是现代微电子和生物芯片技术结合的高科技产品，是目前功能最多、体积最小、重量最轻、装机量最大的血液分析仪。可自动控制和连续监测分析功能，包括测试卡片内液体流动、定标和信号整合，可检测血气/生化、电解质、凝血指标等。它运用纳米技术并结合微流体技术制成的生物测试芯片，确保测量结果的高准确率和高重复率。采用微电极的原理，将电极与测量毛细管集成一体化。所需设备是预装定标液、离子选择性电极、空气泵及微流控管路的检测卡。定标液和待检血液通过微流控管路流经相同的电极，电极测到血液中目标物质后，可将测量电信号（电流、电压、电阻）通过转换器和中央处理器转化为检测结果。可检项目如下。①电解质：Na^+、K^+、Cl^-、Ca^{2+}、阴离子间隙（AG）。②生化：血糖、尿素氮、肌酐、乳酸。③血液学：血细胞比容、血红蛋白。④凝血：ACT、PT。⑤免疫：cTnI、BNP、CK-MB。⑥血气：pH、PCO_2、PO_2、TCO_2、HCO_3^-、SO_2。

2. 全血干式生化分析仪 是新一代干式生化分析仪，采用合成膜显色技术与独特的酶稳定技术研发出干式生化试剂，仪器便携、体积小巧，可在任意地点安装使用，检测项目包括心脏标志物、肾功能、肝功能、胰腺炎等，可适用于军队紧急救援时的快速检测。

第六节 航空医学救援与 POCT

航空医学救援（air ambulance）指利用航空飞行器提供紧急医疗服务和突发公共事件医疗救援，包括伤病员的生命支持、监护、救治和转运，特殊血液和移植器官的运输，以及急救人员、医疗装备和药品的快速运达，具有快速、高效、灵活、及时、范围广、受地域影响小等特点，大大缩短抢救转运时间，使病伤员尽快脱离灾害或危险的特殊医疗急救。

其中，航空医学救援中医疗装备的配置对争取伤员救治时间显得尤为重要。航空医学救援中的医疗装备指必要、基本的抢救、诊断、治疗、监测、转运和防疫的单独或组合使用的仪器、设备、器具、材料或者其他物品，要求体积小、重量轻，装卸方便，便于携行；抗震动、抗信号干扰，且不对飞行器产生电磁干扰；装备齐全，通用性强，适用于多种伤病的现场救治和转运；装备驱动源符合适航要求；鼓励将装备按功能模块化、集成化和整体化，减少散件包装；为避免装备相关功能重复，鼓励优先配置具备多种功能的医疗装备组合仪器。

目前我国航空医学救援中医疗装备配置较为简单，基本在普通直升机上临时配置血压计、监护仪、呼吸机、除颤仪、供氧系统等，其装备配置水平与发达国家具有一定差距。近几年，伴随国际上对 POCT 医疗体系的刚性需求，POCT 技术的进步，大大提高了中国急救治疗水平。POCT 被广泛应用于航空病、航空相关疾病的诊断、治疗效果评估、飞行员选拔和训练的检验中。此外，检验学的新方法、新设备如无创性氧饱和度测定仪、自动血球仪、生化分析仪，以及化学发光、免疫荧光、流式细胞技术、基因测序等分子生物学技术的发展和在军事航空医学中的应用，为进一步丰富 POCT 在航空病预防和治疗中的应用提供了新手段。

第七节　海军军事医学与 POCT

随着我国海洋战略的逐步推进，远海作业更加普及，人员长时间远离陆地，使得恶劣环境下突发紧急事故造成创伤的可能性增加，另一方面，高精尖武器在海战中的广泛应用，造成海战伤类型复杂，伤情严重。上述因素对舰船人员的自救互救、现场和院前快速急救提出了更高的要求。

目前，国外海军已研发了一系列舰艇专用的小型轻便、易于操作的医疗卫生装备，如便携式超声检查仪、半自动除颤器、手持式血气分析仪、无线生命体征监护仪等。近年来我国海军注重医疗救护平台的现代化建设，为提升舰船急救效能和海上自救互救能力配备了大量医疗设备，小型化、智能化、便携式的卫生装备的集成与优化，大大提高了海上伤病员的医疗救护与后送能力。

在海事长航期间，艇员长期处在一个密封的、微生物污染严重、空气重复吸入较多的特殊环境。海军个体内环境易发生紊乱，导致机体抵抗力下降，易发生上呼吸道感染、创伤出血、伤后脏器损害、休克、脱水及电解质紊乱等疾病。血常规、尿常规、生化检查、微生物检查等检测项目，基本可满足艇员救治需求。鉴于海上潮湿、易腐蚀的环境特点，要求卫生装备体积小、重量轻、防水、防潮、便于携带和空投。因此，检验方法的选择多选用免疫胶体金法、干化学法，少选择湿化学法；多选择常温保存的试剂，少选择低温保存的试剂；少使用需要交流电、水、玻璃器皿、离心机等辅助的设备，避免增加上艇物资重量，以免影响艇内空间布局和艇战斗力的发挥。

随着科技进步和国力增强，海军卫勤装备将向模块化、机械化、智能化、人性化等方向发展。将自动化技术、新材料技术、生物技术等用于卫生装备研究，发展高效、智能、集成的医疗装备。将芯片技术用于伤情鉴定评估装备的研发、将纳米技术用于新型止血材料的制备、将抗体技术用于新型止痛药物的筛选等，这些技术将会加快海军救治水平的提高。

第八节　方舱医院与 POCT

方舱医院发源于解放军医疗机构，是解放军野战机动医疗系统中的一种。由于方舱医院具有良好的机动性、展开部署快速、环境适应性强等优点，能够快速适应突发的应急医学救援任务，因而受到了各个国家的高度重视，被广泛应用于军事活动及抗震救灾等公共卫生事件中。

目前，我国解放军各大战区已装备了野战方舱，实现了我国解放军卫生装备由单一向多元、由装备机动到机动装备、由独立分散向综合配套的历史性转变，成为军队综合卫勤保障的有力支撑。此外，在应对我国突发应急救援工作中，方舱医院亦发挥了重要作用，先后参加了汶川、玉树抗震救灾等重大应急救援，累计救治伤病员近 9 万人次，手术近5000 台次，日门诊量最多时达到 700 余人次，被灾区群众誉为"生命方舟"。为控制 2020年全球蔓延的新型冠状病毒肺炎疫情，我国启动方舱医院模式，将会展中心、体育场馆等临时场地改造为方舱医院，增加床位上万个，用于集中收治新型冠状病毒肺炎轻症患者，极大缓解了疫情下医疗资源紧张的局势，成为疫情防控的关键之举（图 20-7）。以方舱医院为代表的抗疫模式，被多个疫情国家借鉴。

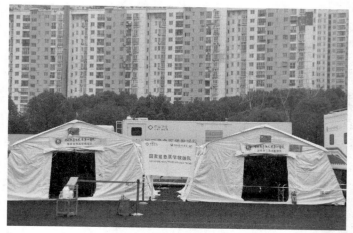

图 20-7　新型冠状病毒肺炎疫情期间的"方舱医院"模块

以新型冠状病毒疫情期间的"方舱医院"为例，方舱内的医疗、病房、技术保障等单元功能齐全，并有国家紧急医学救援队伍参与开展紧急救治、临床检验等多项任务，相当于一所二级甲等综合医院。根据现行的《新型冠状病毒感染的肺炎诊疗方案》，新型冠状病毒肺炎实验室检查包括一般检查（包括肌红蛋白、肌钙蛋白、C 反应蛋白、降钙素原、D-二聚体等检测），病原学（核酸检测）和血清学（抗体检测）检查，胸部影像学（肺部 CT检查）检查。因此，为实时监测方舱医院内新型冠状病毒肺炎轻症患者临床数据，为及时诊疗提供医学依据，方舱内配备了免疫荧光分析仪、全自动化学发光免疫分析仪、干式生化分析仪等 POCT 仪器（图 20-8）及相关试剂，这些仪器小型可移动、样本周转和检测时长短，适宜应对突发公共卫生事件中众多检测任务。

1. 胶体金新型冠状病毒抗体检测试剂 新型冠状病毒具有传播快、传染性强、发病急、病程进展快的特点，采用核酸检测耗时较长，且对检测环境及操作人员的要求较高，应用场景有限。而胶体金免疫层析技术无须配套仪器，最快 15 分钟出检测结果，简单便捷，可作为对新型冠状病毒核酸检测阴性疑似病例的补充检测或在疑似病例诊断中与核酸检测协同使用。

图 20-9 为新型冠状病毒抗体检测试剂盒。

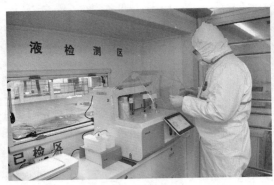

图 20-8　方舱医院内的 POCT 仪器

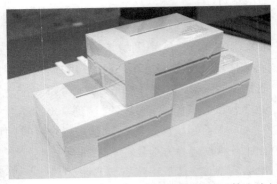

图 20-9　新型冠状病毒抗体检测试剂盒（胶体金法）

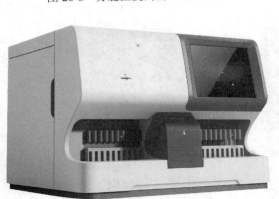

图 20-10　全自动免疫荧光分析仪

2. 免疫荧光分析仪（图 20-10） 采用免疫荧光双抗体夹心法定量检测人血中相关标志物的浓度，可检测心脏标志物、炎症标志物、肾损伤、颅脑损伤、甲状腺功能、性激素、糖尿病、肿瘤标志物、代谢等疾病项目。全自动免疫荧光分析仪采用穿刺上样，操作简单安全，可用于新型冠状病毒抗体检测、炎症标志物（CRP/PCT/SAA/IL-6）、心脏标志物（cTnI/cTnT/Myo/CK-MB/H-FABP）、心衰标志物（BNP/NT-proBNP）、栓塞标志物（D-二聚体）等临床检测。

3. 全自动化学发光免疫分析仪（图 20-11） 化学发光免疫分析技术因其灵敏度高、特异性好、易于自动化而被大量用于临床样品的高通量检测中。其中，第四代全自动磁微粒化学发光免疫分析仪基于免疫分析的特异性和化学发光技术的高灵敏性，利用磁性分离技术的快速易自动化性，实现多项检测项目超灵敏、高通量全自动检测。仪器体积小，仅为传统发光仪器的 1/4，节省空间，方便移动。检测项目包括心血管标志物、炎症标志物、甲状腺功能、性激素、肿瘤标志物、糖代谢等。

4. 干式生化分析仪（图 20-12） 作为一种便携分析仪器，由于所需样品量少、操作简便、携带方便等优点在军事活动中应用普遍。干式生化分析仪可用于定量检测血液和尿液中不同的生化指标，检测指标涵盖肝功能、肾功能、心肌酶谱、血常规、急诊等项目，最快 2 分钟内出检测结果，操作简便。

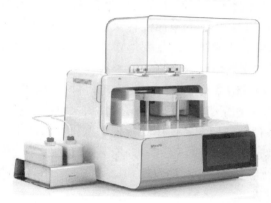

图 20-11 全自动化学发光免疫分析仪

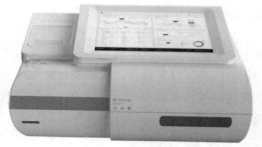

图 20-12 干式生化分析仪

5. 血气分析仪（图 20-13） 由于检测参数的特殊性，血气分析要求样本在采出的最短时间内得到测定，以保证获得的数据有高的可信度，从而帮助临床医生进行快速准确的诊断并进而及时有效地采取治疗，因此 POCT 血气分析仪临床优势明显。仪器小巧便携、仪器无管路无电极免维修、全血检测无须处理、单次独立包装测试卡无交叉污染、即插即用无须预热，操作更加简单。检测范围包括基础血气、电解质、代谢物及血液学检测。

6. 即时凝血分析仪（图 20-14） 即时凝血分析仪用于患者止血功能和血栓性疾病检查，是临床必备的常规检测设备，包括 PT、APTT、TT 和 Fib 凝血四项和激活全血凝固时间（ACT）的体外检测，该仪器小巧轻便，可实时、动态、床旁检测患者全血凝血反应。

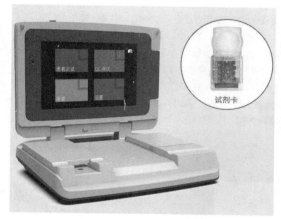

图 20-13 血气分析仪

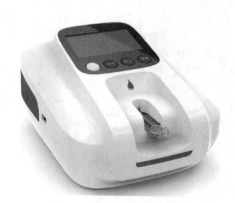

图 20-14 即时凝血分析仪

第九节 展 望

20世纪80年代以来，以信息技术为核心的新技术革命推动着人类社会发生巨大变化，社会经济和技术形态的结构性转变也促使军事形态产生新的革命性转变，新型高性能致伤武器的应用、信息化战争、陆海空一体化战争将是未来战争的主要形式，因此未来战争的军队伤情将发生明显变化，必然导致军事医学随之发生新的变化。

突发的现代战争，攻防转换快，作战节奏快，伤员发生快，时间集中；部队高度分散，战线长，保障线长，不确定因素多；预知性差，致伤因素增多，伤情变化快，救治时效性要求高。基于以上特点，研制适合特殊环境条件和基层部队使用的各种小型化、便携化、功能化、模块化的快速检测设备，特别是能够适应在高温、高寒、高原等特殊环境下的检测试剂和检测设备，提高军事检验设备的机动性、适用性、功效性和稳定性，是提高军队救治水平的关键，是未来军事医学领域的研究热点。

POCT技术因极大缩短治疗周转时间而被广泛应用与推广。随着医学技术的成熟，POCT技术亦逐步发展，应用领域从临床检验逐步向重大疫情监测、个体健康管理、食品安全监测、禁毒、司法（法医）、军事与灾难救援等领域延伸。目前，在军事医学领域，POCT技术，如生物传感器技术、胶体金免疫层析技术等已经凸显其优势。未来，POCT技术发展将进一步结合新时期的军事环境，不断向更高稳定性、更强适应性与机动性、更加便携性方向发展。

（李文美 康可人 陈 飞 李嘉辉）

参 考 文 献

陈晨，王文珺. 2014. 即时检验在突发公共卫生事件中的应用. 中国公共卫生管理，30（1）：95-96.

陈欢. 2017. 航空性鼻窦炎. 中国医学文摘（耳鼻咽喉科学），32（3）：160～162.

贺福初. 2011. 军事医学概论. 北京：科学出版社.

吕吉云. 2015. 军队传染病防控能力生成模式评估指标体系构建及应用研究. 管理评论，5. 114-120+156.

彭博，张进军. 2018. 航空医学救援医疗装备的专家共识. 中华急诊医学杂志，27（2）：141-144.

史成和，张达矜，乔媛媛，等. 2017. 新形势下海军医学保障装备发展的几点思考. 解放军预防医学杂志，35（5）：527-529+593.

王成彬. 2012. POCT技术在军事及突发事件现场医疗救治中的应用评价. 中华检验医学杂志，35（12）：1057-1061.

张露丹，冯铁男，王朝昕，等. 2015. 国内外空中医疗救援发展现状. 中华卫生应急电子杂志，3：234-236.

张扬，宋莉，李科颖. 2017. 航空性中耳炎治疗的研究进展. 航空航天医学杂志，4. 433-434.

周硕，唐鹏，王赟姣，等. 2018. 纳米孔分析方法在有毒物质检测中的应用. 分析化学，46（6）：826-835.